健康经济学

Health Economics

第 6 版

原　著　Charles E. Phelps

主　译　潘　杰

秘　书　曹裴娅

译　者　（按姓氏笔画排序）

王庆瑜　王秀丽　邓宇帆　邓晨卉　田　帆　江庆玲　李尚乐
杨伊里　何　月　张豆豆　张雨萌　张晓星　陈　婷　陈　楠
陈　楚　陈玲慰　林小军　周　倩　周　静　周婷婷　赵小双
胡海燕　侯利莎　姜少华　曹裴娅　蓝天骄　路立勇　廖伟斌
谭健霞　潘　杰　鞠　珂

单　位　HEOA（健康服务与产业研究）团队

四川大学华西公共卫生学院

四川大学健康城市发展研究中心 / 西部农村卫生发展研究中心

人民卫生出版社

·北　京·

Health Economics, sixth edition / by Charles E. Phelps
ISBN: 978-1-138-20798-1

图书在版编目（CIP）数据

健康经济学 /（美）查尔斯 · E. 菲利普斯（Charles E. Phelps）原著；潘杰主译 . —北京：人民卫生出版社，2021.11
ISBN 978-7-117-32027-6

Ⅰ. ①健… Ⅱ. ①查…②潘… Ⅲ. ①卫生经济学－医学院校－教材 Ⅳ. ①R1-9

中国版本图书馆 CIP 数据核字（2021）第 181144 号

人卫智网	**www.ipmph.com**	**医学教育、学术、考试、健康，购书智慧智能综合服务平台**
人卫官网	**www.pmph.com**	**人卫官方资讯发布平台**

图字：01-2019-6953 号

健康经济学
Jiankang Jingjixue

主　　译： 潘　杰
出版发行： 人民卫生出版社（中继线 010-59780011）
地　　址： 北京市朝阳区潘家园南里 19 号
邮　　编： 100021
E - mail： pmph @ pmph.com
购书热线： 010-59787592　010-59787584　010-65264830
印　　刷： 北京新华印刷有限公司
经　　销： 新华书店
开　　本： 787 × 1092　1/16　**印张：** 28　**字数：** 681 千字
版　　次： 2021 年 11 月第 1 版
印　　次： 2021 年 11 月第 1 次印刷
标准书号： ISBN 978-7-117-32027-6
定　　价： 159.00 元
打击盗版举报电话：010-59787491　E-mail：WQ @ pmph.com
质量问题联系电话：010-59787234　E-mail：zhiliang @ pmph.com

前言

第 5 版《健康经济学》出版时，正值美国《患者保护与平价医疗法案》(Patient Protection and Affordable Care Act，PPACA 或简称 ACA)付诸实施。在实施后的几年，PPACA 实现了其中一部分目标，在某些方面成绩平平，不尽如人意。在本书第 6 版出版时，虽然不断有政治活动来废除和取代或者修复 PPACA，但 PPACA 仍是美国的现用法律，而之后会出台什么法案以及要如何来分析它将是使用这本书的学生和教授的任务了。

关键问题主要集中在几个方面，我们将在本书的不同章节进行讨论。首先，约 1 900 万人在 PPACA 下获得了医疗保险，促使美国 65 岁以下人口中没有医疗保险的人从 PPACA 实施前的约 18.2% 下降到 11% 左右。因此，从实现全民医保目标而言，PPACA 在实现医保全覆盖的道路上前进了几乎 40%。没有人期望真正的医保全覆盖，而 PPACA 的支持者们自豪于在扩大医保覆盖范围上取得的成就，预计将来会有更多的人参保，因为不参保的惩罚会随着时间的推移而增加(不参加保险的居民将受到税收系统的强制处罚)。

我们以标准同质经济模型作为卫生保健分析的开始，该模型探讨如何在预算约束内使期望效用最大化，并且通过它深入理解需求曲线，保险需求乃至例如癌症患者的个别治疗选择。我们还使用相似的人类行为模型研究医生的行为方式。接下来我们扩展这一思路，进一步理解非营利性医院的行为和决策方式。再进一步地，我们可以形象地看到在约束范围内甚至国家治理这个最高层次上进行权衡的必要性。生活中充满了权衡。这本书将探讨如何在各个层面上思考这些问题，并在第 16 章进行广泛的讨论，讨论的核心问题主要集中于 PPACA 的颁布以及 2017 年“废止和更换”PPACA 的趋势。

第 6 版的新内容

自 2011 年第 5 版《健康经济学》出版以后，卫生保健领域发生了很大的变化，第 6 版在一些重要的方面做出了更新。与 PPACA 有关的主要变化包括：

- PPACA 扩大的医保覆盖范围并讨论其失败之处；
- 致力于改变医院和医生支付方式的价格改革和研究，包括将医疗质量与医疗保险支付挂钩的新方法；
- 关于健康保险交易以及它与因不遵守个人强制保险而产生的税收之间相互作用的讨论；
- 医疗救助扩展和医疗救助管理。

第 6 版在很大程度上讨论了处方药，指出它们不是仅占卫生保健总支出的 10%，而是 16%，第 6 版也包括了一些对 Waxman-Hatch 专利扩展法案的影响的分析——孤儿药法案以及仿制药竞争的作用。

第 6 版的其他新增内容包括：

- 数据表是最新的可用数据；

- 对预防保健需求的全新解释；
- 关于侵权法在推动医疗保健费用中作用的新信息；
- 关于保险覆盖范围对健康结果影响的新数据；
- 关于高起付线健康计划（high-deductible health plan，HDHP）日益重要的讨论；
- 关于 HDHP 重要性日益增长、比价消费的新信息，以及它如何帮助 HDHP 用户省钱；
- 对 D 部分（处方药覆盖率）的变化和扩大医疗保险优势（医疗保险中的自愿代金券计划）作用的深入讨论；
- 有关埃博拉和寨卡疫情的公共卫生最新信息；
- 关于在加拿大和美国开展的全球预算上限和疾病诊断相关分类试验的展望。

接下来是什么？

我想强调的另一个问题是，我们迫切需要"睿智"的人来思考这些问题。正如您将在第 1 章中所读到的，如果当前的趋势继续下去，我们的卫生保健系统将会陷入困境。如果目前的卫生保健系统保持绝对不变（相对价格、人均使用率或技术创新都没有任何变化），那么美国人口年龄结构的简单变化将使卫生保健预算份额从目前的 18% 上升到 2050 年的 23%。而如果卫生保健的相对价格继续像过去半个世纪那样稳定增长，比通货膨胀高出 1.7% 的速度（主要由技术变革推动的信息化水平提高引起），那么到 2050 年，预算份额将达到 42%。除非有研究者找到方法来改变目前卫生保健系统的工作方式，否则这些数字将如期而至。希望这本书能为您提供一些方法来帮助您建设性地思考这些问题。

其他资源

每一章都将向读者提供由 Anthony Culyer 和 Joseph P.Newhouse（2000）编写的两卷《健康经济学手册》（*Handbook of Health Economics*）中的关键章节。这两卷丛书（由顶级学者主编的《健康经济学手册》扩展系列中的一部分）包含了来自研究人员高水准文章的摘要，涵盖了健康经济学的诸多领域。这些文章出版日期虽然只追溯到 2000 年，但对这个领域的学者来说，它们仍然是一个有用的资源，而且在未来的几年里仍将如此。第 6 版增加了对 2012 年出版的《健康经济学手册》第二卷的适当引用，该手册由 Mark V.Pauly、Thomas G.McGuire 和 Pedro P.Barros 主编。

这是本书的配套网站，网址为 www.routledgetextbooks.com/text books/9780132948531，它为学生们提供了更多的资源，如有用的网络链接，关于遗传性在肥胖症中的作用及烟酒使用的作用，以及自学小测验。其同步网站中还包括 3 个附录，以补充涵盖美国边际税率的印刷文本材料（与第 10 章相关），针对某些国家 / 地区卫生政策和制度的回顾（与第 16 章相关），以及基本经济学概念的介绍（适用于那些认为回顾基本经济学知识有用的学生）。

（王庆瑜　译）

目录

第 1 章

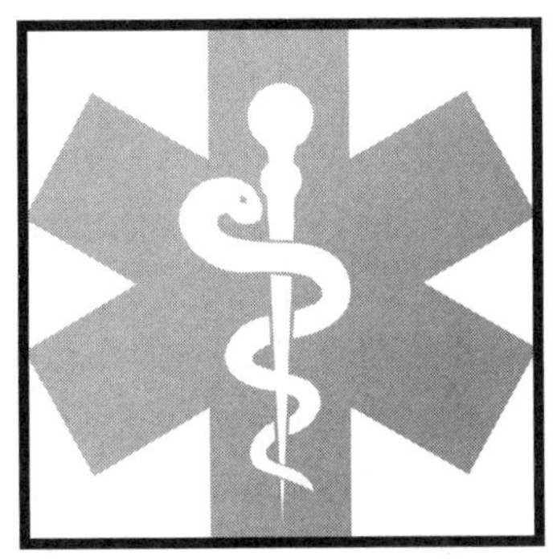

为什么学习健康经济学?

学习目标

1. 理解健康经济学研究的重要意义。理解卫生保健的新层面和解决问题的方法。

2. 区分卫生保健市场与其他市场有何不同,尤其是理解健康保险的独特作用。

3. 探究医疗支出如何随时间的推移而变化(以及为什么变化)与多年来医疗支出的变化。

卫生保健(health care)涉及一系列服务、产品、机构、法规和人员。近年来,美国卫生保健总支出占国内生产总值(gross domestic product,GDP)的份额以每十年 2%~4% 的速度增长,至 2015 年,美国卫生保健总支出的国内生产总值(gross domestic product,GDP)占比达到 18%。2016 年,到截稿为止,仅医疗支出(medical spending)就已达到 3.3 万亿美元,约占 GDP 的 18%,相当于美国 3.25 亿国民一年的人均医疗支出为 10 500 美元,其中约一半来源于个人,一半来自政府(政府支出来自税收)。卫生保健如此巨大的市场规模和占据国民经济这么高的比例,使得其相关研究成为一个重要研究方向[1]。

几乎每个人都曾在某个时刻接触卫生保健系统(health care system),通常都是对个人相当重要或担忧的时刻。即便偶然接触卫生保健业,也能感受到它的特殊性。的确,卫生保健如此特殊,以至于让人怀疑从其他领域获得的相关经济体系和市场的知识能否适用于或部分适用于卫生保健的研究。简而言之,在卫生保健市场中,大家是否仍然表现得像一位“理性经济人(rational economic actor)”?

1.1 健康经济学的重要(并不是唯一的)层面

虽然卫生保健领域与其他经济领域具有许多共同特点,但在卫生保健市场上出现的不寻常的经济特征似乎很多。这些不寻常的特征包括:①政府参与的程度;②在卫生保健各个层面中,不确定性占主导地位,从个体患病的随机性到治疗方案对于个体的效果,都存在不确定性;③医生(及其他医疗服务提供者)与患者(医疗服务消费者)之间存在信息不对称;④外部性——个人强加成本或为他人创造利益的行为。这些特征都部分存在于其他经济领域,但很少像卫生保健领域一样如此突出,也从未如此广泛的结合。下面将对每个特征进行简要讨论。

作为每一种观点的背景,甚至整本书的背景,健康经济学的学者需要重视的一个概念:不确定性无处不在。不确定事件引导人们在卫生保健中的行为。重大的不确定性促进了健康保险的发展,健康保险又反过来控制和引导整个经济中的资源利用。各种层面不确定性的存在解释了政府在卫生保健中的大部分作用。因此,若其他方法行不通,应探索不确定性在理解卫生保健中的作用。这样的探索总是富有成效的,可以促使更好地理解卫生经济运作的方式和市场上这些机构存在的原因。

政府干预

政府干预了很多市场,但却很少像干预卫生保健市场那样普遍和广泛。卫生专业人员的许可制度显然很常见。许多其他专业人员在执业之前也需要执照,包括理发师、美容师、飞行员、律师、潜水教练、自行车赛车手和(无处不在的)汽车司机。但几乎每一位医疗从业人员在上岗前都必须通过正式的认证程序,包括医生、护士、技术员、药剂师、验光师、牙医、牙科卫生员以及其他相关人员。认证过程不仅包括政府许可,还包括个人能力认证。为什么我们的社会如此严格地审查卫生保健专业人员的能力?

政府还以其他领域闻所未闻的方式干预卫生保健市场。2010年《患者保护与平价医疗法案》(Patient Protection and Affordable Care Act,PPACA)极大地改变了卫生保健领域,包括(除其他规定外)要求最低水平的健康保险覆盖至所有公民,禁止任何健康保险公司利用事先存在的条件来确定获得卫生保健或保险费用,并建立医疗保险交易中心为小规模人群提供健康保险。PPACA还提出了对高成本保险计划("Cadillac")逐步征税,对医疗保险进行的一系列改革(详见第12章),并提议在私人保险和政府计划中,更多的关注疾病预防。随着本书的出版,美国国会正在着手重塑PPACA的立法。无论立法的结果是什么,它仅代表政府干预美国卫生保健领域演变的下一步。

甚至在PPACA之前,联邦和州的计划就为不同的人群提供医疗费用的保险或经济援助,包括所有的老年人、穷人、退伍军人、出生缺陷儿童、肾病患者、终身伤残的人、盲人、流动工人、军人家属和各类学童。此外,如果没有明显的付款方式,大多数生活在美国的人都可以走进县医院要求获得免费医疗。也许只有在公共教育中,各级政府才能在任何时候都能接触到像在卫生保健中接触到的这么多人。在一个生命周期中,除了教育之外,没有什么能与卫生保健相提并论:因为医疗保障(Medicare)在65岁时必须强制注册,所以活到这个年纪的每个人都会受到一项重要的政府卫生保健计划的影响。相比之下,许多在私立学校上学的人从来没有见过公立学校。为什么政府如此多地参与卫生保健融资呢？

政府还控制医院、疗养院、医生等卫生保健提供者的直接经济行为，这些控制远超经济中的其他部门。在美国历史中，我们偶尔可以看到经济范围内的价格控制，以及各部门颁布的与石油、银行和（由地方政府提供的）住房租金等相关的众多法规。1973 年，在石油出口国组织（Organization of petroleum exporting countries，OPEC）将石油价格上涨 4 倍之后，美国的石油法规开始盛行多年，这导致了汽油短缺和排队几小时购买汽油等意外的后果。然而，与政府对卫生部门价格的干预相比，这些干预未免相形见绌。在 1971 年后，政府一直不断控制卫生保健行业的价格，至少从政府保险计划支付给医生的价格来看，这些控制变得越来越严格和具有约束力。与此同时，政府解除了对航空、货运、通信和石油等各行各业的价格管控。为什么我们花费这么多精力对卫生保健的价格进行管控，而在其他行业却恰恰相反？

几十年来，美国还直接对卫生保健提供者的简单准入决策进行控制。即使忽略卫生保健提供者必须持有许可证这一准入控制手段，仍有一系列的法规规定，例如医院在增加床位之前，需要提供"需求证明"之类的东西。同样地，类似的法规也应用于限制购买诊断扫描等昂贵的设备。相反的过程也引起了广泛的关注：如果一个医院想关闭，可能会引发政治混乱。是什么导致政府对"企业"进入和退出一个"行业"的这一简单过程进行严格的管控？

特别要提到的是，联邦政府和州政府通常各自通过直接对专业院校的经济资助和设立丰厚的奖学金，对进入卫生保健领域的人提供教育方面的特别援助。这种经济援助通常使一群将来从事社会中收入最高的职业之一的一群人受益（如医学生），既然这样，为什么政府还为医学教育提供这种支持？

政府的研究在卫生保健领域也很突出，尽管政府在其他领域进行了大量的研究，尤其是关于国家安全的领域（如飞机设计，电子产品和计算机），但对卫生保健研究的关注是独特的。位于马里兰州贝塞斯达（位于华盛顿郊外）的美国国立卫生研究院（National Institutes of Health，NIH）在健康和教育方面的相关研究，几乎超过了美国其他所有大学的水平。政府的确未在其他非军事领域进行如此大规模的研究，生物医学的研究是如何达到如此水平的？

在任何新药上市之前，都必须经过一系列严格的审查——政府对药企、药物临床试验和潜在不良反应的报告都做了强制的研究要求。现在，新的医疗器械也都面临着相似的监管。相比之下，却没有规定来限制健康经济学的研究——也许，你可能会说，能学习这本书实在是太幸运了！为什么政府会如此关注我们吃进嘴里的药，而对塞进我们脑子里的知识却很少关注呢？

政府其他明显不重要的方面都可以通过卫生部门极大地影响我们的生活。从 1954 年起，一个税法的简单规定使雇主支付健康保险免征所得税。另一项税收规定[《国内税收法》第 501（c）3 节]向大多数医院和占美国私人健康保险约一半的保险计划授予了税收的豁免权。大多数州正式通过了上述规定，对所得税和销售税采用相同的处理方式，大多数地方政府对相同的组织免收财产税。

这些想法仅简要的涉及了政府在卫生保健领域的参与程度，本书的剩余内容大部分都将持续涉及政府在该领域的存在和影响。令人惊讶的是，尽管这样，美国政府对卫生部门的作用远不及其他的国家。本书第 16 章的在线补充 www.routledgetextbooks.com/

textbooks/9780132948531 描述了其他国家为提高政府参与程度是如何决策的,并试图了解这些选择带来的结果。

不确定性[2]

不确定性潜伏在卫生保健领域的每一个角落里。许多利用卫生保健的决策都始于看似随机的偶然事件——手臂骨折、阑尾发炎、交通事故或心脏病发作。大部分其他医疗事件的发生都是因为人们担心患某种疾病的可能性——"医生,我有癌症吗?""医生,我疯了吗?""医生,为什么我这么累?"

不确定性可能从卫生保健中的消费者也就是患者开始,但绝不至于此。医疗服务提供者也面临着巨大的不确定性,虽然他们没有认识到这一点。然而,在类似的情况下,医生推荐的治疗方案成功率不大相同,而且在推荐的治疗方案常常存在很大差异。选择的治疗方法随着时间不断改变,通常很少或者没有科学依据。这种医学困惑怎么会在现代科学社会中持续存在的呢?

我们对卫生保健某些领域(例如,新药)的不确定性与其他领域(例如,一种新的外科技术的有效性)类似的不确定性的处理方法的对比也值得注意。一方面,我们对市场进行严格的监管。另一方面,我们对医疗服务提供者广泛授权,然后委托他们做出适当的决定。因此,新疗法可能只需要一个病例对照研究就可以遍及整个国家,更不用说必须要像对新药应用所需要真正的随机对照试验。为什么我们在这些不确定的领域里表现如此不同?

信息不对称

当两个物体的大小、形状或力量相同时,就存在对称性。当两个人在经济交易中讨价还价时,如果其中一方掌握的相关信息远超于另一方,信息不对称的问题便出现了。俗语说:"知识就是力量"。这在国际军备控制谈判和医生与患者的讨论中同样重要。然而,在前一种情况下,双方在评估对方的立场和要求方面都有相似的机会和(可能)相似的技能。在卫生保健领域,情况正好相反:一般情况下,一方(医生)通常比另一方(患者)拥有丰富,更高水平的知识——即疾病的诊断和治疗。不仅如此,披露信息的动机也有所不同。在军备控制的情形中,双方有相似的动机来披露或隐藏信息。在医患关系中,患者明显希望向医生披露信息,但医生可能处于不同的位置[3]。职业责任、道德和个人责任使医生想开诚布公。然而,与此矛盾的是,利益驱动可能会导致医生做出不同的选择。此外,患者无法判断这种情况是何时发生的(如果有的话)。毕竟所有的患者决定咨询医生都是因为他们希望得到医生的建议。

与健康经济学的许多其他方面一样,这种情况并不是卫生保健所独有的。在最常见的环境中,许多成年人遇到过类似的情况——汽车修理。在这里,汽车修理工有能力做同样的事情,即欺骗顾客去相信汽车是必须修理的,然后甚至可能对其不进行处理,因为没有什么需要修理的。

在这些环境下,我们已经建立了各种机制来保护未经培训的消费者,即患者,相比其他领域,一些机制在卫生保健领域投入更大的力度。正如 Kenneth Arrow(1963 年)所讨论的一样,“职业”发展的重要原因之一是制定一套道德规范和执业许可是为了提供一种制度机制,帮助平衡此类交易。

Arrow 还强调了信任在持续关系中的重要性,卫生保健和其他类似市场研究的最新进展使这些观念更加彻底。当双方都知道他们将在很长一段时间内有交集——典型的“医患关系”——他们的行为与一次性交易中的行为差别很大。

这个想法的逻辑很简单:如果一个越野路线服务加油站的机修工告诉你车需要新的减震器。这种情况下,机修工在几分钟前把油喷到那里的可能性要高得多,而不是你真的需要新的减震器。然而,本地的机修工没有机会和理由去尝试这样的特技。首先,他们不能每周都卖给你新的减震器！其次,他们知道如果诈骗被发现,你们的关系就将结束,你也会告诉你的朋友们远离他们。而沙漠中的服务站再也不会见到你,因此他们的行为没有这样的约束。

消费者可以通过更多地学习来保护自己免受欺诈。对于汽车修理,很多人可以自己学习成为一个修理工,因此受到欺诈的可能性很小。购买立体声设备时,我们至少可以听到声音的质量。对于这些或许多其他的活动,如果设备无法正常运行,我们还可以将产品退回给卖方或将设备退回给维修人员。你总是能回到机修工那并告诉他:“再修一次直到你修好它!”不仅如此,机修工多半都会去尝试,如果他们重视与你维持长久的关系。

在卫生保健领域,就像其他“专业人员”在供给上占据主导地位的领域一样,事情似乎至少有质的不同。第一,医生和患者之间的知识差距比消费者和机修工之间的差距要大很多,毕竟一个聪明的人可以在相对较短的时间内学到很多关于汽车修理的知识。

也许更重要的是,当一项“服务”不能正常运作时,可能会难以交易。就卫生保健性质而言,“服务”涉及患者身体的参与。如果出现了手术失误,折价可能很难实现。显然,许多医学错误都是自我修正的,很多其他的错误也可以通过进一步的医疗干预来修复,但似乎有理由说,一般情况下,“服务”中出现的错误比商品中出现的更难纠正,且该“服务”难以以折价作为最终的退步策略。

个体消费者了解从他人那里购买的活动的能力限制了预期的欺诈数量。这个世界上有太多的东西需要学习,以至于我们无法在每个方面都学到足够的知识来保护自己。几百年前,Adam Smith 指出了这点“劳动分工受市场范围的限制”。在人少的社区里,我们都是“多面手”;而在一个更大的社会里,我们都专业分工。因为我们的专业化分工,我们必须依靠(和信任)他人,从而导致了欺诈的可能性。一些欺诈是不值得去面对的。用一项研究的话说,我们应该学会采用“最佳欺诈量”(Darby 和 Karni,1973)。

幸运的是,我们受朋友和邻居的保护,他们花时间去学习汽车修理(例如)。这可以帮助我们摆脱明显的欺诈机制而转向他们信任的人。这种获取有关力学(或医生和牙医)质量的信息过程对健康市场的运作非常重要,这是我们在第七章中要讨论的话题。

外部性

将卫生保健和许多(但不是所有)其他经济活动区分开来的另一个重要领域是普遍存在的“外部性”,既有积极的,也有消极的。当一个人的行为为他人创造了收益或将成本强加给别人时,且当这些收益和成本在个人决策中私下考虑时,外部收益和成本就会产生。医学领域中许多早期的成功是对传染病的处理,这可能是最纯粹的外部性事件。当人们患上如脊髓灰质炎或流行性感冒等传染病时,他们不仅是自身患病,也增加了他们亲属,朋友和邻居患此种病的风险。当他们采取措施去预防这些疾病时,不仅自己有收益,还使身边的人受益。例如,接种流行性感冒疫苗带来的社会效益超过了个人效益。如果人们在考虑接种流行性感冒疫苗的成本(包括货币成本、时间、不便、疼痛和不良反应的风险)时只权衡他们的个人利益(降低患流行性感冒的风险)而不考虑群体利益,那么从全社会角度来说,他们在流行性感冒疫苗上的投资就会不足。

许多卫生保健活动很少或没有外部效益或成本,但令人惊讶的是,也有许多其他这样的活动有外部效益或成本。大多数具有重大外部影响的主要卫生保健活动已经成为我们社会背景的一部分,而我们很少认识到它们的存在或影响。污水控制、灭蚊、疾病的检疫制度以及大规模的传染病接种计划常常被大众忽视。

其他的私人活动也会产生外部成本。例如,每一次患者接受抗生素注射时,产生耐药性的细菌菌株的概率都会略有上升,对当前的抗生素产生免疫。在相对封闭的社区(如养老院)中,这可能成为一个严重问题(Phelps,1989)。

许多其他私人行为都会影响其他人的健康和安全,但卫生保健系统只在过程结束时进行处理。最值得注意的是个人酒后驾车的决定。美国一半的车辆交通死亡事故都涉及至少一名喝过酒的司机,而醉驾司机造成的“外部”死亡数字难以想象。例如,每3年醉驾司机在美国道路上造成的死亡人数就会超过越南战争中所有美军的死亡人数。虽然这些问题通常不被认为是“健康经济学”,但这些事故造成的死亡和伤害可能比大部分疾病(及其治疗方法)更为重要。

正如本节中所讨论的其他事情一样,外部性并不仅仅限于卫生保健部门。像消防和警察保护这些简单的地方活动都有一些外部性(或“公益性”),在更大的范围内,国防和诸如北约这样联盟的成立也带来了同样的问题。空气和水污染,海滩上令人讨厌的“音箱”,以及带有噪声消声器的汽车,都是健康领域以外的其他外部性的例子。因此,虽然外部性可能是某些医疗活动的重要组成部分,但它们并不是卫生保健市场所独有的。

1.2 市场如何与医疗服务和健康保险相互联系

为了更好地理解健康经济学,下一步应提供一个框架以收集更详细的信息。本节提供了这样的框架,它阐述了医疗服务与健康保险的关系,并确立了各个市场影响供需关系的主要力量。后面的章节将更详细地阐述每一个主题。我们在这里的目的是打好基础,以大纲的形式展示这些不同的因素是如何相互关联的。

对健康市场的分析将是“静态的”,假设世界最初在一段时间内静止不动。在这个分析中,我们试图去确定卫生保健市场自然状态下会朝着哪种均衡发展。随后,我们会考虑动态的问题,特别是由于医疗和健康的新知识发展情况产生的问题,以及宏观的经济事件(如持续的经济增长)所引起的问题。在我们掌握这一结构之后,我们再回到这个世界上的重要因素——保险的供给与需求,医疗服务的供给与需求,以及技术变革——并对每一项进行更详细的研究。

固定技术下的医疗服务市场

一种富有成效的医疗市场分析方法是将健康保险的供需和医疗服务的供需联系在一起。在每个单独的市场中(就像在任何市场中一样),供需的相互作用产生了观察到的需求量和观察到的价格,这是市场上的实际支出。除了这种直接的相互作用,对竞争性市场的分析假设一个市场的供需是相互独立的。换句话说,消费者不应该关心商品的投入成本,而应该关心其产出价格。同样地,生产者(至少在竞争激烈的市场中)不需要知道消费者的收入去决定产品如何定价。在非竞争性市场中,需要用不同的方法来分析买卖双方的行为,我们将在后面的章节中看到这一点。

卫生保健市场与大多数其他市场相比有以下不同之处:消费者购买该产品的价格与卖家收取的价格不同。这是因为健康保险的存在降低了消费者在购买医疗服务时的价格。当然,保险公司收取的保险费最终必须覆盖该保险的所有成本,包括通过该计划购买的医疗服务,但保险的净结果仍然会使消费者决定的相关价格降低。第 4 章将详细讨论这些思想,但目前,我们只需要在保险和医疗市场之间建立一个联系:分别谈论医疗市场或健康保险市场是没有意义的。

图 1.1 显示了这些(和相关的)市场是如何相互作用的。图表中的每一个框都描述了一个相关市场的供方或需方。虚线“圆”显示了这些市场相互作用后我们观察到的现象,如价格和消费的数量。

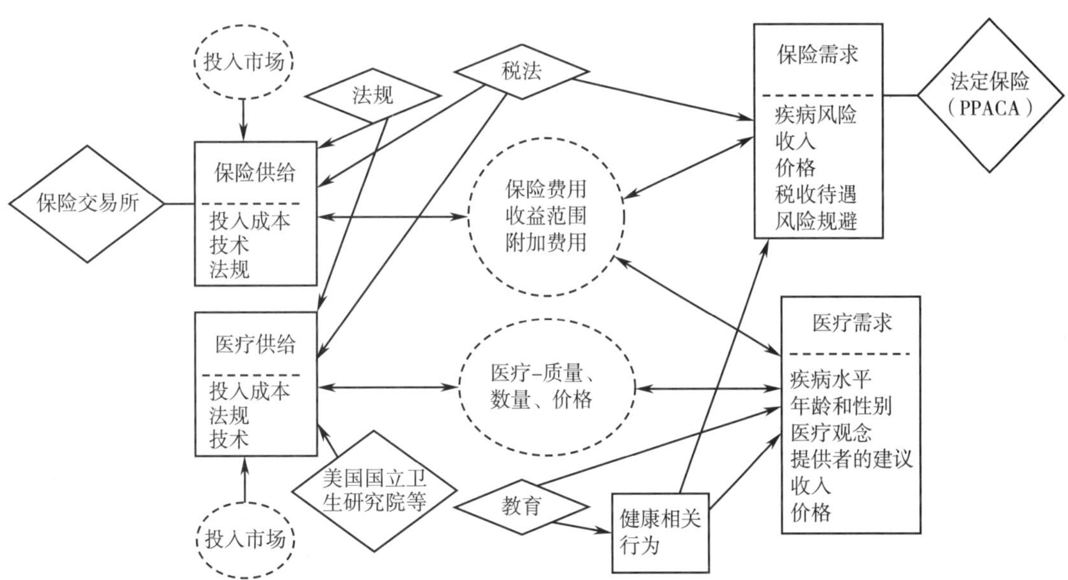

图 1.1　医疗、健康保险和其他市场的相互作用

有了这一基本结构,我们现在谈谈这些市场的每个组成部分。

图 1.1 直观地显示了为什么卫生保健市场从根本上不同于经济的其他领域。我们不能简单地谈论“医疗服务的供给和需求”(就像我们可能会对其他市场这样),相反,我们必须谈论两个密切相关的市场——医疗服务和健康保险。

健康保险(在保险市场中是独一无二的)通过支付医疗费用的方式直接影响了医疗服

务需求。在其他保险市场,保险所覆盖的资产的市场价值是可定义的(如房屋或汽车),如果该资产受到某种损害或损失(火灾、盗窃、碰撞、洪水、地震等),评估者可以估计损失的价值,并通过直接支付现金来补偿所有者,而所有者可以将现金用于任何目的(修理或替换损坏的物品或任何其他花费方式)。

健康保险不会有这样的客观估值,因为"资产"是一种没有市场存在且无法进行客观估值的短暂的健康存量(更多的相关内容在下一章中)。正因如此,健康保险通过购买医疗服务,从而弥补人们的健康损失(希望如此!)[4]。但是这种防范经济风险的保护机制(为卫生保健付费)扭曲了我们对疾病或伤害的治疗方法的支付价格,从而直接改变了对医疗服务的需求。第 4 章和第 5 章将详细的讨论这是如何运作的,并将提供大量的实证数据去帮助理解运作效果的大小。

图 1.1 包含了由 PPACA 而产生的一些新的组成部分,在左侧,指向"保险供给"框的菱形框(表示政府作用)表示 PPACA 创造的新的"保险交易所"的存在。第 11 章会详细描述这些内容。右侧的"保险需求"框连接着另一个菱形框,表示"法定保险"。这是指 PPACA 要求所有人的健康保险覆盖范围至少符合 PPACA 规定的最低标准。这移除了是否获得保险的选择权,保险成为了法律的要求。但是人们仍然有许多潜在的保险覆盖来源和一系列令人眼花缭乱的选择,因此"消费者需求"仍然在保险选择中占据主导地位。最后,菱形框显示健康保险中的"法规"在 PPACA 中有一个重要的新的组成部分,保险公司被禁止(在 PPACA 法规下)使用事先存在的条件去确定保险费用或者限制覆盖范围。之前《健康保险流通与责任法案》(Health Insurance Portability and Accountability Act,HIPAA)从以下两个方面限制了事先存在的条件的使用。首先,保险公司只能"回顾"6 个月查看人们是否因任何疾病或伤害而被治疗(事先存在的条件的"测试"),而且只能在投保后 1 年内拒绝承保。PPACA 清除了对事先存在的条件的一切使用。

健康保险还直接在"管理式医疗"一般领域里的患者和医疗服务提供者的医疗决策中发挥作用,这是第 11 章中讨论的话题。

医疗服务并不仅仅是单个商品或服务。而是由专业人士(医生、护士、牙医、药师、各类治疗师和各类技术人员等)通过一系列不同组织结构(非营利性、营利性、政府的)下的机构(医疗的,牙科的和其他治疗师的实践小组、医院、诊所、药房、疗养院等)而提供的商品和服务的集合,并且总是受到不同形式的监管(联邦,州和地方)。这些提供者(和他们的机构)使用在全球市场中发明和制造的各种处方药和医疗设备。而这些都受联邦法规的监管(美国食品药品管理局)。

第 6 章和第 7 章讨论了专业提供者("医生")的主要类型和他们通常工作的组织("医生公司"),第 8 章和第 9 章讨论了最重要的独立的医疗机构("医院")和这些机构在其最典型的组织结构(非营利性公司)中的监管和决策的一些具体方面。

第 10 章讨论了保险市场,重点讨论了人们为什么购买保险("规避风险的消费者")的经济学模型,在传统模型的基础上发展了一些重要的并发情况,因为健康保险以独特的方式"覆盖"疾病风险(通过支付医疗费用)。第 11 章讨论了健康保险市场的演变,以考虑帮助抵消由健康保险的基本结构产生的一些不正当的激励措施的"管理式医疗"机制。第 10 章详细阐述了 PPACA 强制个人保险的效果,第 11 章讨论了 PPACA 建立的保险交易所并阐述了事先存在的条件的禁令的相关经济问题。

接下来的章节探讨了（视觉上）位于图 1.1 外围的卫生保健市场的其他方面。从第 12 章开始，讨论政府为不同人群提供的健康保险，例如老年人（Medicare）、低收入人群（Medicaid）、儿童（儿童健康保险项目，Children's Health Insurance Program，或 CHIP）、退伍军人和其他人等。然后我们讨论《医疗事故法》（第 13 章）和"外部性"所涉及的问题（第 14 章），第 15 章重点强调了新技术进入美国卫生保健市场的机制，包括监管结构，定价以及公立和私立保险公司的承保决策。

正如我们所看到的那样，在过去半个世纪里，美国（和世界各地）的卫生经济以惊人的速度增长，虽然我们可以通过传统的经济机制来"解释"医疗支出的增长，比如通货膨胀（生活成本的变化）、人口增长和系统的人口老龄化，卫生保健支出的时间趋势仍然是一个重要组成部分——过去半个世纪里约 2.5 倍增长——大多数分析人士认为是技术变革的作用——引入治疗疾病或伤害的新方法。技术变革的作用以及控制它的最佳方式，是健康经济学研究和社会卫生保健政策实施中最有趣和最复杂的层面。

最后，在第 16 章对美国"全民"健康保险的思考方式的讨论中总结了本书的早期材料。世界上很多工业化国家至少为其公民提供了某种形式的全民健康保险，而美国仍然没有全民健康保险。在 PPACA 之前，美国大约有 4 500 万人没有健康保险，这个数字在 2016 年下降到了 2 500 万。在 2017 年年中撰写这本书时，废除（或许是取代）PPACA 的政治意图正在进行中，未来未参保的人数仍然未知。根据国会预算办公室的估计，PPACA 的拟议替代方案将使 2 200 万人被移出保险范围。第 16 章探讨了思考这些问题的方式，有助于将前 15 章提到的卫生经济的每个层面结合起来。

第 16 章还将 PPACA 产生的各种变化结合起来，通过 PPACA 中使用的特定机制来厘清关于全民保险的普遍性问题。需要记住的是，创造全民保险存在很多种不同的方式，因为：①美国法案可能随时间而变化（包含了废除 PPACA 主要特征的可能性）；②美国最高法院在 2012 年规定，强制个人保险是合法的，强制保险（以及不遵守的税收惩罚）将在 2016 年全面生效。

动态问题：随时间的变化

在任何经济系统中，系统的一部分变化会引发其他部分作出相应改变，通常会反馈给原始变量。因此，虽然经济分析侧重于"长期"均衡，但我们可以将我们实际看到和衡量的系统描述为一系列总是相互作用和变化的过渡性短期均衡。然而，卫生保健市场上出现的一系列重要和持久的模式值得讨论。这些包括：①整体经济的变化；②人口学改变，尤其是社会老龄化；主要是由生物医学研究引起的医学知识的变化。

经济层面收入增长

与几乎所有的商品和服务一样，卫生保健似乎是一个"正常的好东西"，所以随着收入的增加，人们希望使用好东西的意愿也在加强。收入对医疗需求的作用的研究有时会出现令人费解的矛盾（见第 5 章和第 16 章），但我们至少应该考虑到人均收入的总体变化，以便研究卫生保健支出的增长。

从第二次世界大战开始(现代健康保险开始蓬勃发展的时期),人均收入以稳定,或不太稳定的速度增长。在此期间,总体价格水平也有所上升(相当大!),所以任何有意义的人均支出比较都应调整通货膨胀,赋予"持续的购买力"。表1.1显示了从1950年到2015年的人均收入增长情况。增长率有一些明显的起伏,美国经济呈稳步增长趋势。表1.1显示了自1960年以来的实际人均国内生产总值(gross domestic product,GDP),以略高于1.5%的年增长率增长,2015年的GDP约为1960年的2.3倍。

表1.1还显示了这些年来用于卫生保健的GDP占比,从1960年GDP占比为5%上升到目前的18%左右。我们将暂时回到这个预算份额的增长的问题上。

表1.1 人均GDP(2015年)

年份	人均GDP/美元	医疗服务的GDP占比/%
1960	24 100	5.0
1970	31 900	6.9
1980	35 400	8.9
1990	43 300	12.1
1995	44 600	13.3
2000	50 100	13.3
2005	53 200	15.0
2010	52 200	17.4
2015	56 100	17.8

来源:Bureau of Labor Statistics for per capita GDP. National Center for Health Statistics for medical spending data to compute budget shares。

人口学特征

我们的社会变得更加富有的同时,人口也逐步老龄化。在20世纪50年代和60年代著名的战后婴儿潮之后,5岁以下的人口占据了6.7%。与此同时,65岁及以上的人口比例缓慢增长,从1950年的8.1%稳步上升到1980年的11.3%,2010年达到13.2%。老龄化社会的重要影响直接来自潜在的生物老化现象:当我们变老时,我们的健康状况恶化得更快,我们将使用更多的医疗服务。表1.2显示了年龄分布模式。

研发及技术变革

动态的卫生经济中的另一个重要现象是技术变革。随着科学和医学的进步,我们学会了如何做我们以前做不到的事情。人们心中最突出的事例包括人工心脏、器官移植等等壮观的外科手术,但技术变革渗透了卫生保健系统的每一个部分。手术、药物和辐射等复杂的癌症治疗方法大幅增加。基因操作打开了诊断和治疗的新领域。在20世纪60年代无法获得的复杂诊断设备——依赖于强大计算能力的计算机断层扫描(CT)和磁共振成像(MRI)

等,现在几乎是便携式的了。用于断臂治疗的石膏现在变得更轻、更防水。即使是不起眼的创可贴也与 20 世纪 50 年代的原型差别巨大。

表 1.2　美国人口的年龄分布

年份	65 岁以上的占比 /%	5 岁以下的占比 /%
1950	8.1	10.8
1960	9.2	11.3
1970	9.8	8.4
1980	11.3	7.2
1990	12.6	7.4
2000	12.4	6.8
2010	13.2	6.7
2015	14.9	6.2

来源:http://census.gov/quickfacts/table/PST04。

大部分技术变革是在公共基金和私人基金的支持下,由生物医学研究推动的。研究所产生的医疗干预已经在一个相当大的(和不断增长的)健康保险覆盖的市场中找到了现成的资金支持。

很多私人生物医学研究都是由制药公司资助的,其中许多在美国,但也有很多在世界其他地方。世界上任何地方发明(和测试)的新药几乎都在很多国家得以应用。所以参照美国的私人研究,尤其是药物领域的研究,会出现一个狭小并具误导性的图景。另外,几乎不可能获得卫生保健研究和开发(research and development,R&D)支出的准确而系统的数据。的确,许多具有卫生保健意义的研究都是从经济的其他部门开始的,从生物和化学到激光和计算机。

然而,在政府资助的生物医学研究中,美国在世界范围内的研究中所起的作用是突出的,并为整个研究活动提供了合理的写照。表 1.3 显示了由卫生和人类服务部(Department of Health and Human Services,前身是卫生、教育和福利部)的各个部门资助的美国卫生研究模式,主要是通过 NIH 资助。无论基于什么标准,研究经费的增长速度都是惊人的,尤其是 1955 年到 1965 年。随后 20 世纪 80 年代的实际支出趋于平缓[5]。

表 1.3　联邦对新知识的投资:各年 NIH 的预算

年份	总额 / 百万美元	总额 / 百万美元(2000 年)	年度增长百分比 /%
1950	59	360	—
1960	81	431	1.8
1970	1 444	5 630	29.3!
1980	3 573	6 823	1.9
1990	7 581	9 299	3.1

续表

年份	总额 / 百万美元	总额 / 百万美元(2000 年)	年度增长百分比 /%
2000	17 800	17 800	6.7
2010	31 000	24 000	3.0
2015	30 362	22 000	–1.8

来源:www.nih.gov/about/budget.htm。

价格和支出模式

至少从第二次世界大战之后,经济中的这些和其他力量导致每年"实际"医疗支出的持续增长。的确,这种明显不断增长的支出模式已经形成了相当大的私人和公众广泛关注的基础,为政府对卫生保健领域的大规模监管提供了动力,并在过去几十年创造了美国大量的具有"成本 - 意识"的卫生保健计划,所有这些都是防止"患者"在卫生保健领域中花费过多的金钱而导致经济贫困。我们的下一个目标是调查医疗服务价格、支出和健康保险覆盖及成本的时间模式,这些数据形成了背景,用于之后对卫生市场进行更详细的研究。

让我们首先调查一下卫生保健支出的总体趋势。如前所述,所有这些数据都出现在一个具有一般通货膨胀的世界中,我们很想研究一个"仿佛"没有发生一般通货膨胀的世界。

医疗价格的增长

由于服务性质的改变,医疗服务价格难以有意义地衡量。要理解这一点,需要对劳动统计局(Bureau of Labor Statistics,BLS)如何构建消费者价格指数(consumer price index,CPI)及其指标有一些了解。对于总 CPI,BLS 选择了一个代表城市消费者的典型购买模式的一"篮子"商品,包括食品、服装、住房、交通、医疗服务、娱乐及其他货物和服务。在每个类别中,BLS 分别选择了一套特定的商品和服务。

在医疗服务领域,"医疗 CPI"有两个主要的领域:医疗服务(medical care services,MCS)和医疗商品(medical care commodities,MCC)。前者主要由专业服务(医生、牙医、治疗师、医院、疗养院和健康保险服务)组成,后者主要由处方药、非处方药以及非处方医疗设备(加热垫、轮椅和避孕套等)组成。简而言之,BLS 就特定项目(如一次就诊)抽样调查了大量提供者,仔细描述了每个项目,并询问提供者对每个交易的(来自患者和保险)的期望收入。以下是对这一专业服务过程的描述,其他过程也相类似。对于专业服务(如一次就诊),BLS 使用一份标准化的程序清单(具体到每个专业),而这些程序是由医生可能会使用的标准医学参考资料(目前的程序术语编码也在保险计划中使用广泛)来提供,并询问提供者期望从患者和保险计划获得的总收入。

对于医院护理,"单位"是"医院就诊" ——一次住院或是一次门诊。实际上,BLS 获取了单个医院账单(对个体患者信息进行了清除)的副本以获得适当的数据,特别是患者和任何相关保险支付给医院的金额。

对于处方药,个体零售药店(或网上提供者)被要求提供"发放的最后 20 种药",BLS 获取了这 20 种药的价格（只要这些药在使用的标准清单上）。因此，药品零售商的处方模式提供了一个很好的全国各地药房处方的随机样本。

CPI 测量了这一系列商品或服务的变化，但即使在这些商品或服务组成成分保持不变的情况下，CPI 在某种意义上也可能会误报“通货膨胀”。让 CPI 美中不足的是技术变革。随着商品或服务的质量改变，价格很可能会随之改变，但如果“名字”没有改变，CPI 就忽略了质量的改变。这一点很重要，因为人们一般会将价格增长视为一个“坏”结果，降低了人们的购买力和幸福感（效用）。但如果价格增长是因为质量改善，价格上涨实际上意味着消费者福利的改善。框 1.1 更详细地讨论了这个问题，当你阅读完第 4 章之后，你可能会回来再次阅读这个框中的内容（医疗服务的需求）。

框 1.1　质量、价格和消费者幸福感

价格上涨对消费者来说是一个不好的信号吗？许多卫生保健的观察者在抱怨价格上涨（他们通常看的是“支出”，而不是“价格”，但这是另一个问题了）并谴责这对消费者是一个坏的结果。我们可以用经济学思维去说明这个问题吗？可以！（你以为经济学文章说不可以吗？）

首先，我们看看价格上涨仅仅是因为生产成本增加，而没有质量改变的情况。这就是人们在调整 CPI 时所假定的情况，因为他们不会对质量的改变做出调整。我们会在这里使用消费者剩余的概念，如果这个概念有点生疏，在任何一本经济学书中回顾这个概念都会有所帮助。（第 4 章也会回顾这些概念。）

在图 A 中，消费者在价格为初始成本时的用量为 $Q(1)$，他们收获的“额外”的价值为 A、B 和 C 区域的总和。这就是以与初始成本等同的价格消费 $Q(1)$ 的“消费者剩余”。如果价格上涨（与质量改善无关的任何原因），消费量降低到 $Q(2)$，则造成了 C 区域的损失，如果价格上涨得更高，B 区域也将受到损失，只剩下 A 区域。

有两种价格指数测量方法，一种称为帕氏指数（Paasche index），另一种称为拉氏指数（Laspeyres index）。拉氏指数按已消费的原始数量来计算指数，因此计算的是 B+C+D 区域的损失（由于未考虑到因价格上涨而减少的销量）。帕氏指数按消费的新数量来计算指数，因此计算的是 B 区域的损失（未计入消费者剩余 C 区域的损失）。综合这两项测量方法，将“实际”损失括起来，即 B+C。标准的 CPI 计算方法是拉氏指数（但使用的“购物篮”会定期更新）。

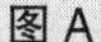
图 A

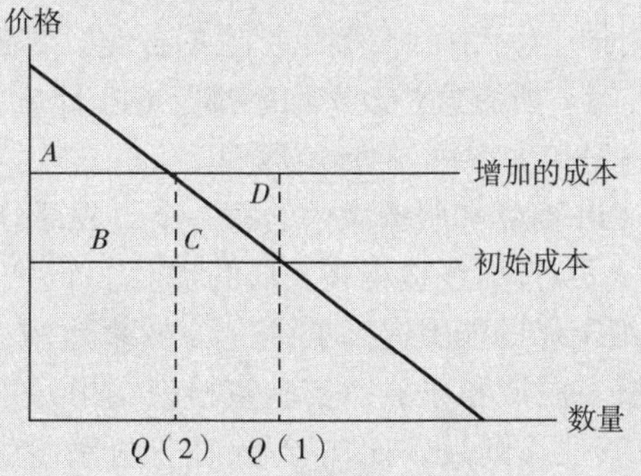

图 B

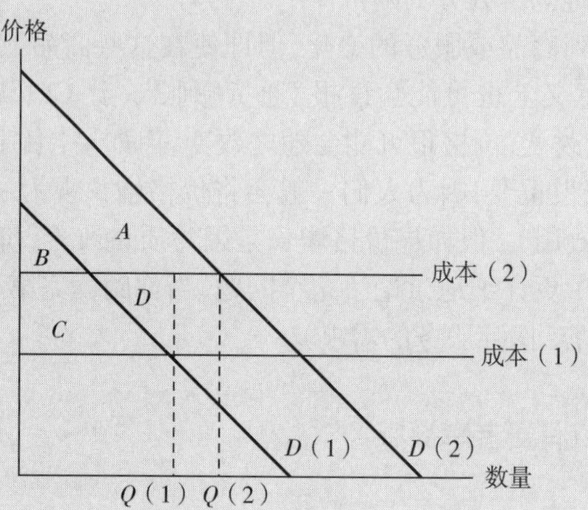

现在来考虑另一种情况:价格上涨是因为质量改善。因为质量更好了,所以需求曲线(支付意愿)也上移了。消费者的幸福感取决于价格和质量的相对变化。图 B 描述了这样的一种情况,质量改善使消费者变得更好(值得一提的是如果质量改善完全由市场决定,那么可以推测消费者期望获得更高的质量并愿意支付它,所以供应商做出了回应。这也可能是出于其他的原因,例如,政府强制规定提高质量(随之而来的是成本的提高),但消费者并没那么重视质量改善,那么消费者的幸福感就会下降,如图 A 所示)。

在这种情况下,价格上涨时,需求量也提高了(从 $Q1$ 到 $Q2$),因为需求曲线的变化(因为质量改善)足够大。在初始质量时,消费者剩余是 B+C,质量改善后,消费者剩余是 A+B。(如果不能理解这些,可以复习包含消费者剩余章节的在线补充材料 www.routledge.com/cw/phelps)。如图所示,(很明显这些线条可以被绘制以显示出不同的结果),随着质量改善,消费者剩余也在增加。若没认识到质量的提高,Laspeyres 先生会将消费者剩余损失计算为 C+D。Paasche 先生将面临更大的问题,帕氏指数将假定价格的上涨导致数量的减少,然而数量随价格上涨而增加!重点是不考虑质量时,人们可能会犯一个严重的错误,认为价格上涨会自动导致消费者剩余的减少。

几个常见的例子将说明这个问题。首先,思考医疗 CPI 中最重要的因素,即“医院的食宿费用”,这是半私立医院病房的基本收费。与 1960 年相比(比如说),基本病房的服务发生了很大的变化:医院里到处都是备用的急救设备;护士的技术水平提高了;病床的位置现在由患者电子控制,而不是由护士手动控制;菜单提供的各类食物远远超过了传统食物;建筑物基本上都是有空调的;等等。所有这些改善似乎都是 CPI 计量中的额外成本,但额外的收益往往会消失在“半私人病房和食宿费”的标签后面。

同样的问题几乎遍及 CPI 商品和服务束中的每一个组成部分。如今的牙科门诊提供了更训练有素的牙医和工作人员;X 射线检查在较低的辐射水平下进行;患者的不良反应减少了;照明更好了;卫生员仔细工作的能力提高了;患者的疼痛也减少了。

在医生的办公室中,很多血液和尿液的实验室检查结果几乎能立即拿到,作为对医生和护士更高水平的补充。其他诊断设备比比皆是,在骨科医生的办公室,大量的康复治疗设备取代了旧的水疗设备。20 世纪 70 年代到 21 世纪初,医生办公室只有一件东西保持不变——杂志。这个国家大多数医生仍然有《时代》和《读者文摘》。这些杂志中还可能看到 20 世纪 70 年代的日期。

图 1.2 显示了 1960 年后总 CPI 以及医疗 CPI 的总时间趋势,1983—1984 年的 CPI 总额为 100。正如这些数据所示,医疗 CPI 稳步增长速度快于总(整体)CPI,这样(以 1983—1984 年 =100 为基准),总 CPI 大约是 240,医疗 CPI 约为 450。自 1960 年以来,总 CPI 增长了 8 倍(每年增长 3.85%),医疗 CPI 增长了 20 倍(每年增长 5.60%)。而这种差异——每年仅 1.75%——看似很小,导致了医疗价格在半个世纪里随时间大幅增长。随着我们进一步讨论,这一变化的大部分(不可能确切知道是多少)代表了技术的进步,因此(至少是希望如此)代表了医疗服务质量的提高和健康结果的改善。

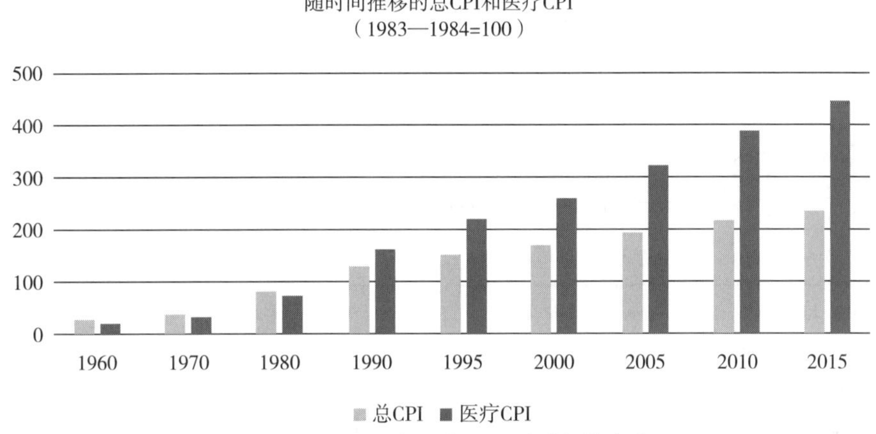

图 1.2　总 CPI 和医疗 CPI 随时间的变化

来源:Data from U.S. Bureau of Labor Statistics。

其他潜在的问题普遍存在于医疗 CPI 中。先前讨论的技术变革掩盖了一个难题——人们想知道治疗疾病的成本,而不是某项活动的成本(Scitovsky,1967)。例如,技术改进缩短了住院患者的住院天数,而 CPI 仅显示了每日成本的上涨,而不是住院天数的缩短。转为出院治疗,或使用药物而非手术治疗疾病,提供了技术变革可能导致医疗 CPI 夸大实际增长率的其他方式。

更多的关于疾病治疗成本(费用)的最新研究证明了 1967 年 Scitovsky 发现的关于手臂骨折的相同观点:随着时间的推移,技术变革似乎降低了治疗某一特定疾病或病症的成本[6]。例如,根据“生活成本”指数,治疗心脏病发作的质量调整成本似乎在 1983—1994 年期间每年下降约 1%(Cutler 等,1998)。

同样地,有人发现治疗抑郁症的成本——美国伤残和收入损失的主要原因——随时间大幅度下降(Frank 等,1999)。Frank 等的研究强调了研究整个治疗过程的成本的重要性。一些新药比它们替换掉的老药更贵,但是使用它们所需要的医生监督更少;因此,使用(更贵的)新药会降低治疗的总成本。

医疗服务价格的全球指数掩盖了构成“卫生健康部门”的组成部分之间的重要差异。表 1.4 显示了除总 CPI 和医疗 CPI 之外的一些重要组成部分(医院护理、医生服务、牙科服务和处方药)的价格指数。

表 1.4 随时间推移的价格水平(基线 1982—1984 年 =100)

年份	CPI	医疗服务	医院服务	医生费用	牙医费用	处方药
1960	29.6	22.3	9.3	21.9	27.0	54.0
1965	31.5	25.2	12.3	25.1	30.3	47.8
1970	38.8	34.0	23.6	34.5	39.2	47.4
1975	53.8	47.5	38.3	48.1	53.2	51.2
1980	82.4	74.9	68.0	76.5	78.9	72.5
1985	107.6	113.5	115.4	113.3	114.2	120.1
1990	130.7	162.8	175.4	160.8	155.8	181.7
1995	153.5	223.8	253.0	208.2	205.3	238.1
2000	172.2	260.8	317.3	244.7	258.5	285.4
2005	196.8	323.2	439.9	287.5	324.0	349.0
2010	225.0	400.0	600.0	340.0	400.0	425.0
2015	236.0	454.1	772.6	370.3	455.5	481.1

来源:Bureau of Labor Statistics,Consumer Price Index。

在 1960 年和 2015 年,总体价格(“总 CPI”)上涨了 8 倍,医疗价格上涨了 20 倍,约为 CPI 增幅的 2.5 倍。这掩盖了“医疗 CPI”不同部分的重要差异。医院服务增加了高达 83 倍,医生和牙医的服务增加了大约 17~18 倍(CPI 增幅的两倍以上),处方药增幅与总体 CPI 增幅相似。但即便如此,也是有误导性的:近年来,处方药成为了医疗市场(以美元计)增长最快的部分,同时引起了广泛的公共关注和政治关注。第 15 章详细讨论了处方药的 R&D 和支出。

所有的这些“组成部分”指标掩盖了真正提供的东西的重要变化。对于医院护理,医院内可用的技术在这半个世纪里有了很大的提升,但也许同样重要的是(我们将在后面的章节探索更多),医院里患者的结构也至少发生了同样的变化。随着新药和门诊(同一天)手术的出现,2010 年真正进入医院作为“住院患者”的病情平均来说比 1960 年严重得多,需要更多的强化治疗。

内科医生和牙医办公室里的患者结构可能没发生那么大的变化(除了普遍的人口老龄化之外),但是可用的技术改变了,提供者的整体专业化水平也改变了。

处方药也发生了改变。[这些药不包括在医院内使用的药物(如癌症治疗),仅仅是消费者在医院外购买和使用的药物。]一瓶阿司匹林跟 1960 年所含的是同样的成分(当然是非处方药),但是很多患者会替换成可选择的其他止痛药(布洛芬、对乙酰氨基酚和萘普生,分别被称为 Advil、Tylenol 和 Aleve)或像 Celebrex(一种新药)之类的处方止痛药。因此,仅持续给“阿司匹林”定价会产生误导,BLS 抽样模式(所联系的每个药房最后开出的 20 种处方药)提供了一种自然的方法来重新平衡消费者需求的转变。然而,他们并不能解释新药的出现,这些新药可以简单地做到之前消费者无法做到的事情(包括电视上广告中常见的治疗高胆固醇、勃起功能障碍和消化性溃疡等疾病的药物)。

医疗支出模式

医疗支出是购买的数量(单位)与平均价格的乘积。支出模式比其他任何衡量方式都能更好地表示经济中实际资源的流动。因为花费的美元表示价格乘以数量,所以很容易将支出除以价格以获得所消耗的“数量”。在某种程度上,这种做法是有意义的,但在某种程度上,这种做法是有误导性的。如前所述,因为技术变革,困难出现了。医院住院费和伙食费的价格反映了一定程度的技术变化,但护理的“数量”也在本质上有所改变。在“住院治疗”中,手术的范围随着时间的推移发生了很大的变化。某些类型的护理不再需要住院治疗(例如去除白内障),而 1960 年不存在的手术类型出现了,包括器官移植和人工关节附件等。因此,纵观时间,即使是“护理”的数量也具有模糊的含义和界限。

尽管存在这些差异,支出模式可以为健康经济学的研究提供一个有用的背景。表 1.5 显示了美国 1960 年到 2015 年这半个多世纪的个人消费支出。在这些“名义”数据中,总支出增长了 131 倍,不同类别之间略有差异,最突出的是疗养院,增加了 200 倍。它的大幅度增长几乎完全是由于美国人口老龄化造成的,表 1.9 和第 12 章对 1965 年长期疗养院医疗补助覆盖的介绍中更详细地讨论了这个问题[7]。

表 1.5　医疗服务的年度名义支出(十亿美元)

年份	总额	医院	医生	药物	其他	疗养院
1960	23.3	9.2	5.4	2.7	5.2	0.8
1970	62.9	27.6	14.0	5.5	11.8	4.0
1980	215.3	101.0	47.1	12.0	36.2	19.0
1990	607.5	251.6	157.5	40.3	105.5	52.6
1995	863.7	340.7	220.5	60.9	167.5	74.1
2000	1 139.9	417.0	288.6	120.8	218.2	95.3
2005	1 661.4	611.6	421.2	200.7	306.0	121.9
2010	2 186.0	814.0	515.0	259.0	455.0	143.0
2015	3 050.0	1 036.0	634.0	325.0	898.0	157.0

来源:Data from National Center for Health Statistics. Health, United States, 2016: Hyattsville, MD. 2017, Table 94, at www.cdc.gov/nchs/data/hus/hus16.pdf, last accessed September 20, 2017。

表 1.6 提供了同样的数据,不同之处在所有数据均已通过 CPI 调整为 2015 年的一般价格水平。这两个表之间最重要的区别是这 55 年期间的相对支出从 131 倍(表 1.5)下降到了 16.4 倍(表 1.6)。换句话说,表 1.5 中的大部分涨幅仅仅是由于一般通货膨胀(CPI 的变化)。表 1.6 中显示了以 2015 年价格表示的“实际”支出。

表 1.6 以 2015 年定值美元计的年度支出(十亿美元)

年份	总额	医院	医生	药物	其他	疗养院
1960	186.6	73.7	43.2	21.6	41.6	6.4
1970	384.2	168.6	85.5	33.6	72.1	24.4
1980	619.2	290.5	135.5	34.5	104.1	54.6
1990	1 101.6	456.2	285.6	73.1	191.3	95.4
1995	1 343.2	529.8	342.9	94.7	260.5	115.2
2000	1 568.9	573.9	397.2	166.3	300.3	131.2
2005	2 016.1	742.2	511.1	243.6	371.3	147.9
2010	2 375.4	884.5	559.6	281.4	494.4	155.4
2015	3 050.8	1 036.0	634.0	325.0	898.0	157.0

来源:Data from National Center for Health Statistics. Health, United States, 2016: Hyattsville, MD. 2017, Table 94, at www.cdc.gov/nchs/data/hus/hus16.pdf, last accessed September 20, 2017。

表 1.7 根据人口的变化做了一个类似的调整,将所有支出调整为与 2015 年相同的人口。这几乎占据了剩余增长的一半:2015 年的支出现在“仅仅”是 1960 年的 9 倍(同样,关注总支出),但“实际人均”支出增长 9 倍仍然相当可观。

表 1.7 以 2015 年定值美元和 2015 年人口计的年度支出(十亿美元)

年份	总额	医院	医生	药物	其他	疗养院
1960	332.1	131.1	77.0	38.5	74.1	11.4
1970	602.4	264.3	134.1	52.7	113.0	38.3
1980	874.0	410.0	191.2	48.7	147.0	77.1
1990	1 414.3	585.7	366.7	93.8	245.6	122.5
1995	1 627.5	642.0	415.5	114.8	315.6	139.6
2000	1 784.5	652.8	451.8	189.1	341.6	149.2
2005	2 185.6	804.6	554.1	264.0	402.6	160.4
2010	2 463.7	917.4	580.4	291.9	512.8	161.2
2015	3 050.8	1 036.0	634.0	325.0	898.0	157.0
相对值 2015/1960	9.2	7.9	8.2	8.4	12.1	13.8

来源:Data from National Center for Health Statistics. Health, United States, 2016: Hyattsville, MD. 2017, Table 94, at www.cdc.gov/nchs/data/hus/hus16.pdf, last accessed September 20, 2017。

表 1.8 在一个不太稳定的基础上做了进一步的调整:它根据医疗 CPI 与总 CPI 之间相对价格的变化进行调整,假设每年都存在与 2015 年相同的相对价格。CPI 的医疗成分的使用使“总比率”的比较降至 3.7。正如前面的讨论所强调的一样,这些调整充满了困难,因为

商品和服务的质量发生了改变,甚至连医疗服务的"结构"在这 55 年间也发生了很大的变化。所以,对这些调整后的数据持保留态度。

表 1.8　以 2015 年定值人口和定值相对价格计的年度支出(十亿美元)

年份	总额	医院	医生	药物	其他	疗养院
1960	835.1	329.7	193.5	96.8	186.4	28.7
1970	1 300.4	570.6	289.4	113.7	243.9	82.7
1980	1 818.4	853.0	397.8	101.4	305.7	160.5
1990	2 133.7	883.7	553.2	141.5	370.5	184.7
1995	2 120.6	836.5	541.4	149.5	411.3	181.9
2000	2 226.5	814.5	563.7	236.0	426.2	186.1
2005	2 494.0	918.1	632.3	301.3	459.4	183.0
2010	2 610.6	972.1	615.0	309.3	543.4	170.8
2015	3 050.8	1 036.0	634.0	325.0	898.0	157.0

来源:Data from National Center for Health Statistics. Health,United States,2016:Hyattsville,MD. 2017,Table 94,at www.cdc.gov/nchs/data/hus/hus16.pdf,last accessed September 20,2017。

再次回顾表 1.7,我们看到在短短半个多世纪里,实际人均卫生保健支出(通货膨胀调整后)增加了 9.2 倍。这是如何发生的?答案分为三个部分:首先,实际人均收入增加了一倍多(见表 1.1)。其次,医疗服务的需求总量具有收入弹性,这将导致预算份额随时间推移而增加。最后,同期医疗服务的相对价格增加了 2.5 倍。这解释了表 1.7 和表 1.8 的底行之间的差异——相对价格增长由 9.2 倍变为"仅"3.7 倍。

我们可以利用这 55 年预算份额的变化(见表 1.1)估计收入对医疗支出的影响(保持相对价格不变)。预算份额的变化告诉我们,医疗需求的收入弹性约为 2.5[8]。

另一种观察这种增长的有效方法是将随着时间推移的变化分解为年增长率。医疗服务的相对价格(医疗 CPI)的增长率比总 CPI 快 1.7%。如果相对价格保持不变,医疗支出将以每年 2.8% 的速度增长。考虑相对价格的上涨,实际医疗支出将以每年 4.6% 的速度增长。

即使对这些都进行调整之后——CPI、相对价格、人口规模和人口结构(老龄化)——医疗支出在过去半个世纪仍有 2.5 倍的增长。这是什么原因?大多数观察者(包括目前的作者)都会说是"新技术"。疾病和伤害的诊断和治疗方式在过去半个世纪里发生了很大的变化。从某种意义上说,许多疾病和伤害的治疗成本已经大幅下降,因为它们以前是无法治愈的(相当于高得令人望而却步的价格)。不仅治疗某些疾病和伤害的实际成本下降了(如之前关于心脏病和抑郁症的讨论所表明的那样),现在还有许多新的诊断技术大大增加了健康结果,也增加了新的费用。

这些"新"技术的范围几乎涵盖了卫生保健的每一个领域。在对生存和生活方式的影响方面,最引人注目的可能包括心脏病、抑郁症、精神分裂症、创伤治疗和骨科修复(都通过"微创"关节镜手术,因为膝关节、髋关节、肩部和脚踝的关节置换)。血管成形术程序(包括保持动脉开放的支架)和新药——许多相当昂贵——减少或消除了心脏旁路手术的需要,降低了成本和减少侵入性治疗带来的不良后果。

在这个时代,诊断的进展也许更快。50 年前,唯一可用的诊断成像技术是普通的 X 射线(由 Roentgen 发明,1901 年因发现"X 射线"及其用途而获得诺贝尔奖)。现在我们拥有 X 射线和 CT 扫描仪的计算组成的精密组合,和使用 MRI 的非辐射图像产生详细的"切片"及人体的 3D 重建。超声成像可以快速、安全地显示人体组织中的结构和血液等物质。新的正电子发射断层显像(positron emission tomography,PET)可以清楚地显示代谢功能,从而提供了一种精确的方法来确定癌症是否从其原始器官扩散。

一波新的诊断和治疗技术正在通过对人类基因组的大量了解而出现,这在解码人类基因的公共和私人投资的推动下得到了极大的发展。遗传信息不仅将促进诊断,而且还将改变很多疾病的治疗选择。此外,基因治疗和"再生医学"(利用干细胞成功地替代受损组织)将改变未来对无数疾病的治疗。

这些新的治疗方法将增加我们卫生保健系统的成本,这也将带来极大的健康收益。我们应该避免沉迷于表 1.5~表 1.8 所示数据中的"增长"数字,并将注意力集中在新技术提供的收益上。只有这样,我们才能对社会资源的广泛利用做出明智的决定。

人口老龄化产生了多少支出增长?

表 1.9 最后一栏的综合数据和表 1.10 中的年龄分布为一个重要的问题提供了答案(以及对未来的展望)。医疗支出的增长中,有多少是由于人口老龄化造成的?要回答这个问题,我们可以创建两种情境:一种是我们用 1960 年的人口分布计算每人的平均支出,另一种情境使用 2015 年的人口分布计算[9]。答案是,根据 1960 年的人口分布,人均支出仅为按 2015 年人口分布计算的 82%。因此,18% 的医疗支出增长是由于人口老龄化。

表 1.9　2005 年按年龄分列的每人医疗服务使用情况

年龄 / 岁	门诊	住院天数	门诊处方	个人总支出 / 美元
18 以下	2.53	0.20	3.30	2 650
18~44	2.24	0.33	4.70	3 370
45~54	3.44	0.47	8.40	5 210
55~64	4.58	0.71	12.40	7 787
65~74	6.47	1.40	18.40	10 778
75+	7.68	2.59	23.60	—
75~84				16 389
85+				25 691

注:个人支出总额仅占医疗支出总额的 83%(不包括,如研究和管理费用)。因此这些总额低于美国人均医疗支出总额。

来 源:CDC,Health 2008,table 92(ambulatory),table 99(hospital days),and table 128(prescription use). Total personal medical spending from personal communication,Sean Keehan,Center for Medicare Services,Office of the Actuary,National Health Statistics Group。

表 1.10 美国人口的年龄分布:1960 年和 2005 年

年龄 / 岁	2005 年	1960 年	2050 年
18 以下	31.1%	19.2%	20.1%
18~44	39.6%	40.1%	33.2%
45~54	11.4%	13.6%	12.8%
55~64	8.7%	12.6%	11.8%
65~74	6.1%	8.3%	9.7%
75~84	2.6%	4.3%	7.8%
85+	0.5%	1.9%	4.9%

来源:CDC,Health 2015。

换言之,我们现在将 GDP 的 18% 用于卫生保健。如果人口的年龄结构保持在 1960 年的水平,我们的支出将是 82%,或 GDP 的 14.75%。3.25% 是人口老龄化的造成的。

人们可以很容易地展望未来 35 年到 2050 年,并推断这一结果[10]。图 1.3 显示了美国人口普查局对美国未来人口年龄分布的预测。使用他们对 2050 年年龄分布的预测,并将这一年龄结构应用于表 1.9 中的特定年龄的医疗支出数据,仅仅是由于年龄结构的变化,估计的支出比 2015 年高出 20%。换句话说,如果从现在到 2050 年,除了人口的年龄结构变化之外,卫生经济没有其他变化,我们将把 21.5% 的 GDP 用于卫生保健。此外,医疗服务价格在过去半个世纪稳步增长——每年 1.7%,高于通货膨胀率,结果几乎令人震惊。1.7% 的增长再加上三分之一个世纪以来年龄结构的变化,预计将有 39% 的 GDP 用于卫生保健。

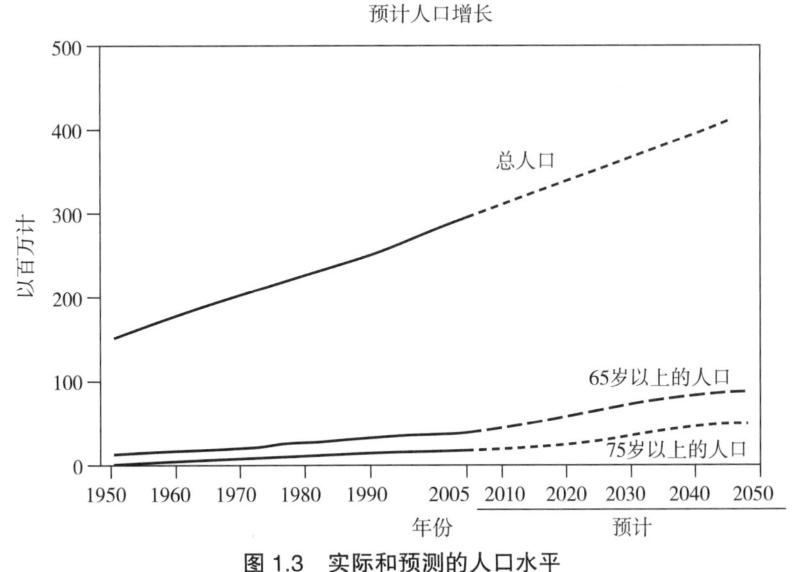

图 1.3 实际和预测的人口水平

来源:CDC and National Center for Health Statistics,Health,United States,2006,Figure 1. Data from the U.S. Census Bureau。

一位明智的政策分析师说过“事情不可能永远继续下去。”医疗价格的上涨当然也是这样,但如果没有某种政策干预,这些历史性的增长将更有可能持续下去。没有移民政策的重大转变(即,让更多年轻人进入经济体系),人口的年龄结构就不会改变。如果不考虑政策干预人口的年龄结构,在没有任何其他因素增加医疗支出的情况下,预计2050年卫生保健费用占GDP的21.6%。

1.3　再次思考

最后,我们要强调的是,在卫生保健方面并没有"正确"的支出数额。最理想的情况是,我们可以像评估其他商品和服务一样来评估医疗服务支出——即当我们改变卫生保健资源的使用时,我们的整体幸福感会增加或减少多少。本书的其余部分以及健康经济学中的大部分内容都提供了回答这些问题的方法。是什么力量导致了我们现在看到的支出模式?我们从这些活动中得到了什么收益?如果我们改变了资源使用的模式,我们的健康和幸福将如何改变?经济性分析工具帮助我们思考并回答这些问题。

1.4　结语

卫生保健和健康保险市场以复杂的方式相互关联。健康保险有一个独特的特点,即它有效地改变了消费者购买服务(卫生保健)所必须支付的另一个市场的价格。没有其他商品或服务具有这一特点,这使得对卫生保健的研究既独特又复杂[11]。

健康市场也有有趣和复杂的动态特征。除了收入增长等正常的经济力量外,卫生保健市场也随着社会人口结构的变化而变化——老年人比年轻人使用更多的医疗服务——以及技术的变化。联邦政府注入大量研究资金,这无疑使我们的医疗服务系统的能力和成本发生了巨大的变化。理解支出模式随时间的变化需要将所有这些因素结合起来。

1.5　《健康经济学手册》中的相关章节

Volume 1　"Introduction:The State and Scope of Health Economics" by Anthony J. Culyer and Joseph P. Newhouse Chapter 2,"An Overview of the Normative Economics of the Health Sector" by Jeremiah Hurley Chapter 7, "The Human Capital Model" by Michael Grossman

Volume 2　Chapter 2 "Health Care Spending Growth" by Michael E. Chernew and Joseph P. Newhouse

1.6　问题

1. 给出至少4个不同的医疗领域,在这些领域中,不确定性会在相关问题的经济分析中产生重要的(即使不是压倒一切的)考虑因素。

2. 评价"医疗服务是如此特殊,以至于通常的经济力量不适用。"这句话。

3. 指出至少4件影响个人医疗服务需求的事情。什么能最好的预测个人支出?你列出的哪件事情能最好的预测群体的需求(假设你对个人的健康事件一无所知)?

4. 指出至少4件影响个人对健康保险需求的事情。讨论这个列表与问题3的答案的不同之处以及为什么不同。

5. 从 1960 年到现在，医疗系统中哪些部门（医院、医生、药物、牙科）的相对价格涨幅最大？（提示：比较表 1.7 和表 1.8 的底行。）

6. 医院护理 CPI（举个例子）是 CPI 医院服务指数的重要组成部分，衡量的是两个人"医院食宿"费用的成本。在过去四五十年里，那个"病房"的质量是否一直保持不变？如果不是，质量发生了什么变化？这对医院 CPI 的相关性和准确性有何启示？

7.（这是一个需要使用基本微积分的问题。）其中 I= 收入，p= 商品 x 的价格，将 x 的预算份额定义为 $s=px/I$。将 E 定义为 x 需求的收入弹性。证明预算份额 s 的收入弹性是（$E-1$）。

8. 用你父母能理解的通俗语言解释美国用于卫生保健的费用占其经济的 5%（1960 年）如何转变为 2017 年的 18%。解释人口老龄化是如何造成其中部分增长的，以及老龄化（随着婴儿潮一代的成长）在未来几十年里将对医疗支出产生什么影响。

注释

[1] 每年更新的数据在互联网上许多地方都有，在疾病控制中心最容易获取（www.cdc.gov/nchs/hus.htm）。他们提供了一个很好的数据系列，在 *Health 2015* 上有总结（每年修订）。

[2] 在 1963 年一篇具有里程碑意义的文章中，诺贝尔经济学奖得主 Kenneth J. Arrow 从本质上定义了健康经济学的理论。他的题目？"不确定性与医疗福利经济学。"在这篇文章中，他预言说："事实上，这个行业的所有特殊特征实际上都源于不确定性的存在。" Arrow 于 2017 年去世，享年 94 岁。要向他致敬，见 Phelps（2017）。

[3] 在这里，我们忽略了一个常见的现象，它可能更多地与心理有关，而不是经济行为，即一些患者对医生"隐藏"症状和体征。大多数经历过这种情况的医生和护士都觉得是患者害怕出现癌症（比如说）的诊断结果。因此不向医生说明症状，比如咳血，他们（至少下意识地）知道这是严重疾病的症状。

[4] 新世界最早的健康保险——由加勒比海盗创造——的确补偿了人们的健康损失，所有损失补偿都有明确的定义：

失去右臂 =600 银元（古币）

失去左臂 =500 银元（注意对左撇子的偏见）

失去右腿 =500 银元

失去左腿 =400 银元

失去眼睛或手指 =100 银元

失去双腿或双臂 =800 银元和一个奴隶

来源：Cordingly（1997）.

[5] NIH 的预算在 1998 年至 2003 年期间迅速增加了一倍，然后以名义价值计算，基本趋于平稳（由于通货膨胀侵蚀固定预算，导致消费能力下降）。

[6] 关于这一主题的出色会议，见 Triplett（1999）。

[7] 作为读者的一项练习，计算每类医疗服务所占总额的份额并观察他们随时间的变化是有指导意义的。例如，1970 年医院护理占总额的 44%，到 2015 年下降到 32%，处方药和疗养院占据了增长的很大一部分。处方药份额的时间路径特别有趣，这个话题在新技术的介绍中再做讨论。

[8] 这个计算需要一点微积分知识，对于那些能够应用这个水平的数学的人，本章末尾的一个问题要求其证

明其中的关键部分。这个问题有两个部分。首先,我们可以使用表 1.1 中的数据来估计用于医疗服务的预算份额的收入弹性。对数 - 对数方程显示,弹性为 1.5。然后(见本章结尾处的问题),我们可以估计医疗服务需求的收入弹性为预算份额弹性加上 1.0。因此,利用这些数据,我们的收入弹性约为 2.5。这是一个比跨国数据所显示的更大的值(见第 16 章)。

[9] 所有这些都使用 2005 年年龄别的支出数据,但就我们的目的而言,这为目前的情况提供了一个很好的近似值。

[10] 到那时,这本教科书的典型读者——大学本科生——将到他们的 50 岁。

[11] 有些金融市场也有类似的情况——买卖的"选择权"。例如,一个标准的金融合同使买方有权以固定价格(例如,155 美元)在特定的时间(例如,10 月 31 日前)购买(比方说)100 股 IBM 公司股票。许多普通股,以及原油、猪肚、金条、甚至外币等商品都有期权。即使与这些期权相比,健康保险也有相当大的差别。大多数"商业"期权是以接近股票或商品当前价格的价格执行的。相反,健康保险的价格变化了 75%~80% 或更多。

(周静 杨伊里 译)

第 2 章

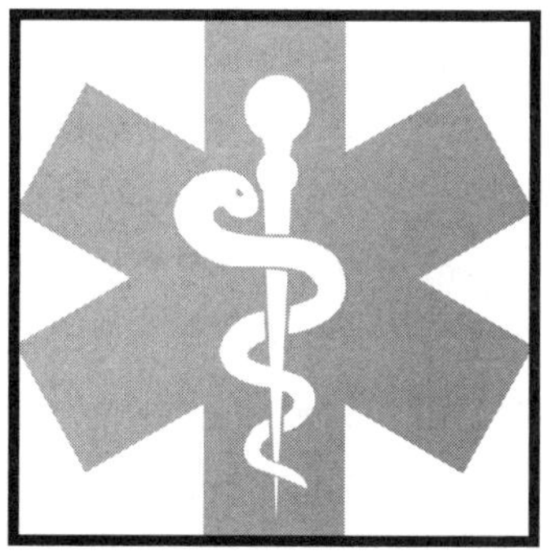

效用和健康

学习目标

1. 掌握健康模型，将健康作为一种产生幸福感（“效用”）的持久耐用品或资产。

2. 了解生活方式的选择如何影响健康，包括对健康的直接影响和对收入的间接影响。

3. 了解教育如何直接或间接地影响健康结局。

经济学家通常认为，个人理性地做出决策，其最终目标是最大限度地发挥其一生的效用，在此过程中，所有个体都受到一个“约束”的限制，即不能购买超出其资源能力的物品。当存在跨时间决策（人们做出终身投资决策时，可以通过储蓄把资源转移到未来的年份，也可通过借贷将未来的资源用于“现在”），或“时间跨度”存在不确定性时（即，我们能活多久？），这一模型会变得十分复杂。

为了更清楚地思考这一问题，有必要将其分解为两个组成部分：健康如何产生效用，反过来，哪些因素会影响健康？本章接下来将依次讨论这些问题。首先，我们将“健康”视作一种持久耐用的商品，尽管我们无法在当地购物中心、亚马逊网站或是 eBay 上对其进行买卖。接下来，我们考虑影响健康的因素：你的生活方式选择和医疗服务选择。第 2 章以生活方式的选择问题结束，医疗服务如何促进健康的问题将在第 3 章中继续论述。

2.1　如何看待健康和卫生保健（或健康经济学？）

健康是一种持久耐用品

首先，思考一下消费者需求理论中最基础的概念，即能够增加个体效用的“商品”。找牙医给牙齿钻孔是传统意义上的一种“商品”，有人做好接受这一观念的准备了吗？我们当中有谁真正喜欢每周进行过敏注射，又或是一生一次的黄热病疫苗注射？这些在医疗市场中实际购买和发生的服务，并不能被认为是传统意义上的“商品”。它们不会直接增加效用。它们让人感到疼痛，引起焦虑，有时还有不良副作用。这些听起来更像是“坏物品”而不是“好商品”！

我们最好后退一步，问问到底是什么为个人创造了更多的“效用”。最有帮助也最为合理的答案是：健康本身会创造幸福。我们可以开始想象人们的“健康”存量，然后思考卫生保健在其中扮演了怎样的角色。Michael Grossman 最突出地探讨了“健康”作为一种经济商品的概念，并展示了对于一个理性的经济人而言，如何基于其对健康本身的潜在需求，“推论”出对医疗服务的需求曲线[1]。

从“健康存量”这一简单概念中引申出来的观点贯穿了整个现代健康经济学。虽然我们在第 3 章和第 4 章学习卫生保健需求时才会深入探讨这些观点，但基本的思想应当及早提出。你可以将健康视为一种耐用品，就像汽车，房屋或是孩子接受的教育一样。每个人降生到这个世界都有一些与生俱来的健康“存量”，一些人多一些，一些人少一些。一个正常健康的婴儿有一个相对较高的健康存量。一个患有肺病，还可能伴有脑损伤和失明风险的早产儿，有一个非常低的初始健康存量。在我们的余生中，几乎每一个行为都会影响这一健康存量。

如果我们把储备的其他商品看成 X，把健康存量（不可观测的）看成 H，那么我们可以用以下形式表示一个人的效用函数：

$$\text{效用}=U(X,H)$$

严格来说，我们应当认为产生效用的是健康存量所提供的服务，就好比产生效用的是汽车所提供的运输服务一样。然而，为了避免措辞变得过于笨拙，我们可以继续采用“健康存量”产生了效用这一说法，而不用拘泥于“健康存量所提供的服务产生了效用”这一更严格精确的表达。

参照“商品”的一般共识，我们会认为健康“越多越好”，即更多的健康创造了更多的效用。我们也有理由相信，其他商品和服务（我们可以用无处不在的 X 来表示）带来的乐趣可能会随着健康而增加。例如，当你不头痛时，去动物园游玩会更有趣。因此，如图 2.1a 和 2.1b 所示，随着 X 和 H 消耗量的增加，它们都将产生更多的效用。图 2.1a 的一组曲线展示了效用如何随 X 增长的，每条曲线都有不同水平的 H 与之相关（即对于图 2.1a 的每一条曲线，H 都固定在某一特定值）。图 2.1b 展示了给定 X 的情况下，效用如何随 H 增长。我们可以将这两个图的信息合并起来，比如选择一些特定的 X 值（$X=X_1$），然后找到不同 H 值下（H_1，H_2，H_3 等）对应的效用，如图 2.1a 中的 A、B 和 C 所示。

图 2.2 同样标注了这几个点，该图展示了能够产生相同效用水平的 X 和 H 的组合。例如，在图 2.2 中，A 点（X_1 和 H_1）和 D 点（X_0 和 $H_{1.5}$）上 X 和 H 的组合都产生了相同的幸福水

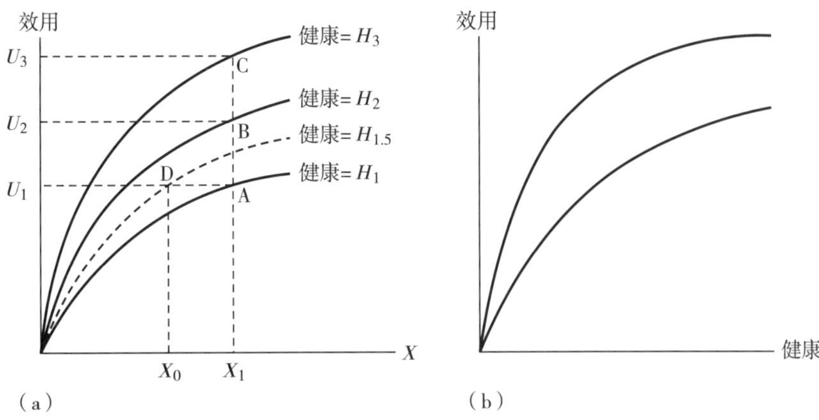

图 2.1 （a）效用作为其他商品存量的函数;（b）效用作为健康存量的函数

平 U_1。在这种情况下,诸如 A 点或 D 点之类的商品分配方式对于消费者而言是完全一样的。相较于 A 点,D 点有更多的 H 和更少的 X,但两点产生的幸福感是相等的。图 2.1a 中对应的 D 点也与对应的 A 点显示出相同的关系(H 更多而 X 更少)。两者唯一的不同之处在于,图 2.2 识别出了一系列能够产生相同效用的点,每个点对应了一种消耗量组合。我们将诸如 U_1 的一系列曲线称为无差异曲线。(它们的另一个名称可能是等效用曲线 isoutility curves,源自希腊语 iso-,意思是“相同”。)

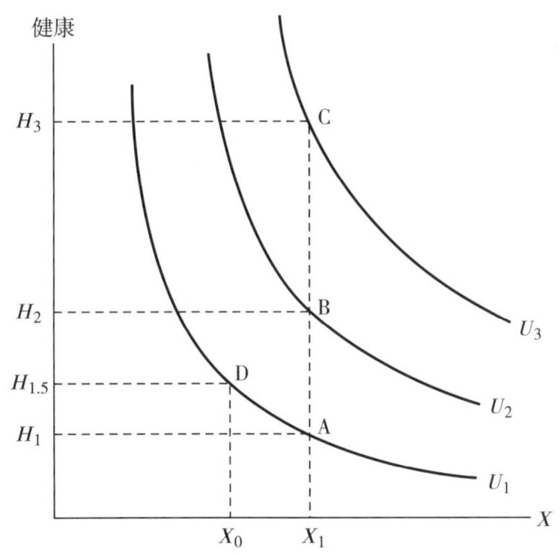

图 2.2 不同 X 和 H 组合构成的等效用曲线

这类图形在描述经济力量如何驱动卫生保健(以及其他)行为时尤其有用,因此我们会经常使用它们[2]。你在日常生活中经常会看到这类图形,因此它们并不会吓到你,气象图就是一个例子,它们会显示“等温线”——即温度相同的线(例如 70°F)。同样,地形图会显示“等高线”——即海拔恒定不变的线。如果我们倾向于玩这种无聊的语言游戏,也许可以把无差异曲线称作“等态度线”。

2.2 健康生产

健康从何而来？从某种程度上说，我们似乎可以通过所谓的"卫生保健"，即一系列专门用于恢复或增加健康存量的活动，来生产健康，或者至少在患病后恢复一部分健康。

用常规的经济术语来说，汽车公司以钢铁、塑料、劳动力、轮胎、电线等作为投入来生产汽车。卫生保健转化为健康的过程也可被视为一个标准的生产函数。对最终产品（例如汽车）的需求反过来导致了对生产投入（例如钢铁或汽车工人）的衍生需求，有时还包括对组件（例如电动机）的需求。健康和卫生保健也是如此：我们对健康本身的内在需求导致了我们对卫生保健的需求。

我们可以把卫生保健（m）转化为健康（H）的过程想象成把肉、能量（热）、面包和芥末生转变成汉堡包的过程。在经济学中，我们将这种过程定义为生产函数，即投入（例如：卫生保健）与产出（例如：健康）之间的转换关系。我们可以随意给生产函数取名字（Harry，Martha，又或者是 g），然后用其表示不同水平的 m 和 H 之间的关系。显然"g"更加紧凑简洁，用它命名比用 Harry 或者 Martha 更好。从而得到下述生产函数：

$$H=g(m)$$

我们通常会假设更多的 m 会产生更多的 H，即卫生保健的边际生产率为正。与其他经济现象一样，我们还会假定，随着 m 使用量的增加，m 对 H 的增量影响会减小，甚至可能变为负值。当药物或治疗措施经常出现不良副作用，以至于完全掩盖了其带来的好处时，前述情形就会发生。（希腊人在这里为我们提供了另一个词——医源性 iatrogenesis，将医者 iatros 和起源 genesis 两词结合在一起。）

与卫生保健的效率相类似，健康结局也会取决于个体所患有的疾病。对于某些疾病而言，现代医学已有非常高效的治疗手段，而对于另一些疾病而言，治疗手段则没那么有效。不同疾病对健康的初始影响（未经治疗时）也明显不同。因此，我们确实应该将健康视为疾病（D）和卫生保健（m）两者的函数，同时两者还会相互影响。从而得到新的生产函数：

$$H=g(m,D)$$

图 2.3 显示了 3 种不同疾病过程的生产函数。Ⅰ型疾病一开始（没有医疗干预）并不会让健康变得非常糟糕，使用卫生保健在一定程度上可以帮助疾病治愈，最终个体健康水平将趋于一个平台期。过敏或哮喘就是很好的例子。Ⅱ型疾病一开始会导致很差的健康状况，但针对此类疾病的治疗可以起到更大的作用，尽管可能会需要更多的卫生保健服务，但最终个体能够恢复到一个更高的健康水平。手臂骨折就是个很好的例子。最后，Ⅲ型疾病一开始不会导致很差的健康状况，但医生所起的作用也十分有限，可以说不使用卫生保健和大量使用卫生保健所达到的健康水平没有太大差别。因此，随着 m 的变化，个体的健康水平并不会有太大波动。普通感冒就是一个经典的例子，遵循这条古老的格言：如果不去看医生，感冒需要 1 周才能痊愈；如果去看医生，则需

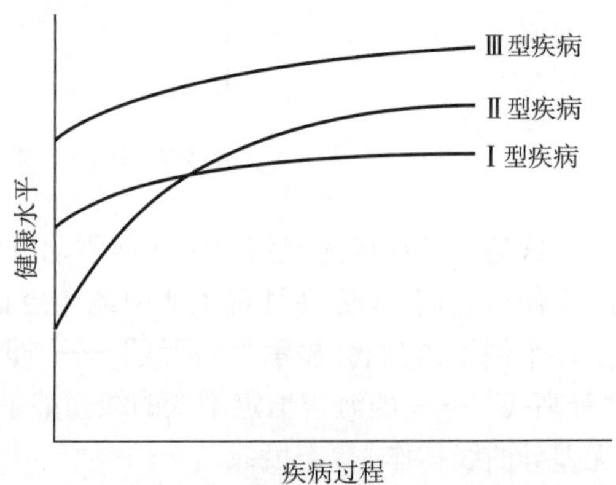

图 2.3　三类疾病的健康生产函数

要 7 天。在这类情况下，无论使用量是多少，卫生保健的生产率都非常低，甚至等于零。

在这里需要留意这几个概念。首先，对于几乎所有可能的卫生干预措施而言，当使用量超过某个值时，卫生保健的增量生产率（“边际生产率”）都会变得非常小，甚至可能为负。但是，卫生保健的平均生产率可能非常高。图 2.3 中Ⅱ型疾病的生产函数就是一个很好的例子——平均而言，卫生保健的效果非常好，但 m 的使用量很可能会达到边际生产率为零的点——即健康与卫生保健之间的关系呈现为一条水平线。我们不应该混淆平均效应和边际效应。在后面的章节中，我们将更详细地讨论卫生保健边际效应变化的影响，但重要的是要记住，某项措施没有边际生产率并不意味着该措施毫无价值可言。

其次，我们应该很清楚地认识到将全体“卫生保健”视为一种同质服务并用 m 来代替，是一种非常简单的做法。实际上存在数千种可辨别的医疗程序，还有相当数量的疾病和伤害类型[3]。因此，“健康生产函数”必须被视作不同医疗干预生产函数的集合，每个函数都适用于特定的疾病和伤害类型。

再次，许多医疗干预措施并不会改变个体最终恢复的健康水平，但它们可以大大加快“治愈”的过程。治疗手指割伤的过程就是一个例子。发生大面积创伤时，如果不采取任何措施，伤口可能不会闭合，甚至还可能出现感染，但通常伤口最终都将自行痊愈。使用绷带和抗菌药膏可以加快愈合过程，但两种情况所达到的最终效果是一致的，因为人体自身的愈合机制非常有效。同样的观点在其他一些情况下也部分适用，从肠胃不适到背部严重受伤，在这些情况下，无论采取何种治疗措施，治疗后所达到的健康水平都是一致的。对于许多没有治愈方法的重大疾病也是如此，对于这些疾病而言，医疗干预充其量只能减缓死亡的进程。这类疾病的突出代表包括（在本文写作时期）帕金森病和其他神经系统疾病，阿尔茨海默病，以及某些形式的癌症。

最后，我们应该始终记住，卫生保健并不是影响健康的唯一因素。生产过程所涉及的要素远多于“卫生保健”，其中最显著的就是我们自己的生活方式。此外，卫生保健与健康之间的关系可能显得相当模糊，这使得很难评价医疗干预的真正效果。出现这种情况是因为有些人的病情在医生没有预料到的情况下好转了，有时，尽管有最好的治疗，他们的病情还是恶化了，甚至死亡，有时则是因为治疗的副作用。

2.3　生命周期中的健康

像任何耐用商品一样，我们的健康存量会随着时间的推移而耗尽。这一过程被称为衰老。当健康存量下降到足够低的水平时，我们就会失去正常运转的能力，最终死亡。同样的，用经济学术语来说，我们的健康存量会折旧。在我们的社会中，“正常衰老”代表了平均的折旧率，但是我们应该认识到，这一过程在生物学上并不是一成不变的。例如，在 21 世纪中居民的期望寿命已经极大的提升，这意味着随着时间的推移，健康存量的折旧率已经降低。公共卫生方面的措施（例如针对传染病的卫生设施投入和疫苗接种）以及个体卫生保健服务都可以减低健康折旧率，或者有利于在疾病或受伤后将健康恢复到（或接近）原始水平。因此，如果我们绘制一个典型个体的健康存量随时间变化的趋势，将得到类似于图 2.4 的曲线，在儿童时期平稳增长，然后随着“衰老过程”逐渐下降，整个过程中会因为疾病或者伤害的随机发生导致健康的急剧下降。当下降到某个最小临界值（H_{min}）时，个体走向死亡。在达到最小临界值之前,卫生保健在病后重新恢复健康的过程中发挥了重要的作用。例如,对于图 2.4 所展示的阑尾炎,如果病人在阑尾破裂后没有得到任何治疗,那么健康存量会迅速下降直至死亡。类似的,同样,表 2.1 展示了美国公民的年龄别总死亡率,很好地显示出了衰老带来的健康存量的下降。

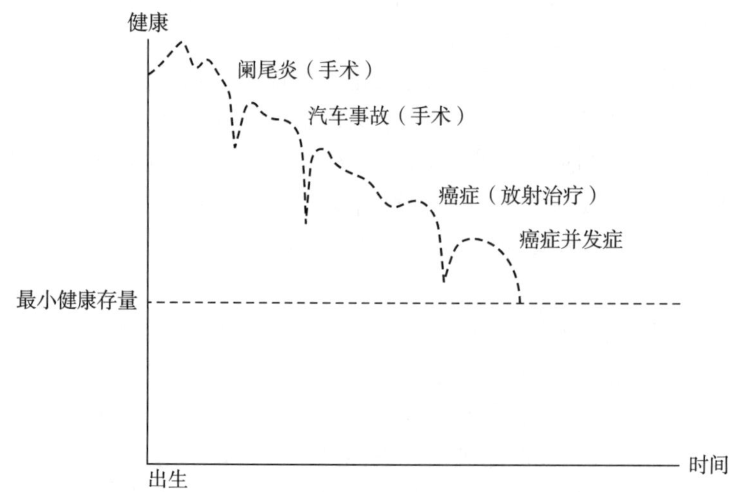

图 2.4 健康存量的时间变化趋势

表 2.1 也揭示了另一些信息——"技术变革"对卫生保健的影响,我们随后会进一步探讨这些内容。仅仅在过去的 30 年间,医学的发展就显著降低了某些年龄段的死亡率,尤其是儿童、年轻人和 65 岁以上的人口。大部分改善得益于医疗技术的改进,但其他因素也有一定作用。例如,在 15~24 岁年龄段中,三分之二的改善得益于交通事故死亡人数的减少,其中大部分是源于酒驾法律的改革和公民态度的改变,其他一部分源于车辆安全和公路安全的改善。尽管如此,如此短的时期内死亡率的改善为医疗技术进步带来的影响提供了强有力的证据。

表 2.1 年龄别总死亡率

年龄 / 岁	年龄别年总死亡率(每 10 万人)			
	1985 年	1998 年	2007 年	2014 年
1~4	52	35	29	24
5~14	26	20	15	13
15~24	102	82	80	66
25~44	167	161	144	142
45~64	875	680	661	640
65~74	2 848	2 495	2 059	1 787
75~84	6 399	5 703	5 164	4 565
85 以上	15 224	15 111	12 947	13 408

来 源:U.S. Department of Health and Human Services, National Center for Health Statistics, *Death Rates for 72 Selected Causes, by 10-Year Age Groups* (1998, table 250). Data for 2007 from CDC, *Health 2010*, table 29; 2014 data from *Health 2015*。

2.4　一个关于消费和健康的模型

除了“随机”疾病事件后接受的卫生保健服务,我们生活中所做的其他许多事情和消费都会影响衰老的速率(图 2.4 中平滑趋势线的斜率)以及“健康骤降事件”(即疾病或伤害)发生的频率和严重程度。我们自己的生活方式可以极大地促进我们的健康。在先前提出的概念中,X 代表了一系列商品和服务,但 X 内部可能包含不同特征的商品,其中一些会增加我们的健康存量,而另一些则会显著降低我们的健康存量。新的医学研究越来越表明,那句古老的格言“人如其食”在一定程度上是正确的,或许圣经的中说法更为恰当:“种瓜得瓜,种豆得豆”。在这些生活方式的选择中,影响最突出的包括吸烟、饮酒、饮食构成、性生活状况以及个人的运动量。但这就是问题所在:我们所享受的一些事物(X 这个大集合中的商品)却逐渐侵蚀着我们的生命。X 和 H 不仅可以在生产效用的过程中相互替代(请参见前面关于无差异曲线的讨论),X 同样也会影响 H 的生产状态。因此,我们或许该考虑不同类别的 X,它们将对 H 产生不同的影响。有益的 $X(X_G)$ 可以增强健康,适度的运动就是一个很好的例子。显然也存在对健康有害的 $X(X_B)$,例如过量饮酒和摄入高胆固醇食物。其他中性商品,例如书籍或萨克斯爵士音乐会,除了可能带来或扰动参与者内心的宁静外,对健康没有明显影响。因此,我们可以进一步扩展生产函数的概念,以包括这些类型的 X,函数中每个元素上方的符号表示了这些活动对健康存量产生影响的方向:

$$H=g(\overset{-}{X}_B,\overset{+}{X}_G,\overset{+}{m})$$

实际上,论证人们“不应该”消费“有害”商品几乎是不可能的。推测来看,人们的目标是在他们的预算约束内尽可能地将效用最大化,而 X_B 有可能会提高效用。但是,我们还应该了解这些选择对健康有什么影响。从很多方面来看,这些行为选择对个人健康的影响都远远超过卫生保健系统。

为了最清楚地了解生活方式的重要性,我们可以关注所有衡量健康的指标中最明确的一个,即人们是否还活着。特别的,年龄调整后的按死因分类的死亡率最能表明生活方式的作用。

最好同时查阅表 2.2~ 表 2.5 以观察生命周期中的变化。首先,请注意死亡率(以各年龄组的每 100 000 人死亡数来衡量)如何随着年龄的增长而增加,最初增长很慢(表 2.2),随后在高年龄组快速增长(表 2.5)。这显示了正常的衰老过程,或以经济学术语来说,显示了健康存量的折旧率。

表 2.2　5~24 岁年龄段的主要死亡原因

		5~14 岁	15~24 岁
	死亡数 /100 000	15.3	79.9
原因		**死亡百分比 /%**	**死亡百分比 /%**
事故		35.7	46.8
自杀和他杀		8.6	28.5
	“暴力”百分比	44.3	75.3
癌症		15.6	4.9

续表

原因	死亡百分比 /%	死亡百分比 /%
心脏病	3.9	3.2
其他原因	36.2	16.6
合计	100.0	100.0

要观察的第二个问题是在各个年龄段中主要死因是如何变化的。在较年轻的年龄组（尤其是表 2.2 和表 2.3）中，死亡的主要原因是意外事故，自杀和他杀，我们可以将其归类为“暴力死亡”。部分他杀和大多数自杀事件可能都是精神疾病导致的。剩下的“非暴力”死亡事件则包括其他生物学原因的死亡，例如癌症、心脏病、卒中、肺部疾病、糖尿病等。当我们从较年轻的年龄组（表 2.2 和表 2.3）转向较老的年龄组（表 2.4 和表 2.5）时，暴力导致的死亡迅速减少，生物学原因成为主要死因——中年组的首位死因是癌症，其次是心脏病（表 2.4）；老年组首位死因是心脏病（第二位则是癌症）（表 2.5）[4]。

表 2.3　25~44 岁各年龄组的主要死亡原因

		25~34 岁	35~44 岁
	死亡数 /100 000	104.9	184.4
原因		死亡百分比	死亡百分比
事故		35.2	21.3
自杀和他杀		23.6	12.2
	“暴力”百分比	58.8	33.5
癌症		8.1	16.7
心脏病		7.6	14.9
艾滋病		2.6	3.8
其他原因		22.9	31.1
总和		100.0	100.0

表 2.4　45~64 岁年龄段的主要死亡原因

		45~54 岁	55~64 岁
	死亡数 /100 000	420.9	877.7
原因		死亡百分比 /%	死亡百分比 /%
癌症		27.2	35.9
心脏病		20.3	22.8
事故		11.0	4.2
自杀和他杀		5.4	2.0
	“暴力”百分比	16.4	6.2

续表

原因	死亡百分比 /%	死亡百分比 /%
卒中	3.5	3.7
肝病	4.4	2.8
其他原因	28.2	28.6

表 2.5　65 岁及 65 岁以上年龄段的主要死亡原因

		65~74 岁	75~84 岁	85 岁以上
	死亡数 /100 000	2 011.3	5 011.6	12 946.5
原因				
心脏病		23.0	26.2	33.0
癌症		35.6	25.1	12.3
下呼吸道疾病		7.4	7.4	4.6
卒中		4.6	6.4	7.8
糖尿病		3.9	3.2	2.1
阿尔茨海默病		1.0	6.4	6.6
其他原因		24.5	25.3	33.6
总和		100.0	100.0	100.0

关键点在于，随着年龄的增长，所有主要死因都与早年生活方式的选择密切相关。在所有生活方式中，烟草使用位居榜首。例如，每天吸一包以上香烟的人患心脏病的风险是正常人的 2.5 倍。许多癌症，主要是肺癌和口腔癌，但还有许多其他类型的心脏病、慢性阻塞性肺疾病（COPD）以及许多其他疾病都与烟草使用密切相关。二手烟在不吸烟者中也会导致上述疾病，并且还会增加低出生体重儿和婴儿猝死综合征的风险。

肥胖和运动不足也会增加许多主要死因的风险，包括心脏病、高血压（因此伴有卒中的风险）、许多癌症、2 型（成人发病）糖尿病和许多生殖疾病（包括不孕不育症和勃起功能障碍）。例如，血清胆固醇高的人心脏病发作的风险会增加 2.4 倍，高血压的人心脏病发作的风险会增加 2.1 倍，久坐的人心脏病发作的风险会增加 2.1 倍（与那些每周至少进行 3 次 20 分钟时长以上锻炼的人相比）。

1993 年进行的一项卓越的研究，进一步阐明了生活方式与健康结局之间的关系。这项研究（McGinnis and Foege，1993 年）计算了各年龄组中由不同的、可识别的死因导致的死亡数，然后汇总这些“实际死因”在所有疾病上的作用（图 2.5）。例如，他们认为对于包括肺癌、其他癌症、心脏病、肺气肿、卒中、低出生体重和烧伤等在内的许多疾病而言，吸烟是造成这些疾病“超额”死亡数的“实际死因”。对于其他“实际死因”，他们也类似地给出了对应影响的疾病。

10 年后重新进行的研究得到了相似的结果（Mokdad 等，2004 年）。其主要结果如图 2.5 所示。令人惊讶的是，仅仅少数几个“实际死因”就导致了美国每年高达一半的死亡人数。

更为惊人的是，几乎所有识别出的实际死因都与生活方式的选择息息相关。吸烟，饮食/运动方式和饮酒作为前三大死因，导致了本国所有死亡人数的八分之三，在图2.5中列出的九个主要原因中，只有“微生物病原”（传染病）与生活方式的选择无关，但事实上其中一些感染可能就是由于生活方式所致：因为死于微生物感染的其中一些人可能是由于艾滋病导致的感染，虽然他们的死亡证明中写的是死于感染而非死于艾滋病。最后，值得注意的是，在这些实际死因中，只有“中毒”主要来自社会活动，而不是个人活动。对这类死亡而言，暴露于化学物质和污染物是有毒物质风险的主要构成，而且在许多情况下，这些暴露基本不受个人的控制。总结他们的研究结果，可以准确地说，生活方式的选择决定了这个国家人群的健康状况。

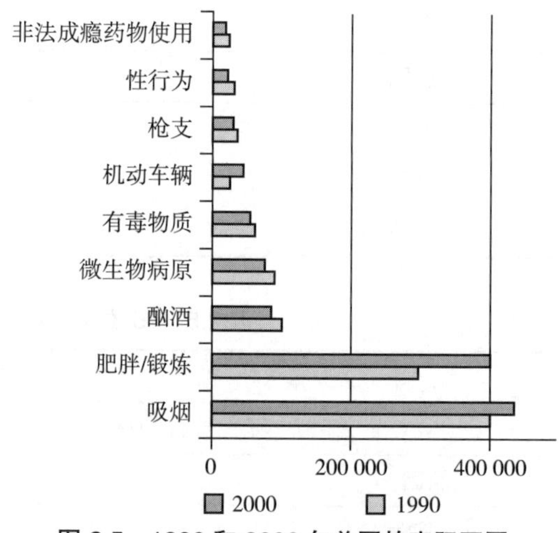

图2.5　1990和2000年美国的实际死因

来源：Data from Mokdad et al.（2004）。

注意：图中所涉及的死亡人数仅占1990年所有死亡人数的50%，2000年所有死亡人数的48.2%

更详细地了解消费与健康

“种瓜得瓜，种豆得豆。”

《圣经·加拉太书》6:7

正如在讨论效用和健康模型时所简要概述的那样，我们可以看到许多选择和活动不仅可以产生即刻的愉悦感（“效用”），还会对健康（以及对卫生保健的使用）产生广为人知的影响。本节将从经济角度探讨最为重要的几类生活方式（如图2.5所示）：肥胖、吸烟和饮酒。

肥胖

图2.5中1990年至2000年间最显著的变化是由于不良饮食和缺乏运动而导致的死亡人数在迅速增加。美国（及世界其他国家）正经历着大规模的肥胖流行（原谅我用这个词语）。

在美国，超重而不肥胖的成年人百分比[5]几十年来一直保持稳定，约为33%，但是成年人肥胖的比例已从约13%（50年前）上升到近35%。在相同的50年间，“极度肥胖”的百分比已从大约1%上升到大约6%。因此，超重，肥胖或极度肥胖的百分比已从美国成年人口的约45%增至近75%，而这些增长几乎全部出现在肥胖和极度肥胖两类人群。几乎可以肯定的是，当使用2010年的数据进行下一版“实际死因”研究时，肥胖将取代吸烟成为主要的实际死因。

哪些潜在的经济现象可能导致这种肥胖流行？一个“罪魁祸首”很可能是技术变革。首先，随着技术改变了工作的一般性质，并提高了工人的边际生产率，日常工作中消耗的卡路里减少了。随着时间的推移，工作更趋向于久坐，体力消耗越来越少。同时，时间价值的增加使得通过专门的运动来消耗卡路里“更为昂贵”。另一方面，由于农业领域的技术进步和各级加工食品（包括餐馆提供的餐食）的大规模市场销售，获取卡路里的成本降低了。Lakdawalla 和 Philipson（2002 年）估计，近几十年来三分之一的身体质量指数（body mass index，BMI）上升（图 2.6）可归因于食品价格下跌，另三分之二则归因于日常工作中体力消耗的减少。

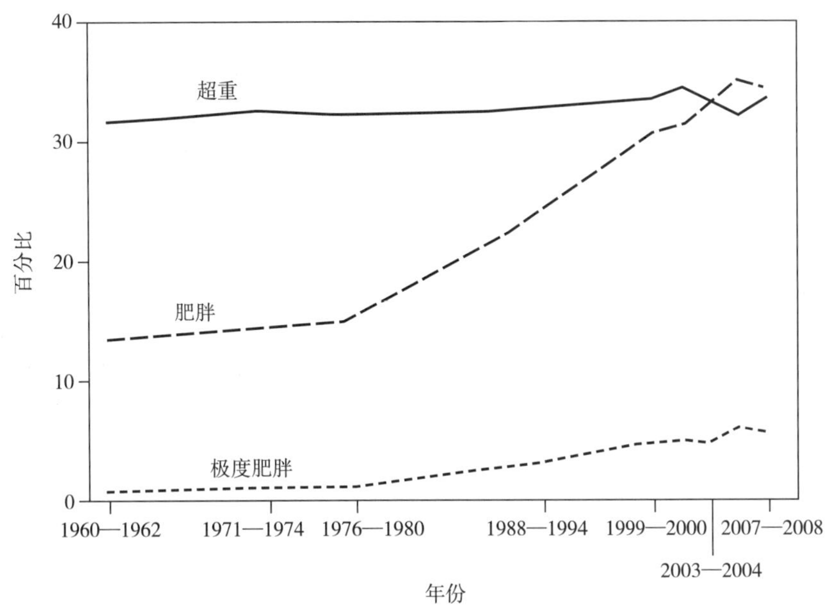

图 2.6 1960—2008 年美国超重和肥胖趋势

来源：Ogden and Carroll（2010）。

时间价值的增加还导致更多的人转向“快餐”食品，这些食品通常富含卡路里和脂肪。在 20 世纪 70 年代，美国人将大约三分之一的食物预算用于餐厅用餐，而现在则达到了一半（Young 和 Nestle，2002 年）。这项研究还证明了打包食品和餐厅就餐所占份额的增加。作者确定了 181 种食品（包装食品和连锁餐厅的食物），他们可以根据这些食品来确定份额增长出现的具体时间。这种趋势始于 20 世纪 70 年代，从 1980—1984 年的（181 种中的）18 种产品加速增长至 1995—1999 年的 65 种产品。也许这只是一个巧合，但这一增长趋势与美国成年人肥胖的增加非常相似。

最后，Chou，Grossman 和 Saffer（2002 年）分析了美国肥胖的分布模式，发现到目前为止，人均餐馆密度是对横断面肥胖分布的最强解释变量。他们进一步指出，在 1970—1990 年期间，人均快餐店的数量增加了一倍，而全服务餐馆的数量同期增加了 35%。

因此，经济学思想在一定程度上预测了肥胖的流行。当某物（卡路里）变得更便宜时，我们通常会消耗更多，而当某物（消耗卡路里）变得更昂贵时，我们通常会减少使用。而且，当时间变得更有价值、更有限时（例如，有更多的女性加入劳动力市场），消费者会自然地转向熟食和“快餐”食品。这些原因至少部分解释了我们所观察到的肥胖流行。

肥胖也与交通选择有关（因此也与我们的住所和工作地有关）。如果我们生活的地方远离工作地，步行或骑自行车上班就变得不那么可行了。因此，现代社会中城市化引起的交通问题在某种程度上助长了肥胖。如果步行上班需要 20 分钟，那么我们通常会开车或乘搭公共交通工具。

有趣的是，在美国，甚至汽油价格都影响了肥胖。Courtemanche（2011 年）表明，汽油价格上涨会导致体重减轻，这主要是因为人们开始从自驾转向公共交通，这意味着从家和工作地到公共交通站将需要更多的步行时间。他估计出的效应值相当可观：汽油价格每上涨 1 美元，（他的计算表明）每年就会减少 16 000 例与肥胖相关的死亡并节省 170 亿美元的医疗费用[6]。

肥胖与死亡率密切相关。图 2.7a 和 b 显示了一项前瞻性研究中，美国男性和女性的总死亡率与 BMI 的关系（Calle 等，1999 年）。在这些图示中，最低死亡率组的相对风险被定义为 1.0（平均），其他组在一年中死亡的相对风险是该组的倍数。BMI 值在 22~25 之间的人群死亡率最低。垂直白线使用对数坐标表示了 2、3 和 4 倍的相对风险。这些图示中横条的长度指示了平均值附近的统计不确定性。例如，BMI 为 40 的男性死亡的相对风险为 2.58（最低死亡率组男性死亡风险的 2.5 倍以上），95% 置信区间（如横条所示）为 1.64 到 4.06。心脏病是超重导致的最常见的死因。例如，BMI 为 35+ 的男性因心血管疾病死亡的风险是最低的人群的三倍。这些结果已在多个重复研究中得到证实，最值得关注的是 2009 年的一项"meta 分析"，该研究分析了 57 个不同前瞻性研究中肥胖和死亡率之间的关系（Prospective Studies Collaboration，2009 年）。

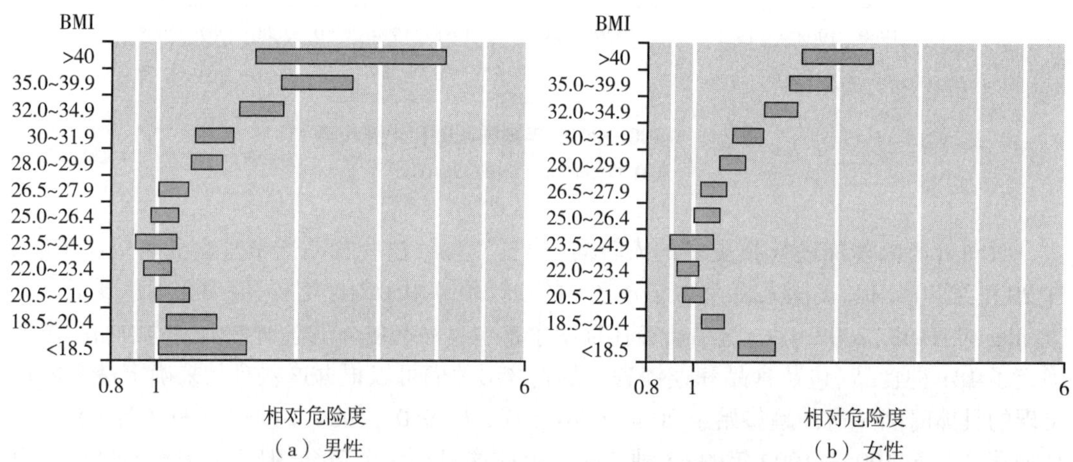

图 2.7　未吸烟且无病史人群的全因死亡相对风险，按身体质量指数（BMI）分类

来源：Data from Calle et al.（1999）。

就像人们所想的那样，除了死亡率，肥胖对各种形式的发病率也有很强的影响。肥胖与多种非致死性疾病密切相关，包括糖尿病、多种类型的癌症、心脏病和胆囊疾病等。此外，骨科问题也会随着肥胖增加。Coggon 等（2001 年）估计，如果所有人群都保持理想体重（BMI 低于 25），英国所有膝关节手术将减少四分之一。肥胖会增加髋部、膝盖、脚踝和脚的负担，并因此造成损伤。

最后，正如我们所预期的那样，肥胖对卫生保健支出有重大影响。Finkelstein 等（2009 年）估计肥胖者在卫生保健上的花费比非肥胖者多 40%，与肥胖有关的支出占所有卫生保健支出的 10%。

吸烟与健康

长期以来，人们都认识到吸烟对健康危害。尽管如此，许多人还是继续抽香烟、雪茄、烟斗、水烟（一种新风潮）、咀嚼烟草或是使用鼻烟。即使普遍认为这些替代品（包括水烟）中的大多数至少与香烟危害相当。经济学对烟草使用有何评价呢[7]？

首先也是最明显的是，经济学认为人生的目标是效用最大化，而非寿命最长化。因此，显而易见的是，如果吸烟增加了人们的效用，他们很可能会理性而愉快地吸烟或咀嚼烟草，就算知道其对寿命的潜在影响也是如此。拉丁语著名格言“De gustibus non estdisputandum”（“任何品味都是没有争议的”）表明一个人的“品味”与他人无关。在一篇以该格言作为标题的文章中，两位诺贝尔经济学奖得主（Stigler 和 Becker，1977 年）展示了一个理性的人如何选择沉迷于某种事物（例如烟草），并根据基本的经济学原理预测到，随着年龄的增长，终止瘾症的意向会增加。

但是，我们必须思考的是，对健康有害的生活习惯是否真的会增加人们的幸福感。我们知道，有 70% 的吸烟者希望戒烟，而大多数超重的人都反复尝试过减肥。一项重要的研究（Stewart、Cutler 和 Rosen，2009 年，表 2）使用人们的生活质量自评报告来评估吸烟和肥胖的影响。我们首先来看 18~24 岁的受访者，对于体重正常的非吸烟者而言，报告的平均生活质量为 0.9（完全健康的 90%）。对于体重相同的吸烟者来说这个分数是 0.84——生活质量下降了 7%。也可由此得到肥胖的影响。对于非吸烟者而言，存在“肥胖”时的生活质量降至 0.86，而“病态肥胖”时则降至 0.80。对于病态肥胖的吸烟者，质量得分为 0.74。吸烟对生活质量的“打击”为 6%，而病态肥胖则超过了 10%。

其次，我们可以看到消费者可能并未被充分告知吸烟（以及其他有害健康的行为）的风险。如果消费者并不了解这些风险，那么他在充分了解风险的情况下可能不存在该消费行为[8]。

不同教育程度人群的吸烟率也许可以为我们指示信息在吸烟决策中所起的作用：几十年间，我们可以观察到教育程度与吸烟之间存在反比的关系。例如，2009 年美国所有成年人中吸烟率为 20.6%。但是，对于那些高中以下学历的人群，吸烟率为 26.5%；拥有高中文凭的人吸烟率为 25.1%；对于那些上过大学的人吸烟率为 23.3%，拥有至少本科学历的人吸烟率为 11.1%，而拥有研究生学位的人吸烟率为 5.6%（Dube et al.，2010 年）。

即使在“卫生工作者”中，也可以观察到教育与吸烟率之间存在反比关系。在一项使用 1990—1991 年数据的调查中，Nelson 等人（1994 年）发现，在美国有 3% 的医生（8 年以上的高中后教育）吸烟，有 18% 的注册护士（2~4 年的高中后教育）吸烟，以及 27% 的有执照的护士（通常是 1 年的高中后教育）吸烟。

饮酒与健康

饮酒对健康的影响非常复杂。首先，即便总饮酒量保持不变，饮酒方式和饮酒强度也分别对健康造成影响。大量饮酒相比轻度饮酒对健康的影响更大，而酗酒（在偶发场合巨量地饮酒）则是另一种作用机制，对健康造成显著的负面影响。大量饮酒会增加患肝硬化、某些癌症和心脏病的风险。酒后驾驶也会增加车祸和死亡的风险。

酒的类型也带来了明显的差异。最近一项针对丹麦成年人的研究(Gronbaek et al.,2000年)报告了啤酒、蒸馏酒和葡萄酒三类饮酒人群的全死因死亡率、心脏病死亡率和癌症死亡率。

他们的数据显示,大量饮用啤酒和蒸馏酒会增加全死因死亡率,尤其会增加癌症死亡率,但对冠状动脉心脏病(CHD)的结果好坏参半。与不饮酒的人相比,大量饮用蒸馏酒(每周超过21杯)人群的癌症死亡相对危险度将近为2(癌症死亡率翻倍)。

葡萄酒(正如葡萄酒制造商引以为傲的广告所说)似乎具有有益的健康效果,饮用葡萄酒可以降低20%的全死因死亡率(即便对于大量饮酒者也是如此),适量饮用的情况下还可降低接近一半的心脏病死亡率。新的基础生物医学研究不仅证实了这些作用,还确定了潜在的生物学机制[9]。

教育和饮酒之间的关系显著区别于教育和吸烟之间的关系。如图2.8所示,虽然提高教育程度可以降低吸烟量,但对于饮酒而言似乎恰恰相反。

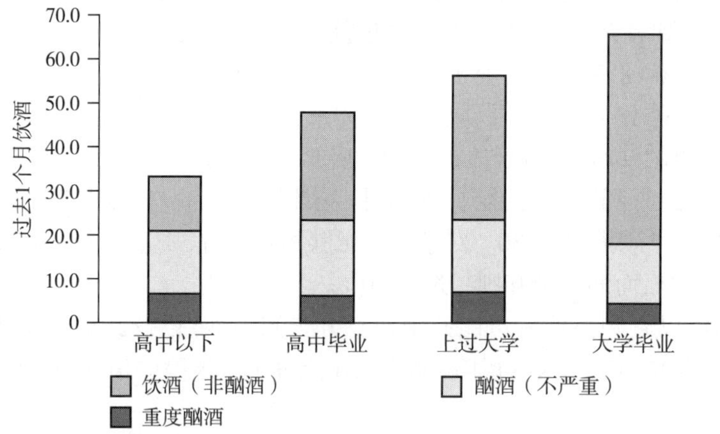

图2.8 按受教育程度划分的18岁以上成年人过去1个月饮酒情况

通过将图2.8中关于饮酒类型和死亡率的信息与不同教育程度人群所选择的饮酒类型相结合,我们可以有更深入的认识。根据Klatsky,Armstrong,and Kipp(1990年)的研究,葡萄酒饮用者往往受教育程度较高,而蒸馏酒饮用者受教育程度则较低。因此,无论出于何种原因,受教育程度更高的人更常选择实际有益于健康的饮酒方式,而受教育程度较低的人则会选择更危险的饮酒方式。因此,尽管乍眼一看饮酒和吸烟与教育之间的关系似乎是相反的,但它们实际说明的是同一件事——高等教育通常会促使人们选择有益于健康的生活方式。

饮酒对终身收入也有复杂的影响,在此不再进行详细的讨论。对于该问题的一篇综述(非常大型的综述)表明,适度饮酒可能与收入改善相关(正如我们所看到的健康与饮酒(尤其是葡萄酒)之间的关系)。与对健康的影响相同,大量饮酒,尤其是长期酗酒将会降低终生收入(根据Mullahy和Sindelar,1993年),其作用机制源自劳动力参与的减少而非对工资水平的影响。关于这一问题以及其他饮酒相关问题的全面概述,请参阅Cook和Moore(2000年)。

教育与健康

大量的分析发现教育与健康结局之间存在正相关关系，这些分析很多是在 Grossman（1972a，1972b）的开创性研究之后进行的。此外，我们可以发现教育除了与吸烟和饮酒之间存在联系，还与其他影响健康的行为之间存在联系，这些联系支持了高等教育可以促进健康这一观点。正如我们在吸烟方面发现的那样，肥胖随着教育程度的提高而下降，尤其是在女性中（图 2.9）。同样的，进行定期锻炼的倾向也会随着教育水平的提高而提高（Stein 等，1991 年）。

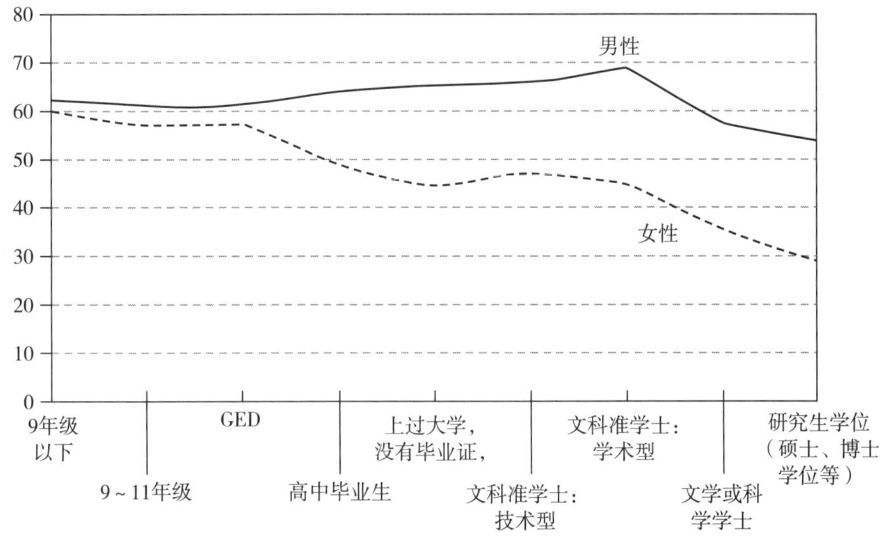

图 2.9 美国成年人中超重（BMI>25）和肥胖（BMI>30）的患病率

我们能否确定教育就是这些健康改善的原因？Fuchs（1982 年）在一篇引人注目的文章中指出，不同人在时间偏好上的根本差异可能是接受高等教育及选择更健康的生活方式的潜在原因。他认为，“折现率”高的人（那些选择及时行乐而不是投资未来的人）不仅会反对对教育的投资，还会减少参与健康生产相关的活动。我们没有明确的方法来确定底层机制是否真的是“时间偏好”，我们对时间偏好是如何形成的也了解甚少。

当我们谈论教育对终身收入的影响时，我们的困惑进一步加深。教育可以系统地提高人们的生产力，从而提高了他们的终身收入。额外提升的赚钱能力使人们有能力生活在更健康，更安全的社区中，有能力购买可以改善健康的产品（维生素，健身俱乐部会员……是的……还有医疗服务）。但这也使得人们有能力购买不太健康的产品（与家常饭菜相比，餐馆的食物通常会有更多的卡路里）。

要是考虑健康对赚钱能力的影响，问题甚至更加令人困惑。对于给定的教育水平，更健康的人将能够完成更多的工作，他们的工作效率更高，因此通常可以获得更高的报酬。这种影响通过“工作经验”这一因素在一生中不断累加。因此，患有慢性疾病的人，尤其是那些发病很早的人，除了身体的不适以外，还可能终身遭受收入的损失。

无论我们的讨论多么复杂，仍有一件事是显而易见的：更多的教育显然可以改善健康状况，并与更健康的生活方式相互联系。生活方式的选择涉及吸烟、饮酒偏好、定期运动的倾向以及肥胖率，而健康的生活方式将带来更好的健康结局。

2.5 结语

本章首先使用生产过程这一独到的方式来思考卫生保健与健康本身之间的关系。这种方式基于效用是由健康（H）和其他商品（X）共同产生的想法。反过来，卫生保健系统性地促进健康。然而，健康与其他商品之间的关系远比这个简单模型所描述的要更加复杂。我们享受的某些事物（属于 X 这一商品统称中的一部分）可以直接增进我们的健康，而另一些则会减少健康。运动和合理的膳食构成可以增进健康。吸烟、饮酒和吸食其他毒品以及某些类型的食物会减少我们的健康。其他的生活方式选择主导着健康结局，对年轻人来说尤其如此，酒后驾车就是一个例子。无论出于哪个年龄段，大多数主要死因的风险都深受我们生活方式选择的影响。

本章还详细地探讨了其中一些生活方式背后的经济学问题，包括与吸烟，肥胖和饮酒相关的经济问题。这些问题都与教育有着独特而重要的关联。随着教育程度的提高，吸烟量会系统性地下降。肥胖也会随着受教育程度的提高而下降，女性的下降比男性更为明显。饮酒的情况最为复杂，这是因为即使饮酒量相同，饮酒方式（重度还是适度，酗酒还是日常饮用）也会影响健康结局，同时，不同品类的酒（蒸馏酒，啤酒和葡萄酒）对健康的影响也不尽相同。与其他健康相关的生活方式选择一样，更高的教育程度似乎会促使人们减少饮用那些危害最强的酒类（蒸馏酒），更多地饮用可以增进健康的酒类（葡萄酒，尤其是某些类型的红酒）。只有更深入地分析教育与生活方式之间的联系，我们才能完全理解上述行为。

2.6 《健康经济学手册》中的相关章节

Volume 1　Chapter 3, “Medical Care Prices and Output” by Ernst R. Berndt, David M. Cutler, Richard G. Frank, Zvi Griliches, Joseph P. Newhouse, and Jack E. Triplett

Volume 2　Chapter 3, “The Economics of Risky Health Behaviors” by John Cawley and Christopher Ruhm

2.7 问题

1. 年轻人的主要死因是什么？卫生保健系统在预防这些死亡方面需要做多大的努力？

2. 老年人的主要死因是什么？下面哪一个与这些死亡的发生率联系更强——生活方式的选择还是一生中所接受的卫生保健服务？

3. 美国人的期望寿命已从约55岁（1900年出生）增加到约79岁（2015年出生）。然而，许多研究表明，当代美国人的大多数主要死因在很大程度上都归因于我们选择的生活方式。您能调和这两种观点吗？思考这一问题时，请考虑第二次世界大战之前的主要死因是传染病，而现在已经可以通过抗生素很好地控制它们。您还必须考虑这段时期内生活方式的选择随时间有什么变化趋势。（诸如人们的吸烟量相较过去是增加了还是降低了）

4. 假设您是美国强大的“健康权威领导人”，并且有权改变人们的生活方式，那么您的首要任务是什么（理由是什么）？您会通过何种机制来实现这些生活方式的改变（诸如法规，教育,禁令等)? 您认为相较于放任现状,改变后的生活方式提升总的效用水平吗(在经济概念上)?

5. 讨论普适教育(而不是专门的健康教育)如何影响健康结局。在思考的过程中,请考虑教育,收入,与收入相关的生活方式选择和健康结局之间的联系。

6. 考虑到对人们身体活动的影响(以及因此产生的对健康的影响),您认为汽油价格上涨对美国人来说是更好还是更糟?

附录:效用最大化的正式模型

本附录建立了正式模型用以描述一个效用最大化的个体,该个体从健康(H)和其他商品(X)中获得了效用。同时附录中还简要地提出了健康的生产函数的思想。

首先考虑这样一个人,他的效用函数形式为 $U=U(X,H)$。如果 X 和 H 都是正常的商品,那么 X 和 H 的边际效用都是正值。以微积分的形式表示为,$U_X=\partial U/\partial X>0$,$U_H=\partial U/\partial H>0$。如图 2.2 所示的无差异曲线(等效用曲线)的斜率为 $-U_X/U_H$。该斜率的求法为:对效用函数进行全微分,然后保持效用微元为 0,但允许 X 和 H 的改变。这将当 U 保持不变时 X 和 H 能过如何变化——换句话说,这一系列 X 和 H 的组合都产生了相同的效用。效用的总变化为

$$d_U=dX\ U_X+dH\ U_H$$

如果保持 $dU=0$,同时允许 dX 和 dH 为非零值,我们可以在总效用不变的情况下在两者间进行权衡。因此,令 $dU=0$ 并求解比率 dX/dH,这就可以得出图 2.2 中等效用曲线的斜率。通过简单的代数运算可以得到:

$$dX/dH=-U_H/U_X$$

这一表达式描述了效用生产过程中,在 X 和 H 之间进行权衡的经济学表达,即所谓的"边际替代率"。

我们可以用类似的方式来模拟健康的生产。首先考虑一个简单的生产函数 $H=g(m)$。m 的边际产出值为导数 $dH/dm=g'(m)$,即图 2.3 中所示的任何一个生产函数中的斜率。

因为我们可以将 m 转换为 H,因此我们可以将上述关系合并到效用函数中,因此得到:

$$U=U(X,H)\rightarrow U[X,g(m)]$$

使用链式规则,我们很容易就可以导出卫生保健和效用的关系:

$$\partial U/\partial m=(\partial U/\partial H)(dH/dm)=U_H g'(m)$$

在第 3 章(卫生保健向健康的转换)和第 4 章(正式地提出卫生保健需求)中我们将更全面地运用这些观点。

注释

[1] 对于认真思考的同学,强烈推荐以下论著。Michael Grossman 的《健康需求》(The Demand for Health,1972a)首次探讨了健康存量的概念以及由此产生的对医疗服务的需求。该研究源自一个更为宽泛的概念,即 Gary Becker(1965 年)和 Kevin Lancaster(1966 年)对经济商品的"家庭生产"所做的思考。Grossman(2000)中包含了对这一问题的最新思考,可供研究生同学参考。

[2] 本章的附录使用微积分的方式,更加详细地推导了无差异曲线的一些特征(还包括其他概念)。对于希望

细致理解书中的概念(即严格的数学表达)的读者,可以使用附录进行学习。但在正文中(除去部分脚注外),仍将使用形式化的表述。

[3] 随着保险在卫生保健中变得越来越重要,疾病和手术的名录标准化程度越来越高。保险公司想要对他们所赔付的医疗程序进行分类,因此产生了许多相互间有所冲突的分类体系。现在最常用的体系是通用过程术语学(Current Procedural Terminology,CPT),该体系每年更新一次(例如,CPT17),几乎普遍应用在卫生保健体系中(美国医学协会,2017 年)。同样的,随着医院,医生和保险公司寻求通用的疾病分类体系,另外一些编码体系应运而生。这些体系中的大多数都遵循国际疾病分类方法,目前常用的最新版本是《国际疾病分类》(第 11 版),即 ICD-11。

[4] 这些表格并未显示原始研究结果中一个令人震惊的事实,对于 15 至 24 岁的黑人男性而言,一半以上的死亡是由他杀造成的,死亡率为 85.3/ 每 10 万人。对于后紧接着的两个跨度为 10 岁的年龄段,死亡率也相差无几。总体而言,在整个跨度 30 岁的年龄区间内,黑人男性有近 3% 的机会被他杀致死。

[5] 超重的定义是身体质量指数(BMI)达到 26 或更高。肥胖的定义是 BMI 达到 30 或更高。例如,对于一个 6 英尺高的人,体重 184 磅时的 BMI 为 25,而体重 221 磅时的 BMI 为 30。花点时间在 Google 上搜索一下"BMI 计算器",并计算出自己的 BMI。

[6] 当然,因为我们在美国每天会消耗大约 4 亿加仑的汽油,如果每加仑汽油多花 1 美元,那么每年就要多花 1 450 亿美元,这比油价上涨导致的消费额降低要少。

[7] 对于新手烟民来说,可以选择抽水烟。沸腾的容器中产生的烟雾经过途径用于冷凝和过滤的导管,冷凝管连接着一根可弯曲的软管,用于烟雾的吸食。许多抽水烟的人认为,水烟比香烟更安全,但医疗机构的建议并非如此。参见 www.mayoclinic.org/healthy-lifestyle/quit-smoking/expert-answers/hookah/faq-20057920, last accessed March 31,2017)

[8] 后续章节中会评估一个类似的问题,在讨论医疗实践差异和需求曲线关系的小节中,我们将看到与治疗手段相关的信息所具有的价值。当您学习到那一节时,回顾本章的这一问题是个很好的选择。

[9] 事实证明,红葡萄酒在预防冠状动脉疾病方面要比白葡萄酒好得多,尤其是富含特定化合物(原花青素)的红葡萄酒。有关这一问题的详细介绍,请参阅 Corder(2007 年)。对于那些希望避免饮酒的人来说,原花青素含量高食物还包括巧克力(是的,对您有好处!),蔓越莓汁,石榴和各种苹果。"一天一苹果,医生远离我"很大程度上就是至理名言。

(曹裴娅 周倩 译)

第3章

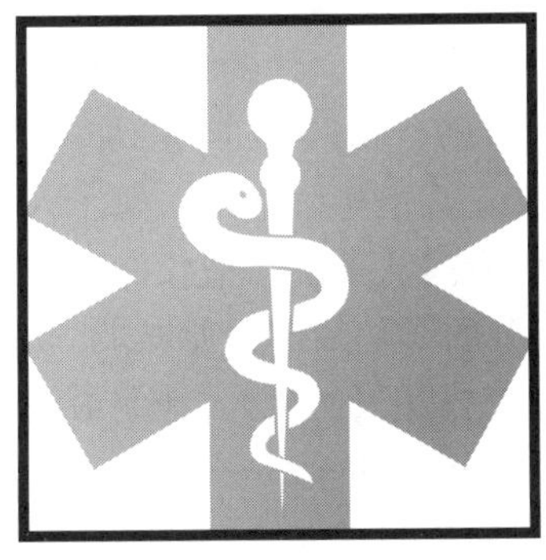

卫生保健到健康的转变

学习目标

1. 理解边际生产率的含义,平均生产率和边际生产率的差异,以及“扩展”和“集约”边际的含义。

2. 回顾在总水平(“所有卫生保健”)上产生健康时对卫生保健生产率的估计。

3. 熟悉卫生保健中使用成本效果法的特定医疗干预的边际生产率的例子,并理解这些是如何随着扩展边际和集约边际变化的。

4. 理解不同区域医疗实践的差异是如何体现提供者(医生)对于在何时使用各种医疗干预措施时并不总是意见一致的。

5. 理解即使是一个区域内,不同医生的医疗实践(和随之使用的医疗资源)是如何发生变化的。

我们在第2章讨论了健康生产函数的基本思想。第2章着重论述了生活方式对健康的影响。这一章将着重论述卫生保健对健康的影响。首先,我们想理解卫生保健的使用数量与由此产生的健康变化之间的关系。其次,我们可以探讨这一过程中结果的可预测性——与健康生产有关的不确定性。在许多方面都涉及一个相似的问题,即医生和其他治疗人员对正确使用各种健康干预措施的想法的不确定性。我们也会研究这个问题。

3.1 卫生保健的生产率

边际生产率和平均生产率

对于所研究的每个过程，投入的生产率会随着使用的投入总量而改变。以收获葡萄的劳动生产率这个简单但是具有启示性的例子为例。当一个工人开始收获一片葡萄地时，他要独自完成所有任务并且生产率很低（每人每小时收获的葡萄量）。随着第二个工人的加入，葡萄的收获量是之前的两倍多。两个工人的边际产出要大于一个工人的边际产出[1]，每个人的产出量都增加了[2]。这是可以发生的，例如，因为这两个人可以专门从事自己擅长的各项任务（一人采摘，一人运输）。随着越来越多工人的加入，工种细分的影响最终开始减弱，工人们实际上开始互相妨碍[3]。如果你在一个特定大小的葡萄园里安排超量的工人，他们最终将因为拥挤而开始踩葡萄。当这种情况发生时，更多工人的边际产出为负值——随着工人人数的增加，产品总量将下降。当然，没有人会故意这样做，除非葡萄园工人们付钱给雇主（而不是因为工作而得到报酬）。

扩展边际的生产率变化

正如工人的生产率可能会随受雇用的工人数的不同而不同，卫生保健资源的生产率也可能因其总量不同而不同。的确，我们可以预期卫生保健资源的边际生产率通常会在卫生保健资源总体水平较低的情况下增加（可能会在原始或发展中国家中体现）。随着越来越多的卫生保健资源被使用，资源的边际生产率将会下降。在使用大量的卫生保健之后，医源性疾病的危害可能会超过收益，使医疗资源的边际产出呈负值。

理解边际生产率下降的一种方法是观察可能使用特定医疗手段治疗的人群。比如乳腺癌筛查的人群。乳腺癌主要（但并非完全如此）影响女性，这种疾病的年龄分布表明患乳腺癌的风险会随着女性年龄的增加而增加，至少在大部分生命周期里是这样的。流行病学研究可以描述特定年龄的“普通”女性患乳腺癌的风险。这种研究也可能找出特定的危险因素，如饮食模式、吸烟习惯等。乳腺癌筛查可能在每千次筛查中发现一些阳性病例，病例的数量取决于研究人群和检测的准确性。筛查（乳房X线检查法，非常低水平辐射的X线检查）可能会错过一些真正的癌症病例（假阴性）。筛查发现真实病例的概率——p——被称为灵敏度。这个筛查也可能错误地报告没有患乳腺癌的人患了乳腺癌，仅仅是由于乳房X线检查使其“看起来像乳腺癌”而被误诊（假阳性）——q。筛查结果分为真阳性诊断和假阳性诊断。假设在被筛查的人群中，真阳性的比例（例如，从流行病学研究中了解到）为f。则该筛查的产出为$f\times p+(1-f)\times q$。也就是说，$p\%$真阳性病例和$q\%$筛查结果为阳性的真阴性病例。显然，研究人群中疾病的潜在发病率（f）越高，则可以治愈的真阳性病例就越多。

现在思考一下可能会使用乳房X线检查法的人群（例如，各年龄组人群）。明智的筛查将从最容易患此种疾病的人开始，也就是50岁以上的女性。我们可以通过增加（扩大）目标人群的人口基数在扩展边际上扩大筛查范围——例如，40~50岁的女性，然后是30~40岁的女性，等等。在我们促进扩展边际时，每1 000个筛查中的真阳性病例将下降，所治愈的人数也是如此。

我们甚至可以将筛查的人口基数扩大到边际产出为负的程度。尽管乳房 X 线检查法的辐射非常低，但 X 射线本身可以导致乳腺癌，它也会造成非常轻微的风险。如果接受筛查的人群患乳腺癌的潜在风险极低，诱发的（医源性）癌症实际上可能比自然发生的癌症更多。这是有可能发生的，例如，如果 20~30 岁的女性使用现有的乳房 X 线检查法接受常规的乳腺癌筛查[4]。

除了筛查，同样的道理也适用于治疗。一个常见的例子可能是背部手术成功地消除了腰背痛的症状，这是现代社会常见的疾病。研究表明，65%~80% 的美国人在生活中出现严重的腰背痛，超过十分之一的美国人一直有腰背痛，其中至少有 1 000 万人因这种疾病而造成残疾。大多数人没有接受手术治疗（2% 的美国成年人做过背部手术），对那些做过手术的人来说，报告的成功率在不同的地区差别很大。原因之一是不同医生选择病例的方法不同，这是另一种理解扩大医疗干预扩展边际的方式。对于有些腰背痛患者的症状和诊断结果[5]，几乎任何外科医生都会认为他们是明确的手术人选。对这些患者来说，手术成功的可能性很大。然而，一些外科医生更"激进"，会在没有明显症状的情况下进行手术。用经济学家的行话来说，他们正在扩大手术的扩展边际。正如医学文献所报道的那样，成功案例的产出肯定会下降。最终，就像乳房 X 线检查法一样，进一步扩大的扩展边际（例如，为每一个症状轻微的患者做手术）将会导致更多的患者因为手术并发症而有背部损伤，而没得到真正治愈[6]。

集约边际的生产率变化

另一种增加医疗资源使用的方法是集约边际。在这种情况下，被治疗的人口保持不变，检查或程序的使用率（使用的"强度"）是不同的。与扩展边际变化的情况一样，集约边际的变化可以使医疗资源的边际生产率先增加，后下降，最后产生为负的边际生产率。

先前对乳房 X 线检查法筛查的讨论是一个关于集约边际的例子。接受筛查的女性（如果说 50~60 岁的女性）应该每 10 年、5 年、2 年、1 年、6 个月、每月或每天检查一次？常识告诉我们，每天检查太频繁了——乳腺癌的生长速度还不够快得能每天显示出变化。每隔 10 年进行一次测试可能也太少了——肿瘤可以在这段时间内开始出现、生长，并最终对女性造成致命危险。若检查的次数多于推荐的每 1~2 年一次（如每月一次）则将会增加辐射暴露、假阳性和没有相应收益的成本。

卫生保健总生产率的证据

从我们目前的卫生保健使用模式中，我们实际得到了多少健康？答案似乎同时是"很多"和"不是很多"。我们平均获得了"很多"收益，而且有相当多的证据支持这一点。我们的边际收益并不是很多，这也可能是事实，因此，医疗资源利用的大幅变化可能导致健康结果几乎没有改变。这些想法并不矛盾，正如先前关于平均生产率和边际生产率的讨论所表明的那样。事实上，"明智"地利用卫生保健几乎肯定会导致医疗服务水平的边际产出下降（而不是提高或保持在最高的边际生产率水平）。

综合数据比较

某研究比较了不同国家的健康状况及医疗资源的使用情况。这些研究必须依赖于最简单的健康结果指标，通常是预期寿命、死亡率或（可能是）年龄别死亡率。健康结果的一个常用指标是婴儿死亡率，尽管相比于个人医疗干预，全面营养等公共卫生措施（如净水供应）对婴儿死亡率有更大的影响。

人们还可以比较一个国家不同区域的预期寿命，例如美国的州、县或大都市统计区（metropolitan statistical areas，MSAs），并测量各区域预期寿命如何随卫生保健的使用而变化。此类研究避免了跨国比较中存在的一些问题，但存在另一些问题。

关于死亡率和卫生保健之间关系的综合数据研究（跨国或国内）总是显示以下 4 个方面是并行的：人均收入、人均教育、卫生保健使用和良好的健康结局。这 4 个方面相互联系、相互影响。更高的人均收入通过改善生活条件直接创造了更好的健康，包括净水，更安全的道路和更好的营养。较高的人均收入也提供了更大的购买力，这直接增加了卫生保健的使用量，也改善了健康结果。更高的收入也促进了更多教育资源的使用，这反过来又导致未来更高的收入。教育的确是经济持续增长的强大引擎。更好的教育也直接增强了人们的健康，使他们更有能力管理自己的生活，更善于利用市场上现有的医疗资源[7]。最后，更好的健康也提高了人们在学校学习和工作的能力，这两者最终都将创造更多的收入。

在美国国内的一些跨州研究中，唯一的例外是白人男性的收入与死亡率之间是成正相关的。解释这一现象的一种假设是，这个群体的较高收入导致他们购买了许多会降低预期寿命东西（例如高脂肪食物和香烟）。然而，在这些数据中，年龄、教育、移民模式等复杂的交互作用会掩盖真正的关系，使我们误解收入和健康之间的真正关系。正如第 2 章中讨论的那样，很可能是收入对健康既有积极的影响，也有消极的影响，因为（我们前面的符号）X_B（坏的）“商品”降低健康，而 X_G（好的）“商品”（可能包括卫生保健）增加健康。随着收入的增加，人们可能会开始购买 X_G 商品，收入进一步提高时，购买更多的 X_B 商品。在收入极高的情况下，“坏商品”可能会抵消“好商品”对死亡率的影响。

在这种情况下，卫生保健对健康的影响是一个困难的统计问题，因为数据总是显示收入、教育、卫生保健和健康结果随时间（某一国家内）或随国家（同一时间）一起变化。试图估计实际使用了多少卫生保健就是这类研究的困难之一。最常见的方法是采用报告的医疗支出（以当地货币计算）并使用公布的汇率将其转换为某种共同货币（如美元）。然而，由于不同的国家支付医生费用的方式不同（例如），以及计算医院建设成本（例如）的方式不同，医疗支出可能只能模糊地反映出所提供的医疗服务的数量。

其他的一些研究在同一国家、不同时间进行了相同的比较。这些研究避开了寻找合适的货币汇率这个问题，但存在一个另外的问题，即将不同时期的支出转换为相同的计量“单位”。（例如）通常使用基于卫生保健类的 CPI 将 20 世纪 50 年代的支出转换为现年的支出，如第 1 章的表 1.4~表 1.8 所示。然后将不同时间的支出率与寿命、年龄别死亡率或其他健康结果进行比较。这类研究的总体结果与先前所述的跨国研究相似。收入、教育、医疗支出和健康结果似乎都随着时间一起变化，排除时间因素带来的影响被认为是一项艰巨的任务。

最近在对美国时间序列数据的分析中，Hall 和 Jones（2007 年）使用了 1950 年至 2000

年的数据(就像第1章中的医疗支出数据一样),并将这些数据与出生时的预期寿命(从66岁稳步上升到76岁)相结合,并以预期寿命来估计"健康"的生产函数。他们将预期寿命按年龄分为了20组,从0~5岁到96~100岁。Hall和Jones在拥有这些年龄组的预期寿命数据("有条件的预期寿命")后,将其与特定年龄的医疗支出模式结合起来(与表1.9一样)[8]。

这一分析的结果之一是按年龄组估算的"医疗卫生保健支出弹性"。这是衡量卫生保健在提高预期寿命方面的边际生产率的一个指标——增加卫生保健使用的一个重要的(但不是唯一的)收益。结果如图3.1所示。弹性0.3(例如)表示卫生保健支出增加10%将使健康增加3%(在这种情况下,预期寿命延长)[9]。

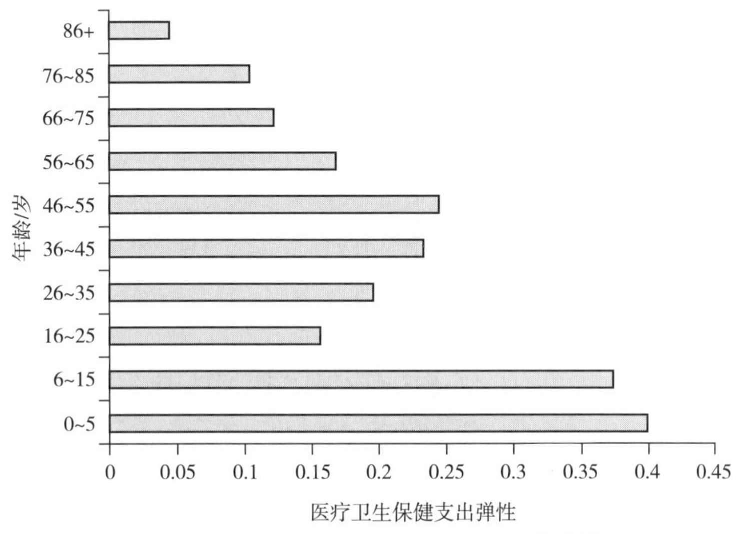

图3.1 按年龄分组的医疗卫生保健支出弹性

来源:Data from Hall and Jones(2007)。

这一结果提供了迄今为止衡量美国经济中卫生保健增量生产率的最有力的衡量标准之一。这个年龄模式非常有趣:卫生保健生产率最高的年龄是幼儿期。对于青少年来说,卫生保健生产率相对较低(在延长预期寿命方面),然后随着年龄的增加,生产率再次提高,直到50岁。对于那些关注这些年龄组(见表2.2)的主要死亡原因的人来说,青少年医疗支出的健康弹性下降并不令人惊讶。这个年龄组的人大多死于"暴力"活动,如车祸和其他事故、凶杀及自杀。卫生保健与许多这样的死亡没有什么关系。

中年(约50岁)以后,卫生支出弹性随着年龄的增长而稳步下降。年龄不仅减少了我们的健康存量,还使卫生保健更难以改善健康,尤其是在80岁以后。

最后,Hall和Jones(2007年)估计了在不同年龄组和时间段拯救生命的边际成本及拯救每生命年的边际成本。图3.2a显示了0~4岁至90~94岁年龄组拯救每条生命的成本(以2010年美元计算)。图3.2a显示了两种不同的模式。首先,在不同年龄类别,我们可以看到与图3.1所示的医疗支出的健康弹性非常相似的模式。例如,2000年的数据表明,幼儿的成本开始很低,到青少年阶段大幅上升(拯救一条生命超过120万美元),然后直到80~84岁年龄组时都会慢慢地下降,随后至90~94岁年龄组时又会缓慢上升。他们的数据更显著的特点出现在不同年份的比较中(请记住,所有这些都是校正过通货膨胀后的数据,所以相当于是2010年的费用数据)。例如,在30~34岁,每拯救一条生命的成本从1950年的每年63 500美元增加到了2000年的每年622 600美元——几乎增加了10倍。这代表了4.7%的复合增长率。在80~84岁年龄组,每拯救一条生命的成本由5 100元(1950年)增至95 200元(2000年),增幅为19倍(代表了6.0%的复合增长率)。

图3.2b显示了每拯救一个生命年的成本,它整合了"拯救的生命数"和剩余的期望寿命。这(再次)显示了与图3.1类似的模式,除了每拯救一个生命年的成本在50~54岁的年龄组是最低的,大约是48 000美元,然后,随着年龄的增长,成本急剧增长,直到90~94岁年龄组的近乎50 000美元。图3.2b中的数据以一种从未有过的方式显示了生命年的社会意愿支付值。

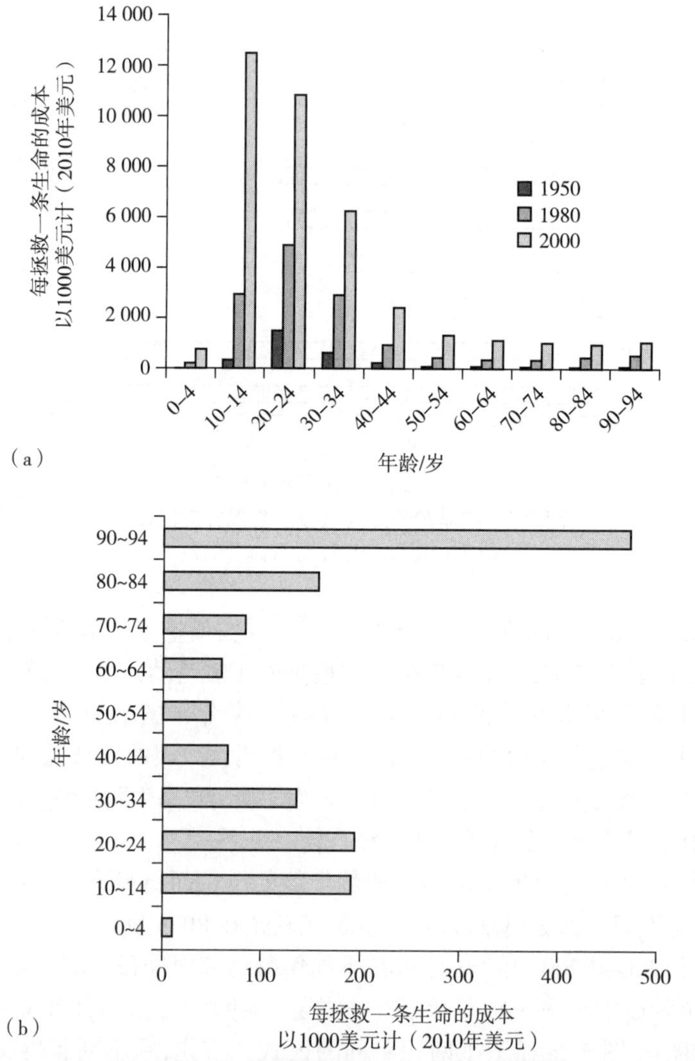

图3.2 (a) 50年内每拯救一条生命的成本;(b) 2000年每拯救一个生命年的成本

来源:Based on data from Hall and Jones(2007)。

关于成本效果分析的医学文献中,有很多将每拯救一个生命年的阈值为50 000美元视为"合理"的决策标准,但这些数据清楚地表明这个数字太低了,最近医学文献中的讨论将

"合理"的阈值提高到了每生命年 100 000 美元。但我们可以看到，除了卫生保健在拯救生命和产出生命年最有效的年龄组以外，这个数字仍然太低了（见图 3.2）。最近的一项分析（Braithwaite 等，2008 年）使用了两种不同的方法来确定每拯救一个生命年的"合理"成本的替代"阈值"，得到了每拯救一个生命年从 183 000 美元到 264 000 美元的"基本情况"估计。这一估计与 Hall 和 Jones 观察到的年轻人的支付意愿（每拯救一个生命年约 190 000 美元）和 80 岁以上的老年人的支付意愿（每拯救一个生命年高达 474 000 美元）吻合得很好。

随机对照试验数据

上一节"综合数据比较"讨论的跨国数据和跨时间数据都存在多种数据共同变化的难题，这让我们难以确定是什么导致了健康随时间（同一国家）和随收入增高（国家间）发生的改善。一种完全不同的方法可以对卫生保健健康产出的影响进行完全不同的测量，即使用随机对照试验的标准技术，得到来自社会科学实验的结果。

这项研究始于 20 世纪 70 年代初，由联邦政府资助的 RAND 公司实施（Newhouse，1974 年）。RAND 健康保险研究（RAND Health Insurance Study，RAND HIS）有两个主要目标：了解①保险范围与卫生保健使用之间的关系以及②由此产生的对实际健康结果的影响（如果有的话）。这项研究是在 4 个城市和两个农村地区进行的，包含了 20 000 人年数的数据。这些人中有的参与了 3 年，有的参与了 5 年[10]。参与者被随机分配到几个保险计划中，其中的一个保险计划对所使用的卫生保健进行了全面覆盖，其他的计划则需要参与者支付一些费用。正如我们将在第 5 章中看到的，拥有全额保险的群体所使用的卫生保健远远多于任何需要支付部分费用的参保者。因此，尽管这项研究没有改变参与者所接受的卫生保健的数量[11]，但它的确试验地改变了卫生保健的价格。由此产生的个人选择造成了观测到的医疗资源使用差异，而这反过来又为研究增量健康支出对健康结果的影响创造了机会。

RAND HIS 对参与者的健康状况进行了 3 种不同方式的测量。首先，有一系列问卷收集关于个人参与日常生活活动（activities of daily living，ADL）的能力、自我感知的健康状况、心理健康状况，以及其他自我报告的（主观）健康测量方式的数据，这些数据分别在试验开始和结束时从所有成年参与者和所有儿童参与者的家长处收集。同时，还定期收集病假日（工作、学校或在家工作的能力）的数据。接下来，参与者在实验结束时接受了一次身体检查，与常规检查不同，调整后的检查项目旨在测量卫生保健系统应该能够影响的一些指标，包括体重、血压、视力、血清胆固醇水平、听力等身体状况。一些参与者在实验开始时接受了同样的测量，这使得不仅可以对不同的计划进行比较（在研究结束时），还可以测量试验期间人们的健康状况发生了什么变化[12]。最后，所有的测量数据在收集统计后，用"健康状态年龄"来衡量，这是一种报告人体表观年龄的生理衡量方式。

健康状态年龄的测量有一个符合常识的特点，一般而言，参与者参加项目每过 1 年，他的年龄应该增加 1 岁[13]。而 HIS 有足够的样本量使它能检测出健康状态年龄的一个"年"大小的差异——也就是说，如果这样的差异出现在不同的保险计划中，1 年的正常老化可能导致不同的健康水平的改变。

为了测量健康状态，我们此时此刻需要知道，低覆盖的保险计划组仅使用了全额保险组约三分之二的卫生保健。考虑到这种差异，我们可以问："这些群体之间出现了什么健康差异?”

答案虽然混杂,但通常是“如果有的话,也不多”。对于成年人来说,几乎所有衡量健康状况的指标在保险全覆盖组和保险部分覆盖组都是相同的,除了以下两个:低收入保险全覆盖组的矫正视力比部分覆盖组同类人群的好,而且他们的血压略有降低(Brook等,1983年)。矫正视力的改善约为0.2斯内伦线,相当于将矫正视力从20/22提高到20/20。平均而言,低收入全额保险组的血压低于保险部分覆盖组的同类人群3mm汞柱。(血压是用压强支撑的汞柱高度来测量的,通常报告心脏经过一个循环内的峰值和谷值,高血压的临界值将会有两次读数,例如145/90。因此,血压下降3mm意味着2%的改善。)

血压的改善比看上去更重要。对于具有较高健康风险的人(如肥胖、吸烟、高血压),全覆盖组的死亡风险降低了约10%,但几乎所有这些改善都是由于血压降低所致。RAND研究人员得出的结论是,相比广泛提供免费的卫生保健,有针对性地投资于已知能降低血压的卫生保健活动,将产生更大的健康收益。这个结论强调了理解卫生保健利用的特定类型和健康的特定收益之间的关系的重要性。

如果我们寻求卫生保健对健康结果的边际影响,RAND HIS的研究存在潜在的问题,最明显的潜在问题是①研究时间跨度短和②潜在缺乏检验真正效果的能力(因为样本中只有大约5 800人)。我们永远都不太可能完全了解时间范围的重要性,要做到这一点,需要将类似的试验持续10年或20年,这似乎不太可能。在这个为期3年到5年的试验中,没有检测到的健康习惯差异(如吸烟、体重和胆固醇水平),似乎是全覆盖保险(以及随之而来的更多的卫生保健使用)并不会改变这些重要的生活方式,而改变健康习惯差异可能会使参与人的健康结果产生很大差异。就统计效能而言,该研究能够计算出之前未检测到的卫生保健的真实影响的概率;这些估计是足够精确的,所以研究者得出结论,他们可以对各种健康测量“排除最小影响以外的任何可能性”。

另外两个随机或类随机试验在这个问题上得出了不同的结论。在第一个试验中,俄勒冈州以独特的方式扩大了它的医疗补助计划(针对低收入人群的国营项目)。它们明确了一个更高的标准,覆盖了比预算能覆盖的更多的人。然后随机选择一些新的参与者接受全覆盖保险,其余的则是“对照组”。结果表明,卫生保健的使用显著增加,但一系列重要的健康结果测量并没有发生变化,例如抑郁症、高血压、心脏病风险(使用标准评分系统)、胆固醇升高和血糖浓度(糖尿病的一个危险因素)(Baicker等,2013年;Baicker和Finkelstein,2013年)。他们发现一些健康改善具有医学意义,但没有达到标准的统计学显著性水平,并且由于65岁以下的人群死亡率较低,因此无法评估死亡率差异。

第二项研究并不完全是随机试验,而是一个“双重差分”模型,他们估计了马萨诸塞州2008年“全民医疗”立法对死亡率的影响(Sommers、Long和Baicker,2014年)。他们比较了2001—2005年期间(在新的医疗保险生效之前)马萨诸塞州与其他匹配州的“对照”县的县级死亡率。结果显示,与其他州的对照县相比,马萨诸塞州各县的全因死亡人数减少了2.9%。更引人注目的是,他们发现医疗干预使死亡人数减少了4.5%(排除车祸或杀人之类的情况)。就像之前讨论过的RAND和俄勒冈州的研究一样,将医疗保险范围的变化作为“原因”,将健康变化作为“效果”来衡量,发现了健康结果干预的真正变化是与保险范围增加有关的卫生保健使用的变化。

具体治疗方法的生产率证据

由医生和其他卫生专业人员实施的大量研究显示：许多具体的治疗方法提供了重要的健康收益，最有力或者更常见的研究是随机对照试验（randomized controlled trial，RCT）（框 3.1）。这些研究中最好的研究提供了重要且可靠的证据，即干预是否真正改善了患者的健康结果以及（最近的研究）花费了多少额外的成本。某些研究对扩大集约边际或扩展边际治疗的结果提供了重要的见解。表 3.1 显示了一系列干预措施的增量成本效果（cost-effectiveness，CE）比（2018 年美元）（即使用干预措施的增量成本除以目标人口的增量生命年）。在每项研究中，有效的 RCT 足以支持对增量健康收益（边际产出）的估计，并且在所有情况下，这些研究都可以在不同的目标人群（随着扩展边际移动）或干预的使用率（随着集约边际移动）之间进行比较。对于任何具体的干预（随着人口的变化），更高的 CE 比值代表了更低的边际生产率（因为每次治疗的成本在所有情况下都是相同或相似的，不论治疗的人群是否相同）。

框 3.1 随机对照试验

在一个纯粹的随机对照试验（RCT）中，患者同意参与这项“试验”，而不知道他们接受的是“新疗法”（在这里称之为T）还是作为“对照”的常规治疗方法（在这里称之为C）。患者被随机分配接受T或C，通常（如果可能）没有患者或治疗医生知道患者接受的是哪种治疗。当患者和医生都不能“看到”治疗方式时，这就是所谓的“双盲”研究。这对于药物来说是最简单的，但对于其他治疗方法来说比较困难。在“纯粹的”设计中，研究人员以相同的形式向治疗医生提供药物或对照药物。如果该药物没有产生明显的如皮疹之类的症状，那么除了该项目的统计分析人员外，没有人知道哪些患者接受了 T，哪些患者接受了 C。有时候对医生“保密”是不可能的，在这种情况下，可以进行“单盲”研究，有时候甚至连患者都知道。（对背部手术是否“有效”进行随机试验是非常困难的，例如，让患者和医生都不知道患者曾经是否接受了手术，在过去很罕见的情况下，在患者麻醉时实施迷惑性的“假手术”，在他们身体的适当部位做一个切口，然后缝合。这种类型的试验很少在美国实施。）

在一项纯粹的随机试验中，很容易测量药物、器械或程序的“效果”：我们观察治疗组的结果，并与对照组进行比较。差异是“治疗效果”，也是治疗疗效的标准测量。例如，如果 70% 的 T 组患者从疾病中恢复，而对照组只有 50% 的患者恢复（即接受现有治疗的人），如果样本量足够大，我们通常会认为治疗“有效”。顺便提一句，这样的研究构成了一些医学决策分析“决策树”的基础，如第 5 章所述，因为它们提供了一种对接受或不接受疾病治疗的人的效果估计。

RCT 的优点在于它的简单性：因为患者被随机分配给了 T 组或 C 组，我们有一个强有力的假设，即可能影响其恢复的“其他因素”也随机分布了在 T 和 C 组。因此，没有必要测量其他“协变量”或担心个别病人的奇怪之处。如果样本量足够大，则试验便是稳健的，我们可以断言“T 优于 C”（反之亦然）。

我们应该认识到，RCT 永远不能“证明”一种药物或程序有效，也就是说，我们无法用统计数据来“证明”任何事情。以前面 70% 的恢复率和 50% 的恢复率为例，如果 RCT 的样本量仅包含 T 组和 C 组各 10 名患者，我们可以观测到 T 组有 7 名“痊愈”患者，即使它的疗效并不比 C 组好。为了亲自验证这一点，请投掷 1 000 次硬币，并将其分成 10 组"结果"。一般而言，这些组中，大约六分之一将有 7 个或更多的人头面，这意味着在 T 组和 C 组的 10 个样本中都有机会"发现"3 次 T 比 C 好，即使他们真的有同样的效果（为了验证这点，再次投掷 1 000 枚硬币，分成 10 组，称第一组为 T 和第二组为 C。现在来数数这 10 组中 T 组的人头数多于 C 组的数量。概率大约为三分之一）。精细的统计设计有助于确定 RCT 中的样本量，但在试验的每个"臂"中，不论是 100、1 000 还是 1 000 000 名患者，这个问题都一直存在。即便样本大小增加到每组几百个时，也总是存在这样的可能性（尽管可能性很小），真实的效应值为零，但对样本统计量却有统计学差异。这就是为什么 RCT 永远无法"证明"治疗有效。更精确的表述是，RCT 增加了我们对统计推断的信心，或者我们甚至可以说我们对其"有 99% 的信心"（或任何合理的犯 I 型错误的概率）。

表 3.1 常用的医疗干预的成本 - 效果估计（除非另有说明，所有的干预措施均与"常规护理"相比）

医疗干预	成本 / 生命年（2008 年美元）
低剂量洛伐他汀治疗高胆固醇	
男性心脏病发作幸存者，55~64 岁，胆固醇水平 ≥250	3 237
男性心脏病发作幸存者，55~64 岁，胆固醇水平 <250	3 440
女性非吸烟者，35~44 岁	3 035 160
女性高血压非吸烟者，35~44 岁	1 436 631
运动心电图筛查	
40 岁男性	186 561
40 岁女性	502 826
高血压筛查	
40 岁男性	41 279
40 岁女性	63 333
乳腺癌筛查	
年度乳房检查，55~65 岁女性	22 865
年度乳腺检查和乳房 X 线照相术检查，55~65 岁女性	61 512
医生关于戒烟的建议	
1% 退出率，45~50 岁男性	5 666
巴氏涂片，从 20 岁开始，持续到 74 岁	
每 2 年，对比不筛查	36 017
每 2 年，对比每 3 年	711 671
冠状动脉搭桥术	
冠状动脉左主干疾病	13 152
单支病变伴中度心绞痛	132 131

续表

医疗干预	成本 / 生命年（2008 年美元）
新生儿重症监护室	
婴儿 1 000~1 500g	16 391
婴儿 500~999g	115 742

来源：Garber and Phelps（1997，and citations therein），converted to 2008 dollars using CPI。

例如，看看低剂量洛伐他汀（一种降胆固醇药物）在不同人群中的使用情况。对于高危人群（老年男性心脏病幸存者），这种药物的边际产出极高，因此 CE 比率很低（每生命年 3 237 美元）。将治疗范围扩大到胆固醇含量较低的人群，会略微降低边际生产率（扩展边际扩大）。再将其扩大至女性高血压性非吸烟者，可显著增加 CE 比率（每生命年 140 万美元），因为增量收益在这个低风险群体中要小得多。再将治疗范围扩大至中年非吸烟女性，CE 比率将翻倍至每生命年 300 万美元。

类似的结果几乎出现在每一个 RCT 研究过的干预中。对女性进行运动心电图筛查并不如男性那样有效（女性每生命年近 50 万美元，男性约 20 万美元），因为她们的潜在风险较低。治疗重症监护的 1 000~1 500g 范围内的低体重婴儿有一个相当有利的 CE 比率，但是当医生把治疗范围扩大到包括 1 000g 以下的婴儿时，增量 CE 比迅速上升至每生命年 116 000 元，因为这些新生儿病得更重而且治疗难度更大。对病情最严重的患者（供血给心脏的主动脉发生了阻塞）使用冠状动脉搭桥术（coronary artery bypass grafts，CABG）有很高的产出（因此，CE 比只有 13 000 美元），但把同样的手术方法扩大到那些只有轻微症状的人（左主动脉以外的单一血管，在用力时产生胸痛，称为心绞痛，或更简单称其为“心绞痛”），CE 比将提高 10 倍。

其中一些研究论证了集约边际（被治疗者的治疗率或强度）的变化如何改变干预的边际生产率（因此，也改变了 CE 比）。例如，55~65 岁妇女的年度乳房检查以适当的成本拯救生命年（每生命年 23 000 美元）。但是，增加乳房 X 线检查法检查（一种技术性更强的检查）的 CE 比几乎是仅乳房检查的 3 倍。宫颈癌诊断试验（所谓的巴氏涂片）如果每 3 年进行一次，每拯救生命年仅 36 000 美元，但增速到两年一次时，只会在边际生产率大幅下降的情况下提供收益，CE 比上升到了每生命年超过 700 000 美元。

一种理解“健康产出”的新途径详细地比较了用于治疗特定疾病的程序（及其费用），调查了这些成本和随之而来的健康改善是如何随时间变化的。随时间推移而增加的每个病例的开支可以与每个病例健康结果的变化相匹配，包括生存或健康的其他方面。

首先这些新方法（Cutler 等，1998 年）测量了治疗心脏病发作的成本和结果的变化。1984—1998 年期间，Cutler 等发现成本增加 10 000 美元（以定值美元计），心脏病患者的预期寿命增加了 1 年（平均）。因此，在这个“跨时间”的比较中，每生命年的成本为 10 000 美元。健康结果和成本方面的大部分变化都来自技术变革。

使用类似的方法，Cutler 和 Meara（2000 年）研究了 1950—1990 年期间低出生体重儿的变化，在 1950—1990 年期间，这些婴儿的治疗方式、此类治疗的成本和存活率都发生了巨大的变化。他们发现，以定值美元计，支出增加了 40 000 美元，预期寿命提高了 12 岁（平均）。

因此,根据这一测量方法,新生儿重症监护技术变化的 CE 比为每生命年 3 300 美元。

成本和结果的变化与表 3.1 所报告的分析不完全相同。这些研究(所有使用固定技术的 RCT)给出了"时间快照"的 CE 比。这些"跨时间"的研究着眼于由于技术变化而产生的生产函数的变化,但是,我们仍然可以利用这些结果形成技术创新的 CE 比率。虽然没有必要期望这样的结果与时间快照的结果相匹配,但这些估计(治疗心脏病患者每生命年约 10 000 美元,早产儿每生命年为 3 000 美元)与表 3.1 中报告的类似技术相同。

更精细的结果度量

刚才描述的许多研究都把期望寿命看作是"结果",这意味着改善生活质量但不延长期望寿命的医疗干预在分析中被忽视了。对两项关于心脏病治疗的国际研究的比较表明了这一问题的重要性。

加拿大的卫生保健系统配备了大量的治疗方法。一些研究利用这个在治疗频率和强度上的"自然实验"来评估美国使用的额外治疗的边际价值。研究专注于心脏病的侵入性治疗(冠状动脉搭桥手术、血管成形术等),并通过观察这两个人群中心脏病发作的死亡率,寻找这些干预措施是否有效的证据。这一结果相当令人沮丧(双关语意),尽管美国的医疗保险人群接受了更多的治疗。美国人群在心脏病发作后 30 天内进行的侵入性检查或外科手术的数量是加拿大的 5~8 倍,手术次数差距在心脏病发作后 180 天内略有缩小,但在治疗率上仍然存在很大差异。虽然死亡率在心脏病发作后一个月内略有改善(21.4% vs 22.3%),但是在 1 年后测量时没有差异。这似乎表明额外治疗的边际生产率很小,在某些患者中,最好的情况下也只能延长不到 1 年的预期寿命。

然而,这种方法忽视了干预措施对健康带来的潜在重大改善。在一项针对心脏病住院患者的国际研究中,Mark 等(1994 年)显示了衡量健康结果的其他方面的重要性。在他们的分析中,尽管加拿大的患者在最初的心脏病发作期间在医院(平均)多待 1 天,但美国患者随后更有可能接受"激进的"诊断和治疗。美国患者做的心导管检查几乎是一般患者的 3 倍(72% vs 25%),还接受了是普通患者约 3 倍次数的使心脏的血液流量增加的干预。随后有两个干预措施可用——"气囊血管成形术"和 CABG,气囊血管成形术将导管插入冠状动脉中,然后在其末端上输送"球囊",用以压缩阻塞动脉的胆固醇斑块,CABG 为阻塞动脉建立旁路[14]。接受血管成形术治疗的美国患者几乎是一般患者的 3 倍(29% vs 11%),CABG 手术几乎达到了 5 倍(14% vs 3%)。总的来说,美国患者接受的"血管重建"干预是加拿大患者的 3 倍。结果证明了额外治疗的价值(正的边际生产率):1 年后,美国患者胸痛的可能性降低了(21% 的患者 vs 34% 的患者)并且呼吸急促的可能性较小(29% vs 45%)。仅在"健康"结果中测量死亡率则遗漏了健康状态中的这些重要收益。

质量调整生命年

医学经济学文献中的许多评估结果,特别是那些基于人口的数据,都依赖死亡率或期望寿命数据(密切相关)来衡量健康结果。当人们生命中的重大疾病事件有导致死亡的风险时(例如,在对感染性疾病的病情显著改善之前),这可能是合理的,但现在单靠这些指标很明显会严重扭曲医疗资源的使用价值。除了对自杀率有很小的影响外，例如，通过新的药物治疗对精神疾病的改善（从抑郁症到恐慌症，甚至还包括一些无法治愈的精神分裂症）不会出现在死亡率数据中。同样地，当骨科问题将人们限制在家中，甚至是轮椅或床上时，膝关节及髋关节置换术可以使老年人可以在家中活动多年。消除疼痛和恶心的药物可以对健康结果带来重要改善，但同样不会出现在死亡率数据中。

为了解决“期望寿命”作为衡量健康结果的唯一方法的缺陷，有两种方法得到了广泛的应用，这比简单的期望寿命数据更能反映卫生保健的收益。一种方法关注“质量调整”生命年的增量（边际）改善和提供这些收益的增量（边际）成本。

一种方法使用具体的比率，即增量成本 / 增量效果（incremental costs/incremental effectiveness，ICER），使用质量调整生命年（quality-adjusted life-year，QALY）作为一个具体的质量调整指标，是衡量卫生保健干预“物有所值”的最合适的标准。在这种情况下，这一比率被表示为“合算”，所以一个高的 ICER 是不利的，相反低 ICER 则是有利的。这种测量方法在美国和英国得到了广泛的应用。

质量调整是一个复杂的问题，而且每一种可以想象到的不同的健康状态都必须测量。这个基本思想并不是很复杂，想象你的身体 1 天（或 1 年）处于完全健康状态，生理和心理上没有受任何事情干扰。现在想象 1 天（或 1 年）除了你失明了，其他所有事情都没有发生变化。如果“完全健康”是 100 分，“失明”会导致什么分数？许多关于视力和防盲的研究使用的数值大约是 60。另外，想象一下，除了偏头痛之外，你的身体也很健康。这可能导致分数为 65（或 50，或 70）。

人们如何准确的获得这些值呢？最严格的方法包括“标准博弈法”，其将不同的健康状态以组合的方式呈现，不同的状态有不同的概率。这是一个复杂的过程，要求受试者理解概率的真正意义。一种更直观的方法（从经验上看，这与概念上偏好的标准博弈法的结果十分相似）是时间权衡法（time trade off，TTO），受试者被要求去比较健康的 100 天和偏头痛的 N 天。选择的 N 的价值（例如，60 天）给出了 TTO 结果（在本例中），即偏头痛发作的天数创造的价值仅为完全健康天数的 60%。第三种方法使用视觉模拟法（如温度计）来评估这些数值。

我们还必须考虑问谁，如果想研究失明，应该问那些生来就失明的人（出生后产生了适应机制）、还是之前视力正常但成年后失明的人，或从未失明的人（想象一下失明是什么样的）。对于预防成人失明的程序（如青光眼预防），选择生而失明的人似乎是错误的，因为他们和刚失明的成年人的适应性不同。Weinstein、Torrance 和 McGuire（2009 年）认为，我们应该使用那些经历了相关病情的人（例如，成年后失明的人）表达的价值，因为他们比那些没有经历过这种情况的人提供更多的信息。

最后一个问题值得关注，因为它会影响 QALY 值：我们应该考虑因医疗干预带来的生命年延长而产生的与未来不相关的卫生保健成本吗（例如，成功的癌症治疗而带来的额外生命年不会导致未来的心脏病成本）？Garber 和 Phelps（1997 年）说“不考虑”。Meltzer（1997 年）建立了一个具有相反结论的模型。Lee（2008 年）通过建立包含这两种方法的模型解决了这个争议，显示差异主要产生于 Meltzer 对个体剩余年预算约束进行建模时引起。他认为 Garber 和 Phelps 的方法是正确的，因此，在计算 ICER 时，我们不应包括不相关的未来医疗费用。

伤残调整生命年（disability-adjusted life-year，DALY）是另一种测量措施，由哈佛大学（Murray 和 Lopez，1996 年）创建，已正式被世界卫生组织（World Health Organization，WHO）

和世界银行采用作为健康结果的官方测量方法。DALY 使用的方法与 QALY 存在 4 个重要的不同方面。

首先,DALY 使用"可实现的最高寿命",现在一般取自目前寿命最长的日本妇女的期望寿命(现在大约是 86.8 年),然后减去死亡和伤残的"损失"。因此,DALY 是需要尽量减少的"坏东西"。目标"最佳年龄"与任何人口实际期望寿命之间的差异是损失生命年数(years of life lost,YLL)。所以,美国的期望寿命为 79.3 岁(男性加女性),YLL=7.5 岁。

接下来是伤残所致生命年损失(years lost due to disability,YLD),这是伤残的生命年数(L)和伤残权重(disability weight,DW)的产出,DW 类似于 QALY 的调整系数。表 3.2 显示 DW 目录(WHO,2004 年)中的一些例子,其中 0 代表"没有损失",1 代表"相当于损失 1 个生命年"。请记住,这些 DW 只适用于人们受疾病影响的时段。第三个区别是这些 DALY 权重是由专家小组决定的,而不是从患者群体中得出的(QALY 权重的规范)。

表 3.2 DALY 示例

权重	
耳聋	0.229
糖尿病	0.015
伴神经病	0.072
伴失明	0.552
伴截肢	0.102
癫痫	0.113
阿尔茨海默病	0.666
失明	
糖尿病	0.552
青光眼	0.600
白内障	0.570
黄斑变性	0.600
卒中	
第一次	0.920
长期	0.266
手臂骨折	0.180
腿骨折	0.271
腹泻	0.105

来源:WHO(2004).

第四个区别可能是最具争议的,根据 Murray 和 Lopez(1996 年)设计的旨在反应(除其他外)工作场所生产力的公式,DALY 根据不同的年龄对结果给予不同的权重。图 3.3 显示了一个 WHO 推荐的典型的年龄加权概况。处于生产力峰值的人(约 20~40 岁)权重约为 1.5,

而幼儿和80岁以上的人的权重在0.5以下。一些DALY方法的实践者更喜欢使用统一的年龄权重。

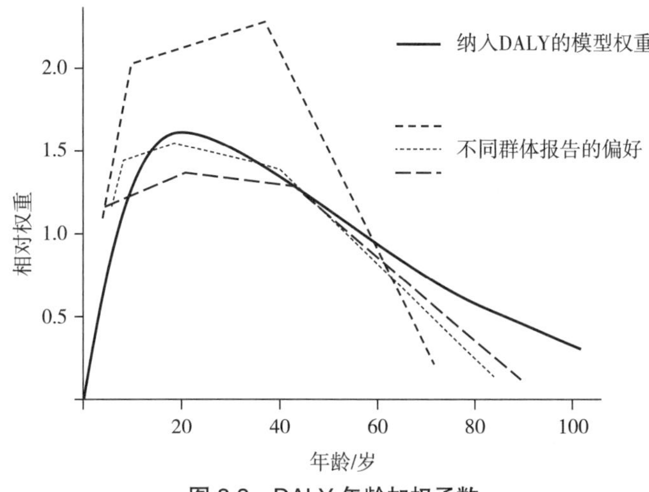

图3.3　DALY年龄加权函数

来源：Adapted from Murray and Lopez（1996）。

除了这些方法上的差异，QALY在健康经济学研究中以一种重要的方式区别于DALY。QALY可以直接从经济学思维中常见的效用最大化框架中推导出来（Garber和Phelps，1997年；Meltzer，1997年；Lee，2008年），而DALY没有这样的起源。尽管如此，WHO和世界银行都使用DALY来评估改善健康的干预措施，许多欧洲国家也是如此。英国卫生服务局（British National Health Service，BNHS）的国家卫生与临床优化研究所（National Institute for Health and Clinical Excellence，NICE）使用QALY和ICER来告知BNHS将覆盖哪些医疗服务。

3.2　生产函数的困惑：一个政策难题

在讨论卫生保健的“生产率”时，先前的讨论模糊了一个重要的问题：基于越来越多的研究所显示的不同的医疗服务使用模式，医生自己似乎对正确的卫生保健使用方式有不同的看法。换句话说，美国的医疗行业似乎对各种医疗程序的边际生产率有着极大的内部分歧。不仅如此，在其他国家的卫生保健系统中也出现了特定医疗服务模式的类似变化，从挪威到加拿大到英国（统一的国家卫生服务机构负责提供保健服务）。很多分歧明显集中在扩展边际上——也就是说，有多少人应该接受各种治疗方法，因为他们进入医疗系统时有类似的医疗问题和状况。

论扩展边际的医疗实践变化

对医疗实践差异的研究普遍集中在“标准”人群接受特定医疗干预的比率上。几乎全世界的研究都以不同程序的住院率作为分析的依据，所以这些研究必须确定地理区域，然后测量这些人群特定医疗的使用率。大部分研究都至少控制了人群的年龄和性别组成。所有好的研究也都认真衡量了所涉人群的使用率,而不是在该区域开展活动的比率。(这两者差别很大,例如,在一个有大型大学附属医院和相当多为了更复杂程序而转诊来该城市的病例的城市,或没有医院或只有一家小型医院、只能进行常规手术或医疗的农村地区。)

这些研究通常以不同地理区域使用率的变异系数(coefficient of variation,COV)来报告结果。框3.2描述了COV测量的统计基础。在这里,COV是一种有用的测量方法,因为它以相同的方式自动规模化每个医疗程序。因此,无论考虑哪种医疗活动,也不论数据来自哪个国家,COV高或低,都有相同的含义。用最简单的话来说,低COV意味着对使用特定医疗程序的一致程度很高。很高的COV意味着存在相当大的分歧。高COV反复出现意味着医疗行业对于何时以及如何使用这些程序,向患者提供的建议差别很大。用经济学语言来讲,住院率的高COV意味着不同类型卫生保健的边际生产率存在极大的医学混乱和分歧。因为这些研究关注的是“相似”人群中的程序使用率,一般情况下,扩展边际必定会出现分歧——多少人应该接受这一程序。

框3.2　统计分布

假设一个有风险的世界包含了固定数量的可能发生的事件。例如,掷两个骰子会产生36个唯一的结果(1,1;2,1;1,2;2,2;3,2;2,3等),给出11个可能的总点数(snake eyes through box cars)。掷骰子的总点数都是按已知的概率发生的(除非你是在和一个在骰子上做了手脚的人比赛),11种可能的结果如下:

结果	可能的组合数量	可能出现的结果的百分比
2	1	1/36=0.027 77……
3	2	2/36=0.055 55……
4	3	3/36=0.083 3……
5	4	4/36=0.111 1……
6	5	5/36=0.138 88……
7	6	6/36=0.166 66……
8	5	5/36=0.138 88……
9	4	4/36=0.111 1……
10	3	3/36=0.083 33……
11	2	2/36=0.055 5……
12	1	1/36=0.027 77……

这些结果的频率分布如图A所示。

平均结果是每个数值按其发生次数的比例加权后的总和。如果每个可能的结果被描述为x_i,p_i是结果i发生的次数的百分比,则n个可能的结果的平均值被定义为

$$\mu=\sum_{i=1}^{n}p_ix_i$$

其中 μ（发音为“Myew”，就像猫发出的声音）是随机变量 x 的期望值。在骰子这种情况下，结果的期望值正好是 7。

图 A

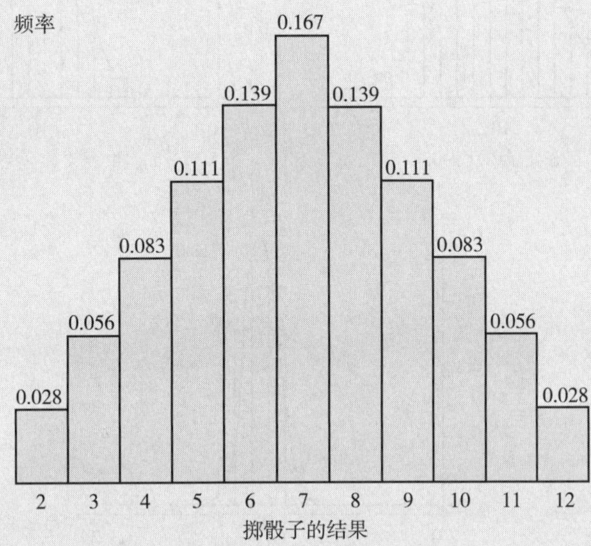

结果的方差是衡量分布情况的指标。如果许多事件是相同的（例如，如果骰子结果大多数是 7），那么分布将比上面所示的更高。如果骰子结果避开了 5、6 和 7，分布将趋于平稳。分布越陡峭（更多地挤在一起），方差越小。分布越不陡峭，则越平稳，事件发生在分布的“尾部”的次数越多。这样的分布方差很大。

方差通常的衡量标准是结果与其平均值之差的平方的期望值，被定义为

$$\sigma^2=\sum_{i=1}^{n}p_i(x_i-\mu)^2$$

或者有时只是它的平方根 σ，被称为“标准差”。（希腊字母 σ 发音为“sigma”）。

最后，用变异系数来表示分布的变异性就变得很有用，即

$$COV=\sigma/\mu$$

如果变量是连续分布的（就像水温），而不是有一个特定的可能的结果（就像两个骰子的结果），然后定义一个类似的函数 $\phi(x)$ 为概率密度函数：

$$\mu=\int_{-\infty}^{\infty}\phi(x)\,dx$$

和

$$\sigma^2=\int_{-\infty}^{\infty}\phi(x-\mu)^2dx$$

图 B 显示了 3 种分布，每一种分布的平均值为 $\mu=10$，方差分别为 $\sigma^2=9$、4、1。因此，标准差为 $\sigma=3$、2、1，COV=0.3、0.2、0.1。

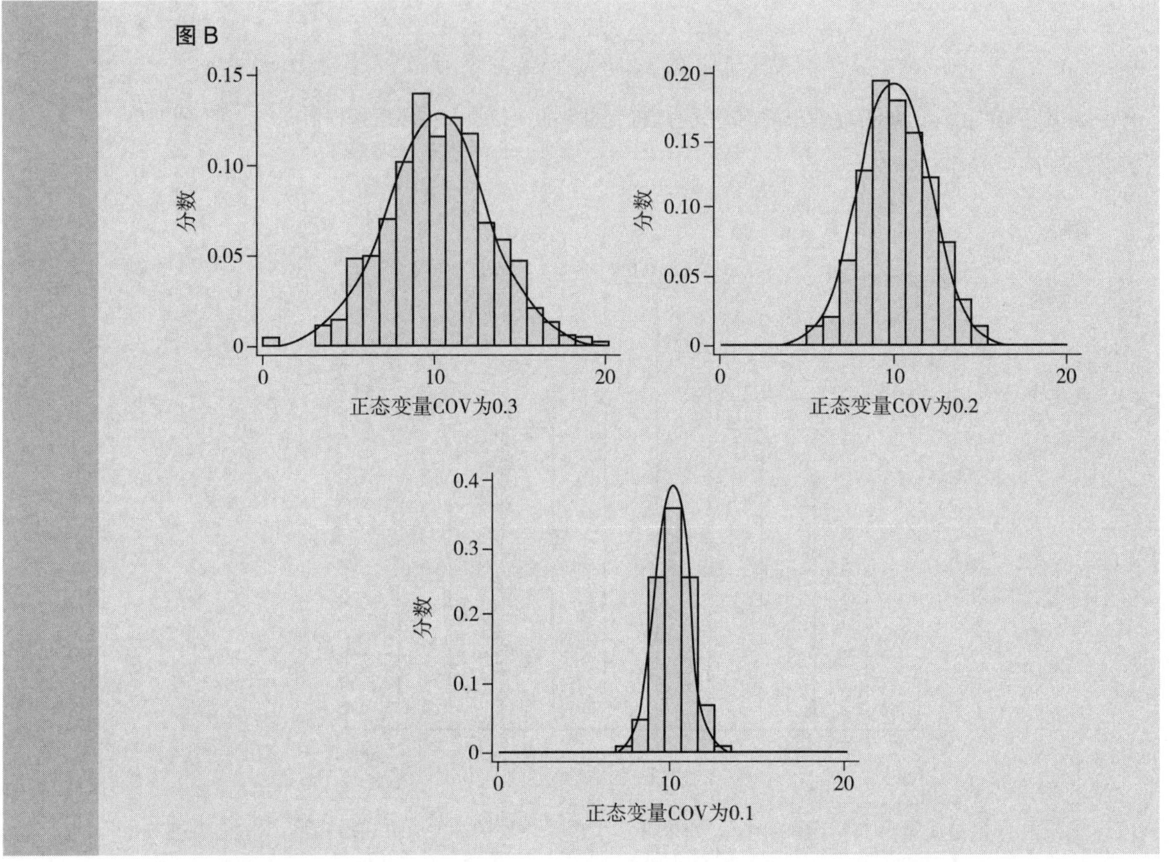

这种研究首先(Glover,1938 年)出现在 BNHS 中。这项研究考察了英国各地区学童的扁桃体切除率。这个结果回想起来令人震惊:各地区学童的扁桃体切除率相差 10 倍。这项研究被忽视了 30 年,直到越来越多的研究大大扩展了我们对变异的认识:美国堪萨斯州(Lewis,1969 年),缅因州(Wennberg 和 Gittelsohn,1975 年),艾奥瓦州(Wennberg,1990 年),加拿大(Roos 等,1986 年;McPherson 等,1981 年),新英格兰、挪威和威尔士(McPherson 等,1982 年),美国的老年医疗保险患者(Chassin 等,1986 年),以及纽约(Phelps 和 Parente,1990 年)等都提供了见解。在每一项研究中,在本质上"标准"人群的特定程序中,住院率发生了很大的变异。在所研究的每一个国家或地区,医学界对许多外科手术和医疗干预措施的合理的住院率表现出了严重分歧。

这些研究都一致地反映出医疗实践存在变异,在一个地区或国家中变异较大的程序很可能在另一个地区或国家也有较大的变异。这种绝对的变异会因各种原因而在各个研究中有所不同,但相对的变异计算模式具有相当大的稳定性。

表 3.3 显示了各种外科手术的实际 COV,通过报告或计算 9 种不同的医学实践变异研究中的数据获得。在这些常见的研究程序中,最大分歧几乎都出现在扁桃体和增殖腺(tonsils and adenoids,T&A)切除和痔疮切除上。最一致的情况通常出现在疝修复和(除 Kansas 的研究外)胆囊以及阑尾切除。

表 3.3 不同研究中外科手术程序的变异系数

	前列腺	扁桃体和增殖腺	阑尾	疝气	痔疮	胆囊	子宫
堪萨斯州	-	0.29	0.52	0.22	0.40	0.32	-
缅因州	0.30	0.36	0.26	0.11	0.30	0.18	0.22
挪威	0.33	0.48	0.16	0.20	0.47	0.18	0.31
西米德兰	0.24	0.31	0.16	0.20	0.35	0.16	0.20
缅因州	0.26	0.43	0.18	0.14	0.55	0.23	0.25
英格兰和威尔士	0.22	0.19	0.13	0.16	0.24	0.11	0.12
加拿大	0.33	0.23	0.15	0.14	0.35	0.14	0.18
美国 4 个地区	0.15	0.17	0.11	0.15	0.13	0.14	0.17
纽约县	0.18	0.42	0.21	0.16	0.16	0.14	0.28

来源：Lewis（1969）for Kansas；McPherson et al.（1981）for Canada，England，and Wales，and four U.S. regions；McPherson et al.（1982）for West Midlands，Norway，and Northeast United States；Wennberg and Gittel-sohn（1975）for Maine；Phelps and Parente（1990）for New York counties。

区域内手术率的变异（如表 3.3 所示）不一定与跨国协议中这些手术的"合理"比率很好地相符。例如，尽管每个研究区域的疝修复术的 COV 相对较小，但每 100 000 人的总比例在各项研究中差异很大：113（英格兰和威尔士）、276（新英格兰）、186（挪威）、235（加拿大）、309（堪萨斯）、137（西米德兰）和 282（美国）。

表 3.3 中确定的特定程序不一定是具有较大 COV 的程序，而是研究中最常见提及的外科手术程序。一些程序的研究中出现了更大的 COV。例如，在老年医疗保险患者中，Chassin 等（1986 年）在痔疮注射（COV=0.79）、髋关节重建（COV=0.69）、去除皮损（COV=0.67）、全膝关节置换术（COV=0.47）及其他程序中发现了高度变异。在纽约州住院治疗的研究中（Phelps 和 Parente，1990 年），住院治疗最大的 COV 出现在医院内拔牙（COV=0.73）和假临产（COV=0.75）。

一些研究也为非外科手术提供了 COV，这些数据表明，住院治疗的不确定性至少和手术一样大。这些研究首先（Wennberg，McPherson 和 Caper，1984 年）发现，在尿路感染、胸痛、支气管炎、中耳感染、上呼吸道感染（成人和儿童）和儿童肺炎等领域存在很高的变异（COV>0.4）。在一项对老年医疗保险患者住院的研究中，Chassin 等（1986 年）在一些非手术的情况下发现了中度到高度的变异，包括皮肤活检（COV=0.58）和冠状动脉血管造影术（检测心脏动脉阻塞；COV=0.32）等诊断检查。在纽约（Phelps 和 Parente，1990 年），大量的儿科住院患者出现了很大的变异，甚至在控制了人口的年龄结构之后也是如此，包括肺炎（COV=0.56）、中耳感染和上呼吸道感染（COV=0.57）、支气管炎和哮喘（COV=0.35）及肠胃炎（COV=0.42）。成人住院类别也有很大的变异，例如脑震荡（COV=0.41）、慢性阻塞性肺疾病（COV=0.43）、背部医疗问题（COV=0.31）、成人肠胃炎（COV=0.26）及类似疾病。精神病院住院治疗也有较大的变异，包括抑郁（COV=0.48）、急性适应反应（COV=0.52）和精神病（COV=0.28）。

在另一项研究中，达特茅斯医学院的 John Wennberg 和同事（Wennberg，1990 年）报告了两个城市(波士顿和纽黑文)不同医疗程序使用的比较结果,这两个城市很大一部分的住院病例都在隶属于医学院的医院中(87%在波士顿,97%在纽黑文)。这项研究的一个重要特征是它显示了实践模式的实质性变化,即使是在医学界内——学术医学——这应该是对各种医疗干预效果最了解的领域。这两个城市在年龄分布、收入水平和分配以及非白人人口比例方面非常相似。与纽黑文相比,波士顿的人均病床数多出了55%,每张病床的员工平均多出了25%,员工的报酬也多出了5%。平均而言,波士顿居民在医院保健上的支出比纽黑文居民多了87%。

波士顿居民按年龄调整的医疗服务使用模式均高于纽黑文地区,大多数变异发生在①小手术病例和②全国各地住院率差异很大的医学诊断。对于大手术和住院差异小的,无论是住院率还是住院时间,存在的变异都很小。

若使用更精细的显微镜,我们可以看到这种均一性模式的多样性。特别是在重要的外科手术类别中,出现了一些波士顿的使用率高于纽黑文的手术程序,同样地,也出现了一些纽黑文比波士顿使用率高的手术程序。例如,纽黑文的居民接受CABG的比率是波士顿居民的两倍,但是波士顿地区的居民接受颈动脉内膜切除术(清除动脉阻塞的程序)治疗的是纽黑文的两倍多。

Wennberg(1990年)通过全国各地16所主要的大学医院和大型社区医院的数据发现市面上许多外科手术住院率有巨大差异,同样地,通过据称是医疗界有着最丰富医学知识的医学中心的数据也有类似的发现。住院率的变化与其他情况下发现的变化密切相关。甚至连医学精英们也在许多程序的正确使用上意见不同。表3.4显示了Wennberg对30种外科手术方法的研究结果,请注意表3.3中也出现的程序的结果相似性。

表3.4　16所大学医院或大型社区医院市场的变异系数

程序	变异系数	最高使用率与最低使用率的比值
结肠切除术(结肠切除)	0.12	1.47
小肠切除术	0.14	1.75
腹股沟疝修复术	0.15	2.01
肺切除术(切除部分肺)	0.21	2.72
单纯乳房切除术(切除乳房)	0.27	2.71
心脏直视手术	0.23	2.29
乳房扩大根治术或乳房根治术	0.21	2.21
子宫切除术(子宫切除)	0.28	2.60
胆囊切除术(胆囊切除)	0.23	2.22
栓子清除术	0.36	4.10
直肠切除术(直肠手术)	0.27	3.01
起搏器插入	0.28	2.63
甲状腺切除术	0.34	3.35
阑尾切除术	0.30	2.86

续表

程序	变异系数	最高使用率与最低使用率的比值
全髋关节置换	0.35	2.99
视网膜修复	0.27	3.12
前列腺切除术（前列腺手术）	0.33	3.12
冠状动脉旁路手术	0.33	3.62
乳突小房切除术	0.46	4.03
主动脉 - 股髂动脉搭桥术	0.38	3.62
膈疝	0.37	3.45
镫骨松动手法	0.48	4.28
脊柱融合术（去除或不去除椎间盘）	0.52	5.20
外周动脉旁路	0.36	4.36
心导管检查	0.44	4.48
椎间盘切除术	0.43	5.09
主动脉瘤移植置换	0.40	6.26
剖腹术	0.47	5.60
全膝置换术	0.53	7.42
颈动脉内膜切除术	0.83	19.39

来源：Wennberg（1990）。

表3.4还揭示了一个有用的经验法则：在这些研究中，最高使用率与最低使用率的比值大约相当于COV的10倍。

对于阑尾切除术，例如，COV为0.30，最高使用率与最低使用率的比值为2.86。这适用于文献中大多数程序和研究，并提供了一种更直观的方法去理解COV的含义。

3.3　医生的特定变异（医疗实践风格）

之前关于医疗不一致的信息（变异）依赖于比较不同区域的医疗干预的使用数据，这些数据一次只观测一个干预措施（如住院决定、手术率）。与单一治疗方式的跨地区研究相比，研究治疗选择差异需要一种截然不同的方法。

统计的困境促使大家去研究这一现象。为了获得统计信度（观察到的差异是“真实存在”的这种信度，而不是仅仅是统计假象），我们必须使用大量治疗的患者，并且必须有一定的信心来确保治疗率的任何差异均不归因于疾病的差异。在跨区域研究中，对单一疾病（或治疗）的分析解决了这一问题。

为了把足够多的患者聚集在一起以获得统计信度，我们必须按地理区域对他们进行汇总。这反过来要求对不同地区人口的年龄和性别结构“标准化”，因为疾病的发病率由于年龄和性别而有很大差异。在医学文献中实现这一点的传统方法是一种称为“间接标准化”

的一种流行病学方法，这种方法计算区域治疗率，就好像每个区域的年龄和性别构成相同。以前的统计工作甚至提供了一些检验所观测到的区域变异是否是由偶然的机会引起的方法(Diehr 等，1992 年)。

然而，如果想研究医生的个人选择，必须使用其他方法，因为没有医生能够治疗足够多的单一疾病患者从而使比较有意义。相反，我们必须把医生实践中的不同病种的患者加在一起。这又反过来对控制病例结构和个体患者水平的疾病严重程度的能力提出了要求。在病例结构和病情严重程度标准化的情况下，我们可以估计每位医生治疗患者的医疗费用，从而估计每位医生的"风格"[15]。

为了做到这一点，一个研究小组使用蓝十字和蓝盾保险计划中的几十万名患者的索赔数据，这个保险计划没有自付额，并广泛覆盖了住院和门诊服务(Phelps 等，1994 年)。这项研究重点关注基层医疗医生的治疗模式，因为在这个保险计划(称为"蓝色选择")中，患者在没有拜访基层医疗医生的情况下是无法得到治疗的。(该计划是 IPA-model HMO，在第 11 章中有更广泛的讨论)。当时大约有 500 名基层医疗医生照顾这些患者，这些医生几乎代表了纽约罗切斯特地区的所有基层医疗医生。

这种研究方法分析了蓝色选择计划中个体患者的卫生保健使用情况，使用了两种新的方法来计算每个患者在 1 年内疾病的严重程度。简单地说，在控制每个患者的病情之后，每个医生的实践对每个患者"未被解释的"费用进行平均，而这些"无法解释"的平均费用提供了对每位医生"风格"的估计。

由于"蓝色选择"计划的运行方式，比较每个患者产生的总医疗费用并将所有这些费用归因于基层医疗医生是很有意义的。这是一种正确的方法，因为除非患者得到他们基层医疗医生的授权，否则不能得到任何治疗。包括直接就诊、药物、住院，以及——重要的是——转诊给专家。因此，以下讨论的结果与卫生保健支出总额有关(在保险计划覆盖范围内，仅排除了长期护理等项目)，而不仅仅是由基层医疗医生直接提供的治疗。

结果表明医生确实有不同的风格，治疗强度的模式具有统计信度而且多年保持一致。图 3.4 显示的柱状图以一种简单而重要的方式描述了医生风格的频率：它显示了具有实践风格的医生的频率，即与社区平均水平相比，使用相对较多或较少的医疗服务来治疗他们的病人。因此，在这个分析中，0 分意味着医生的风格只是平均支出。-0.1 分意味着医生的患者平均得到的医疗服务比平均水平少 10%，而 0.2 分意味着(类似地)这些患者的费用比平均水平高出 20%。如图 3.4 所示，即使在单一的医疗社区也有各种各样的"风格"。这项研究还可以计算出每个医生"风格"估计值的标准差，因而可以理解多少差异可能是偶然性的，多少差异是系统性的。对于一些风格接近平均水平的医生来说(分数接近 0)，这些差异与平均值没有显著性差异(从统计学意义上)，但对于"风格"高于平均水平 10% 或更多的大多数医生来说，差异是具有统计学意义的。

这种差异也是"重要的"，因为这些医生的风格差异导致了治疗同一数量的患者的医疗支出有很大的不同(记住，统计的技术使这种比较变得公平，就好像在每个医生拥有一群相似年龄、性别和疾病模式的病例组合基础上进行比较)。平均而言，根据成本由高至低排序，排名最后的 10% 的医生使用的医疗资源大约是排名前 10% 的医生的一半。表 3.5 显示了计划中患者的平均医疗支出，以基层医疗医生的相对成本排列。

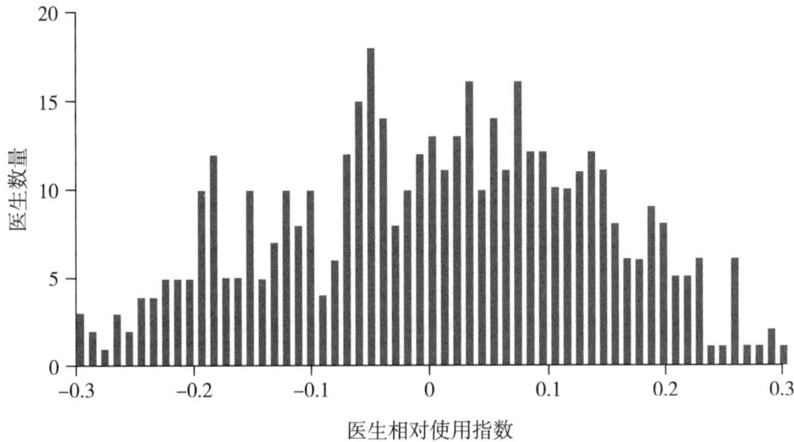

图 3.4　纽约罗切斯特基层医疗医生“实践风格”分布

表 3.5　纽约罗切斯特基层医疗医师实践的平均成本差异（按实践成本的十分位数计算）

十分位数	医生数量	患者数量	平均差 /$
1	49	10 224	−419
2	50	19 976	−205
3	49	15 688	−132
4	50	29 425	−83
5	49	24 133	−48
6	50	20 211	−12
7	50	25 597	46
8	49	20 716	115
9	50	17 658	223
10	49	7 263	594

注：65 岁以下人口的平均支出为 879.00 美元。

一项关注老年医疗保险的住院患者的类似研究表明，区域内医生的风格表现出相似的多样性，且不同区域的平均风格有巨大的差异，因此（以一种很好的方式）突出了医生水平在单个区域内的变异和跨区域差异的重要性。在这项研究中，Welch、Miller 和 Welch（1994 年）使用了 1991 年的老年医疗保险数据，控制每个医生对应的病例结构，挑选了来自佛罗里达州的 6 802 名医生和来自俄勒冈州的 1 101 名医生，这些医生来自一个较大的群体，因为他们 1 年中至少批准了 10 次老年医疗保险住院治疗许可。他们测量了医生为老年医疗保险的住院患者开出的“资源单位”，对每个病例都使用该特定住院类别的国家平均资源单位。他们使用老年医疗保险于 1992 年采用的基于资源的相对价值量表作为分配这些“资源单位”的依据（见第 12 章关于对医生支付机制的讨论）。

图 3.5 显示了作者的结果，进一步提供了社区内（虽然在这种情况下，“社区”是整个州，而不是单一的大都市地区，如先前研究所讨论的纽约罗切斯特）或不同区域间医生实践风格的差异程度。

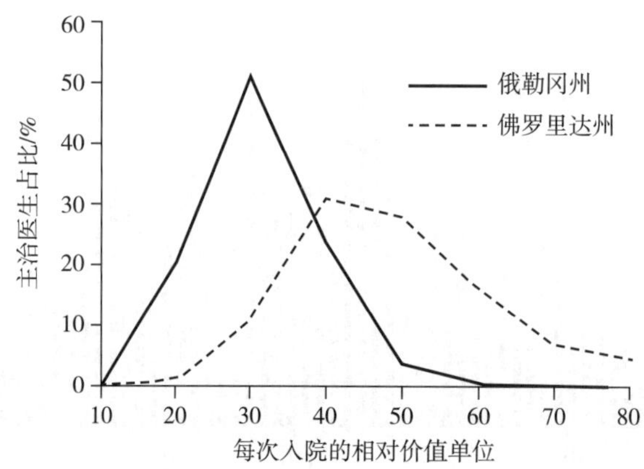

图 3.5 俄勒冈州和佛罗里达州老年医疗保险住院患者的医生的"实践风格"分布情况

来源:Welch et al.(1994)。

这些数据显示了两个地区在医生行为上的广泛差异。在俄勒冈州,每次入院的平均相对价值单位(relative value unit,RVU)约为30(相当于30次例行就诊的"工作"),范围从10到70不等。在佛罗里达州,RVU的平均使用量相当于俄勒冈州又增加了一半(每次入院为46RVU)。回想一下,这些数据都是按病例结构标准化的,因此不能解释差异。佛罗里达州的每次入院的相对价值单位的分布范围甚至比在俄勒冈州的还要大。这项研究发现,当比较同一专业的医生时(例如,将内科医生与内科医生、骨科医生与骨科医生进行比较),各州之间和各州内部的医生行为模式都是相同的。

3.4 扩展边际和集约边际的差异:它们是相似的吗?

人们可能会想,那些对保健的扩展边际持不同意见的地区(或医生)是否对集约边际的使用也有相关的分歧。例如,如果人们知道,波士顿在扩展边际(住院人数)上非常"激进",他们选择集约边际(住院时长)的可能性更高还是更低呢?不幸的是,很少有研究能做出这样的比较。一项关注老年医疗保险患者使用非卧床护理的研究得出结论,总体上使用护理的倾向(人均就诊的次数)与治疗的强度无关(Stano 和 Folland,1988 年)。这项研究使用了卫生保健中的一个相当广泛和普遍的方法(就诊次数),因此可能掩盖了一些重要的关系。一项对老年医疗保险患者的一个特定手术的研究(Chassin 等,1986 年)得出了同样的结论。从研究的低使用地区到高使用地区,患者使用CABG治疗的比率相差3倍。但每个患者的移植数量(集约边际)与总体使用率无关。从现有的证据(略显贫乏)来看,对于扩展边际和集约边际使用的分歧似乎很不一样。对一种边际"激进"或"保守"的医生可能对另一个边际是相同的或不同的。

Roos 和他的同事(1986 年)在马尼托巴省的一项研究使用了来自全省索赔系统的个体患者数据来解决类似的问题。他们估计了医生对于患者住院的准入倾向,以及住院患者的平均住院时间。发现每个医生的两个指标之间有轻微的负相关关系,这表明至少在这一区域,那些倾向于让更多患者入院的医生最终(平均)收治的患者病情较轻。换句话说,在他们的数据中,扩展边际(入院)的增加导致平均强度(住院时间)略微下降,按照病情严重程度对患者进行适当的"分类",这是预料中的结果(Roos 等,1986 年)。

政策问题:我们应该对变异做些什么?

在医疗干预措施的正确使用问题上显然存在相当大的分歧,这困扰了许多卫生保健系统的分析人士。这些变异所显示的不确定性强调了一个重要的问题:医疗干预如何被接受为标准的医疗实践,是什么促使医学界改变对治疗效果的信念?更具体地说,创造和传播有关医疗干预的有效性信息(其边际生产力)的正确的方式是什么?

这些都是复杂的问题,值得仔细考虑。这个时候,我们只能展望本书的后续要点:这类信息是一种“公共物品”,很可能不会通过私人行动自发出现。第 13 章描述了医疗法律制度在提高医疗质量方面的作用。目前,我们将基于已有的意见:许多构成现代医学的东西从未以科学的方式被测试过,因此,它在生产或增强健康方面的边际生产率仍然是一个悬而未决的问题。

解决实践模式广泛差异的一种方法是以“指南”的形式向医生和患者提供关于各种疾病的推荐治疗策略的建议。许多医生组织现在发布了他们所在医疗领域内的指南(例如心脏病、膝关节炎、腕管综合征、糖尿病管理等)。另外,卫生保健研究与质量局(Agency for Health Care Research and Quality)还成立了一系列资金充足的研究小组,称为患者结局研究小组(patient outcome research team,PORT),这些小组使用回顾保险索赔数据来推断各种治疗策略(如全膝关节置换术)的收益和成本,并根据他们的研究提出建议。在一项对 PORT 的有效性分析中,Parente、Phelps 和 OConnor(2008 年)发现,与其他(非目标)程序相比,PORT 研究的目标程序的变异下降更多(相对于支出),表明 PORT 可能改善了公众健康(参见第 5 章中图 5.2 和图 5.3 关于从变异中衡量福利损失的进一步讨论)。

3.5 结语

卫生保健可以产生健康,尽管这一过程总是有不确定性,也不可能总是按预期发展。与其他生产过程一样,健康生产几乎肯定会出现规模收益下降:我们使用的卫生保健越多,在改善健康方面获得的增量收益就越少。

现有的证据表明,卫生保健的平均效果在增强我们的健康方面是相当重要的,而更多的卫生保健的增量效果可能是很小的。

更多的资源可以用于卫生保健的扩展边际(治疗更多的人)和集约边际(每人接受更多的治疗)。医生们似乎对卫生保健应调整的扩展边际和集约边际的数量存在相当大的分歧。对于扩展边际,许多研究表明,各种医疗干预措施的使用率有很大差异。这种变化表明了医生之间的分歧:这意味着医疗混乱。对于集约边际,各类住院患者的适当住院时间(例如)也存在相当大的分歧。医生在他们对患者的住院时间计划似乎有一定的“特征”。

总的来说,对适当的医疗实践的不同意见对资源使用有很大的影响。例如,Wennberg(1990 年)估计,如果 1988 年波士顿的实践模式应用于整个国家,我们将使用 GNP 的 15% 至 16% 在卫生保健上(而不是当时的 11%)。相反,如果纽黑文的实践模式适用于这个国家,我们将把大约 8% 的 GNP 用于卫生保健。目前,我们几乎没有直接证据表明,在医疗干预的使用率方面,不同的选择会使健康生产存在差异。RAND HIS 的研究结果表明,这些截然不同的支出模式导致的健康改善可能很小。而 Hall 和 Jones(2007 年)的计量经济估计则更加乐观,但青少年和非常年长的人除外(见图3.1)。

3.6 《健康经济学手册》中的相关章节

Volume 1　Chapter 4, "Advances in CE Analysis" by Alan M. Garber

Chapter 5, "Information Diff usion and Best Practice Adoption" by Charles E. Phelps

Chapter 32, "The Measurement of Health-Related Quality of Life" by Paul Dolan

Volume 2　Chapter 2 "Causes and Consequences of Regional Variation in Health Care Use," by Jonathan Skinner

3.7 问题

1. "各地区平均卫生保健使用量存在差异主要是因为保险范围存在差异"。评论这句话。

2. 思考乳腺癌筛查等诊断性试验,请说明增加使用(a)集约边际和(b)扩展边际的意义。

3. 波士顿的居民住院时间是纽黑文居民的1.5倍,但基于年龄别死亡率的健康结果似乎是相同的。这是否意味着医院护理没有能力改善健康?(提示:思考平均生产率和边际生产率之间的差别。另见问题5)

4. "卫生保健使用上的差异可能是由于医生的教育水平不同,缺乏训练的医生使用太多或太少的护理,而训练有素的专家使用的是适当的护理量"。思考这句话。

5. 大多数现有的关于卫生保健对健康结果的影响的研究都使用死亡率作为健康的衡量标准。如果除了生与死之外,有其他的健康维度未被测量(如免于痛苦、行动自如、执行工作身体的承受能力等),那么(如果有的话)这会如何改变我们对医疗服务边际生产率的估计呢?(提示:思考本章中关于美国和加拿大的比较。)

6. 对医疗实践变异的跨区域研究和对个体医生"风格"的比较表明,不同提供者的卫生保健使用率存在着相当大的差异。假设(就目前而言)在这些比较中,被治疗的人口是一样的(或足以忽略差异之处),你会说这些研究表明:(a) 有些医生治疗过度;(b) 有些医生治疗不足;(c) 两者兼而有之;(d) 两者都没有;或(e) 我们无法从那样的数据中得出结果?解释你的结论。

7. 有什么证据可以让一个怀疑者相信,近几十年来医疗支出的增加对人们的健康产生了有益的影响?

8. QALY和DALY都试图将健康结果的衡量范围扩大到不仅仅是死亡率的范畴,增加了生活质量的改善(QALY)和伤残损失(DALY)。讨论QALY和DALY度量方法在处理这项任务的关键差异。在你指导治疗选择的健康计划中,你更倾向使用哪一个?解释原因。

9. 登录网站www.dartmouthatlas.org/data/topic/,查看达特茅斯地图集,它以图形的方式绘制了各种医疗干预的使用率,从"总护理费用"到针对患者所进行的特定类型的手术。这个问题是为了让你利用这一资源获得一些实际经验。

A. 点击"医保报销"。会出现一张调整过人口年龄、种族、性别构成后的年度支出地图。在第6版出版时,这一资源使用了2014年的数据。

i. 点击你所知道的不同城市,例如你的家乡,你上大学或研究所的城市,以及其他一些地理上分散的城市(例如,NBA篮球队或你大学足球队的对手所在的城市)。计算平均值和标准差(至少包含 10 个城市)。

ii. 看看有颜色的图案。讨论你将如何描述高支出率中最明显的“波段”。

iii. 现在回到“按主题分列的数据”页面,点击“医院使用”。再描述一下你看到的图案。

iv. 再次返回“按主题列出的数据”,然后单击“临终关怀”。重复描述你所看到的内容的过程。

v. 再次返回“按主题分列的数据”,并单击“急症后护理,”这将显示出患者在出院后 30 天内重新入院的百分比。重新入院通常被认为是低质量护理的一个指标。再次描述这个图案。

vi. 总结这些子练习的异同点。

B. 转到“工具”选项卡,然后单击“医院护理强度”。

i. 选择你的州籍(如纽约)和你的家乡(如罗切斯特)。记录你作为患者进入医院时所想到的分数。

ii. 去完佛罗里达后去迈阿密。大多数这些医院的得分与你家乡的相比如何?

iii. 去完华盛顿后去西雅图。大多数这些医院的得分与你家乡和迈阿密的相比如何?

iv. 如果你有选择,你最喜欢在这 3 个城市中的哪一个城市接受治疗(为什么)?(注意这里没有“正确”的答案。)

C. 在你的个人日历中标注几个日期,以备将来使用,并进一步利用这一非凡的资源。

附录:边际、平均和总生产率

这个附录总结了平均生产率和边际生产率的思想,以一种最普遍的生产函数描述——即产出随单个“复合”输入而变化,例如,用一种叫作“卫生保健”的单一复合投入来产出“健康”。因此,$H=f(M)$描述了我们讨论的生产函数的类型。其核心思想是投入(M)产生的产出增量收益取决于使用了多少投入。这里的生产函数显示(最初)增加的边际产出,然后是更常见的递减的边际产出。正如我们将看到的,生产函数在一个收益增加的领域中没什么意义,因此考虑收益递减领域的生产函数是最有意义的。

图 3A.1 显示了产出(H)与投入(M)的关系图,曲线最初呈 U 形,然后翻越呈“山型”。这个转折点被称为“拐点”,在图上标记为 M_1。产出 H 随 M 的增加而增加(与更多 M 产生更多 H 的想法相对应),直到 M_3 点。在这一点上,因为过度使用了 M,H 实际上开始下降。这在医学上被称为“医源性疾病”,因为随着卫生保健使用的增加,健康会下降。

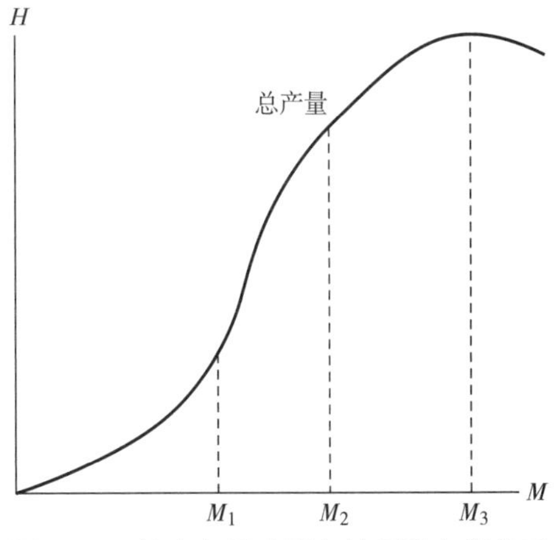

图 3A.1　健康与医疗服务使用量之间关系的程式化图表

图 3A.1 中,生产函数任意一点的斜率是卫生保健的边际生产率——$\partial H/\partial M$。如果将斜率转换为比例变化的度量——$(\partial H/H)/(\partial M/M)$,其中 H 和 M 是曲线上同一点的值(例如在 M_2 处),然后,比例变化的度量就是健康相对于医疗支出的弹性,Hall 和 Jones(2007 年)估计的卫生保健生产函

数的特征如图 3.1 所示。

图 3A.2 显示了同样的生产函数，但纵轴表示的是边际生产率（$\partial H/\partial M$）或平均生产率（H/M），而不是总产出 H（它出现在图 3A.1 中）。边际生产曲线最初上升，直到在产出水平 M_1开始翻转，即图 3A.1 的转折点，然后开始下降。另一个有趣的点出现在 M_2，图 3A.2 中平均产出达到其最高可能水平的点。（注意这种情况出现在图 3A.1 中从原点到曲线最陡位置的那段曲线中）。在这一点上，平均产出和边际产出肯定是相等的[16]。这就是在图 3A.2 中 M_2 处，平均生产曲线和边际生产曲线相互交叉的原因。

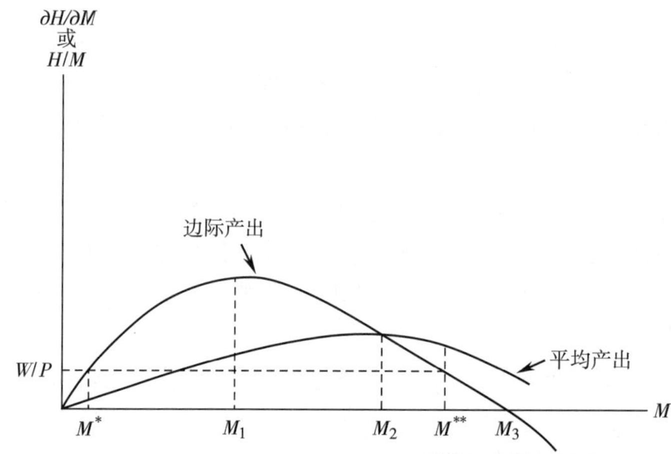

图 3A.2 平均生产率和边际生产率与医疗服务使用量之间关系的程式化图表

如果我们说 H 的另一个“单位”的价值是 P，而 M 的另一个单位的成本是 W，那么 M 的最佳使用就是扩大它的使用范围，直到增量产出的价值等于另一个投入单位的增量成本——也就是说，$\partial H/\partial M=W$，或者以一种可以在图 3A.2 中绘制的方式，扩大 M 的使用范围，直到 $\partial H/\partial M=W/P$。现在我们可以看到为什么在边际产出递减的情况下总是有意义的（也就是说，边际产出是增加的，但在图 3A.2 中是下降的）。请看图 3A.2：这种“最优”情况出现在两个点上，用 M^*（M 的使用率很低）和使用率较高 M^{**} 表示，在投入率超过 M_2 时，这在数学上必定发生。

如果我们在 M^* 点处“停止”使用 M，我们将“放弃”大量的产出 H，这将使单位生产成本降低到低于价值 P。因此，将使用范围扩大到 M^{**} 是有意义的，但进一步扩大是没有意义的，比如说 $M3$，这时的边际产出下降到 0。

也许在讨论卫生保健的使用时要记住的关键思想是：在“合理”使用卫生保健方面，边际产出低于平均产出。也就是说，当我们在最优值附近使用更多的医疗服务时，我们得到的健康产出将低于平均产出。这就是为什么我们必须不断考虑边际（“增量”）收益，而不是平均的卫生保健收益。

注释

1 从技术上来讲，边际产出就是保持其他投入不变时，总产出相对于一种投入的（偏）导数。例如，如果这两种投入是劳动力（L）和几英亩葡萄藤（A），产出是葡萄的重量（G），则生产函数为 $G=f(L,A)$，劳动的边

际产出为 $\partial G/\partial L$，即保持 A 不变，G 的变化与 L 变化的比率。

这里的语言仔细地表达了一个重要的观点：它说的是“两个工人的边际产出”，而不是“第二个工人的边际产出”。额外的生产力不应与第二个工人有关，而应与两个工人的存在有关。

2 每个工人的平均产量是 G/L。

3 在这个过程中，边际产出以及平均产量最终将开始下降。

4 乳腺癌筛查的问题仍然存在争议，不仅就“应该”筛查的人群而言，还就筛查的最佳频率而言。美国预防服务工作组建议每隔 1 年对 50~74 岁的妇女进行乳房 X 线照相术检查，对于 40~49 岁及 75 岁以上的妇女，有关数据不足以对支持或反对筛查提出建议。在前些年，他们建议对 40 岁以上的所有妇女进行两年一次的筛查。第 5 章提供的附录更全面地讨论了医疗决策理论的工具。

5 这组患者的症状包括无法通过躺下而缓解的顽固性疼痛、患者在仰卧时将腿直立出现腿部疼痛（坐骨神经痛）、失去知觉，特别是腿部或足部的运动功能丧失等，在与特定临床症状相关的脊柱点，CT 或 MRI 成像应该显示一个清晰的凸起。

6 正如健康经济学研究中常见的那样，大量有用的信息存在于医学文献中，特别是在医学杂志里偶尔出现的总结医生的“最先进的技术”的文章。

7 Michael Grossman（1972a，1972b）对健康需求的研究强调了教育在健康生产过程中的作用。

8 特定年龄的支出数据不定期出现，Hall 和 Jones 有 1963 年、1970 年、1977 年、1987 年、1996 年和 2000 年的数据。作者们利用这些数据按年龄组来分布国家支出总额，并在不存在特定年龄指标的情况下，在间隔年份之间进行插值。

9 从概念上讲，这是卫生保健的边际生产率——$g'(M)$，如第 2 章附录中所讨论的——转换为弹性。

10 研究中不同的时长帮助研究人员确定试验开始和结束时的行为是否与试验中期的行为不同，因为试验设计，可能存在这种不同。第 5 章对 HIS 的这一部分作了进一步的探讨。

11 由于医学试验的伦理和法律限制，在美国进行这样的实验可能是不可能的。

12 招募体检只对一些受试者进行，以检测检查信息本身是否改变了他们对卫生保健系统的使用。

13 平均而言，几乎完全如此。

14 此后出现了第三种替代方法——使动脉开放的金属“支架”。

15 对于那些接受过计量经济学培训的读者来说，以下是对实际方法的简要说明。个人每年的卫生保健支出在一系列解释变量的基础上回归，包括病例结构和疾病严重程度、年龄、性别和其他可用的社会人口学变量。在个人水平的医疗支出年度变化中，这一回归占了惊人的 50%~60%，比以前对这些数据的研究都要多。回归还对每个基层医疗医生使用了“虚拟”变量，也就是所谓的固定效应回归模型。这些虚拟变量的系数构成了图 3.4 直方图的基础。

16 证明如下：定义平均产出 $=H/M$，通过取导数并将其设置为零，从而得到它的最大值。H/M 的导数为 $(M\partial H/\partial M-H)/M^2$；将其设置为零产生 $\partial H/\partial M=H/M$。然而，由于 $H/M=$ 平均产出，这证明了当平均产出达到其最大值时，平均产出和边际产出是相等的。

（周静　蓝天骄　译）

第 4 章

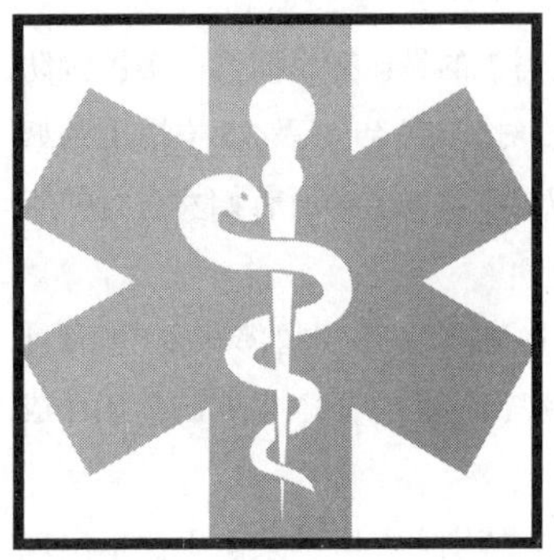

卫生保健需求的概念框架

学习目标

1. 掌握从“健康需求”向特定疾病的“卫生保健需求”转变的逻辑。

2. 理解如何从无差异曲线推导出卫生保健的需求曲线(以及这些曲线与健康需求的相关性)。

3. 解释需求曲线如何度量“价值”。

4. 了解不同类型的医疗保险如何改变卫生保健的价格以及影响需求曲线。

本章中,我们根据前面章节描述的效用函数推导出消费者对卫生保健的需求曲线,然后分析医疗保险政策对需求曲线和需求量的影响。最后,我们研究需求随系统特征(例如收入、年龄、性别和居住地点)变化的证据。我们将了解到价格和保险覆盖会在多大程度上改变卫生保健的使用,认识到时间也是卫生保健的一种成本,最终将学到疾病事件——人们实际经历的疾病严重程度——在任意年份如何影响医疗服务购买的个人选择。这将为第 10 章的医疗保险需求分析奠定基础[1]。接下来的几页详细阐述了如何运用经济学模型从效用函数推导出需求曲线。本书的其余部分以需求曲线为主而不是效用函数,因此那些对需求曲线十分熟悉的读者(或愿意直观接受的读者)可以直接跳过无差异曲线的章节直接进入需求曲线的讨论部分。但是,对于愿意付出努力的读者而言,接下来对效用理论领域的探索将大大增加他们对需求曲线的含义以及各种经济和健康相关事件如何改变这些需求曲线的理解。

4.1　健康和其他商品的无差异曲线

如第 2 章所述，经济学家的消费者需求模型从效用函数开始。该模型使消费者自己对某物价值的判断成为唯一相关的判断——即消费者对该物价值的判断是无争议的[2]。我们假设消费者具有稳定的效用函数，它不会随着时间的推移而变化，也不会随着新信息（例如，卫生保健的价值）的出现而变化。做出这样的假设，是因为没有它我们无法谈论消费者行为。然而，需要注意到这只是一个假设[3]。因此，我们的出发点是效用函数：Utility=$U(X,H)$。

我们在第 2 章中提出了无差异曲线的概念，即 X 和 H 的所有组合的集合形成了相同的效用水平。按照标准的消费者需求理论，消费者试图尽可能达到最高的无差异曲线，因为此时效用更高。但预算约束限制了该过程。消费者为了保持健康水平 H，必须支付 X 以及消耗卫生保健 m，并且总支出必须限制在可用预算的范围内。这是将标准经济理论应用于卫生保健需求的一个小问题。我们需要以某种方式，将能够改善效用的健康水平（H）转换为花费金钱能够获得的卫生保健（m）。生产过程提供了这种转换，在第 2 章中我们将其描述为：$H=g(m)$。正如我们在第 3 章中看到的，这一过程几乎肯定会受到规模收益递减的影响，因此相关的问题是，健康是如何随着卫生保健利用的变化而变化。为了提供一种简单的描述方法，我们将 $g'(m)$ 定义为健康随 m 的微小变化而改善的速率[4]。因此，我们可以将图 4.1a 中的图表（反映了 X 和 H 的组合）重新绘制为图 4.1b，即反映 X 和 m（不是 X 和 H）的组合的图。

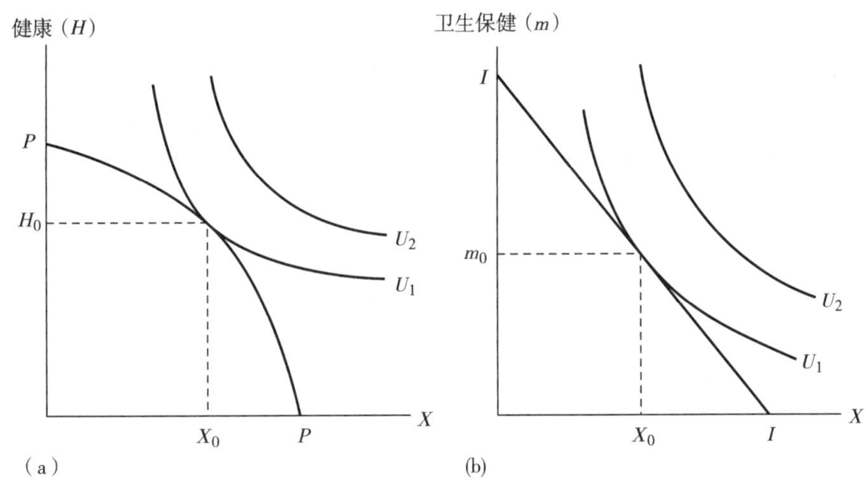

图 4.1　（a）生产可能性曲线；（b）最优消费决定预算线

如果 $g'(m)$ 对于任何选定的 m 始终是恒定的（即如果生产 H 的收益没有递减），那么这两个面板看起来将是相同的，除了纵坐标的测量单位是卫生保健单位而不是健康单位。然而，由于健康产生的规模收益递减，因此曲线也会改变形状。

图 4.1a 中还显示了一条生产可能性曲线，标记为 PP。这条曲线表示，在给定可用预算和生产函数 $H=g(m)$ 的条件下，消费者可获得的 X 和 H 组合的可行集合。由于生产 H 时 m 的边际生产率递减，它向下弯曲（呈凹形）。图 4.1b 中 X 和 m（而非 X 和 H）显示了相同的情况。与生产可能性曲线不同，图 4.1b 中有一条预算线 II，表示了直线形式的预算线 $I=p_xX+p_mm$（因

为个人消费者可以将市场价格视为固定)。这就好像将绘制的图 4.1a 拉伸形成了图 4.1b。拉伸的方向和程度取决于健康的生产函数,$H=g(m)$。通常,图必须以这种方式拉伸,将生产可能性曲线 PP 拉伸为直线预算线 II [5]。在相同的拉伸过程中,无差异曲线都将变得弯曲。我们只需知道比较 X 和 m 的无差异曲线与图 4.1a 中的无差异曲线具有相同的一般形状,能够最直接准确地映射效用函数[6]。图 4.1a(显示 X 和 H)到 4.1b(显示 X 和 m)的转换仅对特定疾病有意义,因为卫生保健对健康的影响取决于特定疾病及其严重程度。

我们会说消费者希望在预算约束下实现效用 $=U(X,H)$ 的最大化,预算即为他们在 X 和 m 上的花费。如果消费者的收入为 I,则预算约束条件表明支出不得超过收入,即 $I\geq p_xX+p_mm$。由于消费者希望达到尽可能高的效用水平,所以总是使用所有预算,即 $I=p_xX+p_mm$。这意味着消费者选择了一个点,这个点是无差异曲线刚好与图 4.1b 中的预算线 II 相切的点。该点指定 X 和 m 的最佳组合为 (X_0,m_0)。因为 m_0 产生了健康水平 H_0,因此图 4.1a 中的对应点是点 (X_0,H_0)。该点也与生产可能性曲线 PP 相切。在图 4.1a 或图 4.1b 中,消费者以实现效用最大化的方式使用了全部预算。

现在,我们可以在图 4.2a 和图 4.2b 中显示出消费者"生病"的效应。图 4.2a 中的点 1,即为前面描述的最佳消耗量。疾病事件发生会立即使健康水平从 H_0 下降至 H_1,称之为健康

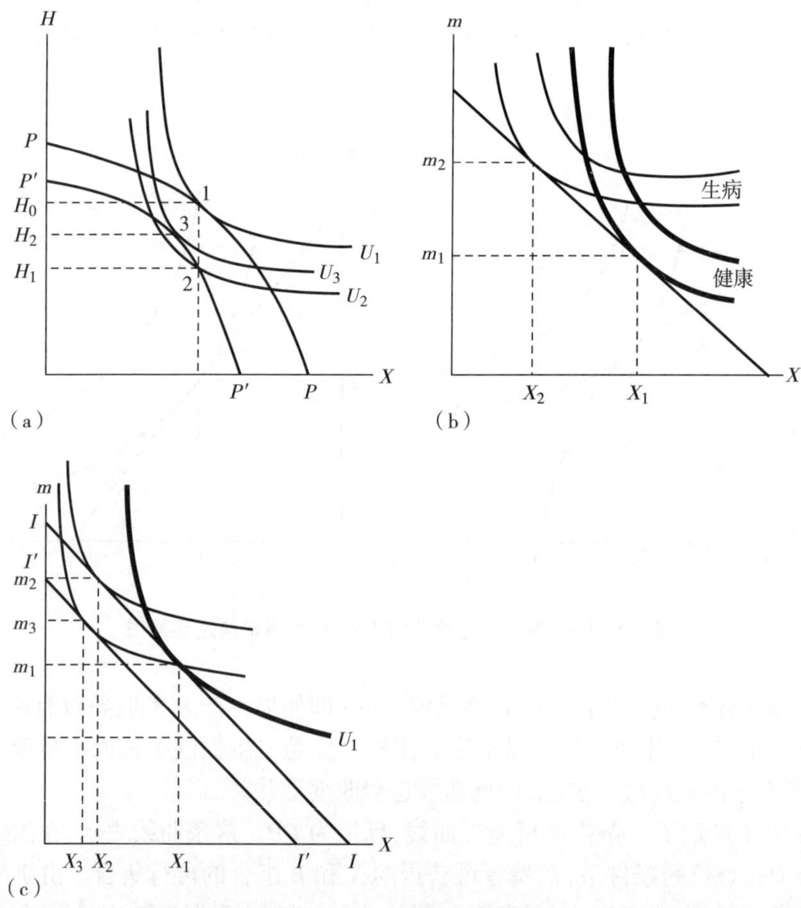

图 4.2 (a)当消费者"生病"时——健康水平;(b)当消费者"生病"时——卫生保健;(c)当消费者"生病"时——收入损失

损失 l。同时，对于每个水平的 X，可实现的 X 和 H 的集合向内移动。新的生产可能性曲线 $P'P'$ 的形状取决于这种疾病的 m 和 H 之间的关系，其曲率反映了总体上使用更多的卫生保健的收益递减规律。健康损失 l 在这里的作用与收入的直接损失相同；它减少了消耗 X 和 H 的潜在机会。然而，图 4.2a 的点 2 并非可实现的最佳点。生病后，消费者可以沿着 $P'P'$ 曲线滑动到点 3，放弃一些 X 消耗，以使健康水平从 H_1 提高到 H_2。点 3 是消费者可以实现的最优点。该疾病最初使效用水平从 U_1 降低到 U_2，而购买卫生保健（牺牲了部分 X）将其提高到 U_3。（请注意，在图 4.2a 中，效用曲线上的数字是指顺序，而不是效用水平的比较。）

在图 4.2b 中，我们可以从 X 和 m 的映射中看到相同的情况。主要有几个重要的不同。首先，当消费者生病时，无差异曲线都会发生变化。

特别是，它们会改变斜率，因此 X 和 m 之间的边际替代率会发生变化。尽管效用函数稳定，但是以 X 和 m 为坐标的无差异曲线随疾病水平的变化而变化。在图 4.2b 中，粗曲线表示人生病之前的偏好，而细曲线表示同一个人在生病之后的偏好。消费量从 X_1 下降到 X_2，以及卫生保健使用量从 m_1 增长到 m_2，显示了疾病对市场消费方式的影响。

此外，如果疾病能够损伤一个人的收入能力，那么图 4.2b 中的预算约束也可能由于生病而向内转移。图 4.2c 也类似，其偏好模式与图 4.2b 相同，但是收入从 II 降至 $I'I'$。X 和 m 消耗量的额外减少反映了这种收入损失。这是收入与健康呈正相关的原因之一。另一个原因是更多的收入能够购买更多的卫生保健。

在图 4.2c 中，患病前选择的 X 和 m 是无差异曲线（粗线）与预算线 II 的切点。效用水平 U_1 是收入 I_1 时可以获得的最高效用水平。当疾病发生时，无差异曲线旋转，收入下降至 $I'I'$。最佳的患病后选择是预算线 $I'I'$ 与无差异曲线在（X_3，m_3）点处的切点。疾病导致了三件事的发生：收入下降，X 下降，m 增加。即使疾病不会导致收入下降（例如，患者可能有良好的疾病保险或病假），与无疾病时的选择相比，X 仍将下降而 m 仍将增加。点（X_2，m_2）选择就代表了这种情况。

收入增加的影响

我们可以使用图 4.3b 之类的图来探讨在其他所有条件保持不变的情况下，收入对卫生保健消费的影响。这是推导卫生保健需求曲线的第一步。如同在任何标准经济分析中一样，我们在图 4.3a 中将此描绘为生产可能性（PP）曲线向外移动，在图 4.3b 中将其描绘为预算线 II 的平行向外移动。这些面板显示了在其他所有条件保持不变的情况下，X 和 H 或 m 的消费随着收入增加而改变的“扩展路径”。

重要的是要记住这种情况：在真实世界数据中，高收入群体通常比低收入群体拥有更好的医疗保险，使用更多的卫生保健，我们将很快看到这种情况。他们也可能较少生病，从而减少卫生保健利用。对于其中一些人来说，高收入下生活方式的选择（快节奏的生活）可能导致健康随收入增加而下降。总而言之，一个简单的卫生保健利用与收入的关系图将会嵌入一系列影响卫生保健利用的复杂现象。但是，如果我们继续保持其他所有条件不变，如图 4.3b 所示，根据图 4.3a 和 4.3b 中 H 的消耗量与收入和 m 的消耗量与收入的关系图将得出图 4.4 中 H 和 m 的恩格尔曲线[7]。图 4.3 中的无差异曲线和图 4.4 中的恩格尔曲线的变化是为了（近似）复制一些我们将进一步研究的经验性规律，即个人收入的变化（如果其他所有

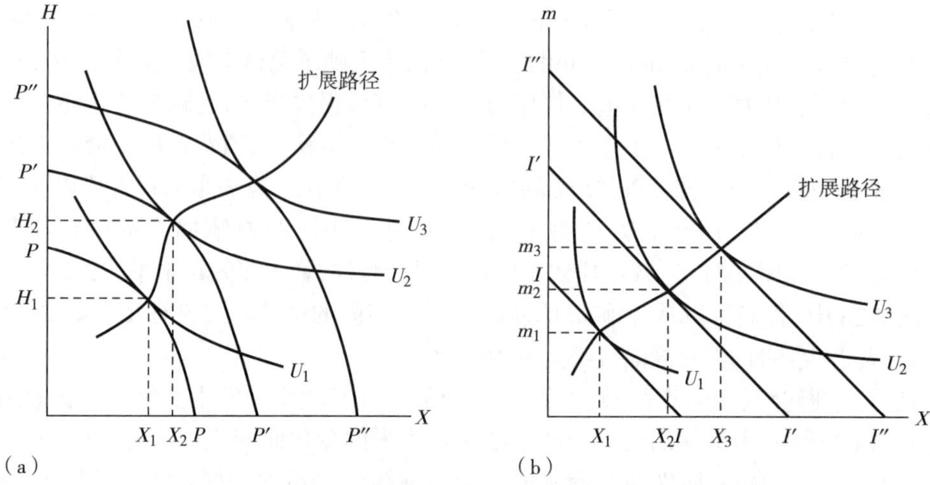

图 4.3 (a) 收入对健康的影响;(b) 收入对卫生保健的影响

条件保持不变)似乎不会对卫生保健的消耗产生太大的影响。

在图 4.4 中,我们能看到一些(但不是全部)可能出现的附带情况,使得可以进行收入与健康水平或卫生保健使用的简单比较。例如,在图 4.4a 中,低收入群体的"卫生"效应提供了这样的可能性,即随着收入的初步提高,健康结果可能会迅速改善,因为基本的卫生措施(例如供水和疫苗)将从根本上改变人们的生活条件。例如,这将是与发展中国家的贫穷乡村最相关的。此外,我们也能看到"快节奏生活"的效应,其中高收入群体的 X_B 消耗的增加将导致健康下降(图 4.4a),医疗费用的增长速度甚至超过了"纯"收入效应所显示的增速(图 4.4b)。

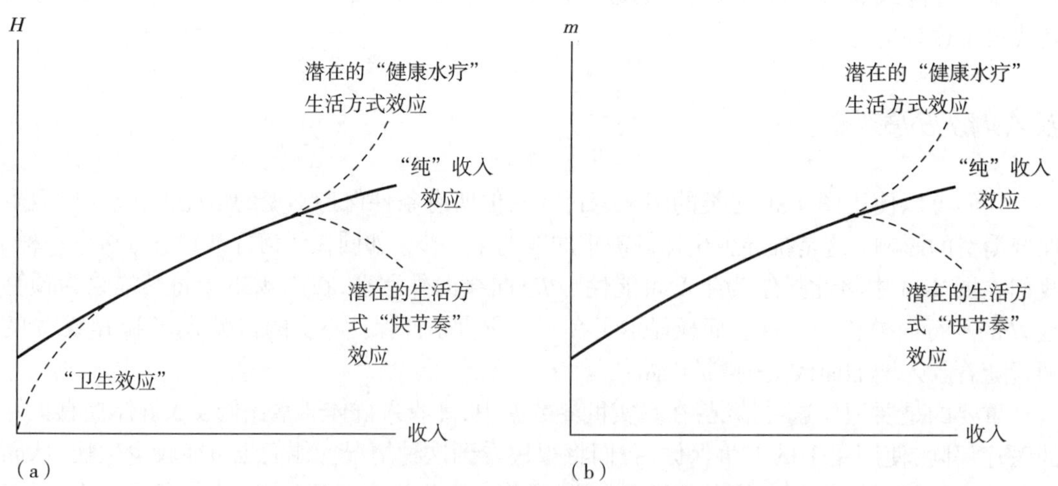

图 4.4 (a) H 的恩格尔曲线;(b) m 的恩格尔曲线

图 4.4 仅显示了收入与健康水平之间存在的许多可能的相互作用。其中一些上升是因为收入的变化改变了健康的"外部"生产可能性(例如,公共卫生措施);另一些上升则是由于生活方式的选择以及收入对其的改变而产生的。其他"外部"和"内部"的影响可能是相反的。例如,收入的增加(社会水平)也许只会伴随产生更多危害健康的工业化过程。同样,

没有证据表明高收入的“生活方式”效应一定是负面的。快节奏的生活可能与健康水疗中心的生活一样好，因此，除了直接购买卫生保健外，更高的收入对健康水平的贡献更多而不是更少。

4.2 从无差异曲线到需求曲线

同样的图表可以帮助我们做出一个重要的转变，从无差异曲线（显示 H 和 X 的各种组合如何产生效用）到需求曲线（显示期望的卫生保健量（m）如何随其价格变化）。从本质上讲，因为我们无法衡量效用，所以无差异曲线是不可观察的。然而，如果消费者根据无差异曲线反映的模型来行动，那么我们可以从该模型推断出完全可以观察的内容，即标准需求曲线，反映人们在不同的价格下消耗的卫生保健量。为此，我们使用了一种标准的技术。对于给定的疾病水平（无差异曲线是稳定的），我们保持金钱收入（I）和其他商品的价格（p_x）不变，改变 m 的价格（p_m）。在无差异曲线图中，如图 4.5 所示，p_m 下降意味着预算线朝外摆动，其截距在 x 轴上保持不变[8]；p_m 增加将使预算线绕 x 轴交点朝另一个方向旋转。

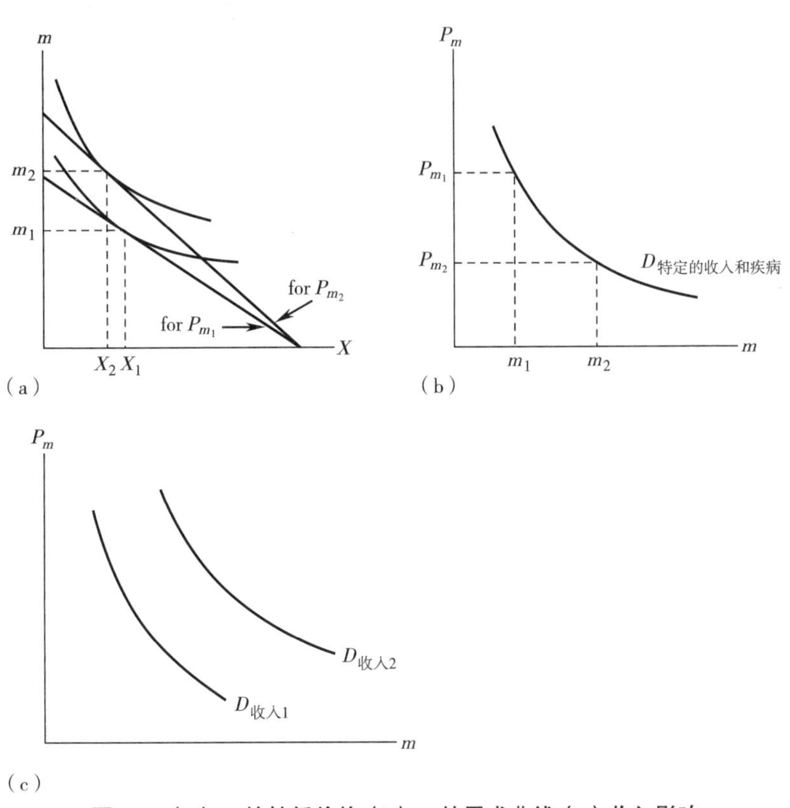

图 4.5 (a) m 的较低价格；(b) m 的需求曲线；(c) 收入影响

为了绘制需求曲线，我们只是改变 p_m，保持其他所有的参数（在本例中，收入，p_x 和疾病水平 l）不变，观察消费者选择使用多少单位的 m。从一个特定的 p_m 值开始，例如 p_{m_1}，它指出特定值 m_1 是最佳选择。在需求曲线图中，我们可以绘制 p_{m_1} 和 m_1 的组合。现在将价格降低到 p_{m_2}，找到对应的卫生保健消耗量 m_2。对每个可能的价格重复相同的过程，便可描绘出如图 4.5b 所示的整个需求曲线 D。

在真实世界中,这种需求曲线是完全可以观察到的。尽管它源自相当抽象的效用理论,但它提供了一个可观察的消费者行为模型,即使这个模型是(在概念上)可以反驳的。因此,需求曲线成为经济学家最重要的工具之一。如果我们在更高收入水平上追踪需求曲线的整个过程,将会注意到,对每个价格 p_m,高收入人群比低收入人群会选择使用更多单位的 m。当我们追踪卫生保健需求曲线时,这将为每个收入水平的人群创建一条单独的需求曲线。只要健康是一种"正常"的商品(即人们随着收入的增加就想要更多),与高收入相关的需求曲线将始终位于与较低收入相关的需求曲线的坐标系的右上角。尽管通常将这种偏移描述为平行移动,无需其他操作。但不同的价格下,收入对卫生保健需求的影响可能存在很大差异。图 4.5c 显示了假设卫生保健是一种"正常的"商品,需求曲线随着收入的增加向外移动的情况。

4.3 疾病事件如何影响需求曲线

需求理论有一个(常识性)结果:在其他条件相同的情况下,重症患者比轻症患者需要更多的卫生保健。这个想法的形式证明有些混乱,但图 4.2 中已经体现了主要思想。疾病事件越大(l 越大),图 4.2a 中的健康损失就越大,图 4.2b 中的无差异曲线就会越平坦。当无差异曲线的斜率发生变化时,切点(最佳消费选择)一定位于较大的 m 处,在预算线的斜率保持不变的情况下。

在图 4.6 中,我们可以看到一系列不同疾病事件的需求曲线,从"正常健康"(消费者可能一年只看一次医生),中度严重的车祸(急诊室检查、X 线检查、缝线检查以及后续随访)到癌症(许多诊断测试,手术,治疗等)。这些需求曲线均取决于收入水平。在较高的收入水平下,与每个事件相关的需求曲线将位于图 4.6 中所示的右侧某个位置。理论无法告诉我们具体多少,需要进行实证研究以补充相关信息。

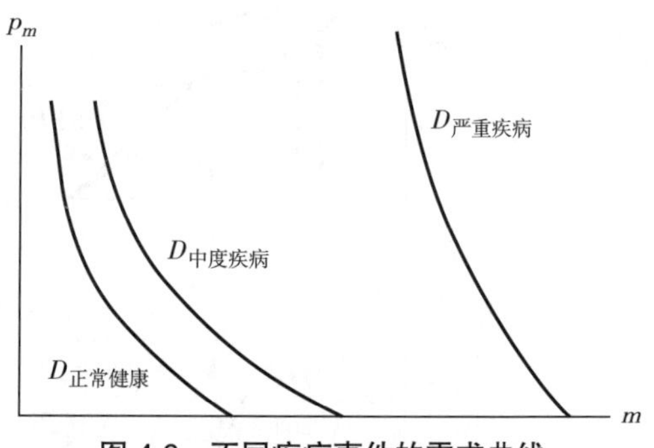

图 4.6 不同疾病事件的需求曲线

4.4 多种卫生保健的需求曲线

前面的讨论没有涉及这个方面:消费者不仅可以使用单一的卫生保健,还可以使用多种多样的卫生保健。尽管形式理论有些混乱,但处理这种情形下的思想实际上与这里描述的非常相似。我们唯一需要做的调整是认识到:①健康会受到不止一种类型的卫生保健的影响;②各种类型的卫生保健可以作为补充或替代。

多种健康投入

如果多种类型的卫生保健会影响健康,那么对于可用的卫生保健类型,我们需要将健康

的生产函数写为 $H=g(m_1,m_2,\cdots,m_n)$。然后，考虑到所有其他卫生投入的数量，每种卫生保健的需求将以其边际生产率为依据。每种医疗投入都会有自己的需求曲线，与我们对单一商品 m 的需求曲线的推导方式相同。

互补品或替代品?

当我们考虑不止一种类型的卫生保健时，随之而来的一个重要问题是各种服务是互补品还是替代品。互补品是一起消费的商品或服务，在促进健康方面“互相帮助”。例如，汽油和轮胎在产生行驶里程的过程中是互补产品。替代品正如字面意思一样：使用一种产品可以减少其他产品的使用而达到相同的结果。汽车和飞机是旅客交通的替代品。从形式上讲，我们根据对价格变化的行为，将各种类型的卫生保健定义为互补品或替代品。如果服务量 m_i 随价格 p_j(服务 m_j 的价格)的上升而上升，则这两种商品是替代品。如果 m_i 随 p_j(服务 m_j 的价格)的上升而下降，则两种商品是互补的。因为，我们期望 m_j 会随着 p_j 上升而下降(产生向下倾斜的需求曲线)，然后说 m_i 和 m_j 是互补的，这只意味着两者的使用量随着 p_j 的上升而下降。换言之，它们的消费方式随着其中任一个价格的变化而一起变化。如果他们是替代品，则情况正好相反。

在卫生保健领域，不久前提出了一个重要的政策问题：住院服务和门诊服务是互补还是替代？更一般化地，预防性和急性卫生保健是互补还是替代？除此之外，医疗保险套餐的最佳设计取决于这些关系。如果预防性和急诊医疗服务是替代品，那么一个“明智的”医疗保险计划可能会鼓励使用预防性服务，即使这种服务会使保险公司损失一些钱，但通过减少急诊医疗支出，可以节省更多(在门诊服务和住院服务中也存在同样的问题)。该问题首先以一种挑衅的形式出现：拒绝全面覆盖预防性 / 门诊服务的保险是否是省小钱吃大亏？像卫生保健需求的其他重要特征一样，仅凭理论无法提供答案。需要对服务需求进行实证研究来回答这个问题。第五章总结了关于这些问题的现有证据。

4.5　社会需求曲线：合计个人需求

迄今为止，所有讨论实际上都集中在个人身上，但从个人到更大的群体(社会)的转移非常简单。总需求曲线只是按每个价格将社会每个成员需求曲线上的数量相加[9]。图 4.7 显示了三人社会的总和，但应该清楚的是，这一过程是可以继续下去，以纳入更多的社会成员。需求曲线 D_1(实线)对应个体 1，D_2(虚线)对应个体 2，D_3(点线)对应个体 3。总需求曲线 D_{total} 在每种可能的价格下，加总得到需求总量。它与 D_3 在较高价格处重合，因为只有个体 3 在价格高于 p_2 的情况下对 m 有积极需求。D_{total} 在 p_2 处有一个转折，此时个体 1 的需求开始加入，而在 p_1 处，个体 2 的需求开始加入。在价格 $p=0$ 时，总需求量 m_{total} 等于 m_1,m_2 和 m_3 的和，即社会中每

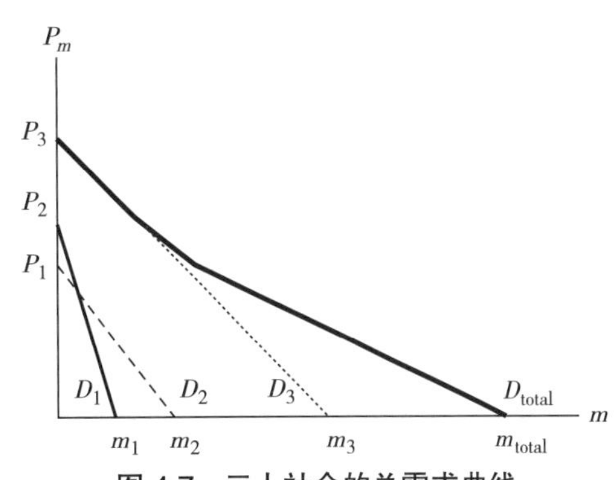

图 4.7　三人社会的总需求曲线

个人的横轴截距。

重要的是要记住,需求曲线 D_1 至 D_3 都取决于个体 1 至个体 3 经历的特定疾病水平。因此,当他们的疾病变化时,他们的需求曲线会发生变化,社会的总需求曲线 D_{total} 也会发生变化。

4.6 使用需求曲线衡量卫生保健价值

边际价值

前面的讨论展示了人们对卫生保健需求的数量如何受价格的影响。需求曲线显示了这种关系,将需求数量视为价格的函数。它们也可以被"倒置"以描述在可观察的任何消耗水平下,消费者的额外卫生保健的增量(边际)价值。这就是需求曲线的支付意愿。对于这种解释,只需按照与通常不同的方向解读需求曲线即可。与其说需求量取决于价格(之前给出的解释),不如说消费更多 m 的增量价值等于消费者为了获取更多 m 而愿意多支付的意愿。正如需求量随价格上升而下降(需求曲线的第一种解释)一样,我们也可以看到,随着消费量的上升,消费者的边际价值(增量支付意愿)下降。我们称这些曲线为逆需求曲线或价值曲线。

逆需求曲线(支付意愿)向下倾斜有两个原因:①产生健康的卫生保健的边际生产率下降;② H 自身在创造效用的过程中边际效用下降。第一个问题(医疗服务的边际生产率下降)足以使个人(请参见第 3 章对边际的强度讨论)或社会(请参见第 3 章边际的范围讨论)的需求曲线向下倾斜。第二个思想只是增加了需求曲线向下倾斜的原因。经验而言,如果我们可以精确测量每个 m 消耗量的 $g'(m)$,就可以将不同概念进行区分。

我们可以进一步扩展,认为消费者使用一定数量的卫生保健的总价值是需求曲线下的面积。从具体的角度考虑可能会很有帮助,例如对清洁和检查牙齿的需求(图 4.8)。假设每年进行的第一次看牙医为消费者创造了 100 美元的价值(牙齿更好看,减少对蛀牙的担忧等)。如果就诊费用为 30 美元,那么消费者将从这次就诊中可以获得 70 美元的消费者剩余。每年第二次就诊(即以 6 个月为间隔)可能会进一步创造 75 美元的价值,即 30 美元的费用和 45 美元的消费者剩余。每年第三次就诊(每 4 个月)可能会产生 35 美元的边际价值和 5 美元的消费者剩余。每年第四次就诊只会创造 20 美元的边际价值,而成本为 30 美元。理智的消费者不会这样做,因为这样做的成本超过了它的价值。除非有某种疾病(蛀牙或断牙)导致其他的就诊,否则我们每年应观察到此类消费者的 3 次就诊。

以上讨论中出现了两种观点。首先,需求曲线可以告诉我们如何预测消费数量。理智的决策为继续扩大消费量,直到获得的边际价值恰好等于服务的边际成本。(在牙科就诊的案例中,我们没有完全实现"等价",因为我们将就诊的增量价值描述为一个波动的阶梯函数,从 100 美元降至 75 美元、35 美元和 20 美元,而成本为 30 美元。)

第二个观点是消费者的总消费者剩余来自每年特定的牙科就诊次数。如前所述,理智的计划将在每年第三次就诊后停止。总消费者剩余是每单位消耗的服务给消费者带来的额外价值(去掉支付的成本)的总和。图 4.8 显示了牙科就诊情况,表 4.1 则以数字方式显示了相同的数据。很容易证明消费者剩余是通过一个简单规则实现最大化的:扩大服务的

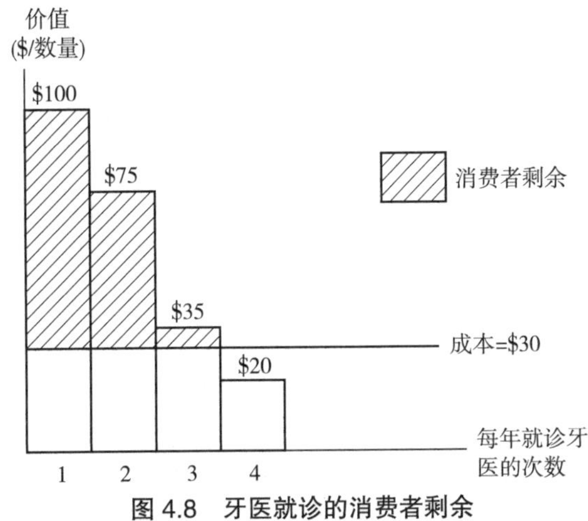

图 4.8 牙医就诊的消费者剩余

使用范围,直到边际收益刚好与边际成本匹配为止。在这种情况下,每年第三次就诊时,边际收益已降至 35 美元,边际成本为每次就诊 30 美元,此时可以最大化消费者剩余,如表 4.1 的最后一栏所示。

表 4.1 牙科就诊的消费者剩余(虚拟数据)

每年消费量	卫生保健增量价值 / 美元	此次就诊的净收益(30 美元成本)/ 美元	净收益合计(消费者剩余)/ 美元
1	100	70	70
2	75	45	115
3	35	5	120
4	20	–10	110

当然,图 4.8 和表 4.1 中所示的"增量价值"数据的类型只是需求曲线的一种块状形式。我们可以很容易地在图 4.8 中的每个柱顶端的中点画一条平滑的线,并将其称为需求曲线。将需求曲线运用到个体中可以解决很多事情。

4.7 保险如何影响卫生保健需求曲线

现在,我们来谈谈健康经济学中的一个重要观点:医疗保险的结构通常可以降低消费者在购买卫生保健时支付的价格。医疗保险降低了有效价格。如果卫生保健遵循正常的经济学规律,那么为人们提供医疗保险会增加他们对卫生保健的利用。(保险的主要功能是降低财务风险。这样做的机制是——降低卫生保健的价格——产生了卫生保健利用增加的副作用。第 10 章详细讨论了医疗保险的需求。)医疗保险可以以多种方式构建,然而很多政策中存在一些标准特征,理解它们如何运行以及它们如何影响卫生保健需求能为许多卫生政策问题提供重要的参考。典型特征是:①共付额;②起付线;③封顶线。以下是对每个特征的讨论。

每次就诊的共付额

共付额（按比例分担）指在保险合同中规定的消费者与保险公司之间的分成协议。当消费者将钱用于卫生保健时，保险公司将支付其中的一部分，而消费者支付余下的费用（共付额）。共同支付有 3 种传统形式，一是根据共保率按比例支付，二是由保险公司支付固定赔偿金，三是由患者按照固定的金额进行支付。我们可以很简单地处理最后一种，消费者每次就诊（包括医学检查或急诊）的价格即是消费者需要支付的固定费用。在现代私人医疗保险计划中，消费者共同支付是很常见的，一般的共付水平为医生问诊 20~40 美元，急诊 50 美元，X 线或 MRI 等诊断检查 40 美元。为了确定预测的消耗量，我们只需要找出共付费用（例如 25 美元）与需求曲线相交的地方。定额支付受欢迎的部分原因在于其易于管理。医生和患者很容易就知道每次就诊应该收取多少费用。但还存在其他的经济后果。例如，这种支付方式难以起到鼓励患者采取更经济的诊疗方案的作用。在现代管理保健计划中（请参阅第 11 章），这可能不重要，因为保险计划会事先实施价格购买并与医生协商价格。此外，该方案存在的另一个问题是关于全科医生或专科医生的选择问题。早期的管理保健计划是按照就诊的次数计算共付费用，但人们很快就发现，这种方式会促使患者在有任何选择的情况下选择专科医生就诊。因此，现在几乎所有现代管理保健计划都对基础医疗服务、专科服务和急诊服务制定了不同的收费标准。这些费用通常是基础医疗服务 25 美元，专科服务 50美元，急诊服务 75美元或 100美元。其目的主要在于，在满足患者卫生保健需求的前提下，促使患者选择更经济的卫生保健。

根据共保率按比例支付

在这种支付方式下，消费者支付一部分医疗费用（例如 20% 或 25%，有时在牙科保险中为 50%），而保险公司则支付其余部分。如果我们将消费者的共付额份额称为 C，则保险公司将支付份额为 $(1–C)$。使用以前学习的需求理论方法，我们现在可以准确地看到根据共保率按比例支付方式如何改变消费者对卫生保健的选择。

图 4.9 显示了特定疾病的患者在没有任何保险的情况下的需求曲线。假设保健费用为 p_{m_1}。如果患者的保险计划支付所有医疗费用的 $(1–C)\%$，则当患者寻求卫生保健时，卫生保健的有效价格已降至 Cp_{m_1}。在这种情况下构建患者需求曲线，需找到 Cp_{m_1} 处的需求量（图 4.9 中的 A 点）。这就是共付保险政策下价格为 Cp_{m_1} 时的需求量。因此，在被保险人的需求曲线上，我们可以将 B 点放在与 A 点相同数量的位置上，但价格是 p_{m_1}。现在在更高的价格 p_{m_2} 上做相同处理，即可在原始需求曲线上找到点 C，在被保险人需求曲线上找到点 D。通过 B 点和 D 点绘制保险需求曲线。另一个点（非常容易被找到）是原始需求曲线显

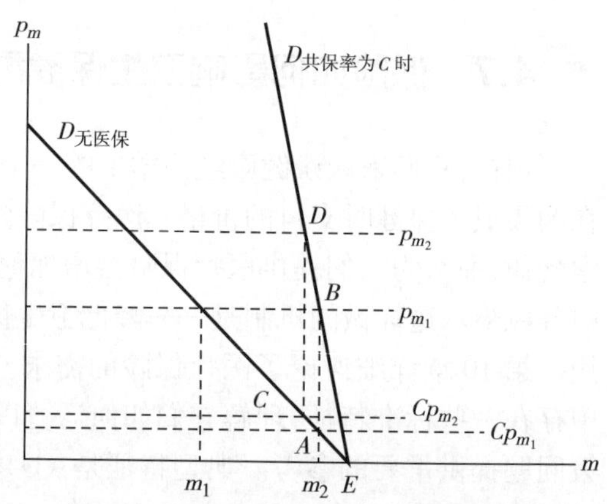

图 4.9　特定疾病下的消费者需求曲线

示 p_m=0 的地方。当 p_m 等于零时，Cp_m 也等于零，因此在有或没有保险的情况下，零市场价格下消耗的数量相同（E 点）。因此，至少作为一阶近似，我们知道共保类型的计划必须经过与无保险的需求曲线相同的横轴交点。

对消费数量的影响是通过比较这两条需求曲线（有保险与无保险）在特定价格（如 p_{m_1}）上的需求量来得出的。在图 4.9 中，在无保险情况下，患者将在市场价格 p_{m_1} 下消耗 m_1。而当具有共保政策时，他将在市场价格 p_{m_1} 下消耗 m_2。

更一般而言，我们可以通过将有保险情况的需求曲线绕无保险情况下的需求曲线的横轴交点项顺时针旋转，来识别共同保险计划的预期效果。共保率 C 越小，旋转越大。在极端情况下（C=0，或保险完全覆盖），需求曲线是一条垂直线（斜率等于无穷大）。如果数量在垂直轴上，价格在水平轴上，则斜率将变为零，图形将显示一条平线。在这两种情况下，无论市场价格如何，消费者都将始终消费相同的数量，因为当 C=0 时，保险计划将支付所有费用。

在一条直线形式的需求曲线中，需求曲线的斜率可以通过以下简单方式与“无保险”需求曲线相关：对于共保率 C，未保险需求曲线的斜率 dp/dm 为 β，有保险的需求曲线的斜率是 β 除以 C。因此，如果 C 等于 0.2，则该斜率将变为原来的 5 倍。以另一种方式绘制（数量在垂直轴上，价格在水平轴上），斜率 dm/dp 将变为其原始斜率的 C 倍。

保险政策会使需求曲线的弹性变小（以相同价格进行评估时）。需求曲线的弹性描述了价格上升 1% 引起数量变化的百分比。（有关需求弹性概念的摘要讨论，请参见框 4.1。）当 C=0 时，弹性为零，即消费者在做出购买卫生保健决定时不考虑价格因素。在线性需求曲线的情况下，有保险和无保险的弹性之间不存在简单线性的关系，只是说，在相同的市场价格下，保险需求曲线弹性会随着 C 趋于 0 而稳定地趋于 0[10]。

框 4.1　需求曲线的弹性

需求曲线显示了消费者的需求量与价格之间的关系，而所有其他相关经济变量均保持不变。需求曲线的斜率表示需求量（q）随价格（p）变化的速率。假设我们在需求曲线上有两个观测值（q_1,p_1）和（q_2,p_2），当其中某些因素导致价格发生变化，我们可以观察到所需数量的变化。将 q 的变化定义为 $\Delta q=q_2-q_1$，将 p 的变化定义为 $'p=p_2-p_1$。q 随 p 的变化而变化的速率就是 $\Delta q/\Delta p$。（如果我们允许变化非常小，利用微积分，我们可以将任意点的变化率定义为 dq/dp，即需求曲线的一阶导数 $q=f(p)$。）

需求曲线的弹性是需求量随价格变化而变化的速率的另一种度量。弹性的优点是它们是无单位的，因此无须知道如何测量数量和价格即可了解信息。例如，数量可以按每年每 100 人次的医生就诊数或每月每 1 000 人的医生数来衡量。当价格变化时，需求曲线的斜率变化将取决于如何测量需求量。为了对斜率度量去单位化，我们将所有内容按比例表示。也就是说，我们不问数量如何随价格变化（$\Delta q/\Delta p$），而是问价格百分比变化（$\%\Delta p$）对数量百分比变化（$\%\Delta q$）的影响，即弹性就是——$\%\Delta q$ 与 $\%\Delta p$ 之比。

经济学家通常使用希腊字母 η（eta）来描述需求弹性，我们在这里遵循这一点。当我们可以有效地将数据视为来自 $q=f(p)$ 的需求曲线且斜率为 $\Delta q/\Delta p$ 时，则将弹性定义为 $\eta=(\Delta q/q)/(\Delta p/p)=\%\Delta q/\%\Delta p$。每个变量（数量和价格）都被“标准化”，这使得弹性无单位。（它的大小为纯数字，而斜率的大小为数量 / 价格）。需要注意的是，弹性通常会随着需求曲线的移动而发生变化，因此，需要认真定义弹性所涉及的数据范围（包括数量、价格或两者均需要）。

斜率和弹性之间的区别很重要,因为经济学家使用的语言在每种情况下都有特殊的含义。从一条简单的直线需求曲线开始,如图 A 所示。该曲线的斜率恒定,因为它是一条直线。在这种情况下,斜率是 –1,因为数量每增加 1 个单位,价格下降 1 个单位。弹性随着该曲线移动而变化。当保健数量为 5 个单位时,相关价格为 15,弹性为 $(\Delta m/\Delta p)/(p/m)=-1/(15/5)=-1/3$。当数量为 10 个单位时,价格和数量均为 10,弹性为 –1。当保健数量为 15 个单位时,需求曲线上的价格为 5,弹性为 $-1/(5/15)=-3$。这通常适用于弹性随着需求曲线向上滑动而增加的直线型需求曲线。

图 A

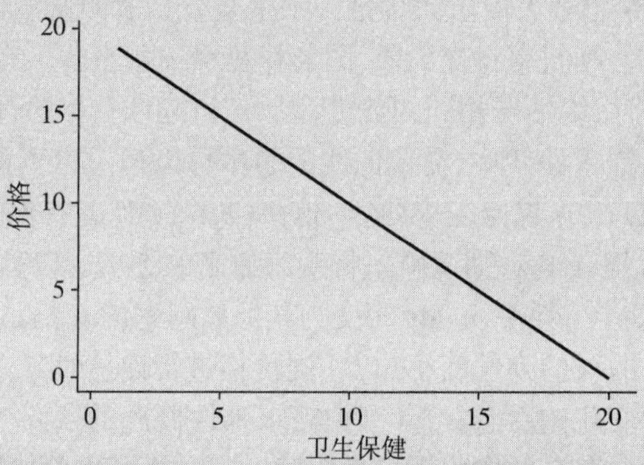

图 B 显示了另一种类型的需求曲线,该曲线是一条真正的"曲线",在本例中是一种特殊的方式。整个需求曲线的弹性都是恒定的,$\eta=-1$。斜率不断变化,然而弹性在需求曲线上保持不变。

图 B

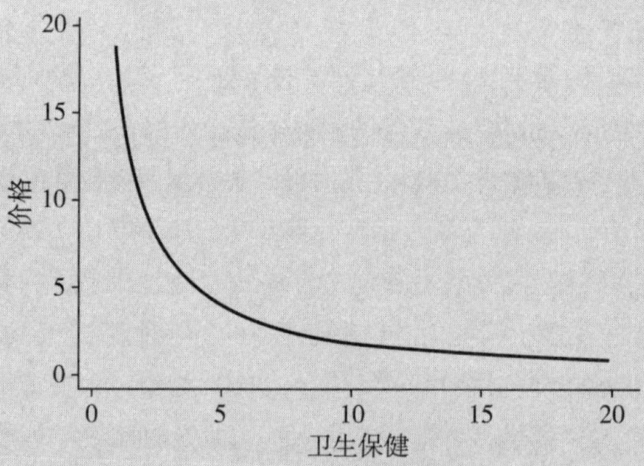

图 C 中展示了一个单独的问题:当一种疾病比另一种疾病更严重(以任何价格计算的需求量都更大)时,相似"斜率"的需求曲线的弹性如何变化。在这种情况下,对严重疾病的需求总是比轻度疾病的需求量多 30 个单位。当价格为 10(在轻度疾病需求曲线中需求量也为 10 时)时,轻度疾病需求曲线的弹性为 –1。在严重疾病的需求曲线上,斜率是相同的(–1),然而在相同的价格下,需求量是 40 而不是 10。这使得该价格下的需求弹性等于 –0.25,也就是原来的四分之一。尽管需求以相同的速率变化(由斜率 $\Delta m/\Delta p$ 反映),但在第二种情况下,因为需求量较大导致需求的比例变化较小。

图 C

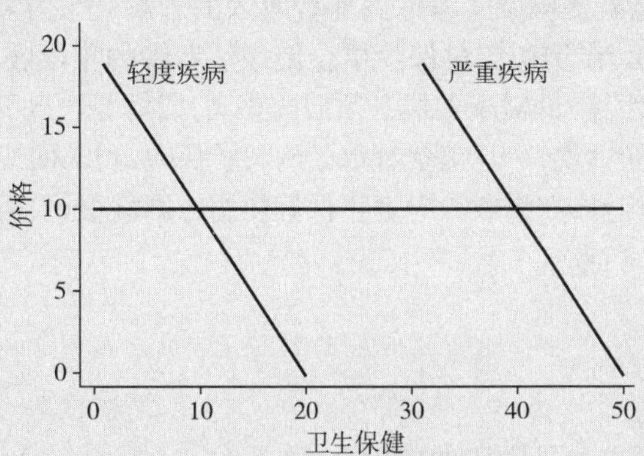

图 D 显示了在具有恒定弹性的需求曲线中的相似现象（均具有 –1 的弹性）。在各个价格下，严重疾病的需求量正好是轻度疾病的 5 倍。无论价格如何，轻度疾病的需求量是其五分之一，而斜率（请注意，相关斜率是 $\Delta m/\Delta p$）是其 5 倍。因此，两条需求曲线任何地方都具有相同的弹性。

图 D

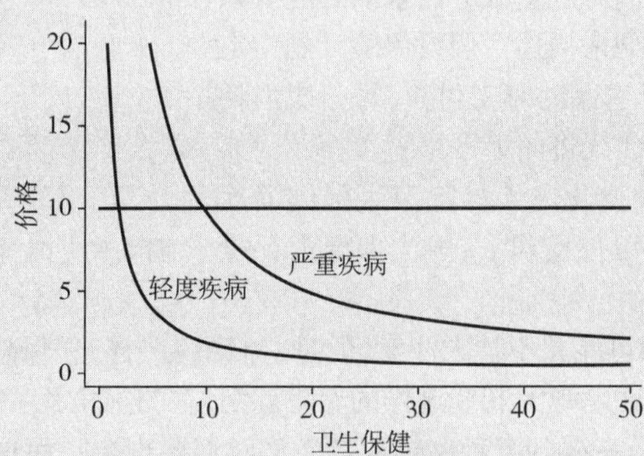

收入弹性

收入弹性度量的是收入变化 1% 时的数量变化的百分比（I）。经济学文献通常将符号 E 表示收入弹性。因此，$E=\%\Delta q/\%\Delta I=(\Delta q/\Delta I)\times(I/q)$。

本章的附录证明了关于共同保险的弹性等于价格的弹性——这并不奇怪，因为共同保险改变了价格，而净价格是市场价格的 C 倍。因此，如果价格上涨 10% 将导致需求下降 5%，例如，从 p_m=20 美元将会上升到 p_m=22 美元（η=–0.5），也就是说当共保费率提高 10% 时（当 C 从 0.4 上升至 0.44 时），需求量也会下降 5%。如果价格弹性是 –0.1，那么对于共保费率要求的数量弹性也为 –0.1。

我们必须记住，诸如从图 4.9 导出的需求曲线显示了消费者行为的重要方面，但就前一节中所述的意义而言，不应将它们视为边际价值曲线。它们既描述了消费量的变化，也描述了保险造成的价格响应的变化，但是由于保险不会改变卫生保健对健康的内在影响，因此也不会改变效用的产生。这些需求曲线不应用来决定消费者的价值。消费者剩余应始终使用原始的未保险需求曲线来计算,应理解消费量反映了保险政策带来的价格变化。

最后一个技术补充需要提及。考虑到保费收入的影响,上述需求曲线必须向内平移。假设保费为每年 R 美元,在年初支付保险单会使该消费者的年度收入减少 R 美元。因此,每一种商品(包括卫生保健)的需求曲线必须向内移动,以解释收入的减少。(请参见前面有关收入影响的讨论)换句话说,一旦消费者承诺购买了保险,需求曲线就必须按照收入为 I-R 而不是按照 I 计算[11]。当然,如果收入对卫生保健使用的影响很小,需要的调整很小,可以根据实际经验考虑是否忽略。

赔偿保险

第二种形式的共同支付是固定的赔偿金,这不像共同保险计划那样普遍。简而言之,一项赔偿计划为患者支付一笔固定数额的卫生保健费用,其数额与保险合同中预先规定的数额相同。一些住院保险政策就是这样的,向有保险的人支付一定数额的赔偿金,例如每天支付 500 美元。它们对卫生服务需求的影响可以很容易用我们的标准模型来描述。假设保险计划指定每次消费者使用特定卫生保健时支付 p^*,每一次消耗量都将使消费者的需求曲线将向上平移 p^*。

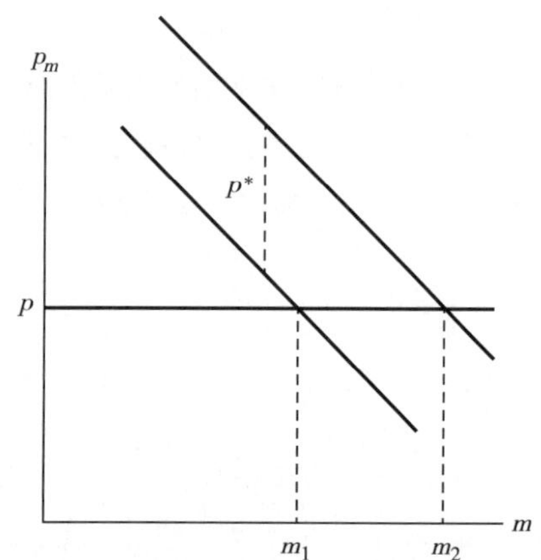

图 4.10　赔偿计划对消费者需求的影响

图 4.10 显示了这种变化。无保险卫生保健消耗量为 m_1;赔偿计划为每单位支付 p^*,卫生保健消耗量变为 m_2。

这样的"赔偿"计划可能并不让人注意,但是它们用为"补充"保险被广泛使用。一家大型的国家保险公司经常在电视上刊登这样的保险计划,它的主角是一只白鸭子,该白鸭似乎有一种神秘的本领,总是在遇到各种麻烦或者生病时需要现金。而这种保险计划可以在为相关事件的发生,例如住院,诊断出某种疾病(例如癌症)之后出提供一定数量的金钱。

起付线

在医疗保险和其他领域,起付线是许多保险计划的共同特征。起付线是某个固定金额——例如 150 美元——消费者每年使用任何医疗保险之前所必须支付的费用。起付线可以是任意大小(从某些计划的 25 美元或 50 美元到另一些计划的 1 000 美元以上不等)。这样做是为了避免支付"小"损失,并节省保险费用。

起付线对需求曲线的影响非常复杂,并且取决于疾病的严重程度(即疾病使需求曲线移动了多远)与起付线的关系。图 4.11 显示了起付线对保健价格的影响,在满足 D 水平的起付线之后,价格降至正常水平的 20%,其中 $D=pm^*$(其中 m^* 是医疗价格为 p 时购买卫生保健的数量,因此导致支出的费用为 D)[12]。这 20% 是随意的,但这是许多"大病医疗"保险政策的共同特征。满足起付线后,可能是任何共保率,包括 C=0。正如我们将在第 12 章中了解的那样,一旦达到一定规模的起付线,Medicare 中针对老人医疗服务的"B 部分"保险将支付

20% 的共付额。对于 2012 年的 Medicare，其费用为 140 美元（并每年调整）。

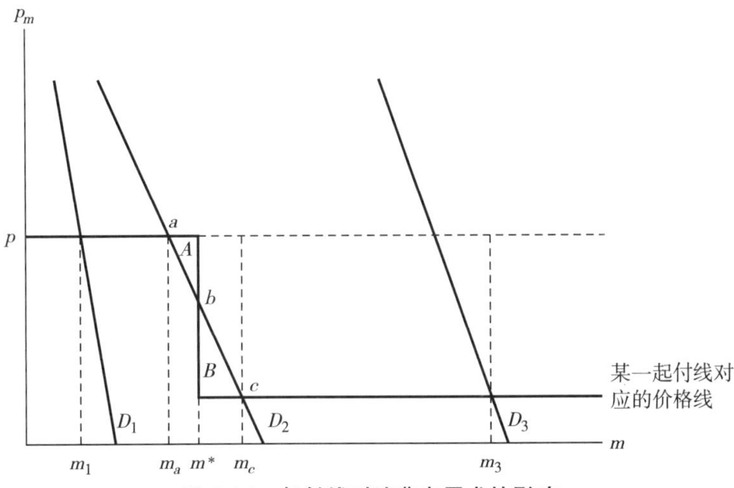

图 4.11　起付线对消费者需求的影响

首先，轻度疾病的需求曲线 D_1，它与左端的价格线相交。对于这种规模的疾病，起付线没有影响，其需求量是 m_1，就像消费者没有保险一样。接下来，对于严重疾病的需求曲线 D_3，该曲线将与右边的价格线相切。在这种情况下，就好像消费者有一张支付 80% 卫生保健费用的保险单一样，如图 4.9 所示。消费者将购买数量为 m_3 的卫生保健，此时，需求曲线 D_3 与新价格线相交（市场价格的 20%）。在这两种情况下，可以通过找到需求曲线与价格明细表的交点的方式来选择卫生保健的需求量。

图 4.11 中的需求曲线 D_2 展示的情况较为复杂。它与价格明细表的 a、b 和 c 点 3 处相交，哪一个点能反映消费者合理需求的数量？答案取决于代表消费者剩余的三角形 A 和 B 的大小。（请参见图 4.8 的讨论。）假设消费者在点 m_a 处停下来，从价格线 P 到需求曲线 D_2 到点 m_a 之间获得了相应数量的消费者剩余。现在考虑将消费扩大到 b 点，恰好对应消费 m^* 单位的卫生保健（m^* 是在自付费用为 p 的总支出为 D 时购买的卫生保健数量）。这样的话，患者将自动失去一个面积为 A 的三角形的消费者剩余，所以这是非理性的。但如果消费者继续增加卫生保健数量直到 C 点，使需求曲线相交于 $0.2P$，购买卫生保健费用为 m_c 会出现什么情况？此时，患者将获得一个三角形大小为 B 的消费者剩余。

是否理智地消耗 m_c 或 m_a 将取决于三角形 A 和 B 的大小关系，当 $B>A$ 时，则 m_c 会比 m_a 创造更多的幸福感（反之亦然）。因此，消费者将在 m_a 或 m_c 处进行消费，但绝不会在 m^* 处进行消费[13]。图 4.11 中，三角形 B 的面积超过了三角形 A 的面积，因此，在不考虑起付线的情况下，消费者的最佳选择是消费 m_c[14]。

然而，我们想理解起付线保险政策真正的影响并没有这么简单，因为起付线的累积不止包含一次患病。一个简单的例子可以充分解释这个问题，假设患者有一项自 1 月 1 日开始的年度起付线为 200 美元的保险单。在 2 月 15 日，消费者在情人节晚餐后食物中毒。通过看医生并进行一些实验室检查（75 美元）缓解了焦虑并得到好转。对于这种疾病，消费者不会获得任何保险金，然而，是对这 1 年中未来可能发生的疾病来说，仅有剩余 125 美元的费用是保险公司不予赔付的。因此，去看医生不仅产生了治疗的直接好处，而且还促成了用

200美元起付线保险计划“交易”得到125美元起付线保险计划的额外好处。该额外津贴的经济价值(“改进的”保险计划)可以抵消75美元的就诊费用。用一种复杂的方式,当总支出接近起付线时,患者面对的“直观价格”就会下降,但是这种发生的速度随1年中的时间而变化(如果新的起付线于1月1日重新启动,那么在12月28日支出超过起付线并没有多大好处)。

但是,起付线仍然存在明显的效果:卫生保健的需求应类似于未保险的轻度疾病消费者的需求,或是类似于被保险的重大疾病消费者的需求。对需求的总体影响仍然是一个实证问题,我们将在下一章中详细讨论。有关此问题的更完整讨论,请参见Keeler等(1977)。

高起付线医疗保险计划

近年来,美国出现了一种新的医疗保险形式,其特征是高起付线,但通常会全额支付起付线以上的所有费用。最初称为消费者导向的健康计划(consumer directed health plan,CDHP),现在更常见的说法是高起付线健康计划(high-deductible health plan,HDHP)。尽管我们将在第11章中进一步讨论这些内容,但它们的日益普及使得了解“起付线”计划如何在卫生保健需求中发挥作用变得更加重要。

这些HDHP计划与“健康储蓄账户”(health savings account,HSA)结合使用,该账户允许消费者向HSA中增加税前资金,以保证1年内现金流量的畅通。起付线必须至少达到1 300美元(个人)或2 600美元(家庭),才有资格享受税收优惠的HSA储蓄计划。这些计划旨在防止灾难性风险,同时为减少不必要的卫生保健提供强有力的激励。但反对者表示它们也可能导致人们放弃必要的卫生保健,尽管有一些机制可以解决这一问题,第11章将对此进行详细讨论。

最高支付限额

一些保险计划还规定了保险公司支付的金额上限。早期住院计划将这一上限设定为30个住院日,超过30日消费者将失去保险。许多“重大医疗”保险计划还对总支出设置了上限,例如每年10万美元和终生30万美元。

封顶线对保险的影响与起付线相反,它们使真正严重的医疗事件“没有保险”。因此,人们可能会认为这将是一种非常不受欢迎的保险计划,但在过去相当普遍。(请参见第10章。)现在,许多私人保险计划都具有“止损”功能,即对消费者的自付费用设置了上限,即使有些卫生保健服务是共付的。

4.8 时间成本和交通成本

我们还应该意识到时间是获得卫生保健的一种“成本”。与任何服务一样,卫生保健需要患者在场。(为什么你认为我们在等医生时被称为“患者”?)往返于医生之间的路程也会产生时间成本和直接的交通成本。

用于计算卫生保健的“时间成本”对时间“价值”的测量是非常复杂的。对于按小时工资率计算且无病假的劳动者,在工作日去看医生的费用显然等于工资。如果每小时收入 20 美元,看医生需要 2 个小时,工资损失 40 美元,看病的“时间成本”为 40 美元。如果有病假政策,则时间成本可能会小得多。对于不是直接在劳动力市场上工作的人(例如家庭主妇),仍然存在相关的时间成本——这个人的时间在家庭中的价值。因为大多数在家庭环境中工作的人都有机会在劳动力市场上工作,所以我们可以推断出,他们在家的时间优于他们的最佳市场机会,因为他们选择了家庭而不是劳动力市场作为他们的工作地点。因此,他们的时间价值至少与他们的市场机会工资一样多,而就诊的时间成本与该金额成正比。当然,在家庭环境中工作的人没有任何类似于雇员的病假,因此他们承担了所有时间成本的主要部分。

时间成本在影响卫生保健需求方面的作用与金钱成本一样。如果时间成本增加(实际花费的时间增加或时间价值增加),那么对卫生保健的需求就会下降。工作日的病假对时间成本的影响与医疗保险对金钱成本的影响相同。病假政策越好(保险越好),期望的卫生保健利用就更多。

与卫生保健需求的其他方面一样,我们需要依赖实证研究以确定时间成本在影响卫生保健需求方面的重要性。

等候(预约延误)

医疗卫生系统(包括美国等以市场为基础的系统和英国国民健康服务等政府主导的系统)中经常发生一种另外的“等待”:预约延误。从概念上讲,预约延迟不同于纯粹的“等待时间”(例如,在医生办公室),因为在延误期间,至少在某些情况下,患者的时间可用于其他活动。

但是,系统的延误可能减少卫生保健需求。这里的机制并不太依赖时间的机会成本(这是实际等待时间的问题),而是依赖于医疗干预的价值可能随时间而改变的事实。在某些情况下,疾病会自愈,因此治疗变得毫无意义。例如,普通感冒的治疗经常就是这种情况。如果感冒了去看医生,一周就会好,如果不去,则需要 1 周的时间。因此,如果至少 1 周不能预约就诊,则预约推迟会减少对卫生保健的需求。

在极端的情况下(在英国和加拿大的卫生系统中,这种情况发生的频率非常高),治疗的延迟时间非常长以至于患者在接受治疗之前就死于疾病。认识到这一点,这些医疗卫生系统中的某些患者通过在其他地方购买卫生保健而“选择不排队”。例如,在美国和加拿大之间共同边界的许多城市中,许多寻求医院治疗的患者来自加拿大边境的城市,而患者选择在美国自行付费以接受私人保健服务而不是在自己的医疗体系中等待(保险)治疗。

有关排队和等待延迟的更详细讨论,请参见 Cullis 等(2000)。

4.9 质量在卫生保健需求中的作用

卫生保健质量至少有两个重要方面。首先,卫生保健“质量”评估了卫生保健如何改善健康状况。因此,卫生保健质量与是否恰当选择和执行医疗干预有关。例如,在医疗机构就医时,消费者可以通过医生的教育培训背景(良好的医学院校?相关的专科培训?)或医生与患者在一起的这段时间来评估质量。

消费者还重视与医疗相关的便利设施,因为他们必须参与整个过程的每个环节。在医生的办公室里,这可能意味着办公室整洁有序,提供新的杂志、空调和无线网络。在医院里,食物的质量和多样性,电视和通信系统的质量以及工作人员的友善度是此类质量的重要方面。消费者应该重视这两种质量(医疗干预质量与医疗相关的便利设施质量),尽管他们对后者的判断可能比前者更好(我们将在第15章中讨论医生和其他治疗师的执照许可时,回答消费者如何推断卫生保健技术质量的问题)。

因此,当我们说消费者在医生就诊时愿意支付X美元的医疗费用时,一定要确定卫生保健质量。也许最有用的观点(稍后将在我们对医院行为的研究中更直接地体现出来)是我们实际上可以构建整个医疗需求曲线家族,每个"成员"代表不同的质量。如果我们将这些视为支付意愿曲线就很清楚了。每消费一个单位卫生保健,理性的消费者的支付意愿就会随着质量的提高而增加。因此,如果我们根据质量"指数"化需求曲线,那么需求曲线家族结构非常清晰:需求曲线的位置越高(支付意愿越高),质量就越好。图4.12显示了一组3个质量水平的卫生保健(m)的3个需求曲线,质量3> 质量2> 质量1,以此类推。

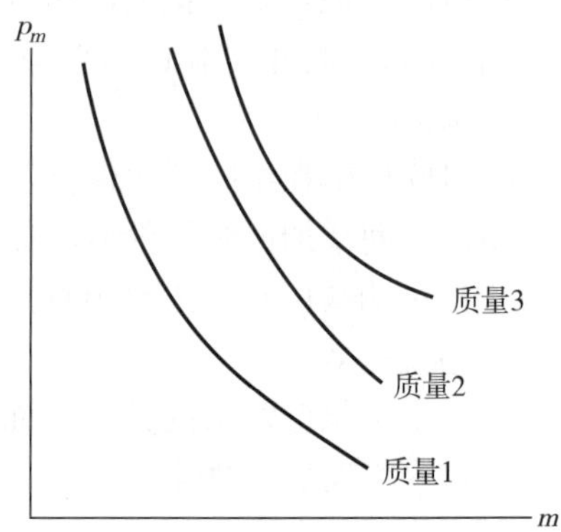

图4.12 质量和需求曲线

我们可以将质量定义为那些导致消费者支付更多费用的卫生保健的特征(除数量外)[15]。幸运的是,我们至少可以在一定程度上避免在卫生保健中采用这种方法,只需指出质量至少可以部分表示医疗投入产生健康的效率。因此,例如,如果受过良好训练的卫生保健提供者(例如医学专家)比没有受过良好训练的医疗提供者更精确或更确定地促进健康,那么我们可以真正地说,受过较高训练的提供者拥有更高的质量。当然,质量的某些方面仍然是主观的,例如工作人员对患者的态度,但是质量在卫生保健中确实具有真实且可衡量的意义,我们应该期望知情的消费者愿意为更高质量的卫生保健支付更多的费用。

现在,我们有了另一个工具来重新讨论固定 - 共付保险计划的问题。如果专家确实为至少某些疾病提供了更高质量的卫生保健,那么专家的需求曲线就高于相关疾病的普通卫生保健提供者。如果保险计划需要固定的共付费用就诊(如20美元),那么任何对专科治疗更为重视的患者都会发现,专家和普通医生就诊的费用相同。如果专家的价值更高,那么选择就是显而易见的。

测量质量

质量可以直接以对消费者重要的方式进行衡量,并且(如我们所期望的)消费者会在此类信息可用时做出反应。一个很好的例子出现在纽约,纽约卫生部(New York State Department of Health,NYSDOH)于20世纪90年代开始公布医生和医院做的心脏直视手术的死亡率(如果你正在考虑手术,这是一个非常重要的医疗质量指标!)。卫生部的报告仔细调整了有关患者潜在疾病严重程度的信息,因此他们报告了"调整后"的死亡率,为准患者提供了所需的确切信息:"像我这样的患者的存活率是多少?"

最初发布该研究报告时,医生和医院抱怨说,“最好”的医院似乎效果最差,因为病情最复杂的患者选择了“最好”的医院。但是,一旦风险调整完成,医院和医生之间仍存在一些重要的差异。也许对我们而言,最重要的是卫生部每年都会发布(并广泛宣传)这些指标。患者如何反应?

这些数据分析出现了两个重要结果。首先,患者确实将治疗选择从较差的医生和医院转移到了更好的医生和医院(以存活率衡量)(Mukamel 和 Mushlin,1998)。事实上,死亡率每减少 1%,市场份额增加 7%。此外,市场的反应是更好的健康结果对应的价格更高,死亡率每改善 1%,价格平均要上涨 250 美元[16]。其次,非常引人注意的是,在公布死亡率结果的情况下,医生和医院努力改善卫生保健质量,整个州的总体死亡率有了显著改善。

卫生保健质量与医护报酬的联系

美国医疗保险计划的最新变化(详见第 12 章)将医院和个人卫生保健提供者(医生、执业护士等)的报酬与卫生保健质量的评估标准紧密地联系在一起[17]。现在,质量衡量标准已远远超出了刚刚讨论的纽约州的范畴。对于医院而言,质量调整已成为 2013 年联邦财政年度的事实,并在 2017 年通过基于绩效的奖励支付系统(Merit-Based Incentive Payment System,MIPS)对大多数卫生保健提供者强制执行[18]。在撰写本书时,该计划包括减少再入院率较高的(长期以来被认为是质量较差的一种衡量标准)医院的费用,降低医院获得性疾病(通常是医院获得性感染或患者跌倒造成的伤害)以及医院基于价值的购买计划中的各种得分[19]。

患者的信念和(非)知情的消费者

有关图 4.12 的另一种解释,在本文后续有关医生作用的讨论中很重要。图中这些各种变化的曲线可以看作取决于消费者对质量、健康生产率或对卫生保健的普遍认知,包括对卫生保健的疗效、某种治疗的效果和可能的不良反应。

来自不同家庭和背景的患者对医疗的总体效果持不同意见。那些坚信卫生保健非常有效的人有更高的支付意愿(图 4.12 中标记为“质量 2”和“质量 3”的曲线)。相反,那些不信任医学治疗效果的人通常有较低的支付意愿(如图 4.12 中最低的曲线所示)。一些宗教信仰,如基督教科学家所持有的宗教信仰,改变了一般的卫生保健利用模式,而另一些宗教信仰,如耶和华见证会成员所持有的特定的治疗信仰(耶和华见证人禁止输血),则强烈地影响了其对卫生保健的需求。

此外,还可以考虑患者对特定治疗的看法。例如,考虑一下牙医对根管手术的描述。如果将手术描述为几乎无痛,并保证持续该手术会使牙齿具有理想的美好的外观,否则牙齿会变色并最终死亡(牙齿将会被拔除),那么根管手术将有更高的意愿(患者更愿意花钱手术)。或者,如果牙医更谨慎地描述手术带来的结果(“我们有可能保住牙齿”),并强调手术过程可能存在不适(“对于很多人来说这是很不舒服的”),那么患者的手术意愿将会更低。

这里的关键点是患者很可能从他们的治疗医生那里获得很多的(如果不是全部的话)相关信息(如果患者愿意接受治疗),尤其是对于特定的治疗方式。任何这些情况下,当“顾问”也是治疗提供者时，提供者欺骗患者的经济动机便出现了，增加了患者的治疗需求和支付意愿。这个问题在健康经济学相关文献中被称为“诱导需求”，将会在第 7 章中进行详细讨论。

4.10　回顾:卫生保健价格指数

第 1 章讨论了医疗价格随时间的变化情况，但要注意的是，上半个世纪以来医疗质量变化是一个主要的问题。现在需要重新回顾框 1.1，该框显示了卫生保健质量的变化（以及支付意愿）如何影响人们对价格上涨对消费者剩余福利影响的解释。质量很重要，如果不把质量改善考虑进去，将会严重扭曲人们对医疗服务改变是如何让消费者变好或变坏的理解。

最近有关治疗特定疾病的成本的一些研究表明，实际上，考虑到医疗质量发生的变化，医疗服务的费用正在下降，而并不是随着时间变化上升。这个结论是从对心脏病的治疗（Cutler 等，1998）和对抑郁症的治疗（Frank 等，1999）相关研究中得出的：治疗这些疾病的费用实际上已经随着时间在下降，这与第一章中所得出的费用变高的结论是呈鲜明对比的。

健康保健经济学的早期分析家（20 世纪 60 年代和 70 年代芝加哥大学商学院的 Reuben Kessel）非常清楚地阐述了这个问题。将他的言论放到当今时代，人们可能会问：“您愿意以 20 世纪 90 年代的价格接受 20 世纪 90 年代的医疗治疗，还是愿意用当前的医疗价格接受现今的医疗治疗？”回答这个问题时，请回想一下，自 1990 年以来，即使在调整总体通货膨胀之后，医疗费用也增加了 70%，如图 1.2b 所示。对于这个问题，通常的回答是“我宁愿以当前的价格获得当前的卫生保健”，这意味着尽管卫生保健业出现了“通货膨胀”，但消费者的境况却更好了。本书的大多数读者可能无法设想 20 世纪 90 年代的卫生保健情况，但是快速回顾 21 世纪初期的大多数主要卫生保健活动表明很多这些活动在当时无法广泛获得，包括（但不限于）CT 和 MRI 诊断扫描设备，器官移植，控制高血压和胆固醇的药物，最新的癌症治疗方法，心脏直视手术和血管成形术以疏通堵塞的动脉，髋关节和膝关节置换术以及激光视力矫正来摘掉眼镜。相较而言，新近发展的分子和基因疗法甚至可能会让这些治疗措施显得粗糙，尽管它们肯定会增加卫生保健总费用支出。

4.11　结语

对卫生保健的需求源于健康是人类最基本的需求，因为健康产生效用。只要卫生保健有助于增进健康（例如，恢复一个患者的健康），理性的决策就可以形成人们对卫生保健的系统需求曲线。这些需求曲线向下倾斜，因此在其他条件不变的情况下，高价格的医疗需求更少。更严重的疾病使医疗需求曲线向外移动，因此（其他条件相同情况下）患病的人比健康的人对医疗的需求更多。收入（和其他因素）还会导致医疗需求曲线向外移动，因此（在固定价格下）收入更高的人购买更多的卫生保健。消费模式（X_G，X_B 等）、疾病带来的收入损失及其他因素会使这些关系严重混乱（可能“难以置信”这个词语来描述更贴切）。在社会而不是个体层面而言，这种关系被环境污染和工业事故这些工业化的“副产品”进一步复杂化了。这些工业化的“副产品”虽然可以创造更多的收入，但也可能导致严重的健康问题。

尽管目前保险覆盖的机制多种多样，但通常来说，社会保险在一定程度上降低了医疗价格。标准经济模型有助于分析保险对医疗需求数量的影响。

4.12 《健康经济学手册》中的相关章节

Volume 1　Chapter 7, "The Human Capital Model" by Michael Grossman

Chapter 10, "Insurance Reimbursement" by Mark V. Pauly

Volume 2　Chapter 6, "Who Ordered That? The Economics of Treatment Choices in Medical Care" by Amitabh Chandra, David Cutler, and Zirui Song

4.13 问题

1. 对于特定的消费者和特定的疾病，绘制无保险的卫生保健需求曲线。然后分别绘制该消费者有保险①支付所有医疗费用的 50% 和②支付 100% 的医疗费用时的需求曲线。

2. 描述当患者每次支付定额费用（如 25 美元）时，对就诊需求曲线的影响。

3. 对于单个消费者，请显示 3 种疾病 l_1、l_2 和 l_3 的需求曲线，其中疾病严重程度随着下标 1 增加到 3。需求曲线是否平行？他们有可能相交吗？

4. 对于单一疾病（例如喉咙痛和咳嗽），请展示对卫生保健和其他商品有不同偏好的 3 个不同消费者的需求曲线。需求曲线是否需要平行？它们会相交吗？现在，将这 3 条需求曲线汇总为一条需求曲线。如果这些人构成一个市场区域中的全部人口，那么该需求曲线就是"市场"需求曲线。想一想当汇总成千上万个人的需求曲线时会发生什么。

5. 对每种疾病的医疗需求是特定的，每种疾病都可能导致对不止一种类型的医疗需求（如医院、医生、药物）。我们应该考虑针对特定疾病（例如喉咙痛）或医疗干预（如就诊、抗生素注射）的需求曲线吗？解释你的结论。

6. 当卫生保健的质量提高时，该服务的需求曲线会发生什么？如果质量以消费者无法察觉的方式提高，例如降低了不良副作用的可能性，需求曲线会发生什么变化？

7. 用未经经济学培训的人可以理解的术语来描述消费者剩余的概念。

8. 假设只有一种类型的卫生保健（去医生诊室就诊），并且每次就诊费用为 20 美元。现在考虑一种具有 100 美元起付线的保险单，可以支付消费者此后医疗费用的 80%。消费者所面对的价格明细表包含一个数量（5 次就诊），使得总支出（价格 × 数量）等于起付线（100 美元）。画这样一个价格柱状图。然后绘制一条消费者需求曲线，该曲线在两次就诊（在顶部），5 次就诊（在价格表的垂直部分）和七次（在较低部分）与价格柱状图相交。问题：该患者的最佳消费量是两次就诊，五次就诊还是七次就诊？为什么？

9. 如果消费者收入增加，卫生保健需求曲线将会发生什么变化？（不要忘记收入对影响健康产品的消费的影响，例如跑鞋，香烟，高脂食品，汽车安全气囊等）

10. 假设一个需求曲线的形式为 $q=100-10p$。在 $p=5$ 时消耗的数量是多少？在 $p=5$ 时，需求弹性是多少？

附录：需求曲线和需求弹性

消费者通过简单的保险单支付的医疗费用为 $C\times p_m$，其中 C 是共保率，p_m 是市场价格。保险单的费用为每年 R 美元。因此，购买卫生保健时，有保险的消费者的预算约束为 $I-R=p_x x+Cp_m m$。这可以导致消费者的需求曲线形式为：

$$m=f(\text{收入},\text{价格},\text{疾病水平})$$

假设我们对这样的曲线进行线性近似，

$$m_{\text{ni}}=\alpha_0+\alpha_1(\text{收入})+\alpha_2(\text{价格})+\alpha_3(\text{疾病水平})$$

m 关于价格的导数为 α_2，需求曲线的价格弹性为 $\alpha_2\times$（价格 $/m_{\text{ni}}$），其中 m_{ni} 表示无保险时购买的 m 的数量（ni），当然，这取决于收入，价格等。如果消费者获得了具有共同保险 C 的保险单，则需求曲线中出现“价格”的任何地方都将被 Cp_m 替换，收入将被 $I-R$ 替换。因此，有保险的需求曲线（m_{wi}）是

$$m_{\text{wi}}=\alpha_0+\alpha_1(I-R)+\alpha_2(C\times\text{价格})+\alpha_3(\text{疾病水平})$$

m_{wi} 关于价格的导数为 $\alpha_2 C$，弹性为 $\alpha_2 C\times$ 价格 $/m_{\text{wi}}$，其中 $m_{\text{wi}}>m_{\text{ni}}$。

同样，m_{wi} 对 C 的导数为 $\alpha_2\times$ 价格，弹性为 α_2（价格）$\times C/m_{\text{wi}}$，与 m_{wi} 对价格的导数相同。因此，关于价格和共同保险的弹性是相等的。

当然，如文本所指出的，当可获得的不止一种类型的卫生保健时，对一种类型的卫生保健的需求可能取决于其他类型的卫生保健的价格（和保险范围）。假设两种类型的卫生保健（例如门诊和住院）可以治疗同一名患者的疾病，那么我们将有两条需求曲线，将价格缩短到 P，使用 A 下标表示门诊，使用 I 下标表示住院：

$$m_{\text{I}}=\alpha_0+\alpha_1(I-R)+\alpha_2(C_{\text{I}}\times P_{\text{I}})+\alpha_3(C_{\text{A}}\times P_{\text{A}})+\alpha_4(\text{疾病水平})$$

和

$$m_{\text{A}}=\beta_0+\beta_1(I-R)+\beta_2(C_{\text{I}}\times P_{\text{I}})+\beta_3(C_{\text{A}}\times P_{\text{A}})+\beta_4(\text{疾病水平})$$

对每种类型卫生保健的需求取决于其自身的价格以及其他护理类型的“交叉价格”。如文中所讨论的一样，如果商品是替代品，则 α_3 和 β_2 将具有正号；如果商品是补充品，将有负号。这种想法显然可以推广到多种类型的卫生保健中。

请注意每种类型的卫生保健都有自己的共保率。住院和非卧床护理通常有不同的共保率，正如牙科护理和其他特定的卫生保健类型不一样。保险计划的福利套餐决定了给定计划的共保率。

总需求曲线弹性是个体弹性的数量加权平均值的证明：

将 $M=\sum_{i=1}^{n} m_i$ 定义为一个由 n 个人组成的社会的总支出，每个人的需求等于 m_i，需求变化率 $dm_i/dp=\beta_i$，需求弹性 η_i。M 相对于 p 的变化为：

$$\frac{dM}{dp}=\sum_{i=1}^{n}\beta_i=\sum\eta_i\times(m_i/p)$$

因此可得，

$$\eta=\frac{dM/M}{dp/p}=\sum_{i=1}^{n}\eta_i\times(m_i/M)=\sum_{i=1}^{n}s_i\eta_i$$

其中，$s_i=m_i/M$ 是总量 M 中第 i 个人的份额。因此，总需求弹性是各个需求弹性的数量加权

混合。

注释

1 本章中运用的模型不适用于预防性卫生保健的需求，例如疫苗、乳房 X 线照相术等。由于这些类型的卫生保健会改变疾病的可能性或严重性，我们可以在“自我保险”的背景下更好地理解它们，因此我们将在对医疗保险需求的分析中对其进行讨论。

2 从字面上看，“没有任何争议”。

3 根据一些哲学流派，假设的“现实主义”很重要。根据其他人的说法，这并不重要，至少在某种意义上是这样。假设决定了人类行为模式的结构。与该模式相对应的理论是，消费者的行为就像该模型复制了人类的行为一样。根据卡尔·波普尔（Karl Popper）等的哲学理论，可以通过发现与模型相冲突的人类行为来驳斥该理论。因此，对理论的检验不是其现实性，而是其具有的预测价值。当然，如果模型已经排除了问题的关键部分，那么它将无法通过预测测试，因为它无法很好地预测行为。有关经济背景下这些问题的经典讨论，请参见弥尔顿·弗里德曼（Milton Friedman）的《实证经济学》（1966）。

4 在微积分的符号中，我们需要边际生产率 $\partial H/\partial m$。因为 $H=g(m)$，我们在整本书中都使用符号 $g'(m)$ 对此进行描述，其中 $g'=\partial H/\partial m$ 是 m 的边际生产率。

5 当然，我们可以从图 4.1b 开始，然后将其拉伸到图 4.1a，再次使用生产函数（沿另一个方向）来描述适当的拉伸量。为此，将根据 m 的边际生产率的倒数在 m 轴上的每个点垂直拉伸图 4.1b。

6 我们在第 2 章中已经注意到，商品 x 中的某些类型的“商品”实际上也降低了健康水平。这些商品的存在正式意味着 $H=g(m,X_B,X_G)$，我们需要将 $g'(m)$ 定义为 g 的偏导数，并保持 X_G 和 X_B 不变，因此 $g'(m)=\partial H/\partial m$。在如图 4.1a 所示的图中，某些 X_B 的存在只会使 PP 曲线降低或变得更凹（在其中具有更多的弯曲），但是总体思路仍然相同。

7 恩格尔曲线是收入与消费量的关系图，以经济学家恩斯特·恩格尔（Ernst Engel）的名字命名，恩格尔曲线的发展通常归因于恩格尔。

8 这是一种记住这一点的简单方法：如果消费者在 X 上花费了所有钱，那么预算线的相关部分将是它与 X 轴相交的位置，因为 m 在那里等于 0。那时，m 的价格将是无关紧要的，将消耗相同数量的 x。相反，对于相同的预算，如果消费者将所有钱都花在 m 上，则购买力将随着 p_m 的下降而增加，从而可以购买更多的 m。一般来说，p_m 的变化意味着预算线绕 X 轴上的交点旋转。

9 称其为水平汇总，是因为经济学家通常倾向于在需求曲线图中以纵轴为价格，横轴表示数量。在这样的图中“水平”添加事物会产生正确的图像。

10 对于线性需求曲线，该关系看起来很奇怪：在相同价格下进行估计，有保险的需求曲线（η_c）的弹性与无保险的需求曲线（η）的弹性相关，$\eta_c=C\eta/[1-(1-C)\eta]$。对于较小的 η，这意味着 η_c 约为等于 $C\eta$。例如，如果无保险的弹性为 −0.2，而共保率为 0.25，那么，有保险的弹性的精确计算值为 −0.043，而近似值为 −0.05（大约 15% 的误差）。对于较大的 C 值，近似值效果更好。对于相同的 η 初始值和 $C=0.5$，近似值为 −0.1，精确值为 −0.909 09⋯（大约 9% 的误差）。

11 第 10 章介绍了通过雇佣相关工作组提供保险时对此图的修改，以及这种保险费（例如 R）是如何形成的。

12 当然，如果价格更高，超出起付线的医疗费用就会减少。数学上精明的读者可以绘制 $D=p\times m$ 形式的矩形双曲线，该曲线将显示 p 和 m 的组合，这些组合仅产生足以满足起付线的支出。一旦知道了 p，则给定的 m（例如图中的 m^*）将满足起付线。

13 当然,在一种情况下,消费 m^* 是合理的,即当疾病水平使得需求曲线刚好与 m^* 处价格线相切时,这是价格线与特定疾病的需求曲线之间的交点。

14 即使从技术上讲,这不是正确的,但这“几乎是正确的”。起付线 D 表示的支出减少了可用于其他所有商品和服务的收入,因此,包括卫生保健在内的所有需求曲线都会因为小的收入效应向内微移。但在真实世界中,这种效应微不足道,可以放心忽略。

15 古老的房地产笑话反映了这一点:“如果‘有视野的房子’和‘无视野的房子’,其他都是一样的,以相同的价格出售,那么‘有视野的房子’就没有视野。”

16 这个结果意味着在价格上有相当大的竞争。典型的心脏外科手术患者是老年人,并且(如果不受手术伤害)预期寿命为(出于讨论目的)10年。因此,死亡率降低1个百分点可产生约0.1个“预期寿命年”。(如果预期寿命为5或15年,这一观点不会有太大变化。)这意味着患者每生命年的成本(为更高的质量而支付更多费用)约为2 500美元,这是非常低的成本。(将其与许多医疗干预措施的每生命年的成本进行比较,如表3.1所示。)此结果表明,价格主要由提供服务的成本决定,并且没有反映出垄断力量所允许的任何重大加价。在极端情况下,一个纯粹的具有歧视性的垄断者可以以更高的价格提取出较低死亡率风险的所有额外价值,但是在纽约心脏手术市场显然没有发生过。

17 一份长达80页的文档介绍了该计划,网址为 www.cms.gov/Medicare/Quality-Initiatives-Patient-Asssmentment-Instruments/Value-Based-Programs/MACRA-MIPS-and-APMs/Final-MDP.pdf,最新访问时间为2017年4月2日。

18 请参见 www.medicare.gov/hospitalcompare/linking-quality-to-payment.html。现在,对于每年 Medicare 的账单超过30 000美元或看过超过100多名 Medicare 患者的医生,必须强制要求参与质量调整付款。请参阅 https://qpp.cms.gov/,上次访问时间为2017年9月12日。此程序稳定发展,因此任何实际程序的“出版”摘要都将很快过时。上次访问时间:2017年4月2日。

19 该程序的这一部分发展最快,因此,如果您想了解该程序的测量和奖励,则需要定期更新。参见 www.medicare.gov/hospitalcom pare/Data/hospital-vbp.html,最新访问时间为2017年4月2日。

(侯利莎　廖伟斌　译)

第5章

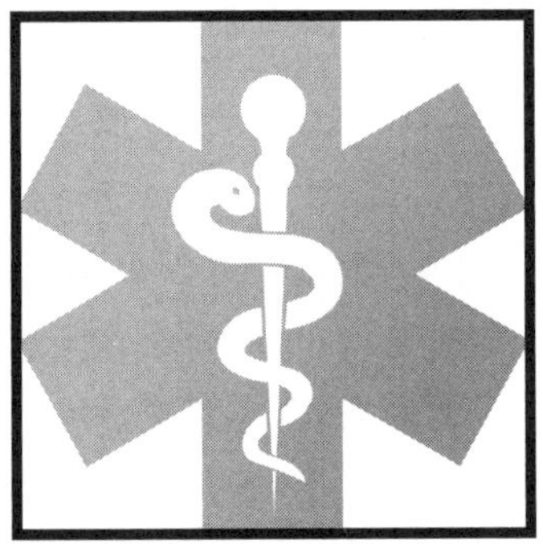

卫生保健需求与应用的实证研究

学习目标

1. 理解理论模型（第4章）和实证研究（本章）之间的区别。

2. 大致了解各类卫生保健需求弹性的大小。

3. 了解某些特定变量（年龄、患病情况、收入和生活方式）如何影响卫生保健需求。

4. 了解交叉价格弹性（如药品和急性卫生保健）的作用。

5. 应用消费者需求模型和实证证据来衡量医疗实践差异的经济重要性。

上一章建立了卫生保健需求的概念模型，展示了如何从基本的健康效用模型（无法观测）转向可观测的需求曲线。我们期望找到的关键关系是，保持其他相关因素不变时，得出以下各种情况下卫生保健服务的需求量的预测。需求量在下面几种情况下应该会增加：

- 价格降低
- 疾病严重程度增加
- 保险覆盖范围扩大（共付额或起付线降低）
- 时间成本减少
- 获得医疗服务的时间减少
- 成年人的年龄增加

我们还知道，收入的提高会增加所有商品和服务的总需求。这个预测虽然没有特指任何商品或服务(包括任何特定类型的卫生保健),但我们可以说收入的提高很可能会增加卫生保健服务的需求。最后,当两种服务(如住院和门诊)的价格变动有异或投保方式不同时,一种服务的价格和医保覆盖范围变化对另一种服务利用量的影响,将取决于这两种服务是互补品还是替代品。有了这些信息,我们现在就可以研究人们实际上是如何使用卫生保健的,以及各种因素实际上是如何影响需求的。

5.1 需求曲线相关研究

许多经济学家利用文献中或(偶尔)专门收集的各种类型的数据,估计了在各种情况下各种类型的卫生保健的需求曲线。这些资料的范围之广令人不安。在这些研究中发现需求价格弹性的估计值从最大到最小的变化幅度达到一个(甚至更大)数量级。例如,已有文献发现住院天数的价格弹性的估计值变化范围为 -0.67(Feldstein,1971)到 -0.47(Davis 和 Russell,1972),对于部分疾病是 0(Rosenthal,1970)。对于医生的服务,估计值变化范围为 -0.14(Phelps 和 Newhouse,1972;Scitovsky 和 Snyder,1972)到 -1(医院门诊,Davis 和 Russell,1972)。一项研究报告称,卫生保健需求的总体弹性高达 -1.5(Rosett 和 Huang,1973)。这些研究中有许多都存在复杂的统计问题,使得结果难以解释(Newhouse 等,1980),各种各样的估计使我们很难知道如何单独地对其中的任何一个做出判断。到 20 世纪 70 年代中期,文献中唯一的共识可能是"价格对卫生保健需求有重要影响"。

在某种程度上,由于先前研究中发现的不确定性,联邦政府在 20 世纪 70 年代中期启动了一项健康保险的随机对照试验(randomized controlled trial,RCT),以更多地了解保险是如何影响医疗需求的。该研究由 RAND 公司开展,被称为健康保险研究(Health Insurance Study,HIS)。出于多种考量,我们可以将这些结果视为最佳的可用的结果,因为在 RAND HIS 分析中基本上消除了先前研究的统计困难之处,而且样本量远远超过了大多数研究可用的样本量。虽然还有其他的估计值,但对于大多数卫生保健类型,我们这里主要关注 RAND HIS 的结果。

尽管 RAND HIS 已经有 30 多年的历史,但它仍然被健康经济学家广泛地认为是证明价格对卫生保健需求影响的"金标准"。

RAND HIS

20 世纪 70 年代,联邦政府主持了几项大型社会科学实验,RAND HIS 就是其中之一。该研究基本上遵循标准的"实验室"试验(RCT)的设计方法,仅出于伦理和管理目的进行了必要的修改。从 4 个城市(俄亥俄州的代顿、华盛顿的西雅图、南卡罗来纳的查尔斯顿和马萨诸塞州的菲奇堡),以及两个农村地区(一个在南卡罗来纳州,另一个在马萨诸塞州)选择了 5 809 名研究对象。参保人被要求参与 3 年或 5 年[1],并放弃使用任何他们可能已经有的保险,在研究期间内只使用随机分配的 HIS 保险。整个研究共收集 20 190 人年的数据用于分析。符合条件的人口包括未被收容的 65 岁以下的人[2]。在登记时,这些人会被告知他们将使用以下哪种医保计划:①所有服务全覆盖(C=0);②所有服务 25% 共付费用(C=0.25);③所有服务 50% 共付费用(C=0.50);④牙科及精神科服务 50% 共付费用(牙科和精神科,

C=0.50，其他服务 C=0.25)；⑤家庭成员门诊起付线每人 150 美元(每户 450 美元)[3]；⑥除非达到灾难性支出的上限(家庭收入的 5%、10% 或 15%，总上限为 1 000 美元)，否则基本不提供保险。后一项计划的实际支付率为 5%(C=0.95)，以鼓励家属提出索赔，而医疗用途信息就是从索赔中获得的。另外，一些人参加了西雅图的一个保健组织(health maintenance organization，HMO)，其结果将在第 11 章中讨论。

每种医保计划的参保者都有一个财务风险上限，跟“灾难性医保”一样，因此，没有一个家庭的卫生保健自付费用会超过收入的 5%、10% 或 15%(最高 1 000 美元)(如果认为 15% 看起来很大的话，不妨想一下目前近 18% 的国民生产总值是用于卫生保健的)。如果某年某个家庭的卫生支出超过此上限，则当年的所有其他卫生支出将全覆盖(C=0)。当然，参与 C=0.25 医保计划的家庭比参与 C=0.95 医保计划的家庭达到此上限的可能性小很多。

设置这个上限的目的是吸引大家参保，同时还提供了与家庭面临的最大风险相等的“参与激励金”。例如，如果某个家庭的收入为 15 000 美元，且灾难性支出的上限为收入的 5%，则该家庭最大财务风险为 750 美元，只要该家庭参与本实验，就可获得 750 美元。该实验的这一点具有积极的伦理属性(没有人会因为参与实验而导致经济状况变差)和良好的实验设计属性(它基本上成功地消除了实验期间所有拒绝参与或者样本损耗的情况)，虽然与其他研究计划相比，它显然使得分析变得有些复杂。但是，相较于简单的保险计划对比，这种基于疾病发作的后续分析(Keeler 等，1988)可以使人们通过 HIS 的结果推断其他复杂的医保计划，即使其中一些医保计划的设计可能与研究中使用的一些具体的设计完全不同。

基于随机试验设计，HIS 的主要研究结果采用了最简单的分析方法，即比较不同医保计划下的平均值。之后利用回归分析控制了其他影响因素以提高估计的精度，并显示了其他变量(如年龄和收入)的影响。表 5.1 展示了关于门诊服务和卫生总支出的原始结果。表 5.2 是经弧弹性转化的结果(关于弧弹性，详见框 5.1)。

框 5.1　弧弹性

本章讨论了一种不同于第 4 章中提到的弹性形式——弧弹性。可以返回框 4.1 看一下，确保你完全理解了斜率和弹性的基本概念。

已经理解了吗？好的，你可以继续阅读了。还没有把这些概念牢牢地记下来？那就再读一遍框 4.1！现在我们就来讨论弧弹性：

在某些数据中，需求曲线上只有两个点的数据可以获得，此时，我们通常会计算弧弹性。这个方法计算了价格和需求量以两个观测点平均值为参照的相对变化的。因此，

$$\bar{\eta}=\frac{\%\Delta Q}{\%\Delta P}=\frac{\Delta Q/\bar{Q}}{\Delta P/\bar{P}}=\frac{(Q_2-Q_1)/[(Q_2+Q_1)/2]}{(P_2-P_1)/[(P_2+P_1)/2]}$$

因为两个 2 被约掉了，该公式通常写为

$$\bar{\eta}=\frac{(Q_2-Q_1)/(Q_2+Q_1)}{(P_2-P_1)/(P_2+P_1)}=\frac{(Q_2-Q_1)\times(P_1+P_2)}{(P_2-P_1)\times(Q_1+Q_2)}$$

这提供了一种在仅有两个数据点的情况下估计弹性的方法，在真实的数据收集工作中这种情况出现的频率相当高。

表 5.1 人均每年医疗服务使用量的样本平均数

医保计划	面对面服务量	门诊费用 / 1984 年的美元	住院服务量	住院费用 / 1984 年的美元	任何医疗服务的概率 /%	任何住院服务的概率 /%	总费用 / 1984 年的美元	调整的总费用 / 1984 年的美元
全免	4.55 (0.168)	340 (10.9)	0.128 (0.007 0)	409 (32.0)	86.8 (0.817)	10.3 (0.45)	749 (39)	750 (39)
25%	3.33 (0.190)	260 (14.70)	0.105 (0.009 0)	373 (43.1)	78.8 (1.38)	8.4 (0.61)	634 (53)	617 (49)
50%	3.03 (0.221)	224 (16.8)	0.092 (0.011 6)	450 (139)	77.2 (2.26)	7.2 (0.77)	674 (144)	573 (100)
95%	2.73 (0.177)	203 (12.0)	0.099 (0.007 8)	315 (36.7)	67.7 (1.76)	7.9 (0.55)	518 (44.8)	540 (47)
个人免赔	3.02 (0.171)	235 (11.9)	0.115 (0.007 6)	373 (41.5)	72.3 (1.54)	9.6 (0.55)	608 (46)	630 (56)
χ^2(自由度为 4)	68.8	85.3	11.7	4.1	144.7	19.5	15.9	17.0
P 值	<0.000 1	<0.000 1	0.02	n.s.	<0.000 1	0.000 6	0.003	0.002

注：所有标准误差（括号内的值）都根据时间和家庭内部的相关性进行了校正。价格均以 1984 年 6 月的美元表示。面对面服务是指与 MD，DO 或者其他卫生服务提供者面对面交谈，不包括仅做放射、麻醉或病理学检查的情况。同时，也不包括牙科服务和门诊心理咨询。n.s. 表示无统计学意义。

来源：Manning 等（1987）。

表 5.2　卫生需求的弧弹性

名义共保率的变化区间 /%	平均共保率的变化区间 /%	所有服务	门诊服务
0~25	0~16	0.10	0.13
25~95	16~31	0.14	0.21

来源：Manning 等（1987）。

Keeler 等（1988）利用疾病发作分析将价格反应分为两部分：发作的次数和每次发作的费用。表 5.3 显示了按所接受的护理类型细分的最终弧弹性结果。总体而言，卫生服务的价格敏感度仍然很小，但与简单比较各种医保计划显示的结果相比要大一些。[4] 需求弹性展现出的模式符合关于"必要医疗"的直觉认识。住院治疗的需求对价格的响应是最小的（特别有较高的共同保险率的情况下），健康护理（预防性检查等）则有最高的价格敏感度，急性和慢性门诊服务介于住院治疗和健康护理之间。[5] 对所有的医疗服务来说，在几乎完全覆盖的情况下（C=0 到 C=0.25），价格的弹性估计值为 –0.17，当共同保险率更高时，该估计值为 –0.22。在较高的共同保险范围内，"健康护理"的最大价格响应为 –0.43。综上，我们现在可以很放心地说，尽管卫生保健的使用确实受价格影响，但与其他一些商品和服务相比，被影响程度很小，大多数医疗服务的弹性通常在 –0.1 到 –0.3 的范围内。

表 5.3　不同服务类型的弧弹性

共保率区间 /%	门诊服务			总门诊服务	医院	总医疗服务	牙科服务
	急性	慢性	健康保健				
0~25	0.16 （0.02）	0.20 （0.04）	0.14 （0.02）	0.17 （0.02）	0.17 （0.04）	0.17 （0.02）	0.12 （0.03）
25~95	0.32 （0.05）	0.23 （0.07）	0.43 （0.05）	0.31 （0.04）	0.14 （0.10）	0.22 （0.06）	0.39 （0.06）

注：括号中为标准误差。计算方法详见 Keeler 等（1988）。
来源：Keeler 等（1988）。

Keeler 等（1988）的研究估计了不同医保计划参与者的费用，包括"未参保"这一类别，尽管 HIS 中实际上并不存在没有保险的情况。将他们的研究结果（见表 5.6）用医疗 CPI（详见框 1.1 和表 1.4）转化成 2010 年的消费水平后，65 岁以下没有医保者预计每年花费 1 968 美元，医保全覆盖者为 3 426 美元。其模型结果表明医保全覆盖者每年会比完全没有医保的人在卫生保健方面多花费 75%。

这些结果与之前很多非实验研究文献形成鲜明的对比，这是完全可以预料到的，因为（除了少数例外）以前的文献面临严重的统计问题。回过头看过去的研究，极少数基于"自然实验"的研究得到的结果与 HIS 的"黄金标准"非常接近[6]，而那些基于集合数据的研究得到的结果则与预期目标相距甚远，有些研究甚至相差了一个数量级。

住院服务和门诊服务是替代品还是互补品？

HIS 的设计探求了住院服务和门诊服务是互补的（如轮胎和汽油）还是相互替代的（如汽车和飞机）。150 美元个人起付线的医保计划恰巧回答了这一问题，因为起付线只适用于门诊服务。参与者的所有住院服务是全覆盖的。因此，该组与所有服务全覆盖组（C=0，对所有卫生保健服务而言）在住院服务使用方面存在的任何差异都可以回答这个重要的问题。表 5.4 展示了各项计划下的住院人数和医疗费用。与完全覆盖组相比，个人起付线 150 美元门诊费用的组只减少了 10% 的住院人数和 9% 的总住院费用。虽然统计精度不是特别高，但是这些结果表明这两个服务是互补的，而不是相互替代的。也就是说，随着对门诊服务保险额度的下降，门诊和住院服务使用量都下降了。

表 5.4　HIS 中住院服务的利用量

医保计划	年均住院服务量	住院费用 /1984 的美元
C=0	0.128	409
C=0.25	0.105	373
C=0.5	0.092	450
C=0.95	0.099	315
每人免赔 150 美元	0.115	373

来源：Manning 等（1987）。

牙科保健

HIS 的数据还显示其他服务的需求弹性，包括牙科保健、心理健康和急诊服务。在牙科保健方面，以往的研究关于价格响应方面的信息很少，且都存在潜在的方法学问题（Phelps 和 Newhouse，1974）。如果非要说有什么发现，以往的研究数据表明了相较于其他卫生保健，牙科保健对于价格的响应更明显。正如表 5.5 所示，HIS 的研究结果至少在一定程度上印证了这一点。高水平的共付保险（C>0.25），牙科保健需求的弧弹性为 –0.39，大于除健康护理外的其他所有卫生保健。然而，在 C=0 到 C=0.25 范围内，牙科保健需求的弹性估计为 –0.12，低于包括住院服务在内的大多数其他卫生保健服务。对牙科保健而言，患者的行为在实验最初几年和后面几年会有差别。直观地说，相比其他类型的卫生保健，人们更容易不看牙科服务。在实验过程中，从牙科报销相对较少的保险转化成了报销力度更大的 HIS 保险（C=0 或 C=0.25）的患者，将以“超低的”价格享受牙科保健。我们应该期望他们利用这一点，纠正任何积压的牙齿问题。根据表 5.5 的结果显示，事实正是如此。第一年，任何一种更好的保险与 95% 共付率保险在牙科保健的支出差异都高于非牙科保健的支出差异，而且这种差异随着保险覆盖范围的扩大而变得更加明显。而在第二年，更好的保险计划与 95% 共付率保险在牙科保健的支出的差异又基本小于其他卫生保健的支出差异。一旦“积压”的牙科问题解决以后（在第一年），有更好的医疗保险的人似乎不会比那些参与较差医疗保险的人消费更多的牙科保健服务，当然医保全覆盖者（C=0）除外。这些研究结果说明了一定的共同保险对控制牙科医疗计划支出的重要性,即使共付的比例相对较小。

表 5.5　相对于 C=0.95 计划的年度支出(C=0.95 计划 =100 美元支出)

医保计划(非牙科 / 牙科)	第一年		第二年	
	非牙科 / 美元	牙科 / 美元	非牙科 / 美元	牙科 / 美元
全免 / 全免	200	252	177	152
25%/25%	145	158	128	109
25%/50%	144	181	122	98
50%	111	118	105	112
95%	100	100	100	100
每人免赔 150 美元	143	163	124	94

来源:Manning 等(1985)。

其他专科服务

除了牙科护理以外,RAND HIS 也可用于很多其他的"专科"服务的研究。在 HIS 展开之前,用非实验数据研究这些卫生服务特别困难,因为很少有私立保险覆盖这些服务。特别让人感兴趣的是处方药和精神卫生服务需求受价格影响的估计值,因为这两项重要的卫生服务在私人医保计划中通常是自选的。

就处方药而言,需求受价格的影响似乎比其他卫生保健服务要大。RAND HIS 中享受全额保险的人比参加 95% 共同保险计划的人消费的药物(按年度花费计算)多 76%。有一半的差异发生在从全免保险转变为 25% 共同保险计划的过程中,其余差异则归因于从 25% 的保险向几乎没有保险(95% 的保险计划)的转变。(有关详细信息,请参阅 Liebowitz 等,1985)。

就精神卫生服务而言,有理由事先预计其需求受价格影响更大,因为(至少根据"常识"定义)精神卫生治疗的非医学替代品比其他卫生服务(例如脑外科手术)更多。就心理健康治疗而言,心理学家,心理顾问,神职人员甚至调酒师(至少通过讲述轶事)的服务都可以替代精神科医生的卫生服务。因此,将某种服务纳入保险而不纳入其他可替代的服务,有可能打破这些替代品之间的平衡。

通过简单的比较各种医疗保险计划中心理保健的利用率,可以得出一个结论,即其使用对价格的敏感性与其他类型的门诊卫生保健一样(Manning 等,1984)。但是,Ellis 和 McGuire(1984)对这项研究的评论表明,RAND 实验的特定特征可能会扭曲结果。由于精神卫生保健使用者相对其他卫生保健使用者对所有卫生保健服务的利用都较高,他们更有可能超出实验中设定的支出上限(请参见前面的讨论),因此,他们的大部分精神卫生保健都被保险完全覆盖。Keeler 等(1986)在对数据的重新分析中着眼于疾病发作而不是年度支出(因此可以研究到达支出上限前后的行为),他们发现了更明显的受价格影响的相应需求行为:根据新的估计,医保全覆盖者利用的精神卫生保健大约是没有保险者的四倍。有趣的是(与其他卫生服务有些不同),在共付率较高的范围(50% 至 100% 共同保险)中需求改变受影响非常大。在之前讨论的其他卫生服务中,我们可以回想起,与共同保险有关的大多数"需求改变”都是在全额保险转换为 25% 共同保险时发生的，随着共同保险率从 25% 提高到更高，需求的额外减少相对较小。但是，对于精神保健，这并不成立。尽管从全额保险转变为 25% 的共同保险的需求变化与其他卫生保健服务大致相同，但从 50% 的共同保险转变为 95% 的共同保险时，需求的变化是其他卫生服务的两倍。

起付线的影响

HIS 的研究结果可用于模拟那些并未在实验中实施的保险政策下相应的支出模式，比如 25% 的共同保险以及 100 美元或 500 美元的起付线。这里讨论的所有美元都是指 1984 年的美元。1984 年每 100 美元的起付线相当于 2017 年的 250 美元左右。正如前面所述，这种计划的预期效果很复杂，并且有一个明显的特点就是起付线越高应该会导致医疗总费用降低，因为更高的起付线会使更多类型疾病的卫生保健费用更高。表 5.6 展示了 RAND 分析的模拟结果（Keeler 等，1988），该结果依赖于实验中实际实施的保险计划的估计值，并根据需要进行数学内推和外推。结果似乎相当惊人。一笔小额的起付线（50 美元）的初始效果是相当可观的，但之后，在起付线没有超过 500 美元前，需求发生的变化很小，尤其是在住院服务方面。

与共保费率、价格或收入一样，我们可以通过改变起付线来计算需求弹性。例如，表 5.6 中的数据显示，总费用相对于起付线的弹性为 –0.07，住院费用的为 –0.04[7]。起付线低于 500 美元时，住院服务受之影响并不大。急性卫生保健服务需求在设置最低起付线时迅速下降，之后变化较为平稳（也较慢）。当起付线达到 500 美元时，总门诊保健费用已接近未投保人员的水平。在表 5.6 的结果之间插入约 150 美元（1984 年美元）的起付线，则其支出水平会位于全额保险的人与没有保险的人的均值处。

表 5.6 各类卫生保健的年度支出

起付线	各类医疗的年度支出 / 美元				
	医院	急性	健康护理	慢性	合计
0（全免）	400	226	68	148	842
50	387	166	47	112	713
100	384	152	43	104	682
200	379	136	37	92	644
500	376	121	33	83	613
1 000	291	114	32	78	515
2 000	283	111	31	76	501
无医保	280	109	30	73	492

注：所有数据均为 1984 年的美元。
来源：Keeler 等（1988）。

由此展望第 10 章有关保险需求的结果，我们可以在这里简单地指出，中等起付线保险计划的成本节约效应与那些使得消费者面临更大金融风险的共保计划相似。因此，根据这些实验结果,“最佳”的保险计划可能包括中等规模的起付线。

收入效应

HIS 的结果允许估计收入对卫生保健需求的影响,包括收入和保险计划的相互作用。常识和全然的经济学理论分析都表明,在全险的情况下,纯收入的影响就算不是零,那也应该非常小。[8] HIS 的数据总体上显示,除住院治疗外,收入对卫生保健使用有很小的正向作用。通过对收入分配为低、中和高三部分人口的使用率进行比较,可以发现大多数服务的使用率呈轻微的 U 形,即低收入和高收入家庭使用的使用率最高,而中等收入家庭使用的使用率最低。这在一定程度上反映了疾病对家庭收入的影响。特别的,收入高的人比收入低的人进医院的次数少。使用 RAND 的研究数据计算出的发病次数的收入弹性见表 5.7。简而言之,卫生保健需求的收入弹性为 0.2 或更小。

表 5.7　发病次数的收入弹性

服务的类型	疾病发作次数的收入弹性
急性	0.22
慢性	0.23
健康护理	0.12
牙科	0.15
住院	n.s.

n.s.,表示无统计学意义。

资料来源:通过 Keeler 等(1988)的结果计算,表 3.6(用于平均发病数)和表 E.1(用于计算回归方程中的收入系数)。回归方程使用 SQRT(就诊次数 +0.375)作为因变量,log(收入)作为解释变量。弹性计算公式为 β SQRT(就诊次数 +0.375)/ 就诊次数,其中 β 是估计回归方程的系数。

在考虑收入对需求的影响时,我们必须谨慎地认识到,诸如 RAND HIS 等横截面研究认为医疗技术(广义上的定义,包括设备、药物和手术技术)保持不变。随着收入的增加,对新疗法的需求也在增加。再者,技术的变革将会改变卫生保健服务需求的数量和模式。事实上,自二战以来,卫生支出的增长主要来自技术变革。

有一种方法可以理解技术变化的长期重要性,那就是看看从时间序列数据中估算的收入弹性有多大的不同。时间序列数据包含了技术变化的影响,而不是把技术视为固定不变(就像横截面研究那样)。已经有一些研究这样做了,估计的需求收入弹性通常比在 HIS 中发现的要高得多。另一种估算方法是比较不同国家的收入和卫生保健利用量。一些研究发现卫生保健需求的收入弹性超过 1.0,这在第 16 章中会详细讨论。

5.2　另一项随机研究:俄勒冈贫困医疗补助保险(Medicaid)试验

俄勒冈州近年进行了一项有关健康保险对卫生保健利用和健康结果影响的随机对照试验。本节主要讨论健康保险对卫生保健利用的影响。该比较完全遵循随机化原则:俄勒冈州扩大了符合医疗补助条件的人群(共 90 000 人申请),从中随机选择 10 000 人获得全额卫生保健,其余为对照组。2008 年试验开始,一年后比较两组的卫生保健使用情况。与早期的 RAND HIS 一样,研究总体没有包括享受 Medicare 的老年人。同时,研究人群还集中在那些新获得医疗补助资格的低收入家庭。通过比较两组结果显示,拥有全额保险组与没有保险的对照组在卫生保健利用上存在差异。具体差异如下:

- 门诊服务:35%
- 入院量:30%
- 处方药:15%
- 报告的常规来源的卫生保健:70%
- 年度卫生保健总支出:25%

这些结果与 RAND HIS(请参见表 5.1)中全免保险计划与 95% 共保计划的差异(一项"高起付线"计划,其与没有保险的俄勒冈州对照组最接近)相差无几。RAND HIS 比较显示:

- 门诊服务:67%
- 入院量:29%
- 年度总支出:39%

RAND 研究中保险覆盖范围的差异比俄勒冈试验小,因此 RAND 研究的保险效果应与俄勒冈试验的相似或比其小,当然,这还取决于不同收入人群所带来的其他差异(RAND 研究纳入的收入范围更广)。其中一个较大的差异出现在门诊服务上,RAND HIS 中两组间的差异显著大于俄勒冈州的试验。

5.3 患者的性别和年龄对需求的影响

正如第 2 章中关于衰老的讨论所示,随着人们衰老变快,理论上,他们应该需要更多的卫生保健。几乎所有人群都会出现这种现象:几乎所有卫生保健的利用都随着年龄的增长而增加[9]。表 5.8 显示了 3 种卫生保健分年龄和性别组的使用情况。无论哪种卫生保健,年龄的增长都会导致更多的服务利用。年龄最大的组(75 岁以上)与儿童组的院外服务利用(在非住院环境中使用的门诊服务和处方药)比例约为 3 : 1,住院服务比例超过 10 : 1。对于住院治疗(可能是最严重的疾病和伤害),即使在 65 岁以上的人群中,75 岁以上人群的住院使用率也要比 65~74 岁人群增加一倍。如果数据可获得的话,85 岁以上人口的利用肯定会进一步增加。

表 5.8 患者性别和年龄对需求的影响

年龄	每年每千人出院数		每人每年门诊服务量		过去 1 个月处方药物的使用(百分比)/%	
	男性	女性	男性	女性	男性	女性
18 以下	201	183	2.65	2.40	26.2	22.0
19~44	228	434	1.58	2.90	27.1	44.6
45~64	577	566	2.78	4.08	55.6	72.0

续表

年龄	每年每千人出院数		每人每年门诊服务量		过去 1 个月处方药物的使用（百分比）/%	
	男性	女性	男性	女性	男性	女性
65~74	1 450	1 355	6.19	6.71	80.1	88.1
75+	2 745	2 501	7.41	7.85		

资料来源：美国卫生部，2007 年，出院率来源于表 100，门诊就诊来源于表 92，过去 1 个月的处方药使用来源于表 96。www.cdc.gov/nchs/data/hus/hus07.pdf，上次访问时间：2017 年 10 月 18 日。

患者性别对利用率的影响要复杂得多。首先，19~44 岁人群中，生育具有显著的影响。对于女性来说，每千人出院 434 人次，其中有 180 人利用的是分娩服务。其余人次数量（254 人 / 千人）与同年龄的男性人次数量相似，但仍然略高。在随后的所有年龄组中，女性的住院率均略低于男性。

门诊服务的使用（内科医生就诊，诊所就诊和急诊室就诊）显示出相反的结果：成年后，各年龄段中，女性使用的门诊服务均多于男性，在生育年龄更为明显，直到老年也是如此。过去一个月处方药使用率的估计值显示出相同的趋势（不出意外）[10]。

门诊服务利用和住院率之间的差异可能部分源于生物学因素，部分源于文化影响。由数据可见，生育相关卫生保健的使用受到的影响非常明显。此外，成年女性在育龄之后住院率较低也侧面印证了女性比男性的预期寿命更长。在任何年龄时期（例如 62 岁），从生物学角度而言，女性平均比男性“年轻”。因此，对任何年龄组而言，我们都应预计女性利用更少的卫生保健。但是，较高的门诊服务使用率显示出不同的模式：所有成年年龄组中，女性比同龄男性使用的门诊服务更多。这可能源于日常卫生保健的使用模式，许多妇女既有“初级保健医生”（例如内科医生）又有妇科医生。

5.4　患病对需求的影响

常识、理论（请参阅第 4 章）和许多经验观察均表明，卫生保健的使用会直接由于患病而增加。之前讨论的年龄与医疗费用之间的关系提供了一种观察这种影响的方法，因为老年人比年轻人患病的频率更高。其他研究表明，直接测量患者的疾病并将这些疾病与卫生保健利用量相关联，结果完全相同。这些研究中进行得最仔细的也许是使用医生对疾病严重性的评估（专家对数百种特定疾病按严重性进行排名），然后将人们对卫生保健的使用与疾病的严重性联系起来。有一项研究使用这种方法（Handy 等，1994）发现，这种疾病严重程度的衡量标准可以解释就业人口中年度医疗支出差异的 60%。尽管对于任何一个卫生保健利用的观察员来说，这个发现都不足为奇，但精心设计的疾病严重程度衡量指标很好地预测了卫生保健服务的利用量，也是值得高兴的事。

5.5　生活方式及其对需求的影响

疾病和卫生保健使用之间的联系是显而易见的，并且（如前面指出的）在实证上也证明了。这就引出了一个二阶问题(来自第2章),即生活方式选择对疾病的影响(以及因此对保健需求的影响)。估计这些"生活方式"的影响恰好是流行病学家(研究疾病模式者)常见的分析领域。

我们可以通过一个独立的问题,即"谁使用卫生保健",来轻松地考虑这个议题。一个人使用卫生保健的可能性取决于疾病以及其他多种因素(包括如前所述的健康保险覆盖比)。我们可以专注于问题的疾病方面。有些患病的人会使用卫生保健,有些则不会(取决于他们对看病的态度等),但是我们可以将这种关系记为 *P*(使用保健 | 患病),可以理解为给定疾病下(在患此疾病的条件下)"使用卫生保健的可能性"。那么使用卫生保健的总概率变为 *P*(使用保健)=*P*(使用保健 | 患病)×*P*(患病)。

流行病学家进一步关注疾病发生的原因。也就是说,他们研究 *P*(患病)的决定因素。考虑任何"生活方式"事件(如吸烟、肥胖、性行为不当),为简单起见,将此事件称为 *X*。然后 *P*(患病)变为 *P*(患病 |*X*)×*P*(*X*)。现在 *P*(*X*)仅描述人群中某人"做" *X* 的可能性。生活方式选择 *X* 对卫生保健的影响直接取决于他们对疾病患病率的影响[*P*(患病 |*X*)]。

通过仔细查看生活方式对患病的作用,我们可以了解生活方式对卫生保健需求的影响,因为我们知道医疗需求与疾病模式密切相关。框5.2进一步探讨了流行病学家对这个问题常用的方法。这提供了另一示例,说明健康经济学如何借鉴其他学科。在这种情况下,流行病学与健康经济学之间有着密切而富有成果的联系,亟待卫生保健需求研究者的探索。

框5.2 流行病学家测量相对风险的方法

估算生活方式对疾病影响的最常见方法是估算"做"和"不做"某些特定事件(我们通常将其称为 *X*)的人的相对疾病风险。对此,存在有效和低效两种研究方法。低效的方法是确定很多"做" *X* 的人,然后找出其中有多少人患有相关疾病(对于"不做" *X* 的人也是如此)。此时,相对风险变为 *P*(患病 |*X*)/*P*(患病 |~*X*)。这些是条件概率,例如 *P*(患病 |*X*),意思是"在观察到 *X* 的情况下,发生疾病的概率"。另外,您应将 ~*X* 读为"不是 *X*",表示"*X* 未发生"。流行病学家可以直接测量相对危险度,但如前述所示,必须研究大量的人群才能得到较好的结果,尤其是 *P*(*X*)的值相对较小(即使在那些"做" *X* 事件的人中)。

另一种研究方法依赖于贝叶斯定理。通常,*P*(患病 |*X*)=*P*(*X*| 患病)P(患病)/*P*(*X*)。(这是贝叶斯概率论重要定理的基本公式。)使用这种方法,我们可以写下"做"和"不做" *X* 者的患病相对风险,如下所示:

RR=[*P*(*X*| 患病)/*P*(~*X*| 患病)]/[*P*(*X*)/*P*(~*X*)]

这看起来很复杂,但可归结为一个简单的概念:测量患病人群中行为 *X* 的相对频率,并将其与没有这种疾病的可比人群中行为 *X* 的相对频率作对比。首先,只需找到一群实际患有相关疾病的人(易于在医院、医生办公室、诊所等地追踪调查),然后询问他们关于行为 *X* 的选择。为了解决这个难题,流行病学家还必须测量对照人群中行为 *X* 的频率,这群人要与病例患者匹配,但他们没有相关疾病。(此匹配的目的是使可能影响疾病风险的其他因素保持不变,例如年龄,收入和种族。)

疾病的相对风险(使用贝叶斯定理"技巧")可以直接通过比较 *X* 在患病人群中的相对频率[*P*(*X*| 患病)/*P*(~*X*| 患病)]及其在对照人群中的相对频率[*P*(*X*|~ 患病)/*P*(~*X*|~ 患病)]来估计。

接下来以下面的数据为例展示以上所述的计算过程。此例中，研究人员想确定家庭中二手烟对肺癌发生频率的影响。他们研究了抽烟累计未超过 100 支的人。接着他们以“烟龄”为单位测量了接触二手烟的年数，即他们与家庭中每个烟民接触的年数。例如，在童年和青春期，孩子可能会有 0 年烟龄（父母都不吸烟）至 40 年烟龄（父母双方在整个童年和青春期的 20 年都吸烟）的暴露史。在 191 对匹配的病例（患有肺癌的病例）和无肺癌者（对照）中，发现以下情况：

暴露	病例	对照
小于 25 烟龄	139	162
大于等于 25 烟龄	52	29

此例中：

P(X| 患病)=52/191=0.272

P(~X| 患病)=139/191=0.728

P(X|~ 患病)=29/191=0.152

P(~X|~ 患病)=162/191=0.848

X 在患病人群中的相对发生率为 0.272/0.728=0.373。未患病人群中的相对发生率为 0.152/0.848=0.179。具有行为 X（暴露于吸烟者的 25 年或以上）的人发生肺癌的相对风险为 0.373/0.179=2.08。因此，强吸烟（即烟龄暴露量为 25 年或以上）家庭中长大的人，其患肺癌的风险是几乎不暴露于二手烟环境者的两倍。这项研究还估计了病例组和对照组成年期间及整个生命周期中暴露的相对风险。本例仅以儿童期暴露来说明计算相对风险的总体思路。有兴趣的读者可以在 Janerich 等（1990）的研究者中找到更多详细信息。

5.6 “疾病”的需求

当然，除非受到特殊的精神障碍困扰，否则没有人会真正从经济意义上“需求”疾病，因为我们通常将疾病理解为减少效用的“不好”的行为。但是，正如我们在第 2 章和第 3 章以及在相对风险计算中所见，健康的生产涉及卫生保健和生活方式的选择，而“健康生产”的反面则是疾病的生产（或健康的毁坏，随你怎么叫）。那经济学与“疾病的需求”这一问题有何见解吗？

对于研究健康经济学的人来说，毫无疑问，答案肯定的是“是!”。经济分析确实可以帮助我们理解人们为什么消费会影响健康的“商品”。关键问题可分为 3 类：①愉悦与疾病的共同产物；②成瘾；③消费者对疾病风险了解的程度。接下来让我们依次介绍这些内容。

愉悦与疾病的共同产物

在常规的经济分析中，理性人的目标是效用最大化，当然，其要受到收入的约束。该模型还涵盖了一个多周期（“生命周期”）模型，在该模型中，人们不仅可以在“今天”进行各种消费选择,并且可以在“今天”进行一些会影响未来(“明天”)健康结局的事情。

在此框架下,我们可以很容易地理解为什么一个理性的、知情的人可能会故意饮酒,吸烟或消费其他危险物品。同样,一个人可能会主动参与一些危险的活动,例如赛车、蹦极、从科罗拉多州甘尼森河黑峡谷上的一座桥跳下来,或与他人进行无保护的性行为。为什么?因为好玩! 因为可以产生效用。当然,不是对所有人来说都这样,但是如果个人偏向这些方向,经济分析就会说这可能是理性的行为,即使该活动可能会导致患病、受伤甚至死亡。

我们已经看到(第 2 章)教育与这些选择之间的联系:高等教育通常会使人们参与较少的“冒险”行为。一种解释是,高等教育(通过增加一个人的“人力资本”总价值)使人们不愿意从事使人力资本处于危险的活动。

成瘾

心理学家将许多危险活动归类为成瘾,最突出的是使用违法药物,如可卡因、海洛因及它们的衍生物,甲基苯丙胺和其他“专门设计的药物”,烟草和酒精,以及赌博。经济分析可以帮助理解成瘾吗? 同样,答案似乎是“是”。Becker 等(1991)在一篇极具影响力的论文中,使用“理性成瘾”模型分析了对成瘾性物质的需求。在此模型中,人们选择上瘾以获得消费的乐趣,但是他们的行为会随着时间以可预测的方式发生变化,这意味着他们有意(“理性”)地选择上瘾(并且以后往往戒掉)。该模型的主要特征是,过去的消费增加了当前消费的边际效用。[11] 在此模型中,过去的较高价格(因此,减少了先前的消费量)应导致当前的需求降低(类似的,过去较低的价格具有相反的影响)。因此,该模型预测过去、现在和将来的消费都是“互补品”(并且应该具有负的交叉价格弹性)。“理性成瘾”模型一个强有力的推论是需求的长期弹性应超过短期弹性。对成瘾性物质需求的研究反复表明了这种现象:

- 烟草:烟草需求的短期弹性约为 –0.4。长期弹性约为 –0.7(Grossman 和 Chaloupka,1998)。
- 赛马彩票(赌马):“需求”是以参赌者平均每人的下注量(美元)来衡量的,价格是赛马场的“抽成”(投注中赛马场保留而不退还给投注者的部分)。短期需求弹性为 –0.3。长期弹性为 –0.7(Mobellia,1991)。
- 酗酒:各地区对酒类征收消费税的改变有两个作用。短期效应表现为消费量的即刻变化。长期影响表现为肝硬化死亡人数的变化。酒精消费税的变化对肝硬化死亡的影响大于对当下消费量的影响(Cook 和 Tauchen,1982)。
- 可卡因:即使可卡因这类高度成瘾的药物也会对价格有所响应。Grossman 和 Chaloupka(1998)发现,临时价格上涨时需求弹性为 –0.3,永久价格上涨时需求的短期弹性为 –0.7,长期弹性为 –1.4。这是一个通过过去的使用量可以有力地预测当前的使用量的典型案例[12]。

信息不完整

信息会影响需求。如果人们不了解某些消费或行为选择所导致的患病或受伤的风险,那么他们的需求就会不同于“知情”的消费者。这一“不知情”现象可能存在多种不同的形式。第一,个体可能不知道该信息,此时,提供该信息可能会改变其行为。第二,个体可能了解信息但忽视了它。为与"理性成瘾"相区别,这种行为被称为"近视成瘾"。第三,不利的后果可能在遥远的将来发生,并且(在折价率足够高的情况下)在当前的消费选择中基本上可以忽略。

对此,有一个典型的例子,1965 年,美国卫生署长发表了一份报告,详细介绍了烟草消费的许多不利后果。作为回应,在几十年的吸烟率稳步上升之后,美国的年卷烟需求开始下降,到 2005 年,吸烟率(美国吸烟人口的百分比)已从 1965 年的 40% 以上减半为 2010 年的 20%。

最后,较高的教育程度可能会提高人们处理有关风险信息的能力。自 1965 年卫生署长发布报告后,不仅吸烟率呈现下降趋势,受教育程度不同的人群还显示出不同的变化。图 5.1 显示了相关数据。自 1965 年以来,受教育程度最低的人群中的吸烟率几乎保持不变,而随着受教育程度的提高,吸烟率下降的速度越来越快。这些数据表明,一般的信息处理能力(和 / 或与教育相关的长期差异)可能会严重影响新的健康风险信息对行为的影响。

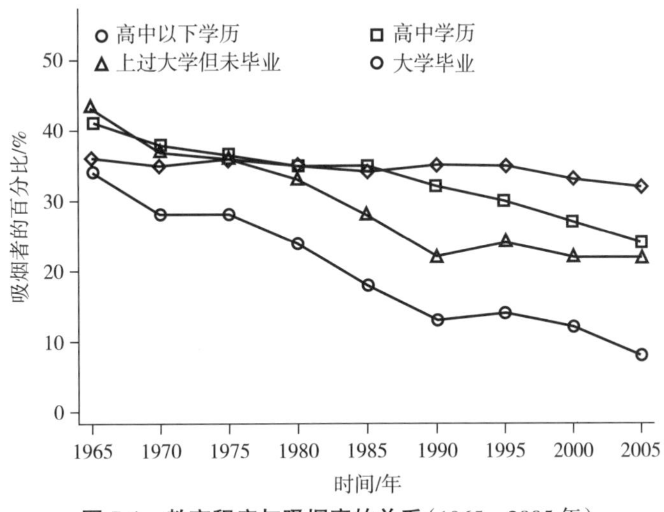

图 5.1　教育程度与吸烟率的关系(1965—2005 年)

5.7　处方药保险的进一步讨论

健康政策分析者面临着一个新问题——处方药保险的复杂性。这个问题曾经是一个看似简单的问题,但现在却成为了人们感兴趣的主要话题,而人们对它的了解却相对较少。该问题是由近年来处方药保险的快速扩展而引起的,尤其是美国 65 岁及以上老年人的老年医疗保险计划(Medicare)。从 2006 年开始,Medicare 的 D 部分向所有 5 700 万名医疗保险参保者开放了新的处方药保险。目前,已有超过 4 000 万合格人口参加了一些 D 部分的保险。

在此类计划中出现了三个特殊问题,而这些问题在标准医疗保险中几乎没有那么突出。首先在处方药的领域中,人们经常会找到许多紧密的替代品,此时,这些替代品之间的需求交叉弹性变得非常重要。D 部分保险通过使用共付额"分级"来处理这些问题,这将在后面讨论。

第二个问题是，某些药物即使价格昂贵，也可以减少其他卫生保健的费用（另一类型的经济替代和需求的交叉弹性）。不幸的是（后面将进行进一步的讨论）将 D 部分与其他健康保险区分开来会导致对这些问题的考虑不够周全。药物与其他卫生保健利用之间的替代程度似乎远高于其他类型的卫生保健干预措施。

最后，特别是在新兴的生物制药领域（包括改变免疫系统对癌症等疾病反应的治疗方法），这些药物的研发成本可能高达数十亿美元（通常具有很高的失败风险），结果却只对少数潜在人群有效。对一些患者来说，这些药物现在每年的花费超过 25 万美元，这给医疗保险的结构带来了新的压力。

价格弹性的证据

早期对整体处方药需求的时间序列估计（Phelps 和 Newhouse，1974；Smith 和 Garner，1974；Greenlick 和 Darsky，1968）表明，全额覆盖的需求比 25% 共保率者（或类似的自付费用）高出约 15%。这表示 –0.07 的弧弹性（参见框 5.1），是一个相对较小的需求弹性。最近的研究考察了不同类别药品的价格弹性，发现弹性是不同的，从几种药品的“零弹性”（具有较高的统计精度）到其他药品的 –0.16 左右（戒烟药品是他们研究中弹性最高的）。弹性范围与早期的估计一致。他们研究的大多数药物都是成本相对较低的药物。

较新的抗癌药物有更高的成本以及更高患者共付额。Goldman 等（2010）通过在处方药计划中利用不断变化的患者共付额结构信息，估计了几种癌症药物在 0~25% 共同保险范围内的价格弹性。他们估计，利妥昔单抗（一种单克隆抗体癌症治疗药物）的弧弹性为 –0.26，其他类似药物的弧弹性为 –0.19。但重要的是，对于转移性癌症（癌症扩散到源发部位以外）患者，价格弹性要小得多，利妥昔单抗的价格弹性为 –0.04，其他药物的价格弹性为 –0.11。这与许多人的直觉相符，即对于病情更严重的患者来说，价格弹性要小得多。

分级定价

几乎所有的 D 部分保险（以及 65 岁以下人群的对应的保险）多采取药物“分级”措施，患者的共同付费从某些级别的 0 美元（免费药物）到其他级别的每月数百美元不等。药品保险计划使用这些分级尽可能促使消费者选择成本较低的替代品（通常是品牌药品的非专利替代品）。目前还没有研究分析这些“交叉价格”弹性的重要性，但现有证据表明，这种影响是强大的。我们确实知道，大多数处方药保险将仿制药（如果有的话）放在最低的成本分担级别（第 1 级），将品牌替代品放在明显更高的级别，而且超过 80% 的处方都尽可能使用了仿制药。几乎没有研究系统地探索过分级定价的变化对利用模式的影响，这仍然是一个值得进一步研究的领域。

总护理费用

有些药物似乎在降低医疗总费用方面有很强的效果。Gaynor 等（2007）利用商业保险计划的信息发现，提高处方药共同付费降低了药物支出，但增加了整体医疗成本，因为当处方药使用量下降时，患者会使用更多的医生和住院服务。第一年，提高处方药共付额后显示，所有形式的支出（药物、住院、门诊和保健的总成本）都有削减，但在第二年（他们归因于达到长期调整的时间），每增加1美元的药物共付额引起药物支出下降8.35美元，但门诊和住院的人均支出几乎增加了23美元。因此，虽然提高处方药共付额后药物保险计划节省了资金，但总的护理费用增加了。

一项规模更大的研究考察了消费者购买一系列治疗慢性疾病（糖尿病、高血压、充血性心力衰竭和高胆固醇，即血脂异常）的药物的比例。研究者们（Roebuck 等，2011）估计了那些常规使用处方药物来防止病情恶化的患者的护理总成本（按照标准方法），以及那些似乎没有遵照处方的患者的护理总成本。他们使用处方药的"配药率"来评估患者对处方的依从性。表5.9显示了他们的结果。

表5.9 依从（与非依从）慢性处方药使用计划患者各类慢性疾病支出差异

	充血性心力衰竭	血脂异常	糖尿病	高血压
处方药	1 058	601	656	429
卫生保健总费用	8 881	1 860	4 413	4 337
与非依从相比，依从患者的净节省量	7 823	1 258	3 756	3 908
药物使用的回报（ROI）	7.4	2.1	5.7	9.1

来源：数据源于 Roebuck 等（2011）。

患者的处方依从性具有显著的影响。虽然依从处方组的药物费用（正如人们所预料的）较高，但他们的卫生保健总费用要低得多，节省的总费用远远超过处方药物导致的附加费用。每年节省下来的钱从1 200美元（对于高胆固醇患者）到超过7 800美元不等（对于充血性心力衰竭患者，这是他们研究的最严重的疾病）。总费用节省与药物费用增加的比率为2~9。

另一项分析关注的是治疗慢性心绞痛患者的费用，按照是否使用了预防心绞痛发作的新型药物（雷诺拉嗪）分组。虽然这种药物明显比其他替代药物昂贵（每天约5美元，而普通替代药物每天不到1美元），但与那些继续接受标准治疗的患者相比，将这种药物纳入患者治疗的一部分将使总体医疗费用减少13%~17%（Phelps 等，2010）。大部分的减少来自血管再造（冠状动脉搭桥术或血管成形术）的减少和相关住院的减少。因此，在这种情况下，一种特殊的抗心绞痛药物和手术（或介入心脏病学）是强有力的相互替代品。

药品费用"总览"

由于美国食品药品管理局批准新的、昂贵的药物进入市场（见第15章的详细过程），不断增长的成本会使处方药保险计划的可行性降低。许多药物的"自身价格"弹性似乎很小——至少根据目前可用的估计来看是这样的——但总成本负担可能很大，对保险和患者来说都是如此，对于一些非常昂贵的药物，患者可能面临高达50%的共同付费率。而药物保险与其他保险在定价和设计上的分离，使问题变得更为复杂。这意味着，如果保险的设计没有考虑到许多药物潜在地降低了总护理费用(正如很多药物所显示的那样),那么这一设计就不是最优的,就算药物本身十分昂贵也是如此。

5.8　关于卫生保健需求的其他研究

对各种类型卫生保健的需求以及在各种情况下的需求,仍有许多尚未研究的领域有待进一步探索。需求随着人群的收入和教育、卫生保健的质量以及保健提供机构设置的变化而变化。因此,知道如何找到消费者需求相关信息的数据是很有用的。以下提供了一些示例。

自然实验Ⅰ:对医生护理的需求

有时,现实世界进行的"自然实验"可用于细致地研究卫生保健需求。这类研究的经典成果可能是来自 Scitovsky 和 Snyder(1972)在帕洛阿尔托医疗诊所的工作。Anne Scitovsky 了解到,斯坦福大学(Stanford University)改变了其员工的保险范围,因为保险费用超出了学校的支付意愿。这所大学可以选择让雇员为保险付更多的钱,或者改变保险计划的结构降低保险公司成本。幸运的是(从一个自然实验主义者的观点来看),他们选择了后者。在新的保险计划下,医生诊所就诊的共同保险从 C=0(全险)提高到 C=0.25(25% 共同付费)。Scitovsky 和 Snyder 研究了变化前一年(1966年)和变化后一年(1968年)的卫生保健使用(使用保险索赔数据)。如果其他情况没有变化,那么卫生保健使用的任何差异都应归因于共同付费的增加。

研究结果(Scitovsky 和 Snyder,1972;Phelps 和 Newhouse,1972;利用另一种统计分析进行了详细的论述)与10年后在 RAND HIS 中发现的结果非常接近。诊所就诊的平均次数下降了四分之一,诊断测试的使用下降了10%~20%(取决于测试的类型)。年度"预防性"体检的变化与其他类型的卫生保健大致相同。

任何这类"自然实验"的潜在弱点是,在研究期间可能发生了其他变化,使分析变得复杂。例如,如果在1966年经历了一次不寻常的大规模流行性感冒疫情,那么1966年的就诊人数就会高得超乎寻常,并且(如果那是"正常"的一年)共同保险在减少需求方面的效果会更大。当然,反过来也是正确的:如果1968年暴发了一场罕见的大规模流行性感冒,那么我们可能根本看不到任何影响,并得出错误的结论认为价格无关紧要。在 Scitovsky 和 Snyder 的数据中,在研究该地区的整体卫生保健使用情况时,似乎没有明显的异常事件,但这总归是在研究自然实验时需要警惕的一些东西。在没有异常的情况下,他们在5年后进行的重复分析发现,研究结果几乎保持不变,这进一步说明了他们早期工作的有效性(Scitovsky 和 McCall,1977)。

自然实验Ⅱ:时间在卫生保健需求中的作用

一项自然实验证明了时间成本在卫生保健需求中的重要性。本例中,一所重点大学的学生健康服务处从一个地方(学生平均行程需要5~10分钟)搬迁到另一个地方(平均行程需要20分钟)。该研究报告了学生就医的数量(Simon 和 Smith,1973)。此后,Phelps 和

Newhouse（1974）再次使用多元回归分析技术估计了卫生服务地点变化的系统影响。尽管环境明显改善，而且（如果有的话）拥挤程度也有所降低挤，但就医人数仍比先前水平下降了三分之一。学生健康服务利用相较于时间的弧弹性大约是 –0.25 到 –0.50（这取决于最初的就医时间是 5 分钟还是 10 分钟）。

疾病严重程度与需求弹性的交互作用

最近的几项研究增加了关于特定医疗服务需求的自我认知，其特别侧重于需求弹性如何随疾病严重程度而变化。例如，Magid 等（1997）研究了共同付费对心脏病发作后就医决定的影响。对于此严重疾病，他们比较了 1989 年至 1994 年期间保险未设有共付额的群体和那些共付额达 25~100 美元的群体的行为（使用华盛顿西雅图的救护车和住院服务记录）。他们发现（调整了患者可观察的差异后），对于有和没有共同支付的患者，症状出现后到达医疗中心的时间几乎是相同的。尽管令人惊讶，这项研究证实了许多人的怀疑——对于真正的重大疾病事件，"适度"的共付对患者的决定没有影响。

在另一项使用全国医疗调查数据的研究中，Wedig（1988）研究了自评健康状况的差异对需求弹性的影响。他发现，健康状况一般或较差的人的需求弹性约为健康状况良好或极好的人的一半。这表明（正如许多人凭直觉得出的结论），病情较重的人对价格的关注较少，也就是说，价格对他们决策的影响低于对健康的人的影响。

关于时间在卫生保健需求中的作用的更多探讨：在帕洛阿尔托的行程时间

在使用 Scitovsky 和 Snyder（1972）数据的研究中，还可能看到行程时间对卫生保健使用的系统影响，因为他们对患者的家庭位置进行了编码，并计算了到帕洛阿尔托的距离，患者必须去帕洛阿尔托寻求卫生保健。

行程距离对就诊量和费用的影响与我们在理论上预想的完全一致：那些住得较远的人使用较少的卫生保健服务，因为时间和行程费用较高。特别是对于那些住在 32km 以外的家庭来说，影响相当大：他们看医生的次数比那些住在离诊所很近的家庭少 30%。

这也可能是由于患者去看了别的医生，而不是去帕洛阿尔托的诊所看病，但保险计划只覆盖后者的医疗费用。因此，如果这些家庭真的决定去其他地方就医，他们将不得不支付全价（当时每次约 15 美元），而不是帕洛阿尔托诊所享受的全价的四分之一。

时间成本和卫生保健质量的交互作用

首先我们看一下时间是如何起到类似价格的作用的，即当时间成本增加时，对卫生保健服务的需求就会减少。一项细致的研究着眼于时间成本和卫生服务提供者选择之间的相互作用。在这项研究中（Coffey，1983），数据很好地衡量了女性的时间机会成本（即，无论是在职还是在其他情况下，将时间用于最佳用途时所具有的价值）。Coffey（1983）研究了女性卫生保健服务（如妇科医生）的使用和时间的作用。她不仅发现此类服务的总体使用不会因时间成本而发生太大变化——时间成本增加 10%，总体使用只减少 1%——还发现患者对卫生服务提供者的选择比对时间成本更为敏感。特别的，看公共服务提供者（医院诊所等）相关的时间成本增加10%，会导致利用量减少5%。显然，随着在公共诊所等待时间的增加，一些患者愿意支付更高的价格，以在私人诊所获得更快的服务。

5.9 需求理论的应用与拓展

需求理论的方法加深了我们对卫生保健领域其他事件和研究的理解。探讨卫生保健实践的差异是需求分析工具的重要应用之一。

差异的产物：福利损失和卫生保健实践的差异

利用需求理论，我们进一步扩展了第三章所讨论的医疗实践模式差异的分析。通过使用消费者需求模型计算卫生干预的增量价值，我们可以计算差异所导致成本的美元价值，或至少计算其下界。

图5.2展示了问题的基本结构。假设存在两个"相同"的区域，它们仅对特定卫生干预（X）的使用率不同，并且这两个区域之间的平均使用率是合乎规范的——也就是说，边际成本（C）和边际价值（需求曲线）是相等的。（我们以后会看到系统错误的影响；现在，我们假设这个平均值是合乎规范的。）每个地区（通过构建）对X具有相同的需求曲线。只是判断上的错误才会导致使用率的差异。地区1对于干预的使用率为X_1，地区2使用率为X_2。地区1使用的X很少，消费者将遭受福利损失，因为他们愿意为X支付比生产成本更多的钱（以X_1的使用率）。他们遭受的确切损失是在需求曲线下，但在成本曲线上的区域，即X_1和X^*之间。换句话说，他们失去了X和X^*之间的消费剩余，即图中三角形A。同样地，区域2的消费者在X^*和X_2之间的超额消费中失去了消费者剩余，如图中三角形B所示。他们的福利损失是因为他们在X^*以上的每个医疗单位上的花费超过了其价值。

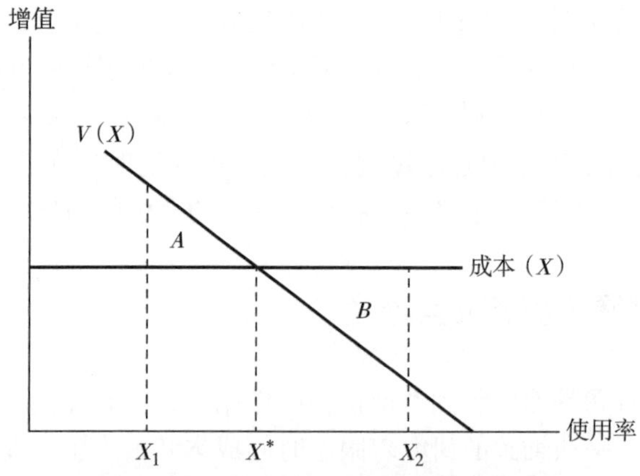

图5.2 错误使用医疗方法造成的福利损失

关于图5.2的讨论并未说明可能导致人们使用不适当的保健量的原因，而是描述了我们观察到一个地区使用了不适当的卫生利用量时，如何计算福利损失。要找到利用量有误的人（卫生保健服务），一种做法就是简单地寻找哪些人（卫生保健服务）犯错了，例如，选择一个边际价值不等于边际成本的卫生保健使用量。有时，税收、补贴或供应限制会导致这种行为的发生。另一种可用于探索的方法取决于信息的作用。这种方法在于思考如果人们关于某一特定医疗干预的有效性的信息是错误的，会导致什么情况。更进一步的，该方法衡量了信息的价值，并确定用于纠正人们对干预边际效果的误解所需要的信息量。

图 5.3 显示了一个地区两个城市（1 和 2）对干预 X 的增量价值曲线（反需求曲线），分别为 $V_1(X)$ 和 $V_2(X)$。假定当他们得到充分的信息时，应当改变为“平均”价值曲线 $V^*(X)$。城市 1 和城市 2 对干预 X 的边际价值持有不同的信念，但考虑到这些信念，消费量设置在边际价值等于边际成本那一点时，它们的效益就是最优的。正如我们所见，这产生了与图 5.2 所示相同的过度或过少使用干预 X 的情况，只是我们现在已经确定了导致这些错误的特殊原因——有关干预效果的错误信息。

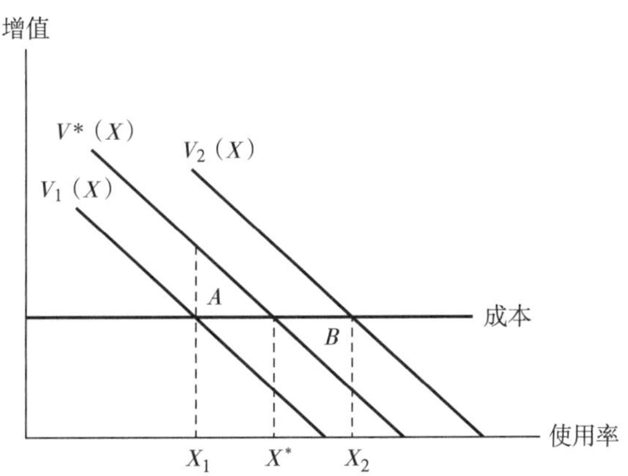

图 5.3　不正确的信息会导致福利损失

实践模式的变化会造成多少福利损失呢？首先，考虑城市 1（价值曲线 $V_1(X)$）。三角形 A 的面积等于美元值（因为纵轴是 \$/X，横轴是 X，它们的乘积是 \$）。三角形的面积是其底与高的乘积的一半。此时，基础的长度为 (X^*-X_1)。如果我们知道需求如何受价格影响，或者（反过来）边际价值如何随着使用率的变化而变化，我们就可以推断出高度。更准确地说，我们想知道 $dP(X)/dX$，其中 $P(X)$ 是消费率为 X 时的边际价值。如果我们有需求曲线的估计值（需求量随价格变化的函数），我们就有 dX/dP 的估计值，即消费随价格变化的速率。这样一来，我们只需要求其倒数。三角形 A 的高即为 $(dP/dX)\times(X^*-X_1)$，则三角形 A 的面积为：

$$0.5(dP/dX)(X^*-X_1)^2$$

三角形 B 的面积类似，除了它使用的是 $(X^*-X_2)^2$。

现在，如果我们考虑 N 个与前面两个相似的地区，每个地区的使用率都是 X，那么我们可描述所有地区的平均使用率及其方差。方差是 $(X_i-X^*)^2$ 的期望值，将每个观测值 X_i 加起来，并用其发生的可能性进行加权。因此，很容易发现（再次说明，如果平均使用率是正确的），干预使用率 X 不同的一系列地区的期望福利损失为：

$$\text{福利损失}=(dP/dX)\times\text{方差}(X)\times N$$

其中方差（X）为使用率中观察到的方差。用一点代数运算就可以把它转化成一个更简单的公式：

$$福利损失 =0.5\times 价格 \times X^{*}\times N\times 方差(X)/(X^{*})^{2}\eta$$

其中 η 是干预 X 的需求弹性（更准确地说，信息充足情况下需求曲线的弹性），X^{*} 是平均消费。第三章所述变异系数（COV^{2}）等于方差 $(X)/(X^{*})^{2}$。因此，第 3 章的变异系数信息是福利损失测度中一个重要但不完整的部分。最后的福利损失为：

$$福利损失 =(0.5\times 总支出 \times COV^{2})/\eta$$

这个公式定义了直接度量过程 X 信息重要性的方法。好的信息可以将所有的消费者从未被告知的需求曲线转移到被告知信息的需求曲线上。这一衡量方法可分为 3 个组成部分：①萨顿定律[13]；②温伯格 / 罗斯推论[14]；③经济学增编。萨顿定律很简单：钱很重要。总支出（价格 × 数量）这个术语反映了这一思想。温伯格 / 罗斯推论也很简单：困惑放大了金钱的重要性。经济学家增编简单地说了如下内容：对于给定数量的变化，如果增量价值只随着消费的变化而变化很少，那福利损失就会更大，即需求曲线是“无弹性的”。

实践模式差异造成的福利损失是根据纽约州的数据计算的（Phelps 和 Parente，1990）。冠状动脉搭桥术住院服务造成的福利损失最大，每年人均福利损失为 4 美元。精神病住院治疗每年造成的福利损失超过每人 3 美元。其他高福利损失的非手术治疗包括成人胃肠炎（1.60 美元）、心功能测试（2.60 美元 / 人）、充血性心力衰竭（2.30 美元）、成人肺炎（1.35 美元）和背部有问题的非手术患者（1.15 美元）。

按人均计算，这些损失似乎很小，但加在一起金额巨大。比如美国 1990 年的人口约为 2.75 亿人，每年仅冠状动脉搭桥手术的差异就会造成 11 亿美元的福利损失。然而，由于减少差异所需的知识的价值常年存在，这些知识的价值远远超过 7.5 亿美元。例如，如果知识过时前的有效时间持续 20 年（以 3% 的实际贴现率），知识的现值将超过每年福利损失的 15 倍，即约 165 亿美元。因此，考虑到冠状动脉搭桥手术的使用差异，即使是一项耗资数十亿美元的研究也会有积极的预期回报。幸运的是，一项细致评估医疗和外科干预结果的研究成本最多只有几百万美元。因此，对医疗实践进行仔细研究的理由是充分的。预期的回报可能是这类研究的成本的数百甚至数千倍。

前面所有的分析都基于假定平均使用率在某种程度上是正确的。当然，考虑到正确使用的不确定性，这不大可能是真的。医疗选择可能存在系统性的偏倚。如果是这样，那么很容易看出上述福利损失衡量指标过低。正确的度量是前面所述的分量（包括变异系数）加上系统偏倚项：

$$偏倚造成的福利损失 =0.5\times 支出 \times (\%偏倚)^{2}/\eta$$

其中（% 偏倚）是偏倚率，即正确使用的百分比（Phelps 和 Parente，1990）。要了解这对福利损失的重要性，可以考虑背部手术（椎板切除）。Phelps and Parente（1990）计算得出，背部手术的各种变异每年给每个成年人带来的福利损失为 1.10 美元，相当于全国 2.5 亿美元。每年大约有 19 万例这样的手术，平均费用约为 5 000 美元，总开支约为 9.5 亿美元，即每个成年人约 3.9 美元。利用 RAND HIS 中所有住院患者的需求弹性，可将 η 的绝对值设定为 $\eta=0.15$。例如，如果使用率高于（或低于）20%，那么偏倚的使用率（除了差异性造成的损失之外）额外造成的损失是 1.27 亿美元（每个成年人 0.52 美元）。偏倚带来的损失与偏倚百分比的平方成正比。例如，如果偏倚率是 40%，那么偏倚造成的相关损失是偏倚率为 20% 的 4 倍，即每年约 5 亿美元。再次强调，这种偏倚的价值是未来所有年份的贴现现值，直到这些知识（因为新的治疗技术的出现而）过时。因此，这一数字可能比年增长率高出 15 至 20 倍，大约 80 亿 ~100 亿美元。

当然，我们不能通过观察变化来了解“适当的”使用率（即充分了解的需求曲线所指示的使用率）。我们只能推断，在存在差异的地方，存在混淆的可能性要大得多，故对此进行全面研究具有重要意义。如果这些研究发现在某个程序的使用中存在系统偏倚，那么从这些研究中得到的价值就会比仅仅揭示和纠正不当变化的原因所得到的价值大得多。

5.10　决策理论：引出“正确”卫生保健需求曲线

卫生保健利用变异的广泛研究表明，许多，也许是大多数医生没有正确地使用他们所掌握的卫生干预措施。如果他们不能给患者正确的建议，那就没有理由期望患者能表现得像已获得全部信息一样。在某种程度上，这很可能是因为没有教会医生如何正确地做出决定。对大多数医生来说，临床决策是一门后天习得的技能，是他们在医学院临床学习和住院医师培训期间通过实例学习的。

幸运的是，我们有能够帮助医生解决高度复杂的卫生决策问题的方法。将正式决策理论应用于卫生问题，医生可更好地学习如何向患者介绍医疗干预的使用。在经济需求理论方面，卫生决策理论阐明了利用卫生保健产生健康的最佳的可行方式，甚至可能是产生效用的最佳方式。如果处理得当，卫生决策分析有助于找到卫生服务的“最佳”需求曲线。换句话说，正式的卫生决策分析得出的是，当消费者试图以一致、有组织的方式试图最大限度地利用包括健康和其他商品（$U(X,H)$）时，卫生保健的需求曲线“应该是”什么样子。

本章的附录提供了一个卫生决策理论起作用的实例，研究如何使用诊断研究帮助患者判断是否患有某种疾病。这个例子可以向感兴趣的学生展示卫生决策理论和卫生需求理论是如何紧密联系在一起的。

5.11　成本效益比和需求曲线

在卫生保健研究中，常见的方法是评估卫生干预的成本 - 效果（cost-effectiveness，CE）比，常用于“正确”使用卫生干预的决策分析中。更恰当地说，应该称为“边际成本 - 效益比”，因为当此研究实施正确时，研究的是“多做”与“少做”卫生干预的效果增量（或“边际”）。例如，我们可以研究不同卫生保健服务使用扩展的各种干预措施（如表 3.1 所示）的边际 CE。基于与引导我们从原始的效用函数 $U(X,H)$ 创建卫生服务的需求曲线的原则，我们是否有任何依据相信 CE 比率可以引导我们思考何时（或何时不）使用卫生干预？

几项研究表明，事实上，CE 比率可以被合理地用于指导卫生干预措施的使用，并为找到“适当的”CE 阈值（高于 CE 比率阈值的干预措施被认为是不可取的值）指明了方向。利用效用最大化的基本原理，Garber 和 Phelps（1997）和 Lee（2008）表明，通过使用 CE 比率（与特定 CE 截止值一样有利）用于指导卫生干预措施的使用，确实可以在终身消费模型中达到预期效用最大化。此外，Garber 和 Phelps（1997）还表明，人们可以利用其他（非卫生）决定的信息来帮助确定最佳的截断值（临界值），此值近似一个人年收入的两倍（作为一般近似值）。例如，年收入 4 万美元的人最好选择 CE 比率为每个质量调整生命年约 8 万美元或更低的干预措施，并选择不使用 CE 比率差于这一水平的医疗干预措施。两倍年收入规则背后的逻辑是不容易描述,它只是一个经验法则,但关键的分析表明,用于发现需求曲线(和解释)效用最大化的原理也可以用于以一种完全不同的方式指导决定使用卫生保健——使用CE比率确定何时、为谁使用卫生保健。

5.12　医疗实践中为什么会有差异?

引入正式的决策理论加剧了人们对医疗实践利用在不同地区间显著差异的困惑。医生是否对患者的价值观存在分歧(一个国家不同地区的患者是否有不同的价值观)?这似乎不太可能,至少不足以解释上述医疗实践利用的巨大差异。医生对患病的可能性有不同意见吗?这个问题可利用有关诊断检测的模式及随后的治疗的信息来回答。Chassin等(1986)在对卫生保险(Medicare)患者的研究中发现,在诊断检测使用较多的地区,相应的治疗的使用也较多。这可能会让问题更进了一步:为什么医生使用诊断检测的方式不同?医生也可能对治疗安全性和有效性的侧重点看法不一。同一个社区的医生可能有共同的经验和信仰,这些经验和信仰开始形成当地的卫生"文化",不同的地区明显不同。了解是什么形成了医生和患者对治疗安全性和有效性的认识,他们对疾病概率的认知,以及他们对诊断检测的使用,看起来都很重要。随着我们对这些问题了解的越来越多,我们可以更好地为患者确定正确的治疗策略,从而让患者对医疗干预有更明智的判断。正如对医疗实践中各种变化的福利分析所显示的那样,这种类型的研究确实可以获得巨大收益。

使用"决策树"的方法有助于阐明医生在为患者做出诊断时可能犯错误的来源。4个具体的因素影响了是否决定治疗这个简单的问题:①对治疗效果的信念(治疗效果如何?);②患者患病的概率(前文所述的P(患病));③治疗费用;④误解患者对各种健康结果的偏好。当诊断检测进入决策时,其他可能的错误来自对检测准确性的错误理解(假阳性和假阴性诊断的比率)。仔细研究这些问题,我们就会发现,医生在决策过程中所犯的错误会导致对患者的过度治疗,而不是治疗不足。也就是说,医生倾向于夸大患病的可能性、治疗的效果、患者对"治愈"的偏好以及诊断检测的准确性。由于健康保险(保险在很大程度上把成本排除在外)的普遍影响,他们往往还会忽视治疗的实际成本。更完整的讨论,请参见Phelps(1997)。

5.13　结语

对卫生保健需求的实证研究证实了价格在人们选择各类卫生保健服务中的作用。因为保险改变了人们的医疗保险净价格,这些研究大多使用人们对不同保险覆盖范围的响应作为对不同价格响应的代理变量,因为经济学理论告诉我们,相对于价格或共同保险的弹性是相等的。对需求弹性的早期研究发现弹性范围很广,从0(针对某些类型的卫生保健)到-1.5或更高(针对总体卫生支出)。需求弹性较大范围的不确定性,再加上联邦政府更确定地了解需求响应能力的强烈意愿,导致其资助了一项重大的随机对照研究——RAND健康保险研究。

RAND HIS提供了关于价格对卫生保健需求影响的最清晰、最精确的估计。这些估计证实了价格确实很重要,但可能不像之前的研究所说的那么重要。住院服务的需求是对价

格最不敏感的，而门诊（急性、慢性和良好护理）和牙科服务对价格的反应更灵敏。然而，可以肯定的是，所有这些服务的需求是价格无弹性的（即 $|\eta|<1.0$）。大量准实验证据补充了 RAND 研究的数据，增加了我们对价格、收入、时间和路程成本、疾病和其他需求决定因素如何影响需求的认识。

随着处方药变得越来越昂贵，而且（在某些情况下）不仅仅针对特定的疾病，甚至只针对特定疾病中那些由基因决定的会对药物治疗做出反应的患者，处方药最佳的投保方式成为一个新的问题。这是 RAND HIS 的数据在当前政策讨论中应用较少的一个领域，因为制药行业的性质在过去的几十年中发生了巨大的变化，许多“专业”药物的成本已经远远超过了那个时代的任何东西。关键问题仍然在健康经济学领域——自身价格和需求的交叉价格弹性——以及药物可替代其他卫生干预措施的程度。这些领域仍将是今后研究中富有成效、极其重要的话题。

如前面第 3 章所述，我们也可以应用需求理论来进一步理解医疗实践差异的重要性。通过建立模型，将对卫生干预边际有效性的误解作为实践差异的潜在原因，我们可以估计出与差异相关的福利损失。如果错误信息的基本模型是正确的，则这些估计值强烈支持开展有关使用各种卫生干预措施的正确方法研究（并广泛传播研究结果）的价值，因为此类研究的价值将大大超过其成本，即使非常罕见、差异相对较低的干预措施也是如此。对于常见的、昂贵的和高变异性的治疗手段，改善信息的收益大大超过了此类研究的表观成本。

5.14 《健康经济学手册》中的相关章节

Volume 1 Chapter 8, “Moral Hazard and Consumer Incentives in Health Care” by Peter Zweifel and Willard G. Manning

Chapter 23, “Waiting Lists and Medical Treatment” by John G. Cullis, Phillip R. Jones, and Carol Propper

Chapter 24, “Economics of Dental Services” by Harri Sintonen and Ismo Linosmaa

Volume 2 Chapter 6, “Who Ordered That? The Economics of Treatment Choices in Medical Care,” by Amitabh Chandra, David Cutler, and Zirui Song, especially Section 6.2

5.15 问题

1. “RAND 健康保险公司研究给每个受试者一笔固定数额的钱，这些钱能够支付每个受试者可能有的最大支出。正因如此，所有的参与者可能会表现得好像他们已经被全部覆盖了一样，实验是无效的。”假设第一句是正确的，请对第二句的推论进行评论。

2. 先前对保险需求的研究显示，需求弹性在 −0.7 到 −1 之间，有时为 −2。与 RAND 实验的结果相比，例如 C=0.2 的共保率的情况下，哪一种需求曲线会导致与保险计划相关更大的福利损失？

3. 如果一个人之前没有保险，而现在他的保险计划支付了所有卫生保健的 80%，那么你认为住院服务、牙科保健和医生服务的使用量平均会增加多少？

4. 在 RAND 研究中，有两项保险计划完全覆盖了医院内的支出，但其中一项有 150 美元的门诊起付线。尽管两种计划都完全覆盖了住院服务，但设有门诊起付线的计划每年住院率（0.115）低于全面覆盖所有项目的计划（0.128）（见表 5.4）。对住院和门诊服务的使用，你获得了什么信息？它们是替代品还是补充品？请用简单明了的语言解释这是如何发生的，不需要使用华丽的经济术语。

5. 假定由于城市 1 和城市 2 医生与患者之间对卫生保健服务的产出率的认知不同，需求曲线 V_1 和 V_2 互不相同，根据图 5.2 分析解释为什么三角形 A 和 B 代表福利损失。

6. 请描述一项或多项研究，以证明时间如何像价格一样影响卫生保健使用，例如花费在路上的时间或等待时间的增加，如何降低卫生保健的需求。

附录：卫生决策理论的一个例子

使用诊断研究带来的问题在医学文献中得到了相当多的关注 [15]。即使这个问题最简单的形式，也包含一些重要的复杂性，这使它成为正式决策理论如何帮助医疗判断的一个很好的例子。为了有效地解决这个问题，我们需要一些符号。令

f= 患者患病的概率

$(1-f)$ = 患者健康的概率

这个问题集中在诊断设备的使用上，所以我们需要一种简单的方法来描述它们的功能。所有的诊断设备都不完美，有时会给出错误的答案。我们可以按照标准方法测量如下正确和不正确诊断率：

p= 真阳性（患病）概率 = 灵敏度

$(1-p)$ = 假阴性（患病）概率

q= 假阳性概率（如果健康）

$(1-q)$ = 真阴性（如果健康）的概率 = 特异性

我们用 U 表示对患者的好处（效用），用 C 表示费用。这些是患者自己的效用。[16] 我们可以简单点，只包含两个治疗选择：治疗（T）或不治疗（N）。因此，效用和成本具有二元的依赖关系，U_{ij} 和 C_{ij}，其中 i 表示健康的真实状态，j 表示治疗。因此：

U_{ST}= 患者的效用，治疗过的

U_{SN}= 患者的效用，未治疗的

U_{HT}= 健康人的效用，治疗过的

U_{HN}= 健康人的效用，未治疗的

假设如果治疗有效的话 $U_{ST}>U_{SN}$。同样的，假设 $U_{HT}<U_{HN}$——例如治疗的副作用的影响。实际上，衡量这些效用是一个复杂的问题，关于这个问题，人们已有相当的认识。[17]

在并行表示法中，相关的成本为：

C_{ST}= 患者费用，治疗

C_{SN}= 患者费用，未治疗

C_{HT}= 健康人费用，治疗

C_{HN}= 健康人费用，未治疗

我们现在可以定义一些不同的成本和效用，比较在每种情况下，与正确对待人们相关联的价值（或成本），根据他们的真实情况，与不正确的行为做比较。称这些为增量效用和增量

成本。因此，

$$\Delta U_S=U_{ST}-U_{SN}=\text{治疗患者得到的效用}$$

$$\Delta U_H=U_{HN}-U_{HT}=\text{未治疗的健康人获得的效用}$$

$$\Delta C_S=C_{ST}-C_{SN}=\text{接受治疗患者成本的变化}$$

$$\Delta C_H=C_{HN}-C_{HT}=\text{未接受治疗的健康人成本的变化（可能为负）}$$

使用这个符号，我们可以评估使用诊断设备的净收益。为了做到这一点，我们需要回答几个具体的问题：没有额外的检测，临床医生应该推荐什么样的治疗（如果有的话）？应该使用诊断检测吗？如果是，临床医生应该如何才能最好地解释它们？如果使用诊断检测，患者的结果将如何变化？这种变化的成本与收益如何？回答这些问题为评估诊断技术的收益和成本以及为获得患者对诊断检测的需求提供了基础。

如果疾病发生的概率为 f，那么治疗的期望效用为 $[f\times U_{ST}+(1-f)\times U_{HT}]$，期望成本为 $[f\times C_{ST}+(1-f)\times C_{HT}]$。另一种方法是不治疗，预期的效用和成本分别为 $[f\times U_{SN}+(1-f)\times U_{HN}]$ 和 $[f\times C_{SN}+(1-f)\times C_{HN}]$。治疗和不治疗的增量预期效用是它们之间的差异，

$$\begin{aligned}&[f\times U_{ST}+(1-f)\times U_{HT}]-[f\times U_{SN}+(1-f)\times U_{HN}]\\&=f\times(U_{ST}-U_{SN})+(1-f)\times(U_{HT}-U_{HN})\\&=f\times\Delta U_S-(1-f)\times\Delta U_H\end{aligned}\tag{5A.1a}$$

这个想法很简单。每个人接受治疗的预期获得等于正确治疗获得的收益（ΔU_S）乘以患病的概率（f），减去正确地未治疗健康人的收益（ΔU_H）乘以发生概率（$1-f$）。同样的，我们可以定义治疗每个人（对应不需要治疗每个人）预期的成本差异为：

$$\begin{aligned}&f\times(C_{ST}-C_{SN})+(1-f)\times(C_{HT}-C_{HN})\\&=f\times\Delta C_S-(1-f)\times\Delta C_H\end{aligned}\tag{5A.1b}$$

如果我们知道单位效用对于消费者的美元价值，我们可以把它转换成一个简单的决策问题。也就是说，我们需要一些东西使我们能将“效用”转换成美元，反之亦然。尽管这个过程可能有点复杂，但它可以做到。例如，结果（U_S）可以用质量调整生命年（QALY）来表示，我们可以询问或推断人们愿意为一个 QALY 支付多少钱。另一种方法在某些情况下很有价值，如癌症治疗，它的结果是提高生存率。我们可以从对人们自身选择的研究中得知他们愿意为增加生存机会付出多少钱[18]。

我们用 g 指代人们愿意为一个单位的健康结果支付多少钱。例如，如果结果是一个 QALY，他们可能会将结果估价为 10 万美元。如果是这样，那么 g=1/100 000。现在我们可以将决策问题转换成一个简单的问题：哪个选择（治疗或不治疗）具有更高的净预期效用，减去所有相关成本的效用价值？这就是 g 因子的作用。使用这个乘数（如果你愿意，也可以是美元和效用之间的汇率），决策规则说，如果治疗的预期效用超过不治疗的效用，则选择治疗：

$$f\times(\Delta U_S-g\times\Delta C_S)>(1-f)\times(\Delta U_H-g\times\Delta C_H)\tag{5A.2}$$

我们可以重新组织相同的信息来判断决定选择治疗还是不治疗的概率 f。为了找到两种选择之间的无差异点，我们建立方程（5A.2），求解 f，得到疾病的临界概率：

$$f_c=\frac{(\Delta U_H-g\times\Delta C_H)}{(\Delta U_H-g\times\Delta C_H)+(\Delta U_S-g\times\Delta C_S)}\tag{5A.3}$$

如果患病概率 f 超过 f_c，那么治疗就是正确的选择，如果 f 低于 f_c，治疗是错误的选择。

我们可以把这种选择称为后退策略。如果没有更深入的信息——也就是说，如果没有更多可能使用的诊断检测，那么它将为患者提供最好的建议。

后退策略的选择为分析使用诊断信息的可取性奠定了基础。结果表明，诊断检测对患者的预期价值取决于后退策略和检测的准确性。在这里，直觉为后面的形式概念提供了很好的指导。如果医生无论如何都要治疗（后退 = 治疗），那么如果患者的疾病的真实概率很低，那么检测的期望值就会很高，因为检测可能会显示医生将做出错误的选择（治疗没有生病的患者）。同样地，如果患者有很高的患病概率，那么这个检测就没有多大价值，因为它只会确认医生治疗的后退策略。

如果治疗无效，则完全相反的模式成立。这项检查对真正生病的患者最有价值，对健康的患者就不那么重要了。当诊断信息的期望值（expected value of diagnostic information，EVDI）超过了测试的成本 C_t，应使用该检测。EVDI 取决于后退策略。如果退路是治疗，那么：

$$\mathrm{EVDI_T}=-(1-p)\times f\times(\Delta U_S-g\times\Delta C_S)+(1-q)\times(1-f)\times(\Delta U_H-g\times\Delta C_H) \tag{5A.4}$$

同样，如果退路是不治疗，那么：

$$\mathrm{EVDI_{NT}}=f\times p\times(\Delta U_S-g\times\Delta C_S)-(1-f)\times q\times(\Delta U_H-g\times\Delta C_H) \tag{5A.5}$$

任何情况下，如果 EVDI>C_t，都应采用检测检查。

这两个方程结合了检测的成本，定义了检测、立即医治或什么都不做这三种选择中的正确决策。图 5A.1 展示了这两条 EVDI 曲线与患病概率（f）的关系。当退路是治疗时，相关曲线如右边（向下倾斜）所示，而当退路是不治疗时，如左边（向上倾斜）曲线所示。无论什么时候，只要 EVDI 超过检测的成本（用乘数 g 转换为效用），就应该检测，所以相关的决定是测试疾病的概率是否位于 f_1 和 f_2 之间。如果猜测患者患病的概率很可能小于 f_1，就不应该做任何事情；如果先验概率超过 f_2，医生就应该治疗患者，而不必担心检测的费用。当 $f=f_c$ 时，结果即为诊断检测信息的最大可能价值。这很有道理，因为在这一点上，患者会在“治疗”和“不治疗”之间做出选择。如果你愿意，f_c 是最大的不确定性点，这一点必须是信息有最大可能价值的一点。

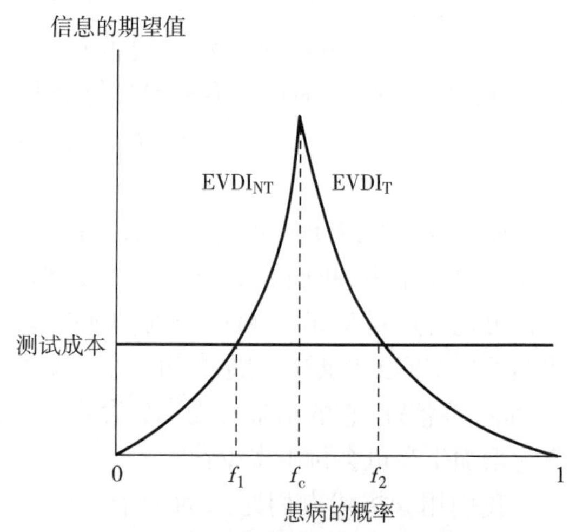

图 5A.1　决定使用诊断检测的图形表示

患者对诊断性检测的个人需求曲线取决于疾病发生的概率（当然，还有效用、治疗成本和转换因子 g）。我们可以很容易地看到，随着成本 C_t 的降低，测试的必要性在增加。测试的最佳范围（f_1 和 f_2 之间）随着 C_t 的变小而变宽。

“社会”的总需求曲线简单地将个人的所有需求相加。在任何社会环境中，当患者 i 的疾病风险为 f_i，都存在疾病的先验概率分布。有些患者（f_i 接近 f_c 者）对测试有很高的期望值，他们创造了社会对于检测的需求曲线中最高的一部分。其他的人（f_i 值非常高或非常低）对检测的期望值很低。它们构成了检测需求曲线的底部。填充上每个人的 EVDI 给出了整个社会的检测需求曲线。如果支付一个 QALY 的意愿增加（例如，由于收入增加），或者治疗费用下降，需求曲线向上平移，当然，如果发生相反的情况，需求曲线就会向下移动。

这个“简单”的临床问题说明了医疗决策理论是如何与卫生保健需求相联系的。它采用给定的健康值，然后计算出卫生保健的“正确”使用情况。如果没有可用的检测，那么后退策略的选择就会限制患者对卫生保健服务的需求，而治疗的总需求曲线只是将社会中所有患者的价值相加，每个人相应的疾病概率 f_i。如果进行了检测，那么它会“更新”医生和患者对于患病概率的认识，因此提出不同的治疗建议。例如卫生服务的“知情”需求曲线取决于现有诊断信息的质量。

注释

1 不同的时间范围提供了一个机会来了解研究较短的研究时限的话是否会影响结果。唯一的特例在于，研究的第一年，医保覆盖最完全的人牙科保健的使用比例异常得高，除此之外，一般来说研究时间的长短不会影响结果。

2 由于政府规定禁止 65 岁以上的 Medicare 的参与者放弃他们的医疗保险覆盖的权利，故研究排除了这部分人。本研究要求所有的参保者停止使用他们以前参与的保险，故政府的制度致使本研究不可能在年龄较大的人群中进行。这项研究还剔除了收入最高的那部分人，主要是由于一些政治问题；这项研究最初是由政府为扶贫设立的经济机会办公室（Office of Economic Opportunity）资助的。

3 这个研究的目的是验证住院和门诊服务是补充还是替代关系。

4 我们应该预料到会发生这种情况，因为 HIS 计划中包含了灾难性支出的上限。对于严重疾病事件（大额医疗支出），所有的保险计划都提供全额保险。因此，这些计划之间的“差异”并没有像没有灾难支出上限的情况下那么大，并且不同计划之间的卫生保健服务利用差异也会有所减小。

5 急症、慢性病和健康护理的分类是保险表上的一个复选框，由医生填写。

6 最值得注意的是 Anne Scitovsky 和 Nelda Snyder 从斯坦福大学员工的自然实验中收集的数据（Scitovsky 和 Snyder，1972）。对这些数据（Phelps 和 Newhouse，1972）的多元回归分析发现，门诊在 C=0 到 C=0.25 范围内的估计弹性为 –0.14，非常接近 HIS 中的估计值 –0.17。Scitovsky 和 Snyder 的数据并没有对支出设置灾难性的上限。

7 这些估计来自总费用（或住院费用）的对数对起付线的对数的回归。

8 即使有医疗保险全面覆盖，收入也可能对需求有积极的影响。这种情况是可能发生的，因为更好的健康可以提高其他商品的价值（边际效用）(x)，并且更高的收入可以购买更多的 x。例如，因为在你健康的时候去骑自行车和打高尔夫，你会更快乐，收入越高的人会寻求更多的卫生保健服务，这样他们就可以享受更多的体育活动。

9 当然，也会有一些反例，比如治疗痤疮的药物。

10 这一测量只包含门诊中开具的处方药，因此它忽略了在住院期间开的和使用的药。

11 同样的模式也适用于其他东西的消费，比如古典音乐会，我们通常称之为“获得性品味”。读者可以和他们的朋友讨论为什么烟草和可卡因会被视为“上瘾”，而古典音乐和恶臭的奶酪却被称为“获得性品味”。提示：没有正确答案。

12 给阅读本书的计量经济学迷说个题外话，理性上瘾模型还说到，过去的消费应该作为解释变量纳入对“好”商品的需求模型，如果省略，需求的真实价格弹性的估计值将偏向于零。许多使用“理性上瘾”方法的实证研究发现，省略先前需求的度量确实会产生这种影响。

[13] 著名的银行抢劫犯 Willie Sutton 被捕后,有人问他为什么抢劫那么多银行。他的回答是“因为钱就在那里。”

[14] 这个术语的名字来源于差异理论中两位最杰出的研究人员——John E.Wennberg(医学博士,公共卫生硕士)和 Noralou Roos(博士)。

[15] 这项里程碑式的研究是由 Pauker 和 Kassirer(1980)开展的。

[16] 实际上,一些标准技术有助于从患者身上获得这些效用并将其用于诸如此类的分析中。

[17] 这些技术使用了时间权衡方法、“标准赌博”和等级量表。想了解关于这项技术的详尽综述,请参见 Torrance(1986)。Torrance(1987)提供了一个技术性稍弱的总结。

[18] 这是观察劳动市场中人们挣得工资和他们工作风险最常用的方法。从事的工作风险越高,工资越高,这样,我们就可以推断出人们对死亡概率下降的重视程度。请见 Graham 和 Vopel(1981)关于早期研究的总结。通过这种方法,最近的一项研究表明,“统计的”生命拯救价值超过 500 万美元(Moore 和 Viscusi,1988a)。

(江庆玲 张雨萌 译)

第6章

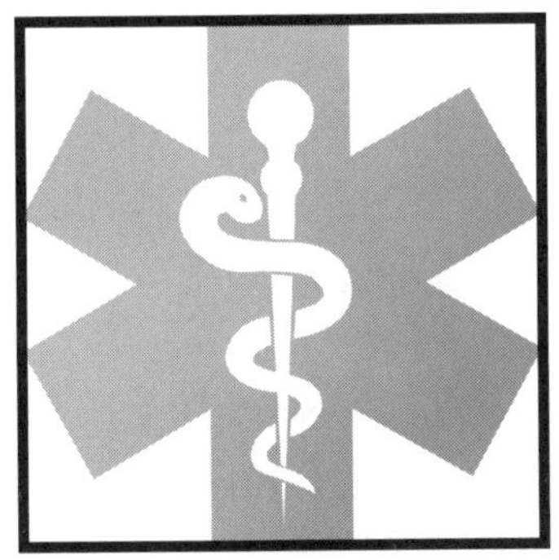

医生与医生公司

学习目标

1. 区分医生和医生公司。
2. 将生产中的替代概念应用于医生公司的活动中。
3. 深入研究患者在医生问诊期间产生了哪些经济“商品”的细节。
4. 了解医生公司的不同组织结构(如规模大小、复杂性等)的重要性。
5. 跟踪常见的线索,以理解人们决定成为医生和其专业选择背后的经济力量。
6. 了解“国际贸易”(在其他国家接受过培训的医生)如何影响美国市场。

医生在卫生保健的过程中扮演着核心角色。从最细节的如何照顾患者开始,到最终医院的资本分配规划甚至是承担美国国立卫生研究所、大学、药企、设备商和供应商的生物医学研究,医生在这个过程中指导并塑造了医疗市场中的资源分配。然而,实际支付给医生的钱与医生承担的角色是远不成比例的。

本章研究作为经济代理人角色的医生。为此,我们需要仔细区分医生在医疗卫生保健过程中能够而且的的确确扮演的各种角色。我们需要牢记的关键是医生在各个角色扮演中的区别,如作为生产过程中的投入项的医生,作为企业家的医生,以及医生服务的最终产品即涉及患者的实际事件。

本章中的几乎每一个部分都同样适用于其他类型的卫生保健提供者和治疗者,包括牙医、足病医生、社会工作者、临床心理学家、验光师、护士从业者、基督教科学治疗师、脊柱推拿治疗者和许多其他医学专业人士。因此,尽管本章介绍了医生并着重介绍了他们所做的特定工作,但是在考虑其他类型的治疗师时,这些内容并没有什么本质上的区别(除了某些投入上的标签)。

6.1 “公司”——投入、产出和成本

公司的基本原理

在开始实际研究医生服务的供给之前,有必要简要回顾一下“公司”的经济学意义。“公司”是旨在制定决策的经济实体。“市场”也可以做出决策,而且通常与单个公司做出的决策类型相同。何时由市场做出决策与何时由公司做出决策之间的界限通常比人们预期的要模糊。例如,一家钢铁铸造厂可能从独立供应商那里购买煤炭(在这种情况下,煤炭由市场定价),也可能从其拥有的矿山生产自己的煤炭。在后一种情况下,生产在内部进行管理。公司的“纵向整合”程度是其管理者必须做出的重要决定之一。

尽管经济学家喜欢说“市场”是可用资源的最有效分配者,但事实并非总是如此。“市场”实际上是相互签署合同的经济主体的集合。公司之所以出现,恰恰是因为通过命令和控制来管理特定的生产过程比通过一系列外部(契约的)关系来管理更为有效[1]。在大多数市场中,我们观察到的公司不止一个,经济学家认为,任何通过命令和控制来组织整个市场的尝试会降低生产效率[2]。在卫生保健资源分配的许多领域中,不管是好是坏,我们已经摆脱了不受约束的市场,(通过监管)朝向更集中的控制发展。随着“公司”以及市场这只无形的手,在资源分配中发挥着重要的作用,使得在医生服务市场中,(卫生保健资源分配更加集中)这种情况的发生率远低于卫生保健部门中的其他部门,而这不是通过中央指挥和控制或调节来实现的。

公司雇佣和控制资源的使用。他们做出这些决定的方式决定了公司的盈利能力和生存能力。公司的决策者在决策过程中面临两个独立的约束:他们可用的生产过程和最终产品的市场需求。我们可以假设这些决策者在相关约束下寻求最大化目标函数。通常来说,“公司理论”中目标函数仅包含了公司利润,即公司利润最大化。对医生公司的大多数讨论都将这一目标函数扩展到至少包括公司董事(如果公司只有一个医生员工,则是唯一的医生)的业余时间,有时还包括患者的健康状况。最后一个问题在研究卫生保健领域的经济学家群体之间形成了强烈的分歧。有些人认为这至少是不必要的,而且可能是异端邪说,其他人则认为这是对医生经济行为进行认真研究的重要补充。

这些问题凸显了医生与患者的互动,我们将在后面详细讨论。作为对这些问题的简要介绍,我们可以在这里注意到,问题围绕市场对卫生保健中不确定性因素(即对患者的诊断和适当治疗的建议)的反应而展开。从本质上讲,由于受过专业培训,因此医生比患者更了解这些问题。在这个有利的位置上,他们有机会欺骗患者购买比客观意义上的“最佳”医疗更多的医疗服务。仅就劳动力和休闲分别为医生定义效用函数就能得出有关市场如何运作以及政府可能希望如何干预市场(例如,保护患者)的一系列结论。但是,如果将患者的健

康状况纳入医生的效用函数中,则很容易看出这种平衡会自动发生。因此,由于关注于保护患者健康,医生会抑制一些欺骗患者而带来更高医生利润的动机。

6.2　作为企业家的医生

经营医生公司的医生担当着两个角色:一个是公司的劳动力投入,另一个是企业家。我们还可以通过询问医生,来推断医生在其他地方可能还有什么劳动的价值,例如,共同执业的其他医生的薪水或作为其他部门的雇员的薪水方面。医生作为医生企业家获得的任何其他财务收益,都是由于公司的管理以及指导决策所产生的收益(不论好坏)。这些决策包括选址、人事、公司的产品线(例如专业化、垂直整合程度)、定价和其他类似选择。

6.3　医生公司及其生产函数

医生公司的产品是“医生看诊”。当然,这对医生公司来讲是有误导性的,这种误导就像说“医院住院”是医院的产品一样。正如医院是一个多面的“工作车间”一样,医生公司也是。医生公司的产品实际上是针对患有多种疾病的患者的一系列诊断、转诊和治疗方法,每种产品至少在某些方面是具有唯一性的,但也具有共性,即都是由知识渊博的医生和医生公司的其他成员生产的。

典型的医生公司被称为办公室诊所,因为它主要是在办公室中进行的[3](医生也在医院工作,在特殊情况下可能会在家中治疗患者)。

医生公司必须至少有一名医生。根据法律规定,公司的活动必须在有执照的医生的直接监督下进行。其他人力投入包括其他医生、护士、接待员、簿记员和会计师、律师、实验室技术员,有时还包括X射线技术员、治疗师和其他专业人员。非人力投入包括办公室本身、办公设备、医疗设备、计算机、用品、电力和保险(包含最重要的医疗事故保险)。

这份医生公司的投入清单并没有过多揭示该组织的经济行为。例如,我们可以问,如何选择输入的组合以产生给定的一组输出,即医生问诊的产出组合。要了解这些选择如何起作用,我们需要了解生产过程本身。

与所有生产活动一样,医生服务的生产允许将一种类型的投入替换为另一种类型的投入。某些替代类型是显而易见的。例如,接待员可以代替“全科”护士的某些功能。会计师可以代替雇主(医生)的某些活动,但不是那些涉及外科手术的活动(这是不能指望的)。一次性用品可以替代劳动力和资本(对器械进行消毒所需的时间和设备)。其他类型的替代不太明显,但同样可行。医生仔细进行记录可能会代替使用法律服务(避免出现医疗事故诉讼)。护士或医生都可以获取常规病史和体格检查信息,从而有机会用低成本的护士代替高成本的医生。实际上,现在有了基于计算机的系统,该系统从患者那里“获取病史”,有时甚至都没有医生或护士在场。

生产中替代的程度受到技术和法律因素的限制。在某些情况下,技术不允许被替代。例如,我们还没有可以成功地自主执行手术的机器人(到目前为止是这样)。医生公司的企业家无法进行此类替代。在其他情况下,存在法律的约束即不允许这样做,企业家可能不会进行此类替代。例如,尽管可以由医生或注册护士合法地进行手术麻醉,但是只有获得执照的医生才能进行手术。

6.4　医生作为诊断者

医生公司的“核心业务”是对患者疾病的诊断和治疗。诊断是医生服务中困难的部分；尽管治疗选择遵循诊断这种模式并不完美，正如我们在第 3 章中对医疗实践变异的讨论中所见，但是治疗选择还是更容易遵循诊断。不妨我们来更全面地考虑诊断问题。

病人来到医生办公室时会带着许多疾病和主诉，有些可以观察到（如皮疹、手臂骨折），而有些则不明显或不可测量（如头痛）。有些具有相关的身体症状，可能有多种病因：例如，背部僵硬可能是由于肌肉拉伤或神经受压引起的，皮疹可能有心理来源或病毒来源，胃痛可能因为溃疡、食物中毒、细菌或病毒感染或癌症。许多症状都有不严重和严重的可能原因。可能的症状清单很容易扩展到包含数百个（甚至数千个）症状，而且它们通常以可能具有或不具有常见生物学原因的组合（例如，头痛和皮疹）出现。对这些疾病进行分类的书，ICD-10 有成千上万的条目。当前描述可能的治疗方法的书，CPT12 也有成千上万的条目[4]。

医生首先以诊断者的角色来解决这个问题。经过特有的医学训练后，医生开始进行“鉴别诊断”，列出可能的症状原因，有时伴随明确或不明确的概率，然后开始基于进一步的病史、诊断测试（血液和尿液样本或来自 CT，MRI，X 射线或超声的成像）或体格检查（例如，其中可能包括操纵身体的一部分来确定哪些运动会引起疼痛这样的体格检查），通过这些方式对诊断列表进行分类并排除一些（或大多数）症状原因。在此过程之后，有时仍然存在两种可能的诊断。在这种情况下，医生通常会把某一种疾病（通常是更严重的）视为“真正的”疾病（例如为治疗该疾病而开药），如果治疗失败，再转到清单上的下一个疾病。[5] 因此，失败的治疗本身也可以是诊断程序。

就像患者与医生遇到的其他事情一样，这个问题也已成为研究卫生保健供给者关注的焦点。这条线索暗示（与被称为“约束合理性”的经济领域相同），问题的复杂性导致医生建立了有助于诊断问题的“捷径”列表。根据这项研究中的某些内容，医生会形成匹配患有某些疾病的患者的“描述”（有关这些问题的清晰讨论，请参见 Groopman，2007）。这些描述是症状的常见模式及其随着时间的演变后的模式。当患者的症状足够接近标准描述之一时，医生似乎会“锁定”该描述并做出与之相关的诊断。尽管早就知道这种方法会导致常见的诊断错误，他们仍然会进行相应的治疗（Kassirer 和 Kopelman，1989；尤其是 Graber 等，2005）。

诊断患者疾病的问题与科学已知的最复杂的计算机问题之一密切相关：模式识别。人类惊人地擅长于识别模式，但是很少有计算机科学家和软件工程师成功地利用计算机来达到人类的模式识别能力。换句话说，我们对于真正的诊断专家如何获得结果并没有真正地了解。有些人非常擅长于此，而最擅长这点的人成为医生的“医生”，因为即使大多数医生不擅长，他们也意识到在诊断过程中，需要这项能力非常出色。

考虑到诊断这个复杂的问题，我们还可以返回到第 3 章中有关医疗实践变异及其经济影响（第 5 章）的讨论。鉴于典型医生所面临的大量临床问题以及更大范围的可能的治疗策略，如果医生能够完美地解决所有这些问题，这似乎是令人惊讶的。在受时间限制的世界中（请记住，正如诺贝尔奖获得者 Gary Becker（1965）所言，“时间是所有效用的最终来源”），医生可能会采用节省时间的探索性的方法来解决这一诊断问题。有一种方法有用，它成本低廉，所有医生都容易获得，那就是在医生执业的医院的医务人员中观察其搭档、同事和其他医生的执业风格。这有助于解释为什么医生的执业风格存在区域模式，医生自己的信息收集策略将加强现有的执业模式，这是由于当每位医生都遵循了他或她所在社区（或搭档）流行的执业风格。

当人们查看文献中的成本 - 效益数据时（例如，见表 3.1），很显然，治疗建议的扩展边际是造成普遍存在的医学实践差异的主要原因。即使做出相同的诊断，不同的医生在积极治疗方面也会表现出或多或少的差异，从而导致不同的执业风格。当然，所有这些还可能受到其他经济现象的影响，例如诱导需求，其本身是由医生的补偿方法和医疗界竞争程度所调节的。

医生公司雇用许多非医生助理。在较早的研究中，Reinhardt（1972，1973，1975）发现每位全职当量（full-time equivalent，FTE）医生平均约有两名助手，并且他（使用运筹学技术）发现最优值将接近 4 名（平均为样本的两倍）。时代发生了变化：最近的数据（卫生专业事务局，2006 年）显示，每个家庭医生公司平均给每个全职的医生雇用 4.5 名副专业人员，而多专业小组则雇用大约 5 名副专业人员。某些评论者（也许准确地说）会指出，这种增长的大部分来自参加患者计费流程的人——处理保险计划和医疗保险，因此这种增长可能或也许没有像 Reinhardt 几十年前发现的那样，转向了更理想的辅助性员工。Woolhandler 等（2003）的分析发现，“在 1969 年至 1999 年之间，行政管理人员在美国卫生保健劳动力中所占的比例从 18.2% 增长到 27.3%”（第 768 页）。他们发现，1999 年，行政和文职人员占医生办公室 9 名员工中的 4 名，比 30 年前增加了 50%。

公司成本

随着公司生产最终产品（此处称为“医生问诊”），他们产生的投入需求与投入的单位价格成反比（即典型的需求曲线），并且与企业规模成正比。通过组合这些投入，使用合法和技术上可行的替代方式，公司生产其产品或服务。框 6.1 通过使用美国医学会（American Medical Association，AMA）提供的 2000 年最新实践调查数据汇总了对这些投入因素的支付。

框 6.1　医生的成本结构

医生的成本结构因执业类型而异。下表使用 AMA 进行的调查数据描绘了 2000 年的医生成本结构。

初级保健医生的成本结构（全科执业、内科医生、儿科医生）看起来都非常相似。外科医生和妇产科医生 / 妇科医生也出现了类似的“办公室”成本，但医疗事故保险较高。精神科医生和麻醉师的总成本较低，但成本结构非常不同。典型的精神科医生的执业方式大部分是租用场地，几乎没有专门的医疗设备，可能只有兼职接待员 / 簿记员。麻醉师不用在“办公室”花时间与患者接触，而是与患者在医院进行接触，因此只为文秘服务等提供了办公室出租空间。但是，麻醉医生的专业责任保险是所列任何专科中最高的，反映出参与手术活动的风险。第 13 章将更详细地讨论医疗事故问题。Becker 等（1988，第 2397~2402 页）对医疗费用进行了更详细的研究。

医生执业费用的分配（千美元）

专业	合同医生	每位医生的医疗责任保险费	每位医生的其他费用	每位医生的净收入	每位医生的执业收入
所有专业	31	18	247	205	484
全科 / 家庭	20	14	206	145	358
内科	27	14	244	196	445
外科	28	24	298	275	591
儿科	36	12	209	138	375
放射学	73	19	299	310	689
妇产科	24	39	309	227	577
其他	31	12	212	192	443

注：最后一栏不是前几列的总和。调查数据反映了2000年的医疗费用。
资料来源：AMA（2003），表22、表23、表24、表26、表29和表35。

这些数据有几点值得特别注意。第一条评论阐明了“每位医生”数据与“合同医生”数据之间的区别。这些数据均根据医生实践中的搭档数量进行了标准化。（所有专业的医生合作伙伴中位数数值约为3，但平均值约为20，这需要在调查中包含一些非常大的执业团队。）因此（例如），31 000美元的“合同医生费用”意味着每位医生合作伙伴的劳力只有一位医生劳力的一部分（约占FTE的六分之一），合作伙伴“按合同工作”。

第二个观察结果是，“其他支出”包括人员（护士、助手、接待员、簿记员等）、设备和用品以及办公室租金。AMA先前的调查将这些调查细分为更精细的类别，但最新的调查将其汇总。

第三个观察结果是，医疗责任保险费占总执业费用的比例很小（所有执业费用均低于4%），并且与较早的调查相比有所下降。例如，使用1992年数据进行的类似调查（AMA，1994年）显示，所有医疗事故的平均保险费约为7.5%。即使是风险最高的专科（妇产科和麻醉科未包括在表中），1992年数据中的医疗事故保险费也低于7%。因此（我们将在第13章中讨论这个话题），很难直接将医疗费用高昂或医疗费用上涨归咎于医疗责任保险[6]。

最后，我们可以看到，在2000年的数据中每位医生的个人收入仅占整体执业收入的40%，范围从大约35%（儿科）到大约45%（放射科）。跨时间的比较也很有启发性：在1992年的可比数据中，医生的收入几乎恰好是整体执业收入的一半。在其间的几年中，“其他成本”的份额从50%增加到60%。由于医生收入仅从1992年的177 000美元增加到2000年的205 000美元，因此这要求“其他成本”从大约18万美元增加到28万美元（年增长率分别为1.8%和5.8%）。由于在这段时期内医疗事故成本在收入中所占比例已经下降，因此增加支出的最可能的选择是向关键人员（例如护士）支付工资，或者增加人员数量以处理管理式医疗合同（我们将在第11章中进一步探讨该主题）。遗憾的是，这些数据不能有效地识别成本增加的来源。

公司的成本曲线总结了两个观点。首先，它总结了企业实际使用的资源成本。这些成本反映了通常会出现在公司财务记录中的会计费用。成本曲线还反映了投入和产出之间的技术关系，而这是会计师无法描述或衡量的。良好的工程或运营研究可能会揭示这些关系，但总的来说，此类研究表明，随着公司扩大活动规模（并因此扩大对各种投入的使用），其平均成本首先下降（规模经济），然后增加（最终会导致规模不经济）。

如果要绘制医生公司的成本曲线（假设目前我们知道其产量是多少），我们将沿用传统生产技术的任何经济实体的成本曲线，即使用 U 形曲线表示平均成本首先随着产出的增加而下降，然后随着企业规模的增加而增加。在某一特定产出处，该公司可能的平均成本最低（最少），位于 U 形曲线的最低处。这是纯粹竞争性公司寻求的产出率，但是，正如我们将要看到的那样，对于医生公司似乎不太可能有用。

我们还可以绘制出公司的边际成本，即总成本随产出变化的比率。除了仅与自然垄断相一致的技术（规模收益持续增长）外，边际成本曲线的上升和下降总是比平均成本曲线更陡峭，并且总是在平均成本曲线的精确最小值处相交[7]。

随着任何投入成本的上下波动，成本曲线将上下波动。例如，如果护士的工资增加，那么医生办公室的平均成本曲线将上升。在每一个可能的产出上，产生“医生问诊”的成本要比护士的工资高。投入价格和产出成本之间的这种关系也应直接转化为较高的产品价格，尽管不一定是一对一的。本章末尾的附录显示了在几种情况下投入价格上涨对产品价格的影响。结果如下：在竞争市场的长期均衡中，商品或服务的边际成本每增加 1 美元，产品价格就会增加 1 美元。

在任何“短期”运行中，价格上涨将小于相关的成本上涨。特别是，在任何竞争性市场中，通过率（P）的百分比将为 $P=\varepsilon/(\varepsilon-\eta)$，其中 ε 是最终产品的供应弹性，而 η 是市场水平上的需求弹性。这也提供了“长期运行”的良好表征。当所有投入都可以自由变化时，竞争性行业中的供应弹性将变得非常大。当 ε 接近无穷大时，对于任何有限的需求弹性，通过率 P 接近 1。因此，从长远来看，先前关于美元兑美元通过的声明只是这种更普遍模型的特例。相比之下，在纯粹的垄断中，边际生产成本增加 1 美元将导致价格上涨，涨幅可能大于或小于 1 美元。附录证明了这两个有关成本传递的主张。第 7 章在垄断竞争框架中详细阐述了这些想法。

Steinwald 和 Sloan（1974）研究了全美医生收取的费用，包括医生工资对费用的影响。他们使用医生办公室中 5 种“典型”医生员工的工资率来综合度量工资。他们的结果表明，费用总是与工资成本成比例地增加，这与竞争性（或垄断性竞争）行业的预期相当接近。例如，就全科医生的费用而言，工资成本每增加 1%，就会导致费用增加 0.84%。对于普通外科医生的诊疗费而言，工资成本增长 1% 导致费用 0.93% 的增长，而儿科医生的工资成本增长 1% 导致 0.48% 的增长。在一个纯粹竞争的市场中，除非公司规模明显不经济，否则比例增长始终将小于 1.0%[8]。Steinwald 和 Sloan 研究还提供了几种特定住院程序的弹性。对于阑尾切除术，弹性为 0.85；产科正常分娩时的弹性为 0.75。回想一下，这些估计值来自管理式医疗保险之前的时代（正如第 11 章详细讨论的那样）通常会增加各个提供者所面临的需求弹性。因此，尽管没有更多的最新估计可参考，但这些估计可能夸大了人们在当前市场条件下发现的结果[9]。

6.5　非医生初级保健提供者

整体上看，每天大部分医生的问诊都只包含相对简单的医疗情况，处理这些问诊的医学实践通常被称为初级保健。全科医生、家庭医生专家、内科医生、儿科医生和妇产科医生的医学实践包含许多此类活动。对于这些初级保健就诊而言，可以通过打破需要医生作为面对面患者就诊中心角色的模型，这可能形成甚至比 Reinhardt 建议的方式更极端的替代情况。尽管国家许可通常要求在这种情况下有医生在场，但一些证据表明，进行初级保健就诊的其他方式可能一样好，而且成本较低。

美国的军事卫生保健系统采用不同形式的初级保健生产模式。每个主要的类别（陆军，海军和空军）都拥有自己的卫生保健系统，不仅负责现役人员，也包括此类人员的家属以及军队的所有退休人员。由于联邦政府实施这些计划，因此州许可法不适用于这些计划。他们可以搁置法律上的“不可以”，并专注于在生产函数中寻找“不能”的界限。

在 20 世纪 70 年代，美国空军在其许多诊所创建了一个主要患者就诊的实验模型，在这些诊所中，患者只问诊于训练有素的护理人员（非医生）。虽然医生“在附近”进行咨询，但护理人员可以决定何时致电医生以寻求帮助。

对这种办公室问诊的替代方法的研究揭示了 3 个明显的特征（Buchanan 和 Hosek，1983）。第一，成本显然要低得多，护理人员的收入大约是医生收入的四分之一。第二，根据医生委员会审查评定医疗记录，护理保健质量至少与医生一样好。第三，患者求诊护理人员的满意度至少与求诊医生一样（Goldberg 等，1981）。

现在有几个州允许护理人员在相对宽松的医生监督下执业，但没有一个州允许护理人员进行独立执业，例如，开处方药。

保健问诊的另一种新模式是护士从业者作为企业家。这种提供初级保健的方法的演变部分取决于因州而异的法律规则。助产士是独立护士执业者日益普遍出现的一个领域。

现在，美国的助产士通常进行许多常规分娩，几乎所有的助产士都接受过护士的培训，通常在其专业中接受过高级（硕士学位或博士学位）培训。这些助产士中有一些是独立工作的，有些是与医生（产科医生）一起工作的。许多外科手术也都是由护理麻醉师代替接受麻醉学训练的医生进行的。

护士从业人员的护理质量和护理费用仍然是被积极研究的领域。很少有随机试验能够比较分娩中心（在助产士的指导下）与医院（在产科医生和其他医生的指导下）出生的婴儿的结局。一项大型的全国性研究（Rooks 等，1989）研究了 1985 年至 1987 年该国 84 个不同分娩中心收治的近 12 000 名妇女的分娩结局，并将这些结局与先前发表的（希望）可比的低风险女性住院分娩研究进行了比较。（如果照护标准随时间变化，或者历史“对照”人群的风险与分娩中心的风险有显著差异，进行这样的比较则可能导致错误的结论。）该研究发现，分娩中心的结果至少与医院的结果一样好，以最终剖宫产的比率（分别为 4% 和历史对照组的 8%~18%）和围生期死亡率（每 12 000 例分娩中有 10 例死亡，或每 1 000 例中有 0.8 例死亡，而历史对照组的医院对照组则为 1.0%~2.6%）来衡量。分娩中心的费用通常也较低，尽管相关证据不足。

非医生初级保健提供者与医生的比较提出了一个显而易见的问题：在典型的医生问诊过程中会发生什么？答案是“医生问诊”是一件极为复杂的事情，并且直到现在才开始对其进行研究,以了解医生问诊的真正微观经济学。现在,该问题已经以非常科学的方式进行了研究,包括对医生和患者进行单独访问,记录讨论内容并描述发生的情况(Roter 和 Hall,1992;Seale 等,2007)。这个话题甚至成为了随机对照试验研究的主题(Epstein 等,2007),该研究使用受过训练的演员在真实的医生办公室中扮演真实患者的角色。

当人们开始洞察医生看诊的黑匣子时,有几件事立即变得显而易见(Testa-Wojtekczka,2008)。首先,两个时间限制笼罩着医生:问诊发生在“一天的工作”中的什么时候(以及医生的工作进度比计划落后了多长时间)以及一次特定的问诊已经经历了多少分钟。经济学家称这些为时间的“影子价格”。在这个世界上,并非所有的分钟都是一样的。例如,如果患者在计划的 15 分钟“求诊”中晚些提出一个话题,则与在最开始 5 分钟(举个例子)询问相同的话题时,医生的反应会大不相同。同样,对于最后一刻的问题[10],医生的响应也可能会有所不同,具体取决于该问诊是一天中的第一个还是一天中接近结束时候,以及候诊室中患者积压情况如何[11]。

研究医生问诊的微观内容的研究人员倾向于按照可识别的“行为”对讨论进行分类(也许从经济角度讲,这些是医生问诊期间产生的“中间产品”):

- 患者的体格检查;
- 从患者那里收集病史;
- 进行特定的诊断测试(如尿浸试纸);
- 收集用于后续诊断测试的物理样本(如血液和尿液样本);
- 信息流向患者;
- 使患者放心;
- 对患者的同情(有时也对医生!);
- 患者请求采取某些特定措施(如开药)。

医生对患者要求的回应,例如:

- 决定收集更多信息(一项新的诊断测试);
- 建议求诊专科医生;
- 开处方;
- 向患者保证症状轻微且不需要干预。

生物伦理学家 Emanuel 和 Emanuel(1992)确定了 4 种医患关系的理想抽象模型。这些关系类型包括信息型、解释型、协商型和家长型,每种模型因其对患者价值和医生职责的内嵌定义以及患者自主程度和医生适当作用的概念而有所不同。家长型医疗服务提供者建议(有时强烈建议)他自己认为最合适的治疗途径。换句话说,提供者的偏好(效用结构)成为推荐的一部分;提供者以某种方式充当患者的监护人,就像父母为孩子所做的一样[12]。信息型提供者(典型的经济学家的“完美代理”)传达技术信息,按照患者喜好定义帮助患者找到最佳的行动方案。这个过程中,患者价值观始终不需要与医生统一,患者自主选择权利得以最大化。解释型医生的行为与信息型的医生相同,但也与患者进行对话以引起和阐明(有时形成)价值观。协商型医生会做解释医生做的所有事情,但也会引用道德说服来强调某些道德价值观及其对患者的好处——某种程度上是解释型医生和家长型医生的结合。

无论哪种风格,经济分析都认为患者会收到的回应将系统地取决于时间压力(医生时间的影子价格)。在问诊初期要求开处方药可能导致有关症状的讨论,也许是特定的体格检查,或患者可能与症状有关的生活方式的讨论。但是,在计划的就诊时间晚了(或者如果患者在候诊室的积压已经很多了)的情况下,那么医生的回应可能是医生写了要求的处方并说"如果这些不能使您感觉好些,那么在几周内回复我。"

有鉴于此,人们可以预见,与忙碌的医生进行短期求诊相比,患者为何更容易地认为向护理人员进行较长的问诊,反而质量更高。例如,产生同情心需要花费时间,因此忙碌的医生可能比安排得不太紧的护理人员少做这些。一些医生,特别是外科医生,已将其中一些活动交给了执业护士或其他辅助专业人员。

从正在进行的研究中还可以清楚地看到,患者对"求诊"的准备改变了这一论述。特别是互联网的出现(例如允许患者搜索特定的疗法),以及制药公司针对患者(消费者)的广告(direct-to-consumer,DTC)的出现(例如,"咨询您的医生此药是否适合您")改变了医患交流。

6.6　公司规模:医学团体实践

医生公司显然可以包含多个医生。确实,现在大多数医生都在多医生小组中执业。这些组可以包括仅一个专科(例如儿科)或多个专科的医生。这种分组的理想程度取决于规模经济和医学实践的范围经济。

当公司的平均成本随着公司规模的增加而下降时,就会发生医生公司的规模经济,如医院(和任何其他生产性公司)的规模经济。平均可变成本和平均总成本(包括固定成本)有可能随着公司规模先减少而最终增加。人们通常认为平均成本必须随规模而下降。例如,人们观察到节省成本的可能性,可以将医生分组在一起以共享可能在单个医生办公室中无法充分利用的"开销"项目(例如电话和秘书人员)。随着团队规模的增加,平均成本可能会上升的想法在直觉上不太明显。

随着协调、成本控制和工作量监控等问题的出现,小组最终面对成本增加(规模收益减少或规模不经济),而这又取决于小组中医生的薪酬方式。

假设在一个极端情况下,组中的每位医生均按固定工资支付工资。这是大型多专业小组中的一种常见安排,对于较小的单一专业小组的下级成员这种方式通常是正确的。由于每位医生的产品(患者的健康状况)在某种程度上很难直接观察到,因此,任何试图监控组内医生工作水平的尝试通常都落在某种中间措施上,例如每小时或每天就诊患者的次数。一些小组通过严格安排每位医生的问诊来控制这一情况[13]。当然,医生的总工作量部分取决于所看患者的复杂性,因此医生可能采取的一种应对方法是尝试使患者更频繁地往返以便进行更简单的"重复"检查[14]。

固定薪水的医生也没有动力去控制集团内部昂贵资源的使用,因为他们的收入与团队的其他成本无关。如果他们可以简化自己的工作(例如,通过使用更多的注册护士或秘书时间),则可以看到他们会这样做。

小组难以监控这种行为的原因是医疗实践的工作性质。每个患者是独特的(至少部分是),因此更加难以精确监控资源的过度使用或其他昂贵的活动。有时,很难确定某项特定活动是与患者相关还是只是愚蠢而已,如图6.1所示。显然,从小组中可以解雇一个严重的逃避者,但在一定范围内,该问题很难被发现和控制。

所以我想，“为什么不叫她跟我一起去加勒比海呢”，她所能做的就是说“不”。
所以我想，“最好的办法就是把Smith夫人的抗生素再持续一周”，你觉得呢？

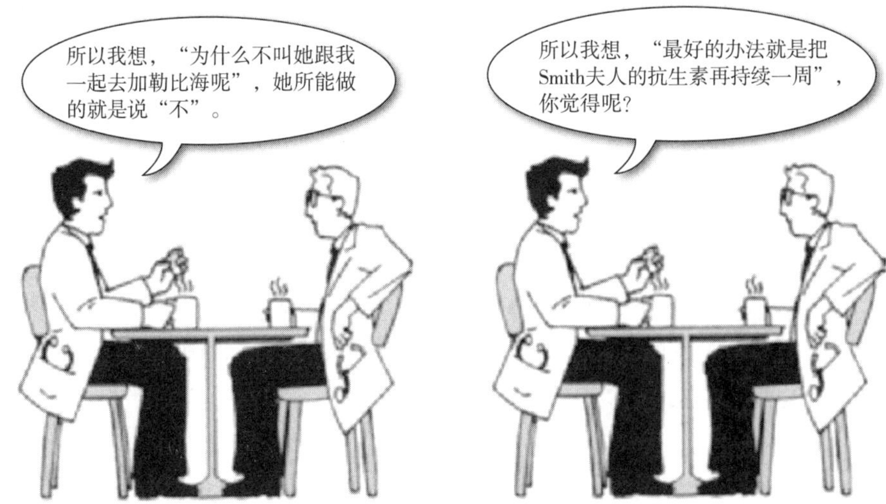

图 6.1　在大型组织中发现逃避问题

减少这些问题的一种方法是，将小组中的所有医生的薪资建立在利益共享的基础上，以致他们使用昂贵的资源（至少部分）需要自己掏腰包。Newhouse（1973）展示了这是如何实施的。如果该组中的 *N* 位医生都拥有 1/*N* 名患者，那么每位医生都将不得不担心 1/*N* 的成本费用。在完全不合作的情况下，由于每个人基本上不关心团队的成本，一个大群体看起来会越来越像一个向医生支付固定薪水的组织。当然，存在许多管理方法来帮助控制此类行为（如逃避和资源浪费），但是就直接管理活动和相应的增加该组医生的工作而言（例如填表格、参加会议等），进行这些操作也很昂贵。

Gaynor 和 Gertler（1995）研究了一个类似的问题：基于医生的工作效果改变补偿方法的作用。例如，向医生支付固定薪金，但给予他们强烈的分担节约成本的动机，或者以按服务付费的方式支付给他们，但是忽略他们在执业时所产生的费用，从而形成了混合激励机制。也就是说，激励措施可以影响工作量或增加成本意识。Newhouse 更加注重成本；Gaynor 和 Gertler 更多地关注补偿问题。

Gaynor 和 Gertler（1995）使用医生实践调查数据描述了组内的支付方式，数据中支付方式的范围从处于一个极端的固定薪资方式到另一个极端的完全的按服务付费，连同混合支付方式（保底工资 *x* 美元加上每人次的门诊费用 *y* 美元等），医生小组规模的大小，接受调查的医生每周看诊的患者数量（“办公室问诊”）以及风险规避程度（向医生询问稳定的收入对他们来说有多重要）。他们认为，那些对收入波动不满的医生会选择具有稳定（类似工资）支付方式的小组。关键问题是支付方式如何影响医生的工作量。

Gaynor 和 Gertler 的结果显示，薪酬方案与医生的工作量之间有着很强的联系，而在较大的团队中，这种联系更加紧密。因为在这种情况下，管理人员很难将懒汉与勤奋的人区分开。在较小的团队中，固定工资制薪水最高的医生的工作量仅是按服务付费制的服务费最高的医生的三分之二。在中等规模的团体中，将动机最弱的人与最强的人相比，前者相对工作量仅略高于占后者的一半，而在大型团体中，相对工作量仅占 40%。这项研究不仅表明激励措施会影响工作量，而且医生对支付激励措施变化的反应幅度可能很大。

关于激励在医生工作中的作用的另一条证据是通过比较按服务项目收费的私人执

业医生和独立执业协会(Independent Practice Association,IPA)与健康维护组织(Health Maintenance Organization,HMO)场景下(纯薪金制度)的"职员模式"(第11章更全面地讨论了IPA和HMO的概念)两者的生产率。目前,我们只需要了解,职员型HMO医生的年薪并不直接取决于他们服务的患者人次数,而IPA和按需付费制的医生每进行一次患者问诊,服务医生就会获得更多的钱。在1980年的医生调查中,纯薪金制度HMO医生完成的诊所和医院门诊量仅为IPA医生出勤率的80%(参见表6.1),而每周工作时间却达到后者的93%。大多数差异的产生是因为HMO医生显然在每个患者身上花费更长的时间。但是,"每位患者的时间"不是在这里直接衡量的,而是将在办公室门诊所花费的时间除以门诊次数得出的。因此,每次门诊计算的时间较长也可能反映出诸如更多喝水时间、与同事聊天或在专业环境中难以监控的其他形式的怠工行为。

表6.1 替代治疗场景下的医生生产率

	每周工作小时数	门诊次数		分钟/诊次	
		办公室	医院	办公室	医院
薪金制的健康维护组织	46.4	67.2	24.5	23	40
独立执业协会	50.6	83.0	30.0	20	33
所有医生	49.6	78.7	33.1	20	30

资料来源:HMO and IPA data from Wolinsky and Corry(1981);data for all doctors from same publication,"Part III—Selected Tabulations," tables 12,13,19,and 20。

大型医生组织最终的不经济性是不确定性在医疗行业的又一普遍体现。问题扩展到既要控制成本,又要监督医生的服务质量。由于每个医生的最终产出都难以观察,因此即使是一个差劲的医生也可能在一个小组中很长一段时间都没有被发现。一系列糟糕的结果的出现很可能是由于运气不好。与质量一样,发现医生过度使用资源也会遇到类似的困难。由于难以知道特定的一组患者应使用哪些资源,因此在一段时间内医生可能会成功掩盖对组内资源的过度使用。

怠工问题在任何组织中都存在,但是在小型公司中由于更容易被发现而迅速消失了。服务生产组织比物质生产组织更难以对怠工进行控制和监视,因为前者的任务更难以衡量。医生公司的工作性质使问题更加复杂。这些问题最终导致随着医生公司规模的增加而成本增加,并且最终限制了公司的最佳规模。

医生公司规模的另一个重要限制是公司账簿上没有出现的费用:患者的就医路程时间。与需要客户(患者)参与的任何服务一样,就医时间最终限制了医生公司市场可以有效运作的范围,这又带来了规模上的不经济性。从患者的费用核算中并不能直接看出这种特殊的规模经济性,因为患者需要自己前往医生办公室。但是,从技术上来说,同样可行的安排是让医生为每位患者提供接送服务,在这种情况下,扩大医生办公室规模的成本很快就会显现出来。

6.7 执业所有权模式

随着时间的流逝,医疗执业的所有权稳步发展。半个世纪以前,典型的医学执业形式要么是单独的医生,要么是同一医学专业中的一小群医生,通常只是共享行政协助和空间,而实际上却几乎是独自开展实践。唯一的重大反例是少数几个大型专科诊所,例如梅奥诊所、克利夫兰诊所、奥斯赫纳诊所,以及大型预付费团体,例如恺撒 - 永久医院。有组织的医学批判了"医学的公司实践"的概念,并指出"医患关系"的珍贵价值受到公司所有权的威胁[15]。

所有权模式逐渐演变。在 20 世纪下半叶,医院以支付薪水方式开始购买医生执业服务。医院通过这些执业获利以将转诊基础扩展到他们的专科护理活动(例如,心脏手术)。这些转诊的成本很高:典型的并购业务在第一年损失了 15 万美元,后来几年中损失了三分之一,很少能实现完全盈利(Kocher 和 Sahni,2011)[16]。2008 年出现了转折点。在 2008 年,美国一半以上的医生执业盈利由医院获得而非医生所有。这并不是说现在有超过一半的医生在医院工作。平均而言,被医院购买服务的医生群体要小于美国的平均水平,这一观察结果突出表明,尽管医院拥有所有医疗执业盈利的一半,但在 2008 年,只有 40% 的初级保健医生和 25% 的专家受雇于医院。

医生之间的转诊:医学上的"转包"

通常,患者会去看医生,然后医生会确定该患者的疾病将由其他专科或亚专科医生进行最好的治疗。通常,初级保健医生随后会建议将患者转诊给更专业的医生,该医生仅针对该特定疾病治疗患者。这是医生专业化的自然结果。因此,初级保健医生公司的特定资产之一就是它所可以转诊的专家。

由初级保健医生维护的转诊医生网络通过多种方式形成。从某种意义上说,初级保健医生代替了患者寻找另一位医生。在第 7 章中将进一步讨论这一方面的医生活动,在第 7 章中,我们将更全面地讨论医生市场中的搜索。

转诊市场的一个特征——费用分成的后果,引起了经济学家特别的关注。费用分成只是意味着转诊的医生会收取专家收取的部分费用,作为将患者送往该专家的奖励。医学伦理学强烈反对费用分成的做法。医学伦理学将这种做法视为问题的原因之一(将再次在第 7 章中进行讨论),因这可能会扭曲医生对特定患者最佳"转诊"的判断。如果医生应在选择专科医生时代表患者行事,那么任何费用分成的安排都只会扭曲该选择。这样(例如),它可能违反希波克拉底誓言中为患者做得最好的要求。

费用分成确实有潜在的好处。例如,某些诊疗过程可以由初次接触的全科医生来执行,也可以由转诊专家来执行。如果专家提供更高的质量(例如,降低副作用或医源性疾病的机会),则可能需要患者提高转诊率。(请注意,我们不能说"这是理想的",因为患者可能宁愿为较低的质量而花更少的钱。)

费用分成的实际程度几乎是无法衡量的,因为没有医生会轻易承认这一点。

多专业公司

一些医生在多专业小组中工作，它通常需要大量的医生组成。在全国范围内，尽管这些团体中相对罕见，但有几个已相当出名[17]。从患者的角度来看，这些多专科人群的优势在于可以“一站式购物”，从而获得各种医疗诊断和治疗选择，并且（可能）可以更紧密地协调医疗服务。与其他形式相比，多专业小组内所有医生的物理位置上的接近度还为患者提供了优势，减少了路途时间和成本。许多医生在同一座办公楼中的位置安排提供了相同的优势，并且可能有助于解释为什么医生在同一区域内如此“聚集”。当然，医生的办公楼通常也靠近医院，因此医生可以轻松地去医院看患者。

从组织的角度来看，小组内有担保的“转诊”可以通过减少对外部转诊的依赖来提高盈利能力。但是，该小组的总体规模通常必须很大，才能使这项工作顺利进行，尤其是在很少使用的专科领域。当多学科小组雇用例如神经外科医生这类很少使用的专科领域时，就可能会出现问题，因为需要这种类型的护理的疾病数量可能太少，无法负担医生的薪水。

美国几乎每所医学院教职员工的职能也像多学科团体实践一样（实际上，类似作用是相反的；梅奥诊所现在有附属的医学院）。医学院院系的医生可能会将大部分时间都花在患者卫生保健上（他们的薪水通常与工作量和账单紧密相关，这使得他们处在一种类似于按服务项目付费的场景下），或者他们可能会花费相对较少的时间在医学实践上，而将他们的时间分配在实验室研究、临床研究，甚至是偶尔教医学生、居民和同事。

最有可能的是由于维持适当的平衡行为需要大量的患者，因此出现了大多数多专业机构与吸引许多患者的保险计划相结合的形式。在我们更全面地讨论了保险市场之后，这些组合（健康维护组织和类似安排）将在第 11 章中进行讨论。

6.8　医生作为劳动力

先前的讨论阐明了由作为企业家的医生所决定的问题。医生还必须充当劳动力。因此，我们现在可以转向医生如何决定向市场供应劳动力的问题。毫无疑问，许多人出于与金钱奖励不完全相关的原因而决定进入医学院。的确，正如我们稍后将看到的，有关专业培训的某些决定似乎除了“金钱”外还涉及其他重要因素。但是，还有一些与医学实践有关的系统性财务问题也值得研究。

我们可以研究的 3 个主要决定是：①成为医生的最初决定；②专业化的决定；③一旦医生完成培训，决定要工作多少（每年几小时）。所有这些都有系统的经济组成部分。

成为医生的决定

进入医学院是一项重要的投资。准医生需要花费四年的学费和其他教育费用（目前私立医学院平均每年 50 000 美元，公立医学院每年 30 000 美元）。更重要的是，除了在医学院学习 4 年外，准医生还将在专业培训上投入 3 年或更长时间，这可以用于某些替代性工作。因此，进入医学院的机会成本是大学其他学位相关的职业所放弃的收入。这项教育花费的大部分资金都是按照我们期望的方式筹集的：医学生通过大量借贷资助他们的教育。

到 2010 年，医学院的毕业生平均负债超过 189 000 美元[美国医学院协会（Association of American Medical Colleges，AAMC），2016]，每年增长 5%~7%。

申请入读医学院的数量遵循正常的经济趋势。美国每年在 151 所医学院开设约 20 000 个名额给医学新生。尽管获得医学博士学位一直以来都是颇有声望且是有利可图的，但是卫生保健的最新趋势（以及经济中其他地方竞争性的替代方案）在一定程度上改变了这种情况。

美国医学院的申请显示，随着时间的推移出现了几次重大的周期性波动。1966 年美国开始实施 Medicare 计划（并同时扩展了私人健康保险），使医学行业比往年更加有利可图，因为数以百万计的美国老年人突然购买了比以往更强大的医疗保险。这导致对医学教育的需求和新职位的供应都迅速增长，在 Medicare 成立后的十年中，美国的可用职位大约翻了一番。从 20 世纪 70 年代中期到 80 年代后期，对医学院校的申请总体呈出下降趋势，这其中缘由部分是可以理解的。价格控制（请参阅第 15 章）进入了美国经济，这也许引发了人们对医学博士学位的经济回报会下降的担忧。

1990 年左右起（见图 6.2），医学院申请稳定增长了近十年，在 1996—1997 年达到了将近 47 000 名申请者的峰值，随后又出现了一次（程度较轻的）下降，在 2002—2003 年跌至谷底。随后申请再次激增，至少持续到 2016—2017 年。最新的 AAMC 数据将最近一年的数字定为 53 000。从 1997—1998 年开始的下降至少表现出对医生收入前景的反应。正如第 12 章更详细地探讨的那样，1997 年是为医生提供新的（“基于资源的相对价值系统”）Medicare 支付系统全面实施的第一年。如下一节（关于医学教育的回报率）所示，这种新的支付系统显著降低了医学教育的经济回报。同年（1997 年）通过了《平衡预算法案》（Balanced Budget Act，BBA），该法案旨在大幅减少医院和医生的 Medicare 医疗保险费用。BBA 制定的年度削减计划于 2002 年结束，这时预算增长出现了更为正常的进展，与此同时（也许恰巧）医学院的申请开始增加。

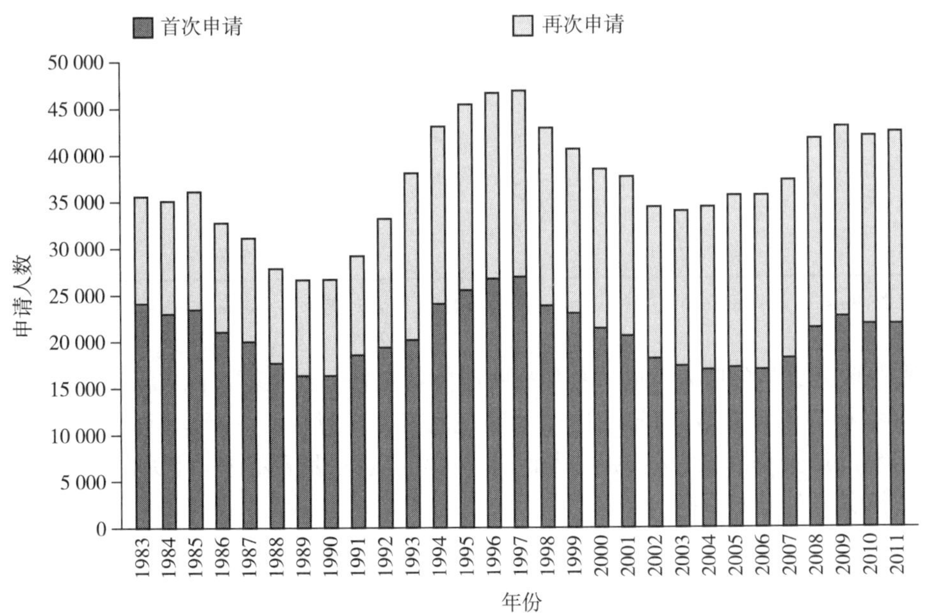

图 6.2 1982—1983 年至 2010—2011 年美国医学院校申请者

来源：Based on data from the AAMC，2011。

后来在 2011 年出台的预算平衡立法有望进一步削减卫生保健支出。有趣的是，医学院校的申请如何随着这些新的预算压力而发生变化。

严格来说，这是一项投资，可以通过将其与准医生可能进行的其他投资相比较来评估医学院的需求。医学院的投资具有沉重的前端成本并在以后几年中获得更高的收益的特点。其他"学院"投资具有较高的初始收益，而在以后的几年中具有较低的平均收益。一个或另一个投资的可取性取决于准医生的时间偏好。那些对当前消费有较高偏好的人将不太可能成为医生。那些对当前和未来消费具有相对相似偏好的人将很乐意放弃一些当前的消费，因为将来会有更大的消费机会（收益）。

总结投资可取性的最简洁的方法是使用内部收益率（internal rate of return，IRR）。用最简单的话说，IRR 询问："如果我将与这项投资相同的金额存入银行账户，银行将需要支付多少利率，以使我对在其他投资漠不关心？"在研究大学后教育的经济回报时，研究通常使用"典型"大学生的经济机会作为比较的基础。Burstein 和 Cromwell（1985）进行的一项研究对医生、牙医和律师进行了这样的计算，将每个案例与在大学毕业后直接上班的选择进行了比较。

这项研究调整了平均学费，医学院毕业后在培训期间获得的工资（在校生），以及医生在培训后的平均工作时间。医生每周的工作时间比普通大学毕业生的工作时间长得多，这里讨论了原因。如果人们忽略了这项较大的工作量，那么表面的教育收益将会被夸大。

表 6.2 列出了这些经济收益。通常所知，成为医生的财务回报是可观的。IRR 为 12% 意味着您要找到一家支付 12% 实际利率（即 12% 高于通货膨胀率）的银行，才能使其具有可比性。相反，在本世纪中，美国经济中低风险投资的实际回报率波动了近 3% 左右。

表 6.2　专业培训的回报率（小时数调整后）

	所有医生 /%		牙医 /%		律师 /%
	是	否	是	否	否
1980	12.1	14.0	—	—	7.2
1975	11.6	14.2	12.3	16.7	7.1
1970	11.8	14.7	12.1	16.8	7.0
1965	—	24.1	—	—	—
1955	—	29.1	—	—	—

资料来源：Burstein and Cromwell（1985）for the years 1970-1980；Sloan（1970）for the years 1956-1965。

一些高收入医生的收入反映了他们较长时间的工作。如果不对此进行调整，在 Burstein 和 Cromwell 研究的大多数年份中，医生的表观回报率超过 14%。平均而言，调整工作量会使计算得出的回报率降低 2%~3%。然而，对医生的教育投资回报是可观的，并且超过了大多数替代投资可获得的回报。

专业化的决定

美国大多数医生继续接受法律所要求的培训以外的培训，以获取执业许可证。各州对执照的要求各不相同，但始终包括①从被认可的医学院毕业和②在被认可的实习或住院医生项目中接受为期一年的培训。[18] 大多数医生会继续接受进一步培训，以具备参加资格专业委员会（即在医疗能力特殊领域中进行高级测试的组织）提供的自愿认证考试。那些通过“委员会”考试的医生可能会表明他们是适当的专业委员会的成员。这些专业委员会几乎存在于医学的每个领域，实际上，许多非医生提供的卫生保健也存在类似的情况。对于医生而言，存在用于内科、外科、妇产科、家庭医学、儿科、精神病学、放射学、病理学和许多“亚专科”委员会的专业委员会[19]。

委员会认证增加了医生很多年的培训。除了医学院的4年学习，几乎所有的专业委员会都需要至少三年的培训。一些复杂的外科专业（例如神经外科）的要求超出医学院的学习期限长达七年或更长时间。一些医生寻求进一步进修培训，以学习特定的技术或在研究领域变得更加熟练。

这种专业培训在全美医院的住院医生培训项目中进行。几乎所有这些住院医生课程都与医学院有一定的隶属关系，尽管在许多课程中，隶属关系都很薄弱，并且住院医生培训是由医生对医院医务人员“自愿”提供的，而不是由医学院的专职教师提供的。每个专业委员会都批准相应的住院医生培训，并且成功完成这种批准的住院医生培训是参加最终专业委员会资格考试的前提[20]。

有几项研究测量了一段时间内医生专科培训的回报率，一项是1955—1965年，另一项是1967—1980年，第三项是1987年，最近一次是1994年。这些研究中，最早的三项分析了医学范围的四个子领域：内科、普外科、妇产科和儿科。在衡量美元收入时需要考虑到医生的工作时间，因为与美国经济中的许多工人相比，医生通常要工作更高强度的时间“周”。这里引用的所有研究都根据工作时间进行了调整，因为如前所述，不调整每年工作时间将使培训的表观收益偏高。这些研究的结果见表6.3。

这3项研究系统地揭示了3种现象。第一，专科培训的回报率很高。第二，随着时间的推移，回报似乎一直在增加，特别是在Medicare出现之后。第三，唯一的反例是儿科专业化的回报。选择进入该领域的医生显然放弃了由专业培训带来的可观的经济回报。在每项将儿科确定为特定子领域的研究中，在此期间的任何时候，回报率都为负或远低于货币的借贷成本。

表6.3 专业培训的回报率（小时数调整后）

	内科/%	普外科/%	妇产科/%	儿科/%
1987	12.7	22.1	25.9	1.5
1980	9.8	13.6	14.8	—
1975	12.5	11.6	12.1	—
1970	9.3	11.2	11.8	2.4
1967	8.3	7.4	7.5	1.6
1965	1.5	5.2	4.8	<0
1955	<0	5.7	6.8	<0

资料来源：Marder and Wilke（1991）for 1987 estimates，Burstein and Cromwell（1985）for 1967-1980，Sloan（1970）for 1955-1965。

第四项研究的最新数据比较了"初级保健"医生和按程序治疗的专科医生的回报率。这项研究(Weeks 等,1994)之所以重要,是因为它使用的数据显示了一个时代,即管理式医疗已经存在了相当长的时间并且在全国范围内广泛分布(请参阅第 11 章,对管理式医疗进行更完整的讨论。在这一点上,大多数观察者认为与传统的保险计划相比,管理式医疗会压缩医生的收入)。Weeks 等(1994)再次调整了工作时间,发现专科医生的回报率为 20.9%,而初级保健医生的回报率为 15.9%。这里出现了与早期研究相同的模式——专业培训比初级保健培训在经济上更有价值。但是,近半个世纪以来,收益率的增长趋势首次出现逆转。初级保健医生(与早期研究中的内科医学相比)显示出回报率的适度增长,但是专业培训显示的投资回报率低于 1987 年的研究(Marder 和 Wilke,1991)。

Weeks 等(1994 年)的研究还估计了其他专业教育机会(即商业、法律和牙科)的回报率。研究发现,商业的内部收益率为 29.0%,法律为 25.4%,牙科为 20.7%。因此,根据他们的分析,当仅考虑未来收入流的经济价值时,医学就远不是最"有利可图"的职业。

第 12 章讨论了关键的 Medicare 医生支付改革,这种以资源为基础的相对价值尺度改革始于 1992 年并于 1997 年全面实施。Weeks 和 Wallace(2002)的后续研究考察了随着时间推移,这一重大变化对医生支付费用的影响和 1992 年至 1997 年期间医生收入回报率的变化。所有专业的经济回报都大幅下降。就在这 6 年期间,内部收益率从 15% 下降到 3%。外科专科从平均 36% 下降到 19%。所有医生都看到内部收益率下降,但是这种模式仍然存在:尽管医疗保险支付方式致力于使外科医生和非外科医生的收入均等,但做手术的医生的内部收益率仍然好于初级保健医生。在这 6 年中,按小时计算的收入差距有所缩小,但仍持续存在(Weeks 和 Wallace,2002 年)。至少从 IRR 的角度来看,这项重大的 Medicare 改革未能实现跨专家收入水平"公平竞争"的目标。

6.9　总供给曲线:进入和退出

劳动力市场中医生和医生公司在最终产品市场中的总供应量由参与市场的每位医生或公司的所有供应量(以不同的价格)的水平总和组成。在医生劳动力供应的情况下,医生可能决定退休,从而从劳动力市场撤回其服务。这并不一定改变最终产品市场。如果该医生受雇于一个小组,则该小组可以简单地雇用另一位医生。如果医生是指导医生公司的企业家,则该公司可以出售给另一位医生。后一种类型的交易存在活跃的市场,包括一些经纪公司,它们每周在广泛阅读的医学期刊上做广告,例如《美国医学会杂志》《新英格兰医学杂志》和众多专业杂志。

6.10　开放经济:美国和国际培训的医生

任何时候,医生的服务都来自所有已经执业但尚未退休的人。改变现有医生存量需要花费时间,因为每年新医生的数量相对于医生存量来讲变化缓慢。平均而言,该国的医学院毕业的人数相当于(最多)总数的百分之几。

在整体医疗需求不断增长的美国经济中(至少在过去半个世纪中一直稳定增长),有两种来源可以为美国市场提供新医生:美国医学院和外国医学院。在开放的经济中(即涉及对外贸易的经济)，需求的大幅增长(伴随着 1965 年美国开始实行 Medicare 和 Medicaid)将使所有可用来源的供应量迅速增加。最具弹性的供应是世界其他地方，因为我们不仅可以从其他国家医学院的毕业生中吸引医生，而且可以从其他国家的执业医生那里吸引医生。

至少有一些消息称，美国培训的医生比外国培训的医生素质更高。例如，医学专业国际毕业生(international medial graduates，IMG)通过执照考试的比率低于美国医学专业毕业生。

图 6.3 显示了自第二次世界大战以来在外国医学院接受教育培训但在美国境内新注册的医生的比例。显然，与医疗保险相关的需求刺激创造了大量受过外国教育培训的医生的涌入[21]。在 1972 年的顶峰时期，所有新获得许可的医生中有近一半来自外国的医学院。

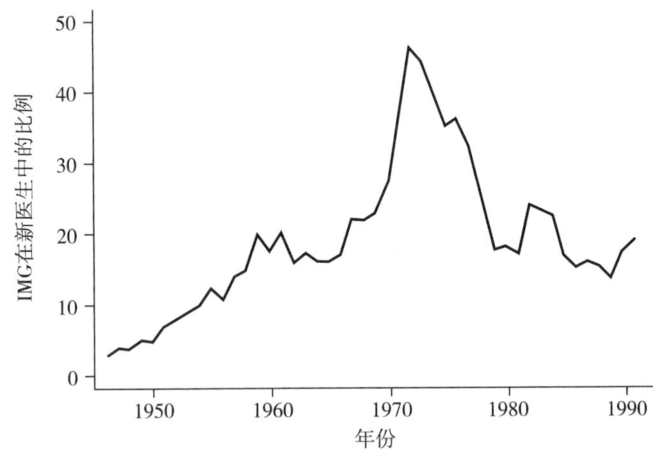

图 6.3　1945—1992 年国际医学毕业生(IMG)占新医生的百分比

来源：Noether(1986) for data through 1985；American Medical Association for subsequent years。

如果美国移民规则不改变，就不可能出现 IMG 移民的增加。这些规定部分是由于人们对医生短缺的反应，在 1968 年放宽了这些移民规定，特别是对来自东半球的医生移民几乎不作限制，并对于获准培训签证(例如，用于住院医生培训项目)的医生，批准其立即申请永久公民身份。

越来越多的移民法开始做出限制，特别是 1976 年《卫生专业教育援助法》的部分内容，扭转了许多移民政策自由化的局面，促使 1976 年之后图 6.3 所示的新 IMG 下降[22]。如图 6.3 所示，外国医学院毕业的新许可医生比例在 20 世纪 80 年代初期稳定在 15% 左右。

我们可以将图 6.3 中出现的 Noether(1986)收集的数据扩展到包括最近的年份，逐年查看 IMG 的数量，并观察不同法律变更对数量的影响。图 6.4 显示了由外国医学毕业生教育委员会(Educational Commission on Foreign Medical Graduates，ECFMG)新认证的在美国执业的医生人数，以及在美国医院工作和学习的一年级医学住院医生人数(正式名称为 PGY1)发生了 3 个主要分界，尤其是在查看 ECFMG 认证时。1984 年之后，新认证的 IMG 数量暴跌，正是由于新联邦立法(《综合预算和解法案》(the Consolidated Omnibus Budget Reconciliation，COBRA)这个在许多方面极大地改变了美国人的健康状况的法案)所施加的新限制。然后在 1991 年，美国移民法放宽，再次为许多以前被禁止进入美国的 IMG 打开了大门，导致美国医学学校涌入了许多外国医学生。然后，最终在 1998 年，ECFMG 引入了一个复杂的、真人模拟的“临床技能评估”。在该评估历时一天的考试中，被评估者与 12 位现实生活中的“模拟患者”面对面,这些“模拟患者”接受培训来与主治医生互动。1998年的变更还要求对所有IMG进行英语能力测试。在随后的几年中,申请人数量直线下降,很明显主要是因为那些自认为无法通过考试的人进行了自我选择(Whelan等,2002)。

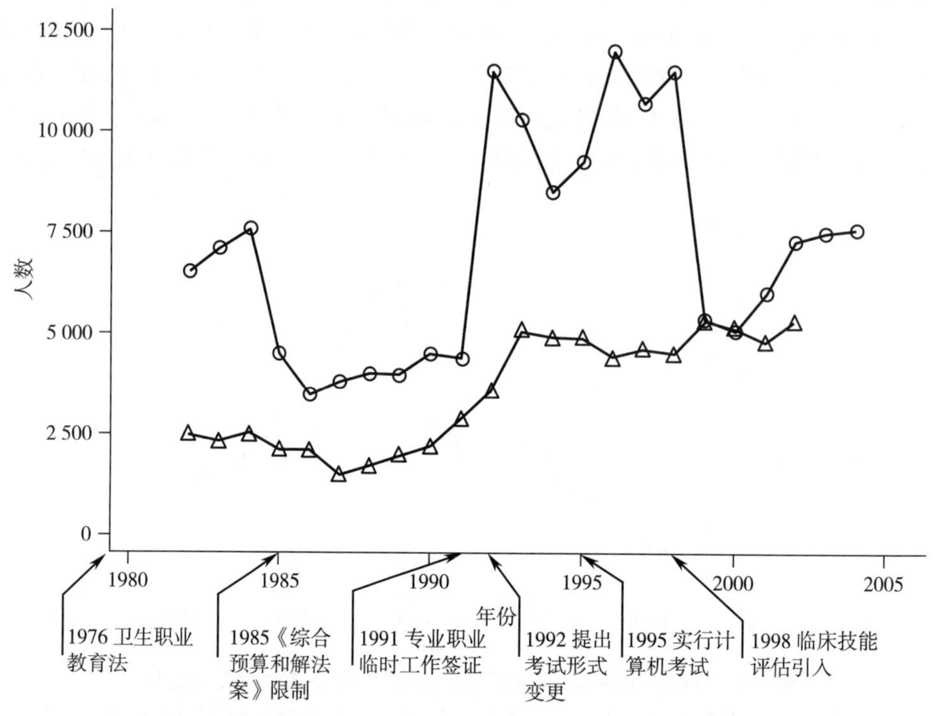

图6.4　国际医学毕业生(IMG)的认证证书和一年级医学住院医生(PGY-1)职位

来源:Data from American Medical Association(2010)。

现在,IMG占美国医生总数的相当大一部分。对IMG的最新分析(美国医学协会,2010)报告称,美国所有医生中有26%是IMG(来自127个国家),而所有住院医生培训职位中有28%由IMG担任。也许更重要的是他们的专业分布。而比起58%的IMG从事初级卫生保健,只有26%的美国医学毕业生(U.S medical graduates,USMG)从事初级卫生保健。因此,在找个许多人担心初级保健医生供应不足的时代,IMG在填补这类工作空缺中起着重要作用。请注意明显的层次结构:IMG集中于回报较低的专业,而USMG则集中于获得更高经济回报的专业。

6.11　结语

医生控制着美国卫生保健系统中的大部分资源流动。我们可以考虑扮演不同角色的医生,首先是医生公司的企业家,其次是对医生公司生产功能的劳动力投入。从前一种意义上讲,医生会做出与任何企业家相同的决定,即做出投入多少、生产多少、产品定价等方面的决定。在后一种意义上,医生的行为与其他熟练工人的行为相似。例如,就像其他工人的决定一样,我们可以将专业化的经济收益视为对教育的合理投资。作为劳动力的内科医生也有权决定向市场的劳动力供应，并且（除非受到法律壁垒的保护）可能会面临来自国外供应来源的竞争。

6.12 《健康经济学手册》中的相关章节

Volume 1 Chapter 22, "Economics of General Practice" by Anthony Scott

Chapter 24, "Economics of Dental Services" by Harri Sintonen and Ismo Linnosmaa

Volume 2 Chapter 12, "Medical Workforce" by Sean Nicholson and Carol Propper

6.13 问题

1. 证明平均成本和边际成本仅在最低平均成本时才相等。[提示：定义 TC(Q)= 总成本，AC(Q)=TC(Q)/Q，MC(Q)=dTC(Q)/dQ= 边际成本。为了找出平均成本最小的点，取 AC 相对于 Q 的导数并将其设置为零。这样做时，您会发现 AC=MC。]

2. （此问题的结果将在下一章中很有用。）假设医生公司的成本曲线的形式为成本 $TC=a_0+a_1Q+a_2Q^2+a_3Q^3$

a. 什么是平均可变成本（AVC）曲线？

b. 什么是边际成本（MC）曲线？

c. 找到 AVC 达到最小值的输出级别。（提示：取 AVC 曲线的导数，将其设置为零，并求解 Q。将此结果称为 Q^*。）

d. 查找 MC 达到最小值的输出水平。（提示：使用相同的策略，但使用 MC 曲线。）

e. 表示边际成本达到相对于 Q^* 的最小值（AVC 达到最小值）的输出。

3. 医生公司与医生自身有什么区别？

4. 讨论“医生的工资高于竞争性工资，而这最好的证据是一些医生的年收入很高。”

5. 讨论“医疗费用的增加全部可以直接归因于医疗事故保险费用的增加。”

6. 当人们随意考虑规模经济时，可能会得出结论，医生公司规模应该越大越好。医生公司以外的什么经济力量可能导致他们将自己限制在相对较小的规模上？（提示：如果医生去患者家而不是患者去医生办公室，公司的规模将会怎样？）

7. 如果对医生服务的需求急剧增加（如 20 世纪 60 年代那样），增加医生劳动力供应的潜在来源是什么？

8. 讨论至少两个截然不同的原因，说明为什么研究表明相对于那些利益最大限度的公司投入而言，医生公司可能使用“太少”的护士和其他助手。

9. 人们经常想到公司中的“规模经济”，因为存在固定成本，可以将其分散在大量业务上以降低平均成本。讨论医生小组中潜在的规模不经济的两个来源。（提示：一种来源于过度使用小组中昂贵资源的动机。另一种来源于鼓励个体医生努力工作的动机。）您知道哪些证据证明了这些问题？

10. 自 2008 年以来，美国所有执业医生中超过一半归医院所有，而在这些团体中包含 40% 的初级保健医生和 25% 的专科医生。您为什么认为相对较少的这部分医生将更有可能服务于医院？（提示：考虑建立电子医疗记录的规模经济，考虑购买医疗保险等附带福利的规模经济。)

附录:成本转嫁

1. 竞争市场。竞争市场中价格的行为遵循一个简单的规则:成本增加以较高的价格传递给消费者,其价格取决于市场供求弹性。给定边际生产成本(dMC)的变化,价格变化(dP)为

$$dP/dMC=\varepsilon/(\varepsilon-\eta)$$

尽管命题通常成立,但可以使用线性需求曲线和供给曲线进行证明。

让逆供给曲线(供给价格曲线)的形式为

$$P_s=\alpha+\beta Q$$

和逆需求曲线是

$$P_d=\gamma+\delta Q$$

供求曲线的截距为 α 和 γ($\gamma>\alpha$),每条曲线的斜率分别为 β 和 δ 和($\beta>0$ 且 $\delta<0$)

在竞争中,$P_s=P_d$,因此我们可以将这两个方程设为相等,并求解平衡量 Q^*:

$$Q^*=(\gamma-\alpha)/(\beta-\delta)$$

请注意,Q^* 必须为正,因为($\gamma-\alpha$)>0,而 δ 为负,因为它是逆需求曲线的斜率。

一旦知道 Q^*,就可以使用供求关系找到均衡价格 Q^*。例如,将 Q^* 插入供给曲线,得出

$$P^*=(\beta\gamma-\alpha\delta)/(\beta-\delta)$$

现在我们可以发现改变边际成本的影响。改变边际成本的最简单方法是向上移动整个成本曲线,即改变 α。要查看对 P^* 的影响,取 P^* 关于 α 的导数,得到

$$dP^*/d\alpha=(-\delta)/(\beta-\delta)$$

现在,如果我们将此表达式的分子和分母都乘以 Q/P,可以得到

$$dP^*/d\alpha=(-1/\eta)/[(1/\varepsilon)-(1/\eta)]$$

其中 $\varepsilon=\%dQ_s/\%dP$= 供应弹性,而 $\eta=\%dQ_d/\%dP$= 需示弹性。同样,经过一些代数运算以完成证明后,它变为

$$dP^*/d\alpha=\varepsilon/(\varepsilon-\eta)$$

2. 垄断市场。在垄断市场中,垄断者选择产出的数量,以使边际收入等于边际成本,然后从需求曲线中选择价格,以该数量出清市场。根据需求曲线和边际成本曲线的形状,垄断者边际成本增加的通过率在某些情况下可能超过1.0,而竞争市场的通过率始终在0到1.0之间。要找到通过率超过1.0的情况,请考虑恒定弹性需求曲线的情况。垄断者的利润最大化规则中,$MR=MC$,或者,如果稍加调整,则 $P=\eta MC/(1+\eta)$,其中 η 是需求弹性。因为没有垄断者会在需求缺乏弹性的环境中乐于运作(人们总是可以通过降低产量和提高价格来增加利润),所以 $\eta/(1+\eta)$ 之比超过1.0。当需求弹性恒定时,该价格始终以该比率"标记" MC。

在其他设置中,垄断者的通过率小于1.0。例如,在具有恒定边际成本的线性需求曲线的情况下,通过率始终为0.5。为了证明这一点,请执行以下练习:将 MC 设置为 a,将需求逆曲线设置为 $P=c-dQ$。然后 $MR=c-2dQ$。设置 MR=MC,然后求解 Q。将该表达式放回需求逆曲线,得到表达式 $P=(c+a)/2$。显然,更改 MC(在此为 a)会导致价格变化,而价格变化仅为 a 变化量的一半。

注释

[1] 关于此问题的经典讨论出现在 Ronald Coase（1937）的文章《企业的本质》中。

[2] 苏联经济普遍效率低下是一个典型例子，说明当经济过于依赖命令和控制而不充分依赖市场时，会发生什么情况。

[3] 由于患者是走着进来的，因此有时被称为非卧床医疗。另一种选择是门诊医疗，而不是医院的住院医疗。当然，非卧床医疗和门诊医疗不仅涉及医生的办公室实践，而且还涉及医院门诊诊所，急诊室和紧急护理中心以及其他专门治疗场所的服务。

[4] 由世界卫生组织（WHO）出版的《国际疾病分类》（International Classification of Diseases，ICD）已是第 11 版《当前操作术语》（Current Procedural Terminology，CPT）由美国医学会定期出版。

[5] 由 Hugh Laurie 饰演残酷但坦率的诊断学家 Gregory House 的电视连续剧《众议院（House）》中充斥着此类策略的例子。

[6] 这并没有考虑“防御医学”的问题，第 13 章将对此进行详细讨论。

[7] 本章末尾的问题 1 要求您证明这一说法。

[8] 对于一阶近似而言，价格相对于投入成本 L（对于“人工”而言）的弹性为$[\varepsilon/(\varepsilon-\eta)]\times$（成本份额）$\times$（$\%dL\%dQ$），其中 $\%dL=dL/L$，$dQ=\%dQ/Q$。涉及供求弹性的项必须小于 1.0，成本份额也必须小于 1.0。因此，在竞争性行业中，费用相对于工资的弹性必须小于 1.0，除非 $\%dL/\%dQ$ 大于 1 足以抵消其他两个小于 1 的因素。只有当公司在劳动力规模上显著不经济时，才会发生这种情况。

[9] 或者至少作者不知道。

[10] 一些医生将这些问题称为“门把手”问题，其含义是，当医生实际上正走出检查室时，患者说“哦，我差点忘了，医生，但是最近我头疼得很厉害，那会很严重吗？”

[11] 作者的提示：安排日程尽量安排在医生早上开诊第一个，或在午休后第一个。您不太可能需要等着看医生（因为医生不能远远落后于时间表），而且如果您需要，医生可能更愿意花更多时间陪伴您（因为还有很多时间赶上时间表，如果您在自己的问诊中花费额外的时间的话），如果您不能安排这样的问诊时间，请带一些好的阅读材料 - 最好是这本教科书，如果问诊是在您的期末考试之前进行的，请认真学习。

[12] 要详细了解这种现象，请看电影 *Who's Life is It Anyway*？ 由 Richard Dreyfuss 担任患者，John Cassavetes 担任出于好意却又家长型的医生。

[13] 军事医疗系统将这种技术应用到了极致。参见 Phelps 等（1984）。

[14] 在由医生领薪的军事医疗体系中，这种“配额会议”行为产生了一些非常不寻常的医生问诊模式。例如，一名普通的私人执业医生每年可能会例行一名糖尿病患者 3~4 次的探访，而同一位患者可能会在军事体系中每月往返诊室。医生可以通过开具仅持续 1 个月的处方来强制实施。因此，在该系统的约束下，相对被俘虏在该系统中的患者被迫配合旨在将医生总日常工作量最小化。

[15] 随着 1965 年 Medicare 的通过，这一问题尤为重要。问题在于通常与医院密切相关的 3 个专科领域的支付方式：放射科医生，麻醉师和病理学家。一些人希望让他们在 Medicare A 部分（第 12 章详细讨论）中支付医院护理的费用，而另一些人希望由 B 部分支付（为医生服务付费）。根据 A 部分的支付，将导致所有这些类型的医生必须成为医院的雇员，而不是私人执业。当时的政治权力导致了 B 部分的支付，而这些类型的医生仍然采用独立的按服务付费做法（并成为收入最高的医学专业之一）。

[16] 看来相关的医院领导者还没有研究和理解 Gaynor 和 Gertler（1995）的工作！

[17] 明尼苏达州罗切斯特市的梅奥诊所可能是最著名的。很少有人知道这个名字的正确来源，将其错误地归

因于开国医生的名字，其中两个是名为梅奥的兄弟。实际上，这个团体的名声来自一个夏天在小镇上的大型野餐，当时鸡肉沙拉中的蛋黄酱变质，造成了广泛的胃病。医生们在治疗该事件上的成功最终导致了“梅奥”诊所的成立。

[18] 大多数州要求美国和加拿大的医学院毕业生接受1年的研究生培训（“住院”培训），而国际医学毕业生（IMG）则需要2~3年。一些州还有其他培训要求。有关当前的详细信息，参见：www.visalaw.com/wp-content/uploads/2014/10/physicianchart.pdf，上次访问时间为2017年9月18日。

[19] 例如，在儿科中，在过敏、心脏病、外科手术和新生儿重症监护等领域可获得专科认证。在外科手术中，存在用于矫形外科、心脏外科、胸外科、整形外科、神经外科以及解剖学的许多其他部分的专用板。要了解此类外科医生的分布情况，请打开美国任何主要城市的黄页，以“内科医生与外科医生 -MD”为标题，然后您将很好地采样各个专科领域和在这样的社区中接受过专业培训的医生人数。

[20] 完成必要培训项目的医生通常称为合格董事会。成功通过检查后，医生可以使用经过认证的标题板。

[21] 20世纪70年代初的一个传言说，泰国一所医学院的整个毕业班级租用了一架波音747飞机，从医学院毕业后就飞往美国。

[22] 有关移民的作用和美国政府对医学院的支持作为现有医生竞争的另一种来源的详细分析，请参见Noether（1986）。

（胡海燕　王秀丽　译）

第7章

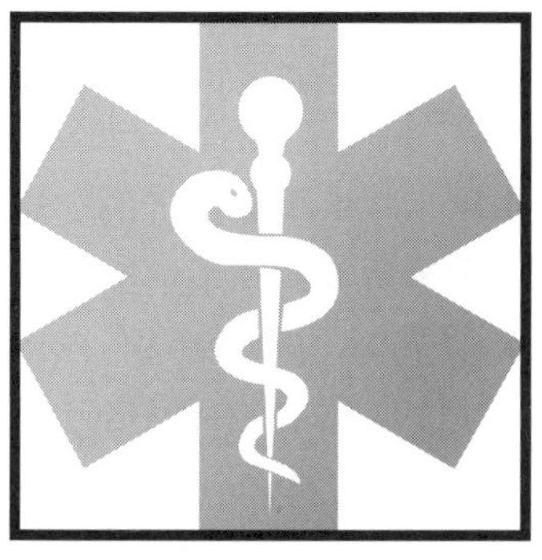

市场中的医生

学习目标

1. 确定医生如何以空间平衡的方式选择/定位他们行医的位置。

2. 掌握垄断竞争的概念，作为理解医疗服务市场的一种方式，并了解在这种市场中每个医生公司的价格和产出是如何设置的。

3. 关注消费者搜寻的作用及其对医生服务市场的影响。

4. 了解广告和执业许可是如何影响这些市场的。

5. 掌握市场水平需求曲线与特定医生公司的需求曲线之间的区别。

6. 探索卫生保健中的“诱导需求”及其后果。

7. 检视在不同背景下展示的不同程度的诱导需求的几项研究，并评价这些证据的质量。

第6章描述了医生公司，但没有过多考虑这些公司之间以及与患者之间如何相互作用。本章将进一步分析医生服务市场，着重于生产企业之间的相互作用以及企业与消费者之间的相互作用。

本章首先讨论了医生面临的最普遍的长期问题：诊所应位于何处？这个问题的答案不仅包含重要的经济信息，而且体现了公共政策中的一个长期问题。几十年来，公共政策的讨论一直与吸引更多医生进入“服务不足”的农村和低收入城市地区有关。在美国（以及其他任何具有适当分权的卫生保健体系的国家），任何实现这一目标的机制都必须在市场结构中运作，也就是医生可以在其中自由迁移并选择他们行医的地点。

本章接下来讨论的第二个问题，即个体患者和医生相互匹配的中间运行过程。医生和患者的搜寻和匹配过程对卫生保健和健康领域的市场功能的发挥起到重要作用。正如我们将看到的，它也很重要地说明了我们在本章中研究的第三个问题：医生与患者之间的一连串事件的关系实际上是如何起作用的。

第三个问题集中在医生和患者的互动以及信息在互动中的作用。在医生和患者的交流中，医生比患者拥有更多的，甚至是大量多的知识。健康经济学的大量研究旨在了解医生如何利用这种信息优势。一些人认为医生会利用它来创造更多的服务需求，并可能只有在达到一个“目标收入”时才会停止。其他人认为，尽管这种需求的创造可能会发生，但这并不是医患之间交流的重要组成部分，并且肯定会受到市场力量的自我限制。还有一些人否认诱导需求的存在。我们将详细研究诱导需求现象背后的逻辑和证据。作为一种现象或概念，诱导需求代表了卫生保健中的另一个重要领域，在这个领域中不确定性和信息会集中影响市场运作的方式以及我们考虑卫生保健市场的方式。

这3个问题构成了我们讨论在市场中的医生的基础。我们从地理位置的长期决策开始，再到短期的患者和医生匹配的问题，最后以需求诱导的问题为结束。

7.1　医生执业地点的选择

市场的普遍现象之一是供应商在需求方之间的分布。该过程最早由Hotelling（1929）描述。一个简单的模型就是海滩上的冰激凌销售商，那里的人们（潜在的冰激凌顾客）沿海滩均匀分布。（这里问题被简化了，因为这个“世界”是线性的，而不是像地图一样二维的。）如果仅存在一个销售商，则该销售商的最佳位置是在海滩的中心，两边的顾客数量相等。这最大限度地减少了顾客的平均路程成本，从而使销售商面对的需求最大化。如果存在多于一个的销售商，新的销售商将争取把自己的位置定在已有的销售商（们）与最大的可能的顾客群体之间，因为（按照推测）顾客会在最近的可能的销售商处消费。

这种空间竞争的关键思想是每个卖方都面临着相同的预期顾客数量。如果新卖家发现进入该市场有利可图，则卖家长期位置的分配必须调整到使每个卖家的顾客数量相等。当然，如果某些顾客的收入比其他顾客高，那么他们在此过程中“计数”更多，因为他们将购买更多的卖方商品。因此，更准确地说，当发生空间竞争过程时，每个卖方应当面对相同的有效需求。

在医生市场中，我们可以通过想象若干人口众多的城市来理解这一过程。表7.1展示了一个由3个城市组成的小型社会，总人口为125 000。如果整体的医生分布情况如下：医生：人口比率略低于1∶10 000（在这个小社会中共有12位医生），城市A和B的人均医生比例相同，但城市C没有医生，因为其人口为5 000无法与城市A或城市B竞争来吸引新医生。即使医生总数增加到23名，每位医生也会发现进入城市A或城市B比进入城市C更有利可图，因为在城市A或城市B每位医生的有效需求会更高[1]。只有当医生总数超过24名时，城市C才会最终吸引到医生（在城市A和城市B中，第24位医生只会均衡两个城市的医生：

人口比率，均降至 1：5 000）。

表 7.1　城镇中医生的假设分布

城市	人口	医生人数（每 10 000 人口）	医生人数（每 5 000 人口）
A	100 000	10	20
B	20 000	2	4
C	5 000	0	1

基于 20 世纪 70 年代美国医学院的自然实验，我们可以实际观察到这一过程。随着医学院入学人数增加 1 倍，再加上外国培训医生的涌入，每 100 000 人的有效医生数量实际上增加了近 50%（从 100 000 人口 146 人增加到 214 人）。因此，我们可以实际查看医生选择在哪里执业，以及随着新毕业生的大量涌入，这一选择如何发生改变。

在一个极端的模型下，新医生将选择最理想的位置进行执业，并"诱导"足够的需求以保持自己的满足感。在极端情况下，这需要几乎无限的能力来诱导需求。在另一种极端模式（纯粹的空间竞争）下，医生将参照表 7.1 中最后两栏的比较以重新选择执业地点。这种变化将体现在以前从未有医生执业的小城市中出现医生的情况下。

在大多数城市，甚至大多数小城镇中，至少有一名医生执业，但同样的"空间竞争"概念，也应该出现在各个专业领域医生的定位中。一旦选择了专业，医生同样必须选择执业地点。那经济学在这个决定中起着怎样的作用？

结果与空间竞争模型的预期结果非常接近（Schwartz 等，1980；Newhouse 等，1982a，1982b）。如表 7.2 所示，基于他们的工作，只有当整体的医生：人口比率变得足够高，从而使小城镇成为新医生的有效竞争者时，专科医生才会到小城镇执业。此外，这些专科医生中每一种的医生：人口的总比率都与城镇规模密切相关，有足够的人口规模该专业医生才可以在该专业内有效竞争。例如，在 1979 年，每 10 万人口大约有 9 名儿科医生，或者说每名儿科医生服务大约 11 000 人。空间竞争模型表明，比这个规模小的城镇通常不能吸引到儿科医生。确实，如表 7.2 所示，即使在 1979 年，拥有 5 000~10 000 人的城镇中只有少部分有儿科医生。而拥有 10 000~20 000 人口的城镇中有超过三分之二的城镇吸引了一名儿科医生，同时几乎所有的大城镇都有一名儿科医生。

表 7.2　1970 年和 1979 年没有非联邦医生专科服务的社区百分比[a]

专业	23 个样本州中全职等效医生人数[b]	千人口 /%						
		2.5~5	5~10	10~20	20~30	30~50	50~200	200+
第一组								
全科医生和家庭医生								
1970	11 514	89	96	99	100	100	100	100
1979	11 869	86	96	99	100	100	100	100

续表

专业	23 个样本州中全职等效医生人数[b]	千人口 /%						
		2.5~5	5~10	10~20	20~30	30~50	50~200	200+
第二组								
内科								
1970	5 242	17	40	69	96	100	100	100
1979	9 467	23	52	84	97	100	100	100
普外科								
1970	5 214	42	79	97	100	100	100	100
1979	6 071	44	77	96	100	100	100	100
妇产科								
1970	2 928	13	32	74	96	100	100	100
1979	3 978	15	35	77	97	100	100	100
精神病科								
1970	1 990	3	12	28	46	91	100	100
1979	3 203	9	17	40	59	96	100	100
儿科								
1970	2 263	6	17	57	92	100	100	100
1979	3 429	12	25	68	92	100	100	100
放射科								
1970	1 823	5	22	60	88	100	100	100
1979	3 042	9	30	73	97	100	100	100
第三组								
麻醉科								
1970	1 527	11	19	34	65	90	97	100
1979	2 303	11	19	40	83	100	100	100
骨外科								
1970	1 380	2	6	29	67	91	100	100
1979	2 409	7	17	47	88	100	100	100
眼科								
1970	1 539	4	15	54	87	100	100	100
1979	2 147	4	14	62	89	100	100	100
病理科								
1970	1 073	1	8	36	71	95	100	100
1979	1 840	4	15	50	85	95	100	100

续表

专业	23 个样本州中全职等效医生人数[b]	千人口/%						
		2.5~5	5~10	10~20	20~30	30~50	50~200	200+
泌尿科								
1970	950	1	7	29	62	98	100	100
1979	1 340	2	10	47	89	100	100	100
耳鼻喉科								
1970	902	2	9	38	85	95	100	100
1979	1 127	2	6	29	79	98	98	100
皮肤科								
1970	528	1	3	10	31	79	100	100
1979	795	1	3	15	59	96	98	100
第四组								
神经科								
1970	365	1	4	6	25	48	73	100
1979	724	0	4	13	24	70	98	100
神经外科								
1970	349	0	1	2	8	28	78	100
1979	523	0	1	2	18	56	88	100
整形外科								
1970	210	0	1	1	2	16	51	97
1979	430	1	1	8	20	46	83	100
所有医生								
1970	41 325	92	97	99	100	100	100	100
1979	58 911	92	98	100	100	100	100	100
每个人口范围内的城镇数量								
1970	—	615	352	182	52	58	37	33
1979	—	644	379	206	66	57	40	34

注:[a] 特定相关年份的城镇人口。数据来自以下 23 个州:亚拉巴马州,阿肯色州,科罗拉多州,乔治亚州,爱达荷州,艾奥瓦州,堪萨斯州,路易斯安那州,缅因州,明尼苏达州,密西西比州,密苏里州,蒙大拿州,内布拉斯加州,新罕布什尔州,北达科他州,俄克拉何马州,南达科他州,田纳西州,犹他州,佛蒙特州,威斯康星州,怀俄明州。

[b] 这些数值包括人口少于 2 500 人的城镇的医生。

来源:Newhouse 等(1982a)。

同样,在 1970 年,美国每个神经外科医生总共约服务 65 000 名患者(1.5 名神经外科医生每 10 万人)。如表 7.2 所示,只有人口在 50 000~200 000 的城市通常拥有一名神经外科医生。的确,在所研究的所有专科医生中同样的现象普遍出现,虽然研究人员经常可以看到在相当数量的稍小规模的城市中也同样拥有相应的专科医生,例如在 1970 年,30 000 至 50 000 人口规模的城市中有神经外科医生。在国家层面上,任何给定专业的整体人口:医生比率可以很好地预测吸引该专业医生所需的城市规模。

这些研究清楚地证明,经济力量如何有力地引导着医生的执医位置。医生通过选择在可选的人口:医生比率最高的地区执医来响应有效需求。随着来自医学院和入境医生的大量涌入,医生:人口的整体比率(以及每个专科的比率)有所提高,医生在全国各地扩散到越来越小的城镇,正如空间竞争所要求的那样。在这些研究中所分析的时期(1970—1979 年)的末期,患者与医生的比率已明显下降,因此较小的城镇变得更有可能拥有适合其规模类别的专科医生。

一项对医生和牙医迁移的研究(Benham,Maurizi 和 Reder,1968)提供了对同一市场力量的不同描述。该研究在各个州(而非城镇)中进行了调查,发现医生和牙医倾向于从经济收益相对较低的州转移到经济收益相对较高的州。因此,直接针对医生在各州之间流动的研究也支持了市场力量在决定医生和其他医疗专业人员选择执医地点方面的重要性。

与专业决策的相似性

医疗执医地点的决定与选择专业的决定具有很大的相似性。在这两种情况下,经济力量都将引导总体模式,而个人偏好可能会影响个人选择。是考虑在神经外科和放射学之间做出选择,还是在华盛顿斯波坎、华盛顿特区、艾奥瓦州华盛顿、纽约的菲尔普斯之间做出选择,医生都受到同样的经济力量的影响。如前所述,在选择专业的情况下,必须考虑未来收入流的现值(决策时),因为专业决策代表一项耗时的投资。尽管地理位置选择的成本较低且易于调整,但总体结论仍然不变:医生以系统化的且可预测的方式应对经济力量。

就潜在的进入壁垒而言,也存在类似的现象。在选择专业的情况下,可能存在专业培训机构(特别是如果通过许可机制授予准官方身份)来限制进入特定领域。这种限制的信号包括由于对时间投资有持久的巨大回报(回报率)出现排队现象或进入专业培训项目的超额需求的现象。例如,人们通常会发现,某些住院医生和博士后奖学金项目是提前几年就已确定的,这是对培训的超额需求的信号(因此它是限制性供应情况的指标)。

一个有意义的视角是查看美国医学院毕业生进入不同专业的住院医生规范化培训的比率。人们普遍认为,美国的毕业生作为住院医师能获得更好的培训,此后更能满足需求。Ebell(2008)收集了不同专业住院医师规范化培训岗位被美国医学专业毕业生填充的比例和相应专业平均收入的数据。图 7.1 展示了结果——每个专业住院医师规范化培训岗位被美国医学毕业生填充的比率和对应每个专业的平均收入之间有很强的线性关系(相关系数 =0.85)。

这些数据表明,不同医学专业的吸引力与其提供的创收潜力之间存在密切的联系。他们还表明(沿着收入轴看),基于医院的专业和外科相关专业的收入要比家庭医疗(最低)、内科、儿科和精神病科等初级保健实践的收入高得多。拥有最高的美国毕业生填充率的专业(骨科、放射科等),将对最负盛名的项目产生强烈的超额需求(需要排队),甚至这些专业中最弱的住院医师规范化培训项目也必须达到很高的填充率,才能使整体的填充率达到并超

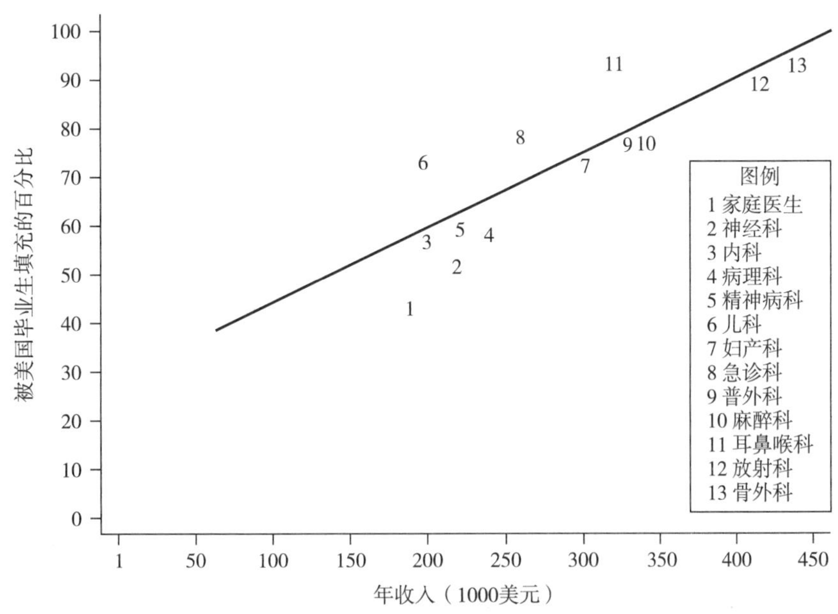

图 7.1 住院医师规范化培训岗位被美国毕业生填充的百分比与按专业划分的平均总收入

来源：Data from Ebell，2008。

过 90%。

在执业地点选择中，特别是对医院需求高的医生来说，地点选择在获得医院优先录取的特权方面显得很重要。现在不常见但早期常见的一种现象是，医院的医务工作人员（更深入的讨论见第八章）会宣布医院“关门了”，这意味着没有新医生可以让患者入院。在大多数或所有医院都“关闭”的地区，至少在外科和产科等专业领域，医生的进入受到了有效遏制。

7.2 消费者搜寻与市场均衡

在学习了医生如何选择执业地点后，我们可以进入到医生服务市场分析的下一个问题，即医生和患者如何“匹配”以及如何确定价格。

在一个经典的教科书式的经典竞争市场中，会出现几个明显可辨的特征。首先，我们可以通过将市场中所有参与者的供应和需求汇总而明确地得到市场供求曲线。我们在市场中观察到的数量和价格将由这些市场供求曲线的交点确定。我们还可以很容易地计算出成本变化对均衡数量和价格的影响（参见第 6 章附录）。每个消费者和提供者都需要按照给定的市场确定的价格采取相应措施。根据市场价格，供应商将选择要生产的数量，而消费者将选择要消费的数量。他们共同的选择将产生生产和消费的“正确”数量。最后，如果我们能够清楚地衡量医疗质量，则对于所观察到的每个质量水平，只有一个相对应的价格会在市场上占上风。这就将是在市场上看医生的所需的“价格”。

如框 7.1 所示，这与我们在实际数据中所观察到的情况形成了鲜明的对比。在大多数情况下，在给定的市场区域中，许多价格占优势。价格差异似乎太大，却无法对应质量的差异。确实，一些研究表明，同一地理区域内相同商品的价格存在巨大差异（如 Pratt、Wise 和 Zeckhauser，1979）。

框 7.1　医疗市场中的价格离散

在医疗市场中，价格离散非常普遍。尽管价格上的某些差异确实与质量有关，但似乎很难接受所有这些差异都与质量有关。例如，1975 年在俄亥俄州的代顿市，全科医生和内科专家之间“标准办公室就诊”的平均价格差异仅为 1.50 美元，而价格的散布范围则要大得多。平均每次办公室就诊专科医生只比全科医生多收入 10%（Marquis，1985）。

图 A 所示的分布与代顿地区的价格分布具有相同的均值和标准差。图中的平均数分别是全科医生 15.30 美元；内科医生 16.90 美元；其他医生 15.80 美元。全科医生的价格范围从不到 9 美元到超过 21 美元不等。对于内科医生，价格范围从不到 10 美元到近 23 美元不等。因此，尽管专家与全科医生的平均价格差异仅为价格的 10%，但每个专业群体内部价格的分散程度大，高价是低价的两倍以上。

图 A

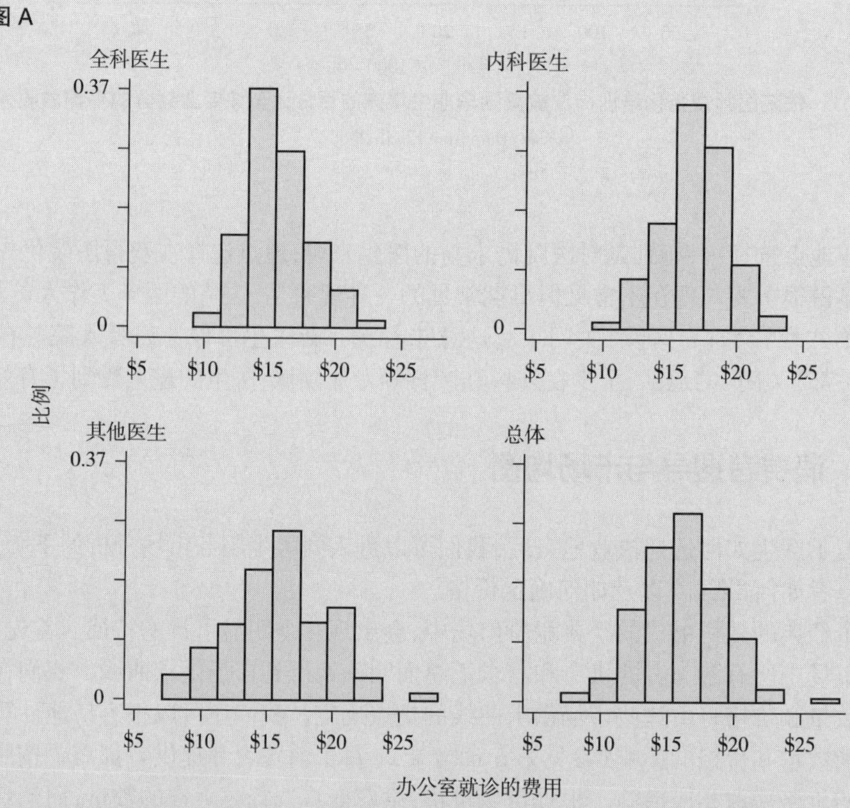

在其他市场和其他医疗服务中也普遍存在同样的现象。例如，在西雅图，同一项研究显示专科医生与全科医生之间的差异稍大，但专业内部差异更大。在牙科市场上，保险数据通常显示“常规”服务（例如清洁、拔牙和填充）的价格差异具有相似的特征。*

当然，其中一些差异可以归因于患者感知到的但未被研究者测量到的质量差异。人们也可以说所有这些价格差异都是由于这种未观察到的质量差异所致，这是无可辩驳的。但是，考虑到全科医生和专科医生收取的平均价格之间的差异很小，似乎很难相信整个价格离散都是与质量有关的。

* 同样的事情也发生在其他市场。汽车保险公司通常要求你对任何一份汽车修理工作报3份价，然后按照3份报价中最低的一份付费。根据经验，当你得到3个报价时，最高的价格将是最低的价格的两倍。

其次，医生的服务似乎面临着向下倾斜的需求曲线。人们普遍相信（尽管文献证据不足），医生会使用价格歧视——即针对同一项服务，医生对不同的人会收取不同的费用[2]。在一个纯粹的竞争市场中，这种歧视是不可能存在的（框7.2详细描述了垄断定价和价格歧视）。

框7.2　垄断定价与价格歧视

垄断者是市场上的唯一卖方，因此卖方所面对的需求曲线与市场需求曲线相同。如果垄断者希望最大化利润，最好的解决办法是减少产出使其低于竞争水平，同时提高价格。

每增加一次销售量，垄断者就必须降低所有售出商品的价格。因此，新增一个单位的销量带来的总收入（"边际收入"）的增加量是该销量的收入减去所有其他销售单位的价格下降。因为垄断者面对的是市场的需求曲线，所以价格必须下降的量可以从市场需求曲线中确定。

图A中的边际收入曲线展示了与市场需求曲线相关的总收益的增加。（对于直线型需求曲线，边际收益曲线只是将需求曲线与价格-数量图的轴线之间的夹角二等分。）直觉上，垄断者想要做的就是扩大生产，直到边际收入等于边际生产成本。在那一点上，产出的任何进一步增加带来的收益增量都比生产成本的增量少。当 $MR=MC$（边际收入 = 边际成本）时，利润达到最大值。垄断者会选择这一条件下的产出数量，然后通过将需求曲线向上移动到该产量来设定价格。因此，相较具有相同需求曲线和边际成本曲线的竞争定价市场，垄断市场的产量较低，价格较高。

图A

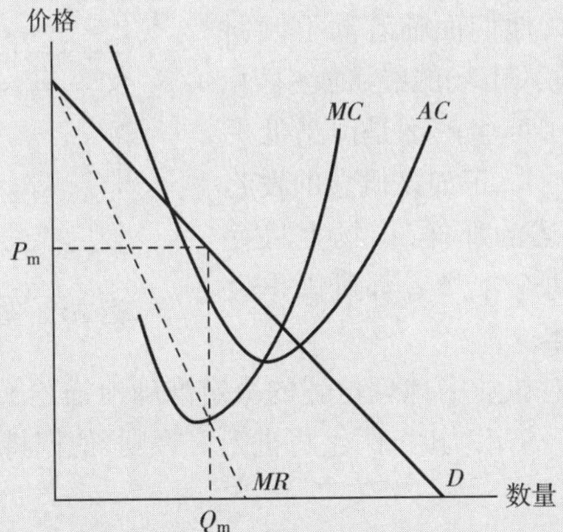

边际收入函数可以用需求弹性的形式来描述。$MR=P(1+1/\eta)$，其中 η 是需求弹性。注意，如果需求曲线没有弹性（$-1<\eta\leqslant 0$），则边际收益为负。因此，没有垄断者会愿意在无弹性需求领域内运作。它总是会为减少产量和提高价格付出代价。垄断者的一般定价规则是使 $MR=MC$（边际收入 = 边际成本），因此 $P(1+1/\eta)=MC$。对此的另一种表示形式为 $P=MC\eta/(1+\eta)$。当需求有弹性时，$(1+\eta)$ 为负，垄断者

操作范围内全部满足 $P>MC$。例如，如果 $\eta=-1.5$，则 $P=3\times MC$。如果 $\eta=-2$，则 $P=2\times MC$。如果 $\eta=-20$，则 $P\approx 1.05\times MC$。因此，尽管在 $\eta=-20$ 的情况下将企业描述为垄断者是绝对正确的，但这并不是很有意义，因为我们无法在5%的精度范围内测量企业的边际收入。一般规则是，垄断者面对的需求弹性越大，价格越接近边际成本。

歧视性垄断

在一个价格歧视性垄断中，垄断者可以识别根据不同需求弹性细分的不同市场，并根据前面描述的价格规则为每个细分市场定价。那些需求弹性更大的细分市场会得到较低的价格，反之亦然。

为了维持成功的价格歧视，垄断者必须能够防止产品从低价的细分市场转售到高价的细分市场。医疗服务非常适合这种情况。购买几个额外的阑尾切除术转卖给你的朋友是十分困难的。关于进一步的讨论，请参见 Newhouse（1970a）。

垄断竞争模型非常有效地描述了医生服务市场。垄断竞争的基本思想是，每个生产者都面临着一条向下倾斜的需求曲线，该曲线随着市场中其他生产者数量的增加（或减少）或随着市场需求曲线向内（或向外）移动而向内（或向外）移动。随着利润机会的变化，其他卖方的数量会增加或减少。名称中的"垄断"来自向下倾斜的需求曲线。名称中的"竞争"来自其他竞争者可以自由进入市场的情况。在垄断竞争中，竞争者的进入会一直发生，直到每个人都只是获得竞争力的回报率（零垄断利润）。

图7.2展示了典型企业在垄断竞争均衡中的表现。该公司面临着向下倾斜的需求曲线，并具有典型的U形平均成本曲线。在均衡状态下，其他公司的进入将持续，直到每个公司的需求曲线与其平均成本曲线相切为止。在这一点上，每家公司的价格只覆盖了成本，他们面临着向下倾斜的需求曲线，没有进一步进入市场的经济吸引力。价格等于平均成本（$P=AC$），但生产不是以最低平均成本进行的（即，不是 P_{min}）。正如该概念的发起者 Chamberlin（1962）所描述的那样，市场上将存在持续的产能过剩，因为每个生产者都可以扩大产量并获得较低的平均成本。

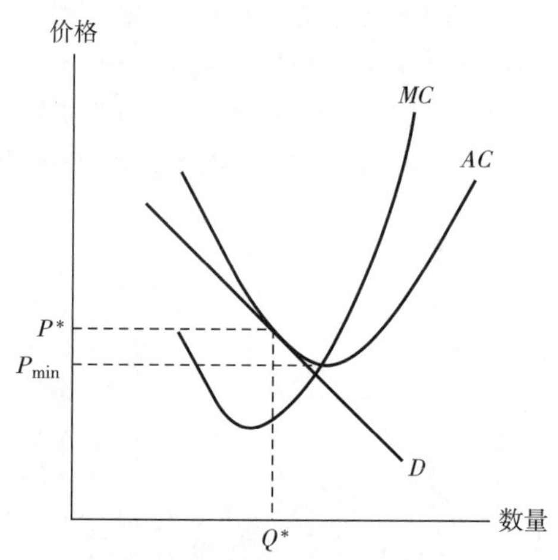

图7.2　垄断竞争均衡中的典型企业

上一节中描述的医生对执业的地理位置的决定准确地描述了这种进入-退出决策。当市场具有高于平均水平的经济潜力时，医生将进入。否则，他们将根据所有其他市场的有效需求均匀地分散。

更完善的模型

垄断竞争中医生行为建模的最新进展已转向用一种更为完善的方法来考虑医患互动。这种新方法强调了医生确定患者所消费的医疗服务量的能力，即使价格是由保险、政府或市场力量分别确定的。通过这种方法，McGuire（2000）将几个以前认为分别表现医生优势信息地位的问题结合到了一起。

在 McGuire 的方法中，患者对于任何医疗服务都有一些最低限度的净收益（类似于消费者剩余，但由于技术原因，并不完全相同）要求。医生将尝试最大化从每位患者身上获取的利润，但受患者期望（或“要求”）的最低净收益的限制。可以将这种净收益视为患者从其他地方寻求治疗（或决定放弃治疗）获得的最佳净收益的最佳近似值。这给医生从患者身上提取消费者剩余的能力制定了一个天然上限，但此限制完全取决于医生的利润最大化动机，而不是出于无私或其他考虑。

从 McGuire（2000）的一张简单图表（图 7.3）中即可捕捉到这个想法。患者就诊时带着一定要达到的 NB 美元价值（McGuire 表示法和图中的 NB^0）。医生选择一个价格和数量，使利润最大化，同时为患者保留最小的 NB。这是通过同时提高价格（当成本为 c 每单位时将价格提高到 p），以及“要求”患者消费 x^* 数量来实现的。正如医疗实践中对区域差异的分析一样，消费者由于额外的消费而失去了一些剩余。消费者更愿意购买需求曲线与价格相交处的 x^{**}，而医生只提供 x^*。患者失去了黑色三角形区域的消费者剩余（x^{**} 与 x^* 之间），x^{**} 左侧需求曲线下方的中灰色三角形拥有相同的面积。数量 x^* 被选择，是为了给消费者留下“必需的”消费者剩余数量，即图中的浅灰色区域 NB^0。

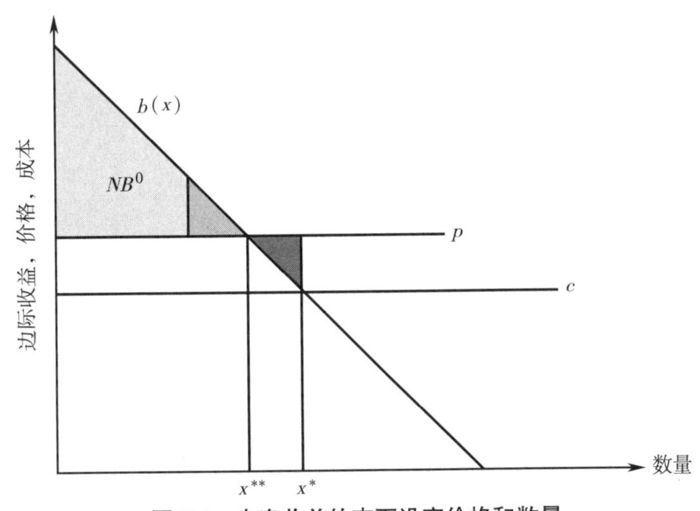

图 7.3　在净收益约束下设定价格和数量

一个关键的问题是医生如何设定每个患者消费的数量（或者更具体地说，患者来找医生看的每一场病）。在某种程度上，这只是反映了医生拥有巨大的信息优势。医生可以说：“我会给你开些药，但我想在一周内对你进行随访，确保效果良好。”医生也可以暗示，如果患者不愿意遵循指定的治疗方案，那么也许应该到其他地方寻求治疗。

这种方法对医生行为的许多方面都有很有价值的启示。在本章稍后的部分，我们将更正式地遇到“诱导需求”的概念，该模型为这一典型的问题提供了思路。在后面讨论管理式医疗和政府项目，如 Medicare 和 Medicaid 保险的章节中，我们将会看到保险项目是如何精准地改变对医生的激励机制，以应对医生可以选择的数量设置。

McGuire 的方法对于被广泛描述的医患关系也有有趣的启示。医生（和他们的专业组织）

经常强调这种关系的重要性[3]。这些医患关系是非常真实的，而且对医生诊断和治疗患者的能力非常重要。医生可以识别患者外貌、整体幸福感、快乐感或抑郁感，以及外貌或行为的其他方面的变化，而这些变化是不能被编入医疗记录并传递给其他医生的。类似地，医生可能知道患者是否愿意遵守治疗方案，这些方案可以以提高患者治愈的方式从而改变患者治疗选择。在“净收益”模型的背景下，拥有持续的医患关系的一个含义是，患者使用该医生的时间越长，该特定医生所拥有的针对该患者的知识和经验将越多。随着这种关系的建立，每一次就诊的净收益会增加，并且(在McGuire模型中)医生应该能够通过更高的价格和更高的数量的组合来获得上述净收益中的大部分。

也许McGuire的方法中最重要的方面是，它抛开了我们在卫生保健中使用需求曲线信息来陈述消费者福利(消费者剩余)能力的普遍担忧。这种担忧在健康经济学家中普遍存在：如果医生可以随意改变患者的需求曲线，那么根据标准的基于需求曲线的福利经济学模型，就很难(如果不是不可能的话)得出关于患者福利的任何结论。如果没有固定的患者偏好，“价值曲线”(回忆一下第4章中需求曲线的替代名称)的含义就会变得模糊。McGuire的方法恢复了我们从观察到的行为中得出消费者剩余结论的能力，尽管在大多数情况下，与简单的竞争均衡方法相比，它需要额外的建模。由于McGuire的结构几乎可以预测每一个观察到的“诱导需求”现象，它帮助我们在理解诱导需求的同时，进行福利分析计算。尽管对于刚开始学习健康经济学的学生来说或多或少是偶然事件，但如何在诱导需求理论(和证据)下进行福利分析的问题，一直困扰着许多健康经济学家。此外McGuire的模型还允许我们使用消费者剩余模型。

把质量添加到分析中

Dranove和Satterthwaite(2000)提出了一个更复杂的均衡成本传递模型，该模型结合了数量和质量对供应和需求(以及均衡价格)的影响，其中“质量”有两个特征：临床质量(如诊疗时间长短)和患者便利设施，每一个都可以由自身的边际成本结构产生。他们将一次就诊的成本定义为$C(q,x,y)$，其中q为就诊次数，x为临床质量，y为患者便利设施。他们使用了一个简单的模型，其中医生提供就诊服务的边际成本是一个简单线性函数$MC=a+bx+cy$。换句话说，每次就诊的最低质量费用为a，每增加一个单位的临床质量(例如，医生花费的时间)费用线性增加b，每增加一个单位的患者便利设施(例如，更短的等待时间，候诊室中更多的最新杂志，或为患者及其家人提供免费Wi-Fi上网)费用线性增加c。Dranove和Satterthwaite还定义了与标准价格弹性相似的医生办公室就诊的需求弹性(数量)：η_p是传统的需求价格弹性，η_x是临床质量弹性，η_y是患者便利设施弹性。这与第4章中需求曲线会随着治疗质量变化的观点相同。

Dranove和Satterthwaite(2000)模型使用了一个垄断竞争框架，而不是标准竞争均衡，并假设每个医生公司都面对一个涉及价格的向下倾斜的需求曲线(如前所述)。这就允许了这样一个世界，患者要么对价格免疫(例如，有很好的健康保险)，因此对价格相对不敏感，要么对价格更敏感(例如，没有保险)。在这个世界上“利润”率被定义为$\mu=\eta_p/(1+\eta_p)$。均衡价格是$P^*=\mu MC$。因此，举例来说，如果一个供应商面临的需求弹性是-2.5，那么$\mu=-2.5/-1.5=5/3=1.666\ 6$，$P^*=1.666\ 6\ MC$。

Dranove 和 Satterthwaite 的研究中最有趣的部分是定义了均衡质量的特征是如何形成的。均衡质量水平被定义为 $x^*=(\eta_x/\eta_q)/(b/P^*)$ 和 $y^*=(\eta_y/\eta_q)/(c/P^*)$。对这些均衡量进行一些代数处理,可以得到更有趣的现象。例如,对于 x(临床质量),$bx^*/MC=\eta_x/(1+\eta_p)$,其中 bx^*/MC 是临床质量占总边际成本的比例。类似的公式也适用于便利设施(y)。这个结果有很强的直觉吸引力:消费者对质量的反应越多,对价格的反应越少,医生公司就会越重视高质量[4]。同样地,如果消费者对质量没有太多的反应,在均衡状态下,一个理性的医生公司将投入相对较少的努力来保证质量。

这些概念至少在考虑最佳保险设计时很重要。回顾第 4 章,传统的健康保险使消费者对价格相对不敏感。第二,正如我们将在第 11 章中看到的,管理式医疗保险实质上是利用“集中式”的保险公司对低价的搜寻代替消费者的搜寻工作。Dranove 和 Satterthwaite(2000)的模型因此直接预测相较传统的有偿服务市场,在管理式医疗下医生公司将为提高质量付出更少的努力。也许“质量”最重要的方面是与患者相处的时间。

最后,正如我们还将在第 11 章中看到的,一些新的医生补偿模型直接将质量包含在所提供的价格中(所谓的绩效工资,或以短信的形式,P4P)。这种新方法可能会抵消管理式医疗保险造成的质量下降的压力。

垄断竞争中的搜索

对市场行为最有力的分析是将消费者搜寻的概念与垄断竞争模型结合使用。为了理解搜寻的作用,我们可以从一个极端的例子开始。假设市场上没有消费者参与搜寻“更好的”医生(更好的价格、质量或两者兼而有之)。患者和医生将被随机匹配,或者根据其他不符合价格或质量的原则进行匹配。每个公司的需求曲线都将是市场需求曲线的缩小版。如果市场需求曲线的弹性为 –0.5,那么每家公司的需求曲线也都一样。每个公司都会根据纯垄断模型定价,因为每个公司都知道到达他们公司的消费者会是属于“他们的”。

现在考虑一个会进行搜寻的消费者。例如,假设消费者决定(通过某种过程)搜寻三家公司,并选择价格最低(或价格 - 质量组合最优)的公司。现在公司在定价时面临两难。在较高的价格下,它能从销售中获得更多的利润,但这也增加了这样一种风险,即进行了比较的消费者会发现价格较低的公司,因此,价格较高的公司将失去业务。显然,较低的价格则相反。选择最好的价格需要医生公司在这两种力量之间进行权衡。

很明显(而且是可以证明的),随着市场上越来越多的消费者参与搜寻,市场就越接近纯粹的竞争。搜寻的消费者越少,可以预期价格就会越高,当没有人参与搜寻时,极端结果就是出现垄断价格[5]。

该模型另一个有用的功能是,它允许不同的生产者根据其成本结构设定不同的价格。例如,每个公司固定成本的差异导致了每个企业不同的最优价格。因此,当市场中“一小部分”消费者进行价格搜寻时,即使每个人的质量都是一样的,市场中也会有一个价格分布(而不是每个人都收取相同的价格)。固定成本越高,价格越高,反之亦然。当然,当“很大”比例的消费者在附近消费时,价格的分布就会改变,变成具有竞争力的价格。

医疗保险在这个故事中扮演了两个角色。第一个是垄断竞争模型结构上的技术问题。随着需求曲线弹性降低(需求受价格影响降低),价格离散度增加,平均价格变得更高。直观上,我们可以通过注意到保险的需求曲线变得更垂直(更缺乏弹性)来理解这一过程(参见图4.9和相关的讨论)。因此,当需求曲线与任何公司的平均成本(average cost,AC)曲线相切时,这个点必须出现在曲线的左上方,而不是在U形曲线的底部附近。由此可以预期,通常更好的保险覆盖率将导致价格在任何给定市场区域中的分散程度更大。

第二,至少在某些形式下,保险也可能改变人们消费的动机。例如,全额保险明显降低了搜寻价格的积极性。某些形式的保险至少保留了一些搜寻价格的动机,但在极端情况下,一个有全额保险的人没有搜寻价格的动机。然而,一项研究指出,保险也会增加比较消费的量。通过消除"试用"不同医生的大部分经济成本,保险实际上可能会增加搜寻量(Dionne,1984)。特别是如果一些消费者希望尝试不同供应商的"质量",保险可以促进搜寻。考虑到价格的相对离散性,即使质量和价格之间有明显的联系,也很难假定它们在这个市场上是紧密相关的。

越来越多的证据表明,医生创造了一种最符合他们自己偏好的行医"风格",然后吸引那些也喜欢这种风格的患者(Boardman等,1983)。例如,一种"风格"可能是带有"标准"的便利设施的"忙碌的办公室行医"。另一种可能是"Medicaid保险患者",这种情况下便利设施会减少而门诊量可能增加[6]。第三种风格可能被称为"比弗利山庄医生",患者数量少,但每次看诊患者与医生的接触时间都较长(价格也高)。

已有几项研究描述了患者可能采用的特定方式的搜寻过程(例如,Pauly和Satterthwaite,1981;Satterthwaite,1979,1985),并得出在医生密集的市场中搜寻活动较少的结论。他们的逻辑是,在城市中有大量医生时,很难找到使用某个特定医生的人。这个分析中的搜寻方式是这样的:一个患者表示对Johnson医生感兴趣,然后开始问他的朋友"你们对Johnson医生了解多少?"在一个只有几个医生的小城市里,患者交谈的人之中肯定有几个认识Johnson医生,搜寻工作一定会成功。在一个有很多医生的大城市里,答案可能是"什么也不知道",因为没有一个患者可能对随机点名的医生了解很多。

然而,这个搜寻模型中存在两个问题。首先,如果搜寻集中在价格上,那么无论这个城市里有五名还是五百名医生,从一个有五名医生的样本中获取价格信息似乎不会花费更多的成本。每个人只需要打一个电话就可以确定例如体检的费用。因此,Pauly-Satterthwaite类型的搜索更适合收集关于质量的信息。

第二个问题是关于患者如何实际开展搜寻。一种可能的搜寻过程是,一个人会先问几个朋友他们的医生是谁,他们对这个医生的喜爱程度,以及医生的"风格"等。通过选择有相似偏好的朋友,这个人可以很容易地收集到一些有关镇上某些医生的有用信息。不管城市里有多少医生,收集这些信息的成本似乎是一样的。如果是这样的话,那么任何城市的搜寻成本都应该差不多。框7.3对患者搜寻的过程进行了扩展讨论。

框7.3 消费者搜寻及价格

经济学家之间关于消费者搜寻和价格的作用的技术辩论可以变得非常复杂,但是有一些关键思想贯穿始终。以下是Mark Satterthwaite讨论的部分节选,讲述了为什么他认为在一个有很多医生的市场中消费者搜寻更加困难,以及Jeffrey Harris的回应,为同样的现象提供了另一种解释。讨论围绕着两种普遍存在的现象，正如Satterthwaite（1985，pp.245~247）所描述的那样：

1. 在任何时候，按每千人口医生数计算，供给充足的社区中的医生可能会比供应不足的社区的医生收取更高的费用。

2. 增加每千人口医生的总供应对医生价格的下降没有明显的影响。

Satterthwaite提供了以下观点（转述他的声明）：

消费者在寻找新医生时，会依赖亲朋好友的建议。消费者为这一行为所付出的成本越低，他们就越容易去采取行动。成本取决于几个因素——咨询别人的医生相关信息时，“搜寻者”觉得咨询多少人比较合适，以及这些“建议提供者”在评估他们的医生时有多熟练。生活在快速发展社区的人们在这两个问题上都会遇到麻烦，因为他们不会了解很多人，这些人也不会很了解他们的医生。另一个问题是社区内医生的数量，这也可能直接影响到搜寻的成本。在任何大城市中都有许多医生行医。（读者可以从表7.2中很容易地发现这一点）。所以朋友们关于医生的“故事”很容易混淆，而且大多数情况下会变成“每个医生一个故事”，使得搜寻更加困难。

Satterthwaite的结论是：“服务社区的医生越多，消费者获取信息越困难”（p.247）。

在讨论Satterthwaite的文章时，医学和经济学博士Jeffery Harris描绘了一个完全不同的故事。他对市场的描述（转述他的话）如下：

在Chamberlin通常的垄断竞争模型中，随着市场的扩大，我们通常会看到产品差异化加剧。例如，一开始，“微型计算机”几乎都是一样的。然后电脑制造商开始分化和专业化，从最开始的同质化发展出了家用电脑、科学电脑（“工作站”），甚至游戏专用电脑。早些年，三种品牌的香烟主导了市场——骆驼牌、切斯特菲尔德牌和好彩牌。随着市场的发展，我们看到了薄荷味、滤嘴、超长、低焦油、纸张上有小孔，以及其他特征的组合的香烟。

同样的事情也发生在医生服务市场上。从20世纪60年代开始，医生供应的增长伴随着社区内医生类型的扩展。（同样，读者可以在表7.2中看到这种现象。）这不仅仅是新分支学科的出现（如儿科的新生儿学、内科领域的遗传学、胸外科领域的心脏搭桥手术等）导致的。我们还看到了初级保健的新形式，最显著的是家庭医学。新的执业方式也出现了，包括更多的集体执业医生（相对于单独执业），更多地使用准专业人员，专门的影像中心、紧急护理中心和流动手术中心。我们不能轻易断言这对消费者来说是好是坏。

Harris总结道：“我自己的猜测是，在任何情况下，这种产品差异化程度提升所带来的福利后果掩盖了Satterthwaite教授发现的消费者搜寻效应。对我来说，问题是外科医生是否提供了更好的医疗服务，而不是是否……使挑选外科医生变得更加困难”（p.272）。

在另一项关于医生执业风格和价格的研究中，Boardman等（1983）讨论了医生费用和医生人数之间的正相关关系，并特别指出Satterthwaite从搜寻成本的角度对此进行了解释。然而，在他们研究的基础上，Boardman等提出了另一种观点——这种联系是建立在市场规模与人们期望找到的专业化程度之间的：

还有其他可能的解释。在医生很少的城镇里，医生们将面临巨大的压力，他们需要“在中值竞争”并采取“忙碌、成功的流动执业风格”。在大城市里，有许多患者有不同的偏好，也有许多医生愿意满足这些不同的需求，这样就有更大的机会来占据市场。特别是，我们能看到一些医生看更少的患者，但收取更高的费用。

他们的实证研究支持了这些观点。随着每平方英里医生人数的增加，医生采用少患者、高收费

（“贝弗利山医生”）执业风格的倾向明显增加，同时采用“标准”执业风格的倾向下降。必然地，随着医生密度的增加，这增加了社区的平均价格。这与 DeVany，House 和 Saving（1983）的模型高度符合。

Pauly 和 Satterthwaite 的分析的主要动机是为了解释一个常见的经验现象——即使在调整了投入成本之后，大城市医生的价格仍高于小城市。他们以大城市的搜寻成本更高为逻辑解释这一现象。经济学家之间的争论（就像我们不久前回顾的关于“诱导需求”证据的争论一样）取决于许多技术问题，而且尚未得到明确解决。

需要注意的是，不要仅仅因为数据与经济模型“一致”就接受任何经济模型。其他同样合理的模型也可能与特定的经验发现相匹配，但这些模型可能在其他重要方面存在分歧。不同模型之间的关键检验出现在它们对世界做出的不同预测时候，此时可以通过发现或产生关键数据来聚焦不同模型的预测差异，而非预测相似性。

在 Pauly 和 Satterthwaite 的模型中，另一个非常简单的经济模型精确地预测了同样的现象（当医生密度更高时，价格也会更高）。这项由 DeVany、House 和 Saving（1983）所做的研究强调了收费价格和医生为患者提供服务的比例之间的权衡。在他们的模型中，如果一个社区内的患者拥有相对较高的时间价值，则会引导医生公司建立一种患者等待时间相对较短，但成本较高（因此价格较高）的行医风格。在时间价值较低的社区，情况正好相反。研究人员得出结论：“我们必须注意到货币价格和公司密度之间的正相关关系。”因此，当医生密度越高时，价格越高，这样的情况在 Pauly 和 Satterthwaite 所依据的搜寻成本不存在任何差异情况下也可能出现。

7.3 不完全搜寻的后果

不完全搜寻不仅会导致价格的分散，还必然会导致搜寻较少的用户支付更高的价格。在 Sadanand 和 Wilde（1982）使用的模型中，消费者搜寻 N 次（例如，N=3），然后以搜寻找到的最低价格购物。当然，一个人搜寻得越多，就越有可能找到更低的价格[7]。

一些相关研究引用了对医生定价的强有力的计量经济学分析，以确定不完全的搜寻如何影响消费者支付的价格。第一项研究（Gaynor 和 Polachek，1994）使用美国医生协会执业价格调查数据，涵盖 957 个不同组别的 6 353 名医生。他们研究了各种办公室就诊类型和各种程序（例如，验血、胸透）的费用。在一个复杂的回归模型中，他们将无法解释的方差分解为组成要素，从中推断出不完全信息的影响。他们估计了不完整的消费者信息（例如，来自有限的搜寻）和不完整的医生信息（例如，消费者愿意为这项服务支付多少钱，有点类似于之前讨论的 McGuire（2000）模型）的影响。平均而言，他们估计医生们“错过”了他们本可以收取的最高的常规门诊收费的 39%，但患者支付的价格是医生出售服务的价格的两倍多一点（如果患者完全了解市场上所有供应商的价格）。

Gaynor 和 Polachek（1994）发现的结果与垄断竞争模型预测的结果非常吻合，特别是医生和患者之间明显且重要的信息不对称。首先，到目前为止，医生在获得患者愿意支付的最高价格方面比患者在找到可获得的最低价格方面“更接近目标”。这种不对称性在几乎每个专业和每个研究过程中都表现得很明显。其次，越少实施的过程（从患者的角度来看）相关信息就越少。例如，常规办公室就诊由于信息不对称等导致的患者损失最小，而稀少的手术治疗导致患者损失最大。因此，基于较低的住院率，患者住院时“多缴”的比例是常规办公室就诊的两倍也不意外。

Chawla（2002）利用 1986 年埃及开罗的医生收费数据重复了这类分析——很明显，这与 Gaynor 和 Polachek 研究的背景非常不同。他发现，平均而言，医生平均获得了最高可能费用的 91%，而患者所支付的费用（平均）比拥有完整信息时高出 60%。

7.4　患者的实际搜寻

一项研究展示了患者寻找一位新医生的频率（以及原因）（Olsen、Kane 和 Kastler，1976；Kastler 等，1976）。在 1974 年对盐湖城地区 632 户家庭的调查中，居民被问及他们使用医生的情况，包括他们是否曾经换过医生。约 60% 的受访者曾换过医生（在社会经济地位低和高的人群中，这一比例大致相同），另外约 10% 的受访者想换医生，但由于某些原因又退缩了（例如，因为担心冒犯现任医生）。他们给出的更换医生的理由见图 7.4。请注意，从经济搜寻模型的角度来看，大多数主要的原因都是“正确的”。例如，患者更换医生是因为预约时间太长、他们不喜欢现有的医疗质量、他们想要确认诊断结果或者价格太高。还需要注意的是，更换过医生的患者中大约四分之一听从了朋友的推荐（参见之前关于 Pauly 和 Satterthwaite 的搜寻模型的讨论）。

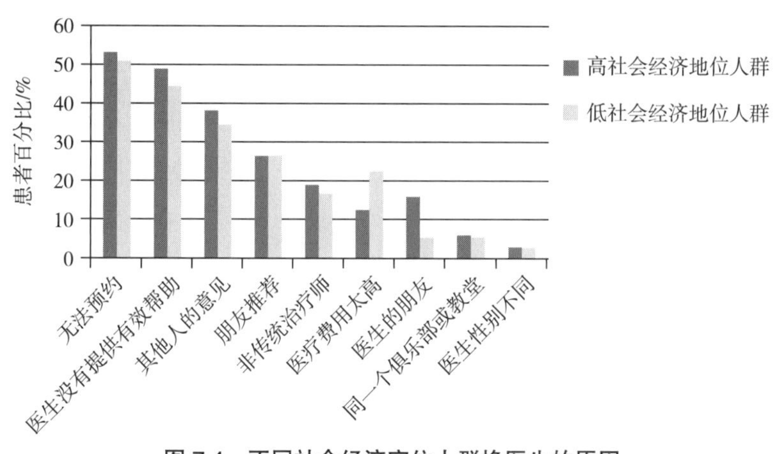

图 7.4　不同社会经济定位人群换医生的原因

来源：Data from Olsen 等（1976）。

2011 年，一项针对消费者和医生的调查评估了患者更换医生的原因，以及对于同样原因，医生认为的患者会更换医生的可能性[8]。医生们认为，80% 的患者会因为搬家或医生办公室不再接受他们的保险而换医生。换句话说，他们认为只有 20% 的患者会因为服务质量、方便程度或价格而离开他们的诊所。患者对此有不同的看法。约 40% 的患者表示，他们只会因为搬家或医生不再接受他们的保险而更换医生。近 80% 的患者表示，他们会因为服务质量或方便程度而更换医生。

然而,医生和患者对一件事的看法是一致的:只有10%的医生或患者认为人们会因为更低的价格更换医生。更清楚的来说,这可能意味着大多数患者都有保险,因此价格并不重要(例如,一次基本保健的自付费用是25美元),但是很明显,此"价格"非彼价格。对于本次调查中抽样的消费者来说,基本不考虑按照价格消费。

将这些结果与1976年盐湖城的研究(30多年前)进行比较,可以看出,此研究中消费者对价格的搜寻相当有限。1976年,大约15%的患者会因为"太贵"而离开医生。在2011年的数据中,约10%的患者表示,价格会让他们更换医生。2011年的调查中,人们对价格的关注度更低,这是完全合理的,因为我们注意到,有更多的人的保险涵盖了诊所就诊费用,而且更可能是定额支付(如每次就诊25美元),在这种情况下,价格根本不重要。

最后,一项2017年开展的针对纽约、新罕布什尔州、佛罗里达州和德克萨斯州的患者的新调查指出近几年患者搜寻将呈现上升趋势[9]。这项调查也与同一组织(PublicAgenda.org)在2014年进行的全国范围的调查进行了比较,得出的80页的报告提供了大量关于2017年患者"就医"行为的细节。总的来说,结果如下:

- 有一半的美国人在看医生之前会查询价格信息。自付额较高的人搜寻价格信息的可能性更高。
- 只有20%的美国人会比较不同医生的价格。在这些人当中,超过一半的人表示节省了一些钱。
- 70%的美国人不认为价格低代表质量低,大多数进行了比较的消费者会选择价格更低的医生。
- 价格信息的来源多种多样:朋友、亲戚、同事、保险公司、医生和诊所接待员都是价格信息的来源。
- 近三分之二的美国人想了解更多关于价格的信息。

与搜寻的价值完全一致的是,没有保险覆盖或自付额高的人中,几乎三分之二的人会寻求价格信息。因此,搜寻行为的增加(与早期研究相比)表明,高自付额医疗计划的日益流行可能是搜寻行为发生变化的驱动力。

7.5 广告和信息成本

在市场中增加搜寻量的一个方法是降低信息成本。从经济角度来看,让消费者进行搜寻从本质上讲是很必要的,因为这会使市场更接近提供(消费者并因此得到的)"正确"的医疗服务量。(当X医疗服务量对患者的边际价值刚好等于相同医疗服务量的边际成本时,就会出现"正确"水平。此时整体社会福利最大化,是经济学家对"正确"通常的定义。)

许多州多年来禁止为专业服务做广告。这些禁令已被许多州以限制竞争的理由废止,在1970年,根据这些法律裁决,美国医学协会(AMA)的行业规范(意见5.02)被更改,特别指出除了欺骗公众的广告外,对医生做广告没有道德限制。广告,就像《星球大战》科幻电影中的"原力"一样,有好的一面,也有不好的一面。当然,它有扭曲患者选择的能力,而专业团体在反对医生做广告时强调的正是这种广告的"阴暗面"。"庸医"一词经常出现在此类讨论中,而禁止广告据说是为了保护消费者免受庸医之害[10]。有些人甚至担心,通过广告可能会增加消费者对产品的需求,导致价格上涨。(当然,当广告在市场上很常见时,广告的成本成了公司成本结构的一部分,因此也是公司定价策略的一部分。)

然而,广告可能做的另一件事是降低向消费者提供信息的成本。在垄断竞争搜寻模型中,更多的消费者搜寻将带来更低的价格和更小的价格离散度。在一项关于广告效应的经典研究中,Benham(1972)使用调查数据来衡量全国消费者为眼镜支付的价格,并在三年后在另一个数据库(Benham 和 Benham,1975)用更复杂的方式重复了这项研究。一些州禁止广告,而其他州则允许有限制或无限制的广告。他们的研究发现,即使在控制了其他可能会影响价格的因素后,在允许广告的州购买一副眼镜的价格比在禁止广告的州要低约 25%(在 1970 年的差距约 8.50 美元,大约对应目前的 55 美元)。在有广告的州,销售眼镜的公司的平均规模远超过无广告的州。显然,广告的一个作用是使一些公司能够吸引到足够多的顾客,从而可以利用现有的规模经济。

后来的研究扩展了 Benham 原著中的思想。Cady(1976)发现处方药也存在同样的现象,但效应的比例较小。(结果显示,在限制广告区价格高约4%。)Benham 和 Benham(1975)发现,与广告限制相关的高价也减少了产品的消费数量。Feldman 和 Begun(1978)在保持产品质量不变的情况下比较了各州的价格,发现没有眼镜广告的州的价格平均高出 16%。Kwoka(1984)对所提供的服务质量进行了测量,发现广告降低眼镜成本的一种方式是同时降低服务质量。显然,当公司不能以价格做广告时,他们就会诉诸于基于质量的竞争,从市场的角度来看,这种竞争会导致质量“太高”(也就是说,当允许做广告时,市场就会恢复到低价格和低质量的组合)。

也许目前最普遍的例子是矫正屈光视力问题的激光手术。这种矫正视力的新方法在全国大部分地区都有广泛的广告宣传,宣扬这种手术的好处和实际做这种手术的医生的经验。其他有频繁的引导消费者的广告的具体医疗服务往往包括各种整形手术,这些手术通常旨在提升消费者的性吸引力(或至少是相关的承诺)。有趣的是,广大大众媒体广告宣传的大多数医疗服务都是大多数健康保险公司所无法涵盖的。这很可能不仅仅是巧合:那些需求量最容易受到广告影响的服务恰恰是那些最不可能被纳入保险范围的服务,第十章将更详细地说明这一点[11]。

7.6 许可的作用

国家颁发给专业人士执照的历史悠久,偶尔也会出现波折。我们的各级政府给医生、注册护士、牙医和那些从事其他治疗职业的人颁发执照。政府还要求理发师和美容师、飞行员、汽车司机和土木工程师持有执照,但对大学教授、曲棍球运动员、金融顾问、摇滚音乐家或经济学家不做要求。在没有执照的情况下,尚不容易看到需要执照的团体(例如,美容师)本质上比不需要执照的团体(例如,摇滚音乐家)对社会的危险性更大,但执照的颁发意味着保护公众免受该专业不称职的从业人员迫害。有趣的是,许可证通常出现在生产过程的“投入”,但很少出现在负责“产出”的公司。例如,在医疗方面,医生和护士需要取得执照,而不是医师群体获得执照。虽然医院需要接受安全检查,但这些检查更多地涉及火灾和食品安全,而不是实际产品的质量。在航空旅行中,飞行员和飞机都要经过严格的认证,但航空公司却不需要。

与广告一样,许可证具有潜在的优点和缺点。显而易见的“优点”是维持质量和防止对患者造成伤害,如果患者难以评估医疗服务提供者的质量,这一点就显得尤为突出。许可证可以给消费者提供一个可以依赖的医疗服务质量的“地板”,而无需对任何特定的供应商进行调查。在此基础上,许可证还可以通过使价格信息看起来更有用来增加搜索量(因为低价并不意味着质量太低)。

作为其“缺点”之一,许可证也可以成为进入市场的壁垒,从而减少竞争,为那些获得了许可证的人创造垄断租金。一些城市的出租车牌照制度显然做到了这一点,例如,无照出租车的存在(尽管存在被定罪的风险),以及更重要的出租车图章(附着在车上的实际的出租车牌照)的转售价格,都证明了这一点(Kitch,Isaac 和 Kaspar,1971)。

在医生市场的经典研究中,Kessel(1958)认为,对进入医疗行业进行许可证限制不仅导致了医生垄断定价,还导致了价格歧视。(参见框 7.2 描述的垄断定价)虽然 Kessel 关于价格歧视的证据可能是正确的,但是将原因归咎到医疗执照上是不正确的。许可证制度可能会对医生服务生产的“投入”的进入造成障碍,但它与“产出”市场的生产或市场组织无关。如果许可证确实在投入市场中创造了一个经济上很重要的进入限制,它将提高每家提供医疗服务的公司的成本曲线。然而,许可证不能为这些公司创造垄断定价的机会,因为:①医生能够而且确实可以迁移(Benham,Maurizi,Reder,1968);②医生公司能够(并且确实)用其他投入替代医生劳动力的投入(Reinhardt,1973,1975)。其他经济现象,主要包括患者的搜寻范围,决定了医生公司是作为垄断者还是竞争者。

综合来看,许可证同时具有经济上可取的特点和不可取的特点。限制进入的能力显然伴随着一些经济责任。然而,许可证的质量控制能力应该是积极的。不能说许可证对消费者来说一定是利是弊。质量信息的潜在收益可能会超过垄断带来的成本[12]。这甚至可能使市场更具竞争性,因为许可证保证了服务的“最低质量”,消费者寻求更低价格的意愿可能会提升。

医学专业委员会有一些类似于许可证的认证,只是它们是自愿,而不是强制的。因此,虽然每个医生都应该有执照,但专业认证是完全可选的。当然,由于专业委员会无法限制进入医疗行业,因此他们主要是作为质量的指标。很难将其解释为进入壁垒,因为一个人可以在没有委员会认证的情况下从事某一专业(尽管医生不能声称他或她得到了委员会的认证,除非那是真的)。此外,偶尔会有多个(相互竞争的)组织为相同领域的医疗实践提供认证,尽管一般而言,在任何特定的医疗实践领域中只存在一个专业委员会[13]。

7.7 医生公司面临的需求曲线估计

前面讨论的各种概念都对医生执业的范围和位置有一定的影响。考虑到所有这些因素,我们知道医生会分散到不同的区域。那他们将面临怎样的市场状况呢?一项研究利用美国医学协会(American Medical Association,AMA)(McCarthy,1985)针对大都市地区(定义为人口在一百万以上的地区)公司的调查数据,对初级保健医生所面临的需求曲线进行了估计。结果支持了之前的大部分讨论,并为之前讨论的概念增加了实证特异性。也许最重要的是,一个典型的大城市初级保健医生面临的需求曲线的价格弹性相当大。在估计的各种需求曲线的形式中,这项研究发现公司的需求曲线弹性为 –3(或绝对值更大的值)。我们需要小心,不要把它与市场需求曲线的弹性混淆,市场需求曲线的弹性(根据 RAND HIS 的结果——见

表 5.3）大约在 –0.2 到 –0.3 之间。当然，不同之处在于，个别公司通过提高价格而使顾客流失给其他公司，而“市场”作为一个整体，顾客的流失只发生在价格过高导致顾客完全脱离市场之时。–3 的弹性充分证实了使用除了“完全竞争”模型以外的其他模型来探索医疗市场的有效性，但它也表明，与完全竞争市场相差也不会太大[14]。

正如人们所预料的那样，这项研究中的估计也显示了等待时间对价格的影响。价格保持不变，在办公室等待的时间越长，看病的需求就越少。在不同版本的模型中，医生公司面临的等待时间弹性估计在 –0.4 到 –1.1 之间。

在垄断竞争和搜寻模型的背景下，另一个有趣的结果出现了。与以往的实证结果（显示医生密度越高，则价格越高）相反，本研究使用的是公司的个案数据，而不是县或标准都市统计区（standard metropolitan statistical area，SMSA）的数据。结果发现，在一个地区医生密度越高，医生面临的需求越少。这一发现完全符合标准的垄断竞争模型，在该模型中，一个社区中的公司越多，每个公司的客户就越少。当然，这将使所有公司面临的需求曲线都向内平移，从而降低它可以收取的价格。这一发现有助于强化这样一种信念，即在医生人数较多的市场，除了“搜寻困难”之外，还有其他因素会推高价格。

产能过剩

垄断竞争模型的最后一个方面是市场中“产能过剩”的预测。这种产能过剩最有可能出现在单一医生公司面临的需求曲线弹性最小的地区［见图 7.2，并想象与产生最小平均成本（*AC*）时的产出相比，U 形 *AC* 曲线切线的产出率。需求曲线越陡峭，实际价格就越高于最低 *AC*］。在最不可能进行搜索和保险覆盖范围最大的市场，更有可能找到可观的过剩产能。在一项研究中，Hughes 等（1972）调查了外科医生的实际工作时间和做法。他们发现外科医生的工作能力持续过剩，在外科医生的工作中常常有高达 40% 的“空闲时间”。

随着“管理式医疗”变得更加广泛，过剩的医疗能力更有可能以其他方式浮出水面（参见第十一章）。现在的管理式医疗服务计划要么直接以薪金聘用外科医生（限制雇用人数以确保他们维持一个“充满”的时间表），要么与一小部分外科医生进行“选择性签约”（以较低的费用换取）将保险计划中的大量业务转介给他们。在这两种情况下，你会发现有些外科医生显得“非常”忙碌，而有些则可能失业或退休。

7.8　诱导需求

Lather. Rinse. Repeat

（消费者产品制造商诱导需求的常见手段）

可以公平地说，诱导需求问题比任何其他主题都更能将健康经济学的“学术”研究与“政策相关”问题区分开来。学者们发现这个主题很吸引人，并投入了几乎无穷无尽的资源来研究它[15]。相比之下，也许很少有国会议员甚至能够定义这个话题，尽管他们或许应该了解它是什么。三个关键的政治问题（以及从这些利益演变而来的政府研究）是成本控制、成本控制和成本控制（套用关于房地产中什么是重要的标准陈述）[16]。然而，如果诱导需求概念的支持者是正确的，也许政治问题至少也应该包含诱导需求的概念[17]。

诱导需求的概念并不局限于医疗服务的提供。几乎所有曾经拥有过汽车的人都可能在某个时候觉得,他或她被卖了一项可能不需要的维修服务。然而,从消费者的角度来看,有时候只是不值得费心去找维修工确认(Darby 和 Karni,1973)。在卫生保健领域,医生和患者之间在知识上的巨大差异无疑表明,医生可以利用他们的知识优势来为自己谋取经济利益。

让我们准确地定义一下我们所谓的"诱导需求"是什么。McGuire(2000)谨慎地将提供者诱导的需求定义为"当医生影响患者的医疗需求而不能用医生使患者利益最大化来解释时"发生的需求。这个定义中隐含的问题是"为什么"医生要这样做。除非是出于单纯的吝啬或对某个患者的厌恶,否则显而易见的答案是,这种影响在经济上有利于医生。这一经济方面至关重要。例如,不同地理区域的医生对适当的治疗策略的分歧(见第 3 章和第 5 章的讨论)一般不会构成诱导需求,因为我们没有看到不同地区医生激励方式的系统性差异,而这种差异可以解释地理行医的差异。

Robert Evans(1974)和 Victor Fuchs(1978)的研究显著地推动了医生"需求诱导"的概念。从那时起,在专业经济学期刊上发表的大量研究(也许数百篇)讨论了这个问题的各个方面[18]。中心思想源于这样一种(医院的)观察,即病床供应量较大的地区的医院利用率较高(Roemer,1961)。经济学家们很快就否认了这种简单数据的相关性,因为他们观察到,一个竞争性的市场将产生这样的结果,因为供给跟随需求进入高需求领域。

Fuchs 的研究作为一个例子提供了一个很好的证据来说明诱导程度。他在保持价格、收入和其他相关变量不变的情况下,利用可以衡量的经济力量预测某一地区的医生供应量,估计了若干标准都市统计区对外科手术的需求[19]。他发现,随着预测供应量增加 10%,手术数量增加了 3% 或 4%。这种结果令新古典主义经济学家更为不安,因为它处理了早期的反驳,但仍然得出了这样的结论,即供应显然可以创造自己的需求,至少在某种程度上是这样。框 7.4 提供了对这个问题现有分歧的一些举例。

框 7.4　经济学家对诱导需求的观点

诱导需求的观点在经济学家中引起了强烈的反响,一些经济学家理所当然地认为这是一件简单的事情,而另一些经济学家则坚决否认它的存在。这种担心是有理由的。诱导需求使得使用反需求曲线来衡量消费者对医疗服务的私人估价变得复杂。反过来,这使得福利经济在卫生保健中的应用变得可疑。诱导需求还意味着"市场失灵",这在本质上也困扰着许多经济学家。因此,诱导需求的概念和围绕它的研究似乎激起了健康经济学家强烈的热情。关于这个问题的文献中有两篇评论如下。第一个来自 DeVany 等的研究(1983, pp. 669~670),讨论了他们自己对这个问题的研究:

"供应商诱导需求模型"的支持者认为,只要扩大医疗人力的供应,医生就会夸大需求。这一解释之所以受到关注,是因为它似乎对横断面研究所观察到的费用与医疗服务提供者密度之间的正相关关系提供了一种解释……我们用标准竞争市场理论的扩展版解释了费用和密度之间的正相关关系,并提供了一些从牙科市场收集到的有趣的实证支持……费用和密度的横断面模式反映了患者愿意支付更高的费用以换取更低的时间成本。高密度与低时间成本之间的这种正相关关系,产生了所观察到的费用与提供者密度之间的横断面关系……我们认为,我们的研究结果清楚地表明,所观察到的费用与供应商密度之间的横断面正相关关系不是诱导需求创造的结果。相反，这种看似反常的关系只是简单反映了患者对牙医服务时间的偏好。

著名健康经济学家 Victor Fuchs 在评论一项关于诱导需求（一项发现了大量诱导的研究）的特别研究时，编了一个幽默的故事来讽刺他的健康经济学同行，因为他们不相信诱导需求。他表示："许多经济学家将对这项研究做出反应……正如他们过去所做的那样……带着对可能不存在诱导的热切希望。"接着他又讲了一个寓言（改述如下）：

一个男人认为他的妻子在欺骗他，并告诉他的朋友，这正在毁掉他的生活。这位朋友建议雇用一位"私家侦探"来跟踪她，这位男士接受了他的建议。几周后，侦探回来报告：当这个人出城（侦探报告）时，他的妻子和另一个男人出去约会了。他们喝了几杯酒，吃了饭，然后回到了她家。他们又喝了一两杯，嬉戏地脱下衣服，消失在卧室里，熄了灯。侦探报告说："我看不见更多了"。那个人叹了口气说："总是那么可疑，总是那么可疑。"

健康经济学文献中的辩论变得神秘而复杂，经济学家提供了各种不同的解释，说明供需之间的正相关关系如何在竞争结构中维持下去：一种观点是，也许更多的医生（通过增加密度）降低了患者的时间成本，从而增加了需求量。另一种观点认为，统计分析中可能隐藏着缺陷[20]。一个模型显示，在没有任何诱导的情况下，通过利润最大化的门诊替代住院治疗，增加医生供应可能会导致更多的办公室就诊和更少的入院（McCombs，1984）。这种市场模型的特性在于，可以积极预测在增加医生供应量同时可以观察到的现象（减少住院治疗），而不仅仅是对最初归因于诱导的现象的另一种"非诱导"解释（医生供应和看诊之间的正相关关系）。并非罕见的是，那些关注价格的研究中，随着供应向外转移，价格（纯古典意义上）应该会下降，但在人均医生供应量较高的地区，价格通常会更高。一些研究（DeVany、House 和 Saving，1983；Boardman 等，1983）在一个"经典"框架下解释了价格与供给的正相关关系，而没有归因于诱导需求。然而，这些研究都不能证明诱导是不存在的，只是说明那些据说由诱导产生的现象存在另外的解释。

几个概念性的想法在几乎一致的支持下出现了。首先，如果诱导可以发生，那么必须对诱导进行一定的限制，否则医生将拥有一切。一些分析师假设了医生的"目标收入"（Newhouse，1970a；Evans，1974），而另一些人则假设医生在加强诱导时会感到越来越内疚（Sloan 和 Feldman，1978；Gruber 和 Owings，1996）。Pauly（1980）和其他人指出，在上述任何一种模式下，任何医生只要诱导，都会"最大限度地"诱导，或者在现有的限制条件下尽可能多地诱导，而这一想法已经得到了广泛的支持（尽管有些人认为约束条件完全捆绑了医生，所以没有诱导）。Dranove（1988a）提出了一个模型，在这个模型中，患者对诱导的警惕会对诱导产生自然的限制，即使对利润最大化的医生也是如此。

最近，一项引人注目的研究对以往许多关于诱导需求的研究中所使用的基本方法提出了相当大的质疑。在不深入研究统计问题的情况下，让我们来考虑基本问题。如果我们观察全国不同地区，就会发现人均骨科医生的数量与人均骨科手术数量之间存在正相关关系。当然，人们可以预料，在一个竞争性的市场环境中，更高的需求（例如，由于收入更高）会吸引更多的供应。人们无法从这种关联本身判断出，是供给跟随需求（经典的市场反应），还是供给创造了需求（诱导需求假说）。许多诱导需求的文献中都采用了各种复杂的统计方法，试图解开这一概念上的谜团。

这些方法有效吗？为了回答这个问题，Dranove 和 Wehner（1994）使用了与其他人相同的统计方法，但他们试图解释“医生诱导的分娩需求”。现在，在大多数观察者看来，医生可以诱导分娩需求的想法是不寻常的，或者说是可笑的（Dranove 和 Wehner 使用的语言是“最多只有少量的诱导需求”）。他们的分析表明，利用标准方法解决这个问题时“导致了一个荒谬的结论，即产科医生诱导了对分娩的需求。”因为没有人相信这真的会发生，唯一可以得出的结论是，这些方法本身可能存在缺陷，从而导致不准确的结论。

在这里，我们可以回到 McGuire（2000）提出的观点以及他所引用的观点（在本章的前面进行了总结），看看在管制价格下“创造需求”的后果。正如他所指出的，诱导需求的一般测试通常遵循以下两种方法中的一种。一种方法是总需求的某些外生变化导致医生做出反应。例如，如果发明了一种新药会夺走外科医生的“生意”，则诱导需求模型预测医生可能会尝试诱导更多需求以抵消收入损失，可能是通过改变对患者的与治疗价值相关的建议。第二种方法研究当监管机构或保险计划（政府或私人）降低特定服务的价格时会发生什么。下面几节将更详细地讨论其中的一些问题。

总需求的外生变化

一类诱导需求的检验仔细研究了当市场发生改变导致对医生服务的总需求发生变化（通常是减少）时，会发生什么。经典的目标收入研究经常关注这些变化。此类文献中有一篇简练的文章很好地说明了这种方法。Gruber 和 Owings（1996）研究了近几十年来各州出生率下降的差异。特别是对产科医生来说，出生率的下降是对他们服务需求的典型外生性下降。Gruber 和 Owings 研究的一个因变量是剖宫产（caesarian section，C-section）而不是正常分娩的发生率。总体而言，在 1970—1982 年期间，出生率下降了 13.5%。（回忆一下，在此期间，人均医生数量也在普遍增加，这加剧了产科医生的问题。）Gruber 和 Owings 利用各州之间在出生率下降的时间和幅度上的差异，研究对剖宫产的影响。他们发现，生育率下降 10 个百分点会导致剖宫产率上升 0.6 个百分点。虽然这不是一个巨大的影响，但他们的研究表明它有很强的统计可靠性。因为平均剖宫产率约为 20%，这意味着 10% 的出生率变化会导致（相对而言）3% 的剖宫产率变化。

医生作为患者的“代理人”

在这些讨论中，一种被证明相当有成效的概念性方法依赖于博弈论中的“代理”概念，在这个方法中，委托人（患者）将权力委托给代理人（医生）做出关键决定。当委托人不能完全监督代理人的行为时，代理人与委托人之间的问题就产生了，而且代理人有时会遇到委托人的目标与代理人的目标相冲突的情况。各种各样的安排（合同、协议和规则）的出现，试图“让”代理人做委托人想做的事情，但是在许多情况下很难强制执行。Dranove 和 White（1987）很好地讨论了代理在卫生保健提供中的作用。

医生 / 代理人转诊

在前一章中,我们讨论了医生如何为某些治疗进行转诊,以及费用分摊将如何改变医生对此类安排的决定。在委托 - 代理模型的背景下,费用分摊的潜在重要性很容易理解。当C医生(心脏外科医生)同意将正在承担的手术费用与A医生(转诊心脏病专家)或B医生(转诊内科医生)分摊时,来自 A 医生和 B 医生的建议会被扭曲。特别是如果 A 医生和 B 医生的患者不了解这种安排,他们会不太愿意咨询 C 医生,因此,也不愿意在 C 医生的建议下接受手术。

同样,医患之间"诚实"的委托 - 代理关系对解决信息不对称这一内在问题也大有帮助。如果代理人(医生)确实提供了公正的医疗建议,特别是关于转诊的建议,那么不管患者多么不知情都没有关系,因为代理人(医生)总是会提供好的建议。可惜,我们还没有发现能够把所有的医生都变成完美的代理人的契约协议。"医德"的一个重要作用可能是鼓励这种诚实的代理行为。(参见 Pauly,1979)

"自我转诊":患者转诊至医生自有机构

另一种类型的转诊使诱导需求问题变得更加突出:医生自我转诊到他们有经济利益的"独立"机构。这些机构包括放射诊断设施、放射治疗设施、医学实验室,理疗诊所等等。Jean Mitchell 与他人合作,对这一问题进行了一系列有启发性的研究。关键的财务安排被称为"合资企业",在其中医生成为了一家企业的财务合作伙伴,而这家企业提供医生可以开出的医疗服务。批评这种做法的人认为,这种安排提供了一种隐蔽的回扣形式,根据联邦医疗保险(Medicare)、联邦医疗补助计划(Medicaid)和 36 个州的具体法律来说是非法的。这种安排的支持者声称,由于医生可能会投资于那些如果没有医生投资可能本不符合市场考验的设施,他们可能会增加患者获得医疗服务的机会。而且,由于医生的参与,可能会带来医疗质量的提高。

这种做法现在看来相当普遍。在一项针对佛罗里达州医生的研究中,Mitchell 和 Scott(1992a)发现直接参与患者护理的受访医生中,至少有 40% 参与投资了他们可以转诊患者的医疗设施。大约 40% 的投资发生在诊断成像中心,许多类型的医生将患者转诊到那里。那这种所有权的后果是什么?

一项研究(Hillman 等,1990)比较了转诊至独立提供者(没有相关经济利益)的医生和自己提供这些服务的医生之间进行放射成像检查(X 射线、CT 和 MRI)的频率和费用。基于对 6.5 万多份保险索赔的研究,这些分析师发现,拥有成像设备的医生所要求的成像检查数量是转诊到独立放射科的医生的四倍以上。此外,对于类似复杂度的检查,他们还比独立的放射科医生收费更高。

在一项关于放射治疗设施使用的研究中,Mitchell 和 Sunshine(1992)发现,合资企业没有达到任何其支持者所声称的积极目标,他们并没有获得更多的医疗服务的机会,虽然医疗服务的使用量和费用确实增加了,如果有什么区别的话,这种医疗服务的质量比在非合资机构中要低。

同样,Mitchell 和 Scott(1992b)研究了医生拥有的理疗中心的使用、费用和质量。在这样的医疗中心,每个患者的就诊次数比在独立医疗机构高出39%,总收入、净收入和利润都是在医生拥有的合资企业中更高。持证理疗师每次在独立机构治疗患者的时间比在医生拥有的机构多60%。医生拥有的合资企业从投保良好的患者那里获取更多的收入。

这些以及相关的研究都指向了同一个方向:在关于合资企业所有权的竞争性假设中,盈利能力假设似乎比“利他主义”假设(改善获得医疗服务的机会或提高医疗质量)更有可能。也许最重要的是,这些研究都显示了在医生拥有向患者推荐治疗信息的“能力”并且这样做有直接经济回报的情况下,诱导需求的潜在重要性。这些诱导需求的渠道可以证明(在现代复杂的医疗世界中),与诸如手术量之类的简单测量相比,诱导需求的测量更加重要。

一些新研究增加了医生拥有的设施和资源使用的作用。Baker(2010)分析了一组骨外科医生和神经科医生所在执业(或附属机构)获得MRI成像仪前后MRI成像的使用情况。每个医生的“之前”和“之后”的分隔是他们开始对影像收费的日期。所涵盖的时间段为1998年至2005年。稳态增长主要表现在两个方面,首先,MRI本身的使用率显著增加了26%(骨科医生)和32%(神经科医生)。同样有趣的是,总收入增加了更多。显然,受到成像设备使用的刺激,总费用的增长甚至超过了MRI的使用费用。医生的门诊收入(自己的时间)增加了25%(骨科医生)和43%(神经科医生)。

美国审计总署(General Accountability Office,GAO)分析了从2004年到2010年的医疗保险索赔数据,观察随着时间的推移,与资源有经济利益关系的医生和那些没有经济利益关系的医生分别的医疗资源使用量增加情况。第一份报告(GAO,2012)分析了MRI和CT成像的使用情况,发现“转换者”中,MRI和CT成像的使用增加了67%。“转换者”是指从没有经济利益转变为有经济利益的医生。在同一时期,非转换医生的使用率略有下降,因此这种“双重差分”分析指出,财务激励的变化是关键因素。第二份报告(GAO,2013a)显示,比较自我转诊与其他情况,在此期间病理实验室服务均有明显的增加,但分别增长了一倍和38%。第三份报告(GAO 2013b)发现,当医生有经济利益时,某一前列腺癌治疗方法的使用量增加了两倍多,而没有经济利益的医生对此治疗方法的使用量略有下降。第四份报告(GAO,2014)发现,具有经济利益的自我转诊医生对理疗的使用较多,但总体证据较不明确。美国审计总署总结道,“对自我转诊医疗服务提供者的经济激励可能是推动转诊增加的一个主要因素。”

自我转诊名义上受联邦法律控制,联邦法律通过两个单独的法律(Stark 1和Stark 2)禁止自我转诊。然而,这些自我引荐禁令的35个单独的例外情况使之前的法律基本上无效,正如GAO的论证中记录的医疗服务的增加(Adashi和Kochner,2015)。这些自我转诊的做法现在扩展到了医生所有的专科医院(专业手术形式)和门诊手术中心,为“诱导需求”概念的实现提供了额外的途径。

消费者信息的作用

一些研究还试图通过比较医生及其家人接受治疗的比率与一般人群的比率来衡量消费者信息的作用。这些研究的总体思路是,医生不能“欺骗”其他医生接受“不必要的”治疗。Bunker和Brown(1974)首次进行了这样的研究,使用其他专业人员(教师、部长等)作为对照。他们发现医生和他们的家人相较对照组得到了更多的照顾。不幸的是,由于种种原因,这种比较是有缺陷的[21]。后来的一项研究（Hay 和 Leahy，1982）使用全国调查数据进行了类似的比较，但使用多元回归分析技术对保险覆盖范围和其他相关经济因素进行了控制。Hay 和 Leahy（1982）与 Bunker 和 Brown 发现了相同的事情——也就是说，医生和他们的家人得到了比其他人更多的照顾。这使人怀疑消费者的无知在诱导中起很大的作用，尽管这项研究仍不能直接纠正职业优待（免费或打折护理）的作用。在其他条件相同的情况下，职业优待使医生及其家人比其他可比的人产生更多需求。这种做法在早期得到了广泛认同，显然现在仍然很普遍。1993 年对美国医生的一项研究（Levy 等，1993）显示，96% 的受访医生向医生及其家人提供职业优待，最常见情况的是只对保险计划开单（75% 的医生），有时提供免费医疗（49%），或提供部分折扣（23%）。

7.9　付款计划的作用

提供者根据经济回报改变其治疗建议的想法是诱导需求概念的核心。其中一项分析特别提出了付款方式可以改变“有道德”的医生的治疗建议的途径，这些医生知道什么是“正确”的医疗服务标准，并且有一个包括空闲时间和为患者提供适当医疗服务的效用函数（Woodward 和 Warren-Boulton，1984）。这项研究考虑了 3 种支付方式：年薪支付，基于时间的工资支付，以及基于服务数量的支付（比如常见的服务收费系统）。这个模型明确地预测，使用前两种方法付费的医生所提供的医疗服务将少于“正确”数量，而使用按服务付费制度支付的医生所提供的医疗服务将多于“正确”数量。

值得注意的是，一项随机对照试验恰好验证了这一观点（Hickson，Altmeier 和 Perrin，1987）[22]。该研究以一所大学医院连续性医疗诊所的住院医生为研究对象，随机选取一半的医生按服务收费，另一半则支付固定工资。来诊所的患者也被随机分配他们要看的医生类型。一旦分配给某一位医生，除非该医生错过了预约，另一位医生才可以接诊这位患者，否则患者就会继续接受该医生的所有治疗（因此得名“连续性医疗”）。费用的设置中，平均而言，每个医生从该活动中获得的收入大致相同，并且每位患者的“利润”与医生在社区私人诊所取得的收入相当（大约每个患者 2 美元）。

这项研究直接支持了 Woodward 和 Warren-Boulton（1984）的模型。与固定工资的医生相比，基于服务收费的医生为患者安排了更多的就诊（每年 4.9 次对每年 3.8 次），并且看到患者的频率更高（3.6 次 vs 2.9 次）[23]。几乎所有的行为差异都可以归因于得当的诊疗（1.9 次和 1.3 次）。

美国儿科学会（American Academy of Pediatrics）为儿童制订了一份推荐治疗计划（常规检查、接种疫苗等健康医疗服务），与“正确”医疗服务标准的理念相对应。基于服务收费的医生仅错过了 4% 的推荐就诊时间，而固定工资组的医生错过了 9% 的推荐就诊时间（这一差异在统计学上是非常显著的）。因此，关于固定工资组的医生提供“太少”医疗服务的预测得到了支持。

此外，基于服务收费的医生为 22% 的患者安排了超出推荐范围的额外的医疗服务，而固定工资组的医生只为 4% 的患者安排了超出推荐范围的医疗服务（这种差异在统计学上也非常显著）。因此，关于基于服务收费的医生提供“过多”医疗服务的预测也得到了支持。

每个报销程序的变化

正如儿科的实证研究揭示了医生获得报酬的方式的重要性一样，我们也可以从医生对特定治疗过程费用变化的反应中学习到内容。最近的两项研究，作为这类研究的一个例子，研究了 1990 年 Medicare 医疗保险费用改革对医生的影响。完整的模型[McGuire 和 Pauly (1991)及 Gruber 和 Owings(1996)对这种方法进行了很好的阐述]认为降低费用有两个可能的结果："收入效应"和"替代效应"。(这些是收入效应和替代效应的近亲，收入效应和替代效应是在对向后弯曲的劳动供给曲线的讨论中发现的，一种劳动经济学中的标准现象。)这个想法始于医生喜欢更多的收入而不是更少的收入(收入的边际效用是正的)，但不喜欢诱导需求。(也可以认为这是一种内疚意识，随着诱导需求的增加，这种内疚感会越来越强烈。)费用降低会导致收入下降，迫使效用函数需要"赚取更多收入"，而同时效用函数中的"内疚意识"给事情设置了一个刹车。从概念上讲，任何一种意识都可以观察到的净行为变化。

Nguyen 和 Derrick(1997)对 1990 年 Medicare 联邦医疗保险医生报销额变化的影响进行了细致的研究，他们针对联邦医疗保险能够大幅降低费用的"定价过高的服务"，利用联邦医疗保险索赔数据计算了对个体医生执业产生的影响(在他们的大部分工作中)。因此，他们可以得出，谁在他们的收入流中受医疗保险改革的冲击最大。总的来说，他们没有发现明显的医疗服务量的变化，但是对于那些受影响最大的 20% 的医生来说，他们发现医疗服务量有一个小但显著的增长(0.4%)。在一项相关的研究中，Yip(1998)研究了医疗保险费用变化对胸外科医生的影响，按照预测如果医疗服务量保持不变，他们将失去超过四分之一的收入。她发现，医疗保险费用的削减导致了医疗保险和私人付费患者的医疗服务数量的增加(正如人们所预期的那样)，医疗保险带来的费用损失的 70% 被增加的数量所弥补[24]。

7.10　结语

经济力量指导着医生做出许多重要的决定，也指导着他们如何与患者互动。特别是，我们已经看到(在前一章中)经济力量如何指导医生选择专业，甚至是进入医学院的决定。在这一章中，我们扩展了讨论范围，以表明经济力量如何影响医生的执业位置决策，在某种程度上，这实际上类似于在概念层面上选择专业。

接下来，我们调查了医生服务等市场的定价方式。带有不完全搜索的垄断竞争模式似乎很适合这个市场：不同于单一价格，医生服务存在价格差异，而且往往相当广泛。虽然有些患者会更换医生，但许多人不会，有些人甚至都不会考虑，因为他们不想冒犯医生。因此，搜寻可能是不完整的，每个医生都有一定的定价能力。

定价能力还与医生对患者的"诱导需求"的能力相互作用——也就是说，将需求曲线向外平移，从而增加经济机会。

诱导需求的最新模型着眼于医生通过对消费者提出"全有或全无"的需求选择来改变消费量的能力。该模型保持了消费者的需求偏好不变(而不是像前面对这种行为的描述那样，由医生改变需求偏好)，但允许医生限制消费者的数量选择的方式来增加收入。

关于诱导需求的研究很多，但其中许多存在统计上的缺陷。然而，一项儿科诊所的对照试验最终表明,支付机制改变了向患者推荐的就诊次数和患者实际的就诊次数。在另一项分析中,大量研究表明,医生拥有医疗服务设施(X 线检查、实验室检查、理疗等)显著提高了医生为患者开出这些服务的比率,同时也提高了价格,有时甚至降低了医疗服务质量。市场力量显然限制了实际的诱导需求,然而,正是因为如此许多可以观察到的现象(如医生的行医位置)与那些没有诱导就会发生的现象密切相关。与健康经济学中的其他问题一样,这似乎是一个消费者信息可以发挥越来越重要作用的案例。

7.11 《健康经济学手册》中的相关章节

Volume 1　Chapter 9, "Physician Agency" by Thomas G. McGuire

Chapter 19, "The Industrial Organization of Health Care Markets" by David Dranove and Mark A. Satterthwaite

Volume 2　Chapter 6, "Who Ordered That? The Economics of Treatment Choices in Medical Care," by Amitabh Chandra, David Cutler, and Zirui Song, section 3

Chapter 9, "Competition in Health Care Markets," by Martin Gaynor and Robert J. Towne

Chapter 10, "Health Care Markets: Regulators and Certifiers," by David Dranove.

7.12 问题

1. "医生永远不会去农村工作,因为他们总能在大城市为他们的服务创造更多需求,他们更喜欢住在大城市。"请对这句话发表你的看法。

2. 广告对消费者搜寻有什么影响?消费者搜寻对个别公司面对的需求弹性有什么影响?在垄断市场中,当需求弹性的绝对值变大时,最优价格(并回归到垄断)会发生什么变化?

3. 假设一个社会由 3 个城市(A、B 和 C)组成,分别拥有 99 000、51 000 和 6 000 人。再假设该社会共有 15 名医生。

a. 什么城市会有多少医生?

b. 如果医生的数量翻倍,每个城市会有多少医生?

4. 关于诱导需求的程度,你能举出哪些实验和非实验证据?有吗?它的范围是无限的吗?实验证据是否也揭示了在一个支付医生固定工资而不是计件工资的医生公司里,有逃避责任的倾向?综合而言,对于患者来说,我们是否可以确定给医生支付固定工资好还是按服务支付好?

5. 为什么关于诱导需求的讨论总是关注医生,而不是,例如,护士?

6. 医生组织经常宣扬医患关系的重要性。请使用经济学概念,而不是心理概念来讨论这种关系的重要经济方面。

7. 第 5 章中的证据表明,市场对医生服务需求弹性的最佳估计约为 -0.2。本章中的数据表明,典型医生公司所面临的需求弹性约为 -3.0。你如何解释这一重要差异?

8. 假设你看到了以下关于每年平均看医生次数的数据(这些数据是假设的):

a. 医生及其家属:每人每年就诊 5.0 次。

b. 非医生及其家庭的匹配样本：每年每人就诊 4.5 次，其中“匹配”意味着相同的年龄、性别、收入、地理位置和种族。

考虑到您所知道的医生及其家属看病的实际价格（见本章的讨论）以及价格对卫生服务需求的影响（有关证据，请参阅第 5 章），您使用这些数据将会（如果有的话）得出有关需求诱导的什么结论？（提示：您可能需要对美国典型家庭所持有的保险性质做出一些假设。）

9. 下次飞机旅行时（在飞行杂志上）或在当地报纸上（或两者都有），收集医生所宣传的服务类型的信息。他们在服务类型上有什么共同点？你认为保险计划会均匀地覆盖这些服务吗？为什么？

10. 高起付线的健康保险计划越来越受欢迎，每个人的起付线为 1 300 美元（每个家庭 2 600 美元），你认为这对消费者搜寻有什么影响？

注释

[1] 这个简单的例子显然忽略了垄断定价的可能性，这将会在一定程度上改变情况，但不会改变总体思路。因此，我们可以简单地认为，无论选择哪个城市，每个医生的收费都是一样的。

[2] 关于这个主题的经典文章（Kessel，1958）描述了这种现象的普遍性。然而，Kessel 使用的逻辑模糊了投入市场（医生劳动力）的垄断（限制性供应）和产出市场的运作方式（医生服务）之间的区别。

[3] 在医疗保险实施期间的政治讨论中，“神圣”一词常与“医患关系”联系在一起，意在限制政府侵入这种关系的能力。

[4] 这里有几个简短的警告。首先，记住需求弹性是负的，所以这只有在需求弹性绝对值超过 1.0 的情况下才有意义。第二，请记住，这些是单个医生公司面临的需求弹性，因此我们不能使用（例如）RAND 健康保险调查的工作来获得这些数据（在市场水平上，这个数字可能类似于 $\eta=-0.3$），而是使用单个公司所面临的需求（例如，McCarthy 1985 估计约为 $\eta=-2.5$）。这些是概念性想法，对于诸如 η_x 或 η_y 这样的参数，没有好的测量方法。

[5] 对此的最全面的研究（Sadanand 和 Wilde，1982）技术性很强，不建议新手经济学家使用。为律师编写的 Schwartz 和 Wilde（1979）或 Schwartz 和 Wilde（1982b）书中有更容易理解的版本。

[6] 带有贬义的术语“医疗补助磨坊”已经应用于一些医生和诊所。显然，并不是所有采用集约化医疗方式的人都一定会使用被蔑视的药物。

[7] 如果模型指定了消费者对市场价格的先验分布和每次搜寻的固定成本，就会出现类似的结果。这可以求解最优的搜寻次数，但是增加了贝叶斯搜寻模型创建的复杂度。Sadanand 和 Wilde 的方法只是将固定的搜寻次数作为模型复杂性的一个捷径，但不会牺牲任何有意义的通用性。

[8] 参见 http://altarum.org/sites/default/files/uploaded-related-files/CCCHCResults03_LikelihoodSwitch_0.pdf，最新访问时间为 2017 年 4 月 4 日。这项调查涉及约 600 名医生和 3 000 名有代表性的成年人。

[9] www.publicagenda.org/files/PublicAgenda_StillSearching_2017.pdf，最新访问时间为 2017 年 4 月 21 日。

[10] 尽管“嘎嘎”这个词的含义是指野禽的叫声，但它却来自其他地方（这次不是希腊人）。“庸医”是德语“庸医”的缩写，指试图用药膏“迅速”治愈疾病，但没有任何科学依据的人。

[11] 第 15 章中有关药品的章节中，将更详细地讨论一个单独的主题——面向消费者的处方药广告。

[12] 垄断限制假说最早的支持者是 Friedman 和 Kuznets（1945）、Kessel（1958）和 Friedman（1962）。Arrow（1963）和后来的 Leffler（1978）都强调了许可证对于质量控制的重要性。

[13] 在一些经济领域，多重认证很常见。例如，在水肺潜水教学中，有多个认证机构，最常见的有国家水下指导员协会（the Association of Underwater Instructors，NAUI）和潜水指导员专业协会（the Professional Association of Diving Instructors，PADI）。在卫生保健领域，至少在两个独立的领域出现了对配戴眼镜的人进行认证：对内科医生（眼科医生委员会（Board of Ophthalmologists））和对验光师（在不同的学校接受不同的培训）。

[14] 垄断者的最优价格与企业面临的需求弹性成反比。一般来说，MC= 生产的边际成本，最优的价格是通过设置 $P=MC/(1+1/\eta)$ 得到，其中 η 是公司面临的需求弹性。如果 $\eta=3$，那么 $P=MC/(1-1/3)=(3/2)MC$。换句话说，价格会比边际成本高出 50%。

[15] *Journal of Health Economics* 的主编 Joe Newhouse 曾经说过，他考虑过把这本杂志改名为 *Journal of Induced Demand*，因为他有很多关于这个主题的文章要发表。

[16] 位置，位置，和位置。

[17] 1997 年对医生的医疗保险支付所做的改变实际上是考虑到由于医生费用的减少可能导致服务数量的增加。因此，诱导需求在某种程度上进入了卫生政策。进一步的讨论见第十二章。

[18] 一份“医生代理机构”的综述概述了五十几篇文章，这些文章专门涉及诱导需求。详细信息，请参见 McGuire（2000）的参考书目。

[19] 这项技术包括同时估计一种产品的供求曲线。在计量经济学中，人们使用两阶段最小二乘法（TSLS）或某些非线性方法。

[20] 对这一文献的一次实证研究（Cromwell 和 Mitchell，1986）处理了其中大部分问题。即便如此，复杂的统计问题仍然存在（Phelps，1986a）。一些自然实验提供了进一步的证据（Rice，1987）。

[21] 最重要的是，与对照组相比，医生的收入更高，保险覆盖率更高。医生也经常得到其他医生的职业优待，从而将自付费用降低到零。如果其他群体面临任何正价，这通常会使医生的使用率高于其他人。如果一项研究发现相同的使用率（Bunker 和 Brown 的使用率相同），则可能暗示医生抵制了某些诱导。

[22] 这项研究在经济学界并不为人所知，因为它是在《Pediatrics》上发表的，《Pediatrics》很少有经济学家订阅，经济学文献数据库中也没有交叉索引。对于对卫生保健感兴趣的经济学家，唯一可行的解决方案是（1）阅读医学期刊或（2）与一个阅读医学期刊的医生结婚。

[23] 医生错过了患者的就诊时间，把患者交给另一位值班医生，造成了计划就诊和实际就诊之间的差异。

[24] 这里的计算可能有点复杂。首先是价格下降 26%，如果销量保持不变，收入估计会损失。分析显示，实际收入损失只有 8% 左右，这意味着销量的增长足以抵消 70% 的收入下降。要达到这个效果，大约需要增加 25% 的销量。

（赵小双　鞠珂　译）

第8章

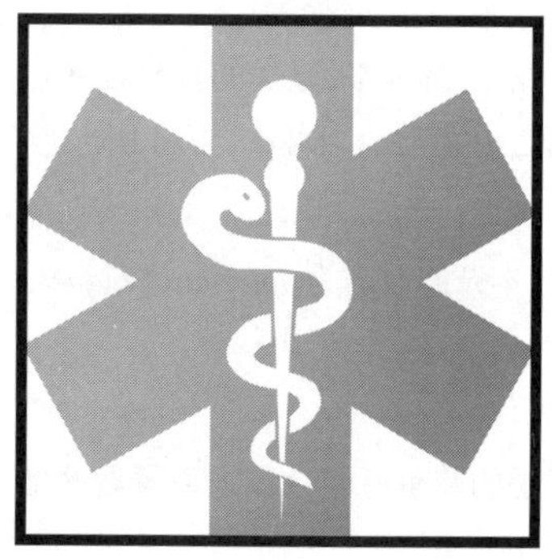

医疗服务的提供者——医院

学习目标

1. 掌握美国医院的特殊性(在大多数非医疗机构的背景下看),因为医院中大部分活动都是由未受雇于医院的人(私人医生)指导的。

2. 继续讨论“谁(医生,管理人员等)拥有医院”及其影响。

3. 理解医院理事会(“董事会”)的重要性,理解“政治”治理模式,并应用这种方法来理解医院行为。

4. 了解医院运营成本的性质,以及近几十年来医院的世界发生了怎样的变化。

5. 了解所有权(营利性与非营利性)如何起作用。

6. 了解医院保健的市场需求曲线与单一医院的需求曲线的区别。

无论怎样,医院是现代医学的中心。几乎所有患重病的人都会住进医院,在美国,每8美元的卫生保健支出中就有3美元用于医疗服务。值得注意的是,在医院中,大多数关于提供医疗服务的决策,包括接收哪种患者,使用哪种治疗措施,给患者开具哪种药物,患者应该住院多长时间,以及患者出院应该去哪里,而做出这些决策的人既不是医院雇员,也不是直接控制或监管医院的人。在本章中,我们研究了医院的组织结构,研究了医院所有制的各种形式(非营利性的、营利性的和政府所有的),以及不同所有制对医院行为的影响。

8.1　医院组织

从组织结构图(图 8.1)开始讨论医院的经济情况似乎有些奇怪,但实际上,为了更加充分地理解医院,我们必须这样做。正如我们将看到的,为同一家医院绘制两个组织结构图可能更为合适,尽管事实证明,在两者之间绘制适当的关系几乎超出了大多数艺术家或图表专家的能力。

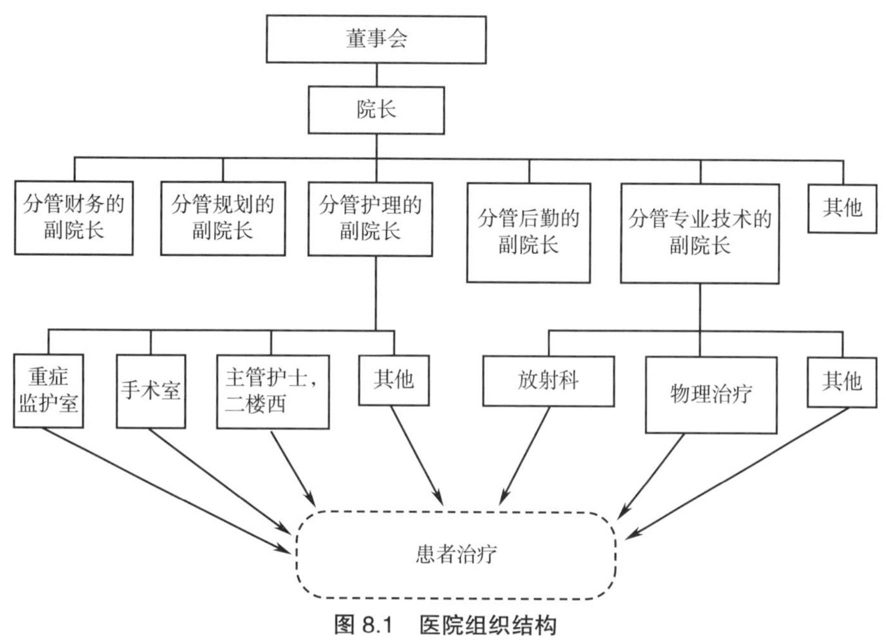

图 8.1　医院组织结构

本章的讨论聚焦在美国(和其他一些国家)市场上占主导地位的典型的非营利性医院。在整个讨论中,都将这种类型的医院与其他类型的医院(例如营利性医院)区分开来。首先,我们需要了解什么是非营利性医院,什么不是非营利性医院,以及它能做什么或者不能做什么。非营利性医院可以而且确实能够赚取利润。但是,由于其组织形式,它们不可以、不能够、也不会将此类利润分配给股东(就像所有类型的营利性组织通常所做的那样)。在典型的营利性组织中,股东是剩余索取者,在支付了所有成本(包括人工、材料、用品、债券利息、税金等)后,任何收入即组织的"利润"都归股东所有。非营利性组织没有股东,因此也就没有法定的剩余索取权人。

非营利性医院与标准的公司有重要的区别。在没有剩余索取权人的情况下,非营利性医院的利润必须分配给其他人。他们如何分配利润,以及将利润分配给谁,会影响产品组合、成本、投入组合,还可能影响医院的规模。

众多非营利性医院的模型如雨后春笋般出现,描绘了各种可能发生的方式,我们将对其进行短暂回顾,然后综合总结。事实证明,可以从医院的组织结构图开始进行讨论。

位于组织结构图顶部的是董事会,根据医院的法律章程,董事会有权指导医院内的一切工作。董事会是自我选举的(成员选举自己的继任者,包括他们自己),且通常是无偿服务。

董事会成员不持有这家医院的股份,因为医院本身就没有股份。事实上,更有可能的是,他们在董事会任职期间,需要在某些时候向医院捐款,并提供总体指导。他们选择管理医院的人("院长"),并向这些管理人员提供总体的战略方针和建议。

至少在名义上,医院的主要行政人员的职责与其他公司的行政人员大致相同。为了便于讨论,我们将此类人员中的最高级别者称为医院院长[1]。一系列的副院长向院长汇报工作[2],分担医院的管理责任。这种责任分工可能包括财务、规划和营销、护理、专业技术部门(急诊室、实验室、社会服务、物理治疗等),以及后勤部门(例如食品服务、洗衣、物资、家政服务),尽管每个医院的组织结构图都是唯一的。然后,各个领域的中层管理人员向上述每个部门的副院长汇报工作。

医院的大部分活动都聚集在为特定类型患者服务的科室,这些科室通常是通过科室的地理位置或功能来描述的,例如 2-West(二楼西)、OB(产科患者所在的地方)、分娩(婴儿出生的地方)、新生儿重症监护室(婴儿如果病重或早产治疗的地方)和急诊室(emergency room,ER)。基于地理位置的名称(例如 2-West)通常意味着该科室为"基本的"成人医疗和外科手术患者提供服务。这些科室通常有 20~40 张病床,并在护士长的直接监督下运作,所有其他活动都在护士长指导下进行。这些主管护士(轮班期间的负责人员)指导所有护理工作,并协调科室里的几乎所有患者的护理。

如果患者需接受药物治疗,药房会将其送至相应楼层,由药物护士进行管理。如果患者需接受物理治疗(physical yherapy,PT),则要么治疗师到患者病房,要么将患者(步行或轮椅)送至物理治疗科室。如果要照 X 线,则会将患者送到 X 线拍摄室。如果需要进行生化检查,则抽血的医生会来到患者病房抽取血液样本。餐食会被从厨房带到相应楼层,然后分给患者。

所有执行这些活动的专业人员(药剂师、治疗师、抽血技师、X 线技术人员、送餐人员)都会向其所属部门的主管(药房,X 线拍摄室等)有组织地进行报告,主管最终向相关副院长报告。医院部门的所有活动都以患者为中心,在科室中相互作用。护士长除了直接监督这些科室的护士外,还以类似交警的方式管理所有这些不同人员与患者的互动流程。

值得注意的是,这种复杂的互动和有组织的描述忽略了发起此活动的一个人:接收患者住院的医生。这种医生通常不是医院的雇员。医生在这套上报流程中没有"老板"。而所有这些活动所依赖的医生与医院之间只存在薄弱而模棱两可的组织关系,即医务人员。

医院的员工有自己的组织结构图和操作细则。医院员工按医学专业划分:内科、儿科、妇产科等。如果医院足够大,这些科室也可以有细分,反映出医生的专业领域:例如外科可以分为骨外科、神经外科、心脏外科和普通外科。图 8.2 展示了一种典型的医务人员的组织形式。

医生可以通过向医院申请而成为医院员工,名义上是向董事会申请,他们负责医院的全体活动。实际上董事会始终将这一责任委派给现有医务人员,他们通常设有"资格审查委员会",以审查新医生的申请。由全体员工投票表决的报告为董事会的决定提供了依据。因此,即使不是法律上的规定,至少事实上医务人员和董事会一样都是自我选举(self-replicating)的。

医院的"直线管理(line management)"与医院员工以及医务人员之间出现了显著区别。"管理"组织内的人员均与医院签有合同;医院会监督他们的表现,支付他们的工资或薪水,

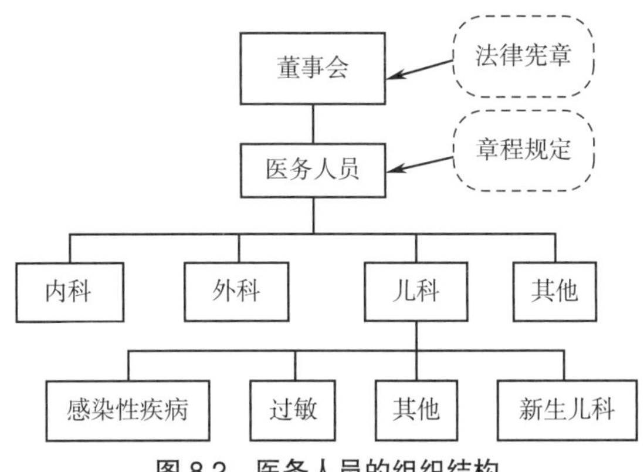

图 8.2　医务人员的组织结构

也可以解雇他们。相比之下，被招聘的医生与医院没有类似关系。通常，他们没有直接从医院获得任何收入；他们的表现较少受到审查过程的影响；而且，除了少数例外，他们不能被“解雇”[3]。一旦医生获得了医务人员的录用，要取消该特权就变得异常困难[4]。

最近，一些医院购买了医生实践，并将相关医生转变为医疗实践（而非医院）的受薪雇员，而不是按服务收费的独立代理人（第 6 章讨论了这些变化产生的工作动机——当工资由薪金而不是通过按服务项目收费来保证时，医生的生产率通常会下降）。

这种关系正在慢慢改变。到 2008 年，美国的医院拥有一半以上的医生实践，但仍然只有 40% 的初级保健医生和 20% 的专家在被医院拥有的科室里工作。这些医生拥有像以前一样的“医务人员”合约，并且（尽管所有权安排）与患者（和医院）之间仍然保持了与医院获得他们的实践之前相同的独立职业关系。

两方面确保了医生持续的职业独立性。首先，医院拥有医生的实践并不意味着医院雇用医生[5]。医院拥有该科室，该科室又雇用了医生。尽管这似乎是一个很小的区别，但它极大地限制了医院对医生的控制。其次，即使医院拥有医生的实践，许多有关执业医师的州法律也限制了医院对医生行为的控制。大多数州的一般法律都禁止“公司的医疗实践”，这意味着公司（即非真实的人）可能无法行医，医生也可能无法为公司工作。在医疗实践的所有权中，实践是人与人之间的合作关系。医院“拥有”这种实践。因此，从法律的角度看来，医生是为真实的人服务，而不是为医院服务。

根据法律规定，在医院内针对患者进行的大多数活动必须由执业医师或在执业医师的指导下进行。因此，医生在患者处方中“写下命令”，实际上指导患者的整个活动流程。这些命令为医院内的活动创建“需求”，医院组织“供给”。如果命令是进行血液检查，则抽血医生会来到科室抽血，并将所抽的血带到实验室，在购买的设备上进行分析，在设备购买时已经知道医生会预定。如果患者要进行手术，执行手术的外科医生会直接向协助手术的护士和技术人员（医院的雇员）下达指令，即使外科医师在组织上不是他们的“老板”。只有在医生开出处方后，患者才能收到药物，同样任何治疗、X 线检查甚至是医院为患者提供的饮食，都需要医生的处方。医生就像是船长，命令何时启动发动机，指挥前进的方向以及移动的速度，无论医生发出什么命令，医院都会做出相应的反应。医生的收入和监管独立于医院，却实际上指导着所有活动，包括医院内部资源的使用。图 8.3 显示了这些关系（尽管有些含糊）。

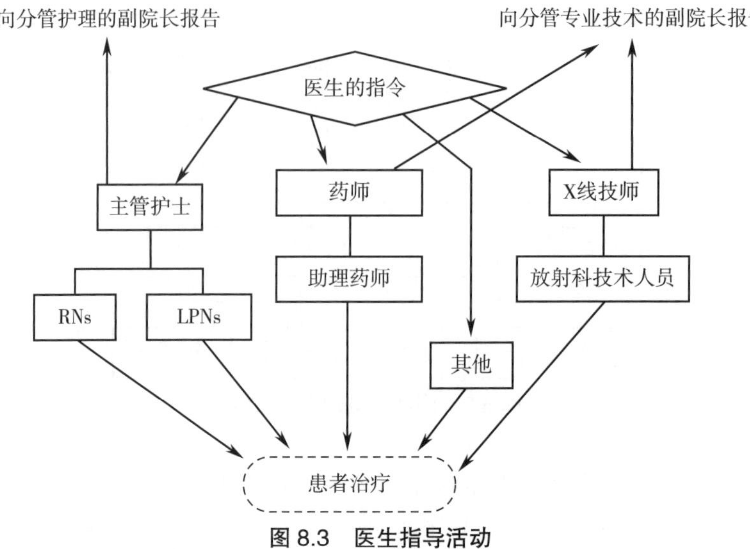

图 8.3 医生指导活动

医院实际上有两个分开的组织:直线管理和负责医院服务"市场"供求的医务人员[6]。医院实际上是一个"加工车间",在车间里每种产品都是唯一的(尽管通常与其他产品相似),并且医院的设立是为了向这个加工车间中指导产品生产的工艺人员(医务人员中的医生)提供输入。在这一系列活动发生之前,患者要同意两份不同的合同[7],一份是医院合同,另一份是医生合同。在与医院的合同中,患者承诺支付医疗费用,医院承诺在医生的指导下提供必要的医疗服务。在与医生的合同中,患者承诺支付医疗费用,而医生承诺根据需要提供医疗服务并监督医院的活动。

这种安排有明显的缺点,尤其是在这种组织中,成本控制也可能会很困难,即使不是不可能实现的。但是,也有明显的优势。最值得注意的是,在疾病治疗环境无法预测时,可以由一名独立于医院的医生来控制资源,从而更好地服务于患者的健康。另外,由于患者可以评价医生是否成功(即,患者自身感觉如何?),患者可能可以比医院更好地监督医生的活动。

8.2 谁是剩余索取权人?

医院能够经常"盈利",因为它的收入超过了成本。这些利润会变成什么?谁来决定它的分配?几十年来,这个问题一直困扰着医院产业的分析师。一些模型说,医生控制了医院,并通过经营来增加自己的利润[8]。还有人说,医院管理者(或医院董事会)经营医院来增加他们自身的幸福感,并相应地转变医院资源的利用方式[9]。一些人说,医院利用其利润来提高员工的工资,使其高于正常水平,实际上是被"护士"捕获了相关利润[10]。作为一个非营利实体,医院的法律章程至少暗示了,"利润"将以更低的价格的形式返还给患者,尽管没有分析师严肃地以书面形式采纳这一观点。

极有可能的是,对这个问题所有的答案都不是完全正确或完全错误的。与医院有关的每个人都能分得一杯羹。谁获得更大的份额因地点和时间而异,对此类问题的研究可能更适合于现代政治学,而不是经济学。让我们看一下每个相关角色及其在控制医院资源中的作用。

医生作为剩余索取权人

以最简单的形式，Pauly-Redisch 的“医生获得所有利润（the doctors-win-it-all）”模式说的是医务人员中的医生通过让医院实施（并支付）促进医生自己的公司盈利的活动，将医院的所有利润“挤入（milk）”自己的腰包[11]。考虑到医生在指导医院资源使用中的核心作用，该模型具有明显的吸引力。

该模型有两点让人难以接受。首先，为什么医生不直接拥有医院，从而消除现有情况产生的歧义？的确，在过去的几年中，医生确实拥有美国的大多数医院[12]。对此问题的一个可能答案是，非营利法律赋予医院税收优惠，可以将税收优惠转嫁给医生，提高医生的利润。

1983 年 Sloan 和 Vraciu 的一项研究估计，当时营利性医院每床位每天要支付约 15 美元的所得税，而他们的非营利竞争者可以避免这个所得税。而在 2017 年的环境下，这一数值相当于约 55 美元每天。此外，由于监管上的区别，相较营利性医院，Medicare 联邦医疗保险和 Medicaid 医疗救助向非营利性医院支付的费用要高得多，每张床位每天能多获得 15~20 美元的利润。对于一家拥有 300 张床位且病床利用率处于平均水平的医院而言，这些差异每年可为医院增加 200 万美元以上的利润。根据 Pauly-Redisch 模型，400 万美元可作为医生增加的利润，2017 年相应的数字约为每年 1 100 万美元。

这一观点的困难之处，也是 Pauly-Redisch 模型的第二个主要问题在于，总体来看，它把医务人员视为基本同质的，有着统一目标的单一实体。它假定医生们按照他们自己的工作量的比例平均分配医院的利润。

现实与这个简单的观点有很大的不同，这个观点是“医生获得所有利润”学派的支持者很容易认同的。例如，与儿科医生或心脏外科医师相比，一个领域的专家（例如传染病）拥有非常不同的提高自身盈利能力的方法。尽管所有心脏外科医师可能只有一个建议，例如建议医院应构建层流手术套件以减少耗时长的手术过程中的感染，但儿科医生可能会有不同的看法，如他们会建议提供临床心理学家来测试孩子的发展技能。Pauly-Redisch 模型没有告诉我们医院如何解决此类冲突。主要的困难在于，在很大程度上，该模型没有解决如何在各种医务人员相冲突的目标之间进行选择的问题。

这一冲突也回归到了第一个问题，即免税模式的财务优势。仅当医院决定以特定方式花费这些利润时，较低的税收（即较高的医院利润）才能为医生创造较高的利润。医院内部控制权之争本身可能代价高昂，因此医院会花费掉部分或全部收益。例如，为了同时安抚儿科医生和心脏外科医生，最终做出的选择可能会花费过多从而导致两组医生都无法从非营利组织结构中获得任何好处。Pauly 和 Redisch（1973）在某种程度上讨论了这个问题，但是他们没有解决医生如何合作（如果有的话）的问题。

管理者作为剩余索取权人（组织的效用函数）

另一种观点建议在医院内部设立一个“决策者（decision maker）”，我们可以将其称为“管理者”或“董事会”。这个人控制医院的方式是将他或她自己的效用最大化，非常像一个消费者（见第 4 章）。标准模型（Newhouse，1970b）描述了决策者将从产出的数量和质量中获得效用。医院面临的不是预算约束（与消费者一样），而是市场约束（对其服务的需求曲线）

和生产约束（将投入与产出相结合的技术能力）。正如面对约束的寻求最大化的决策者经常做的一样，医院决策者会以最大化效用的方式权衡质量和数量[13]。

这个模型面临的问题类似于 Pauly-Redisch 模型中描述的第二个问题："效用函数"从哪里来？如果我们接受这样一个具有稳定效用函数的中心决策者的存在，那么这个模型是很有帮助的。

这种方法具有相当大的吸引力，可以帮助阐明非营利性医院中必须进行的决策类型，正如我们将在本章后看到的那样。

员工或患者作为剩余索取权人（更高的工资或更低的价格）

医院的其他观点表明，医院故意向员工支付比市场高的工资，这要么是因为医院自身想要这么做，要么是因为员工强迫医院这样做。医院这样做的原因可能是由于强大的员工工会（或其他强有力的可以讨价还价的职位）存在，或管理者"想要这样做"。

一种对应的观点是，医院以更低价格的形式把利润返还给患者，简单地说，就是不收取它本可以获得的经济利润。如果一个人从表面价值上采取非营利性的法律形式，这可以被理解为是建立非营利性组织结构的立法者所"期望"的选择，但是只有当一个人不考虑其他可能的"剩余索取权人"（例如医务人员或管理人员）时，这种信念才成立。它也没有提及质量选择的问题，因此在理解医院行为方面并没有太大帮助。当然，如果决策者的效用函数包括产出量[如 Newhouse（1970b）所模拟的]，那么较低的价格将是实现这一目标的一种方法。面对较低的价格，患者会要求更多的医疗，因此较低的价格也可能直接提高"管理者"的幸福感。

营利性医院：股东作为剩余索取权人

营利性医院的利润有不同的索赔人，即医院所有者。当然，从法律上讲，他们有权享有所有利润。但是，在一个充满非营利性医院的市场中，他们可能不得不做出让步，例如，对医务人员做出让步，以诱使他们将患者带进医院。这些让步可能会使营利性医院在结构、组织、设备甚至管理风格方面看起来与非营利性医院相似[参见框 8.1；Becker 和 Sloan，1985]。

框 8.1　营利性医院与非营利性医院的绩效

1986 年，Watt 等使用 1980 年的数据研究了营利性的所有权的影响，他们比较了 80 家投资者拥有的（"连锁"）医院和与之相匹配的（"配对"）非营利性医院。费用数据显示如下：

	投资者拥有的医院	非营利性医院
每次住院	1 529 美元	1 453 美元
每天	233	218

这些差异不具有统计学意义。但是,数据的确显示了在药品和医疗用品花费上存在明显差异(营利性医院使用的更多)。

与非营利性医院相比,营利性医院更多的"标高"了他们的费用,从而产生了更高的收入和更高的净收入(利润)。在调整了投资者拥有的医院在收入和财产税的差额(每天 14 美元)之后,研究发现每天的费用如下:

	投资者拥有的医院	非营利性医院
每天费用	257 美元	234 美元
"利润率"	9%	4%

关于佛罗里达州医院的另一项研究(Sloan 和 Vraciu,1983,p.34)发现,这两种类型的医院在很多方面都没有差异。研究人员利用 1980 年的数据,比较了佛罗里达州床位数少于 400 张的非教学医院。在佛罗里达州,营利性医院拥有所有医院病床的三分之一,比其他大多数州要高得多。该研究使用了 52 家非营利性医院和 60 家营利性医院,并按规模等级和地点进行了匹配。关于"利润率"的发现显示如下:

投资者拥有的医院
连锁:4.8%
独立:5.4%
非营利性:5.6%

两项研究之间的一个实质性区别是如何计算税额。Sloan 和 Vraciu(1983)也计算了直接所得税,每位患者每天约 14 美元,与 Watt 等(1986)计算的一样。但是,他们发现,由于 Medicare 医疗保险和 Medicaid 医疗补助对不同类型的医院的支付方式不同,营利性医院每天要支付 20 美元的"隐性税"。这些规则仅规定支付"允许的费用",而对于两种类型的医院来说,这部分费用都低于患者的所有费用。但是,营利性医院获得更少的 Medicare 医疗保险和 Medicaid 医疗补助(每总住院日患者需多支付 20 美元),这部分折扣费用几乎完全可以解释 Watt 等发现的每天的收费差异。区别是:营利性医院的价格比非营利性医院要高,但是 Medicare 医疗保险和 Medicaid 医疗救助支付的费用却不高。综合考虑,这两种类型的医院似乎无法区分。

Sloan 和 Vraciu(1983)也比较了医院提供的设施和服务清单。他们得出的结论是,"非营利性医院更有可能提供诸如开胸手术、心导管插入术和 CT 扫描等'有利可图'的服务,但也更有可能提供像早产儿育婴所这样的'无利可图'的服务。"在其他方面,似乎很难区分营利性医院和非营利性医院。

8.3　效用函数来自哪里?

一个政治理论模型[14]

现代政治学理论为如何理解非营利性医院的效用函数提供了一些思路。此处介绍的模型是用于理解立法行为的所有类型的模型的极其简化的版本,可以作为对一个非常复杂和吸引人的知识体系的入门介绍。这种方法关注于非营利性医院的关键部分,即董事会,并展示了一个稳定的效用函数如何能够从这样的组织中产生。

为使该模型简化,我们假设医院董事只可能关心两件事,分别是 N(代表接受治疗的患者数量)和 S(代表服务质量)。第 9 章将扩展这个模型到市场均衡的环境。在这里,我们只尝试了解效用函数是如何产生的。另外,为简单起见,我们可以假设董事会只有 3 名成员,并且他们通过多数票表决来解决出现的任何问题[15]。

每个董事都有一个偏好函数,为无差异曲线,正如在第 4 章中我们用于理解消费者需求理论一样。图 8.4 展示了基本思想。在此图中,董事 A、B 和 C 对质量和数量之间的权衡具有不同的偏好。我们还需要类似医院预算的东西,例如消费者需求理论中的“收入”线。第 9 章将更详细地描述这种“预算”的产生方式,但就目前而言,我们可以将其视为医院面临“类似预算”约束,例如图 8.4 中的 BB 线。

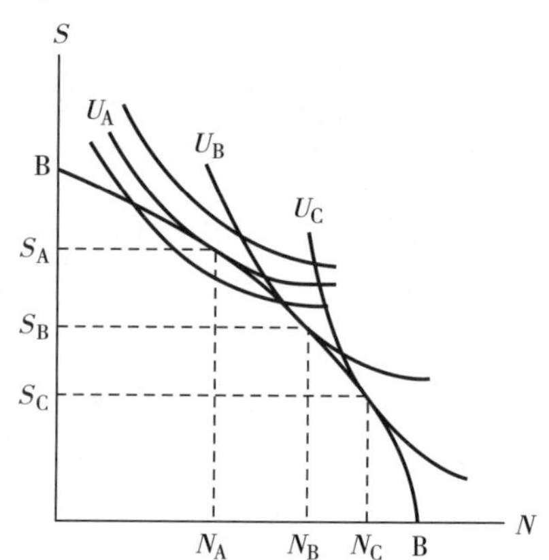

图 8.4 一家非营利性医院的 3 位董事的偏好

由于各种市场力量的作用,预算线是曲线而不是直线,从企业理论的中间微观经济学讨论中回顾“生产可能性曲线”的概念可能会有些帮助。“生产可能性曲线”与“预算线”有很多相似之处。人们还可以将其视为一条消费者预算线,即消费者支付越来越多的钱来购买越来越多的单一商品。当消费集中于单一商品时,与通常的“固定价格”预算线分析相比,相对价格会以降低购买力的方式变化。

假设 BB 线表示最大可用的预算,董事 A、B 和 C 都知道如何实现其最大的个人效用——即找到他们自己的无差异曲线与医院所面对的预算线 BB 之间的切线。他们每个人都可能建议选择他们自己偏爱的质量和数量组合作为医院的运营政策。但是,在多数票表决方案中,B 通常会获胜,因为 B 的选择(N_B,S_B)比 C 的选择带给 A 的效用更高,类似地,相比 A 的选择,C 更喜欢 B 的选择。因此,B 可以与 A 或 C 组成联盟,以取得主导优势。通常,B 不需要向 A 或 C 妥协,因为它们中的任何一个都愿意选择 B 的偏好,而不是其他备选。所以,“中间选民”B 赢得了有关医院决策的所有投票。最终,B 的效用函数成为医院的效用函数。

现在我们来讨论偏好“稳定性”这个关键点。最终,A、B 和 C 的任职期限将到期(否则,他们将在任职中死亡)。非营利性组织(包括医院)总是在医院章程中写明继承规则,这些规则规定了如何更换退休董事会成员。这些规则几乎都是指定一个简单的过程:董事会选择新成员来代替退休成员。

现在考虑如果 A 或 C 计划从董事会退休会发生什么情况。这 3 个人都有投票权,因此,如果 A 退休,那么 A 可以通过优先选择与 A 具有相似的偏好的继任者(例如 A′)来最好地确保医院的行为遵循 A 自己的偏好。

A 和 B 会自然组成一个投票联盟,用偏好类似 A 的人来替换 A,因为 A 不希望将偏好与 C 类似的人放到董事会上(恐怖!)。而且,最主要的是 B 不想让一个相较自己,偏好更像 C 的人进入董事会,因为如果发生这种情况,B 将不再拥有中间选民优势(更恐怖!)。

因此,A′ 将具有与 A 相似的偏好,类似地 C′ 将具有与 C 相似的偏好。

如果 B 计划离开董事会，会发生什么？同样的想法也适用：B 显然想被一个志趣相投的 B′ 所取代。A 和 C 希望用一个与现在的 B 相比偏好与自己更为接近的人来代替 B，但是他们没有“坚持”的立场。B 的最佳结果是找到一个非常接近的替代者 B′，这样 A 和 C 都无法改变这一选择。因此，B 被替换为偏好相似的 B′。

在每种情况下，即使组合发生变化，董事会的偏好也会保持稳定。很容易看出，这种基本思想在董事会规模扩大时仍然存在，即使制定了不同的投票规则，也会出现类似的情况[16]。

应当清楚的是，如果使董事满意的东西从 N 和 S 扩展到包括医生收入、雇员收入、管理员薪水等，这种基本方法也可以适用于前面讨论的所有模型（医师捕获，管理员捕获等）。唯一的问题是，在现实世界中，这些团体或个人是否都可以召集足够的选票，以选举产生与他们有相同想法的董事会成员。正如我们将在第 9 章中看到的那样，最有可能成功的群体是医生，因为他们可以（通过他们对患者住院地点的选择）改变医院面临的预算约束（BB）。第 9 章将更全面地探讨这些问题。

我们应该期望在非营利环境中医院会有所不同，准确地说，我们应该期望获胜的（中间选民）董事的偏好在不同的医院中会有所不同。例如，罗马天主教会拥有的医院肯定会提供产科服务，但绝不会提供堕胎服务。拥有特别“有能力”的心脏外科医生的医院将加强能力和服务建设，以有利于这位医生的患者和医生的利润。从医院控制的观点出发，常见的情形是没有一致的信息。我们不应该期望任何一个单一的团队都能持续地“捕获”组织，因为游戏规则和玩家能力因环境而异。

在这种环境下，医院的合法非营利地位（免征税款和接受慈善捐款的能力）产生了另一组可以用重要方式控制医院方向的“利益相关方”：捐赠者。医院在日常活动中，尤其是在大型投资项目上都极大地依赖捐赠者。通过捐赠，捐赠者可以获得受公众欢迎的好处，以及可能会得到的私人方面的快乐。当然，他们的慷慨在一定程度上受到了该国所得税相关法律的支持：捐赠可抵消应纳税的收入，所以捐赠 1 美元的边际成本（对于一个分项纳税人）是 $(1-t)$ 美元，其中 t 是边际税率。

捐赠者几乎总是通过指定特定活动或设施来捐赠。这些捐赠通常遵循捐赠者或其家人的个人健康模式。例如，有亲戚死于癌症的人常常会捐赠癌症研究或医院中的癌症治疗机构。有恢复健康的早产儿的人经常给医院的新生儿重症监护病房（或与早产儿疾病相关的研究）捐赠。通过这种方式，对任何一家特定医院的捐赠看起来都可能是异质的，但是它们确实影响着医院投资的方向以及医院必须提供的一系列治疗干预措施。

参观几乎所有美国的非营利性医院，不仅会发现一堵刻满了纪念捐赠者的名字的墙，还有遍布医院的牌匾也表明捐赠者为医院的特定活动或区域提供了专门的捐赠。这些捐赠者的意愿以及支持他们的资金，至少可以在一定程度上使此类捐赠者成为医院决策结构的一部分，并且他们的“意愿”被融入医院的实际效用函数中。因此，塑造医院偏好函数的“利益相关方”不仅包括医生、职员、管理人员，甚至患者，还包括捐赠者。

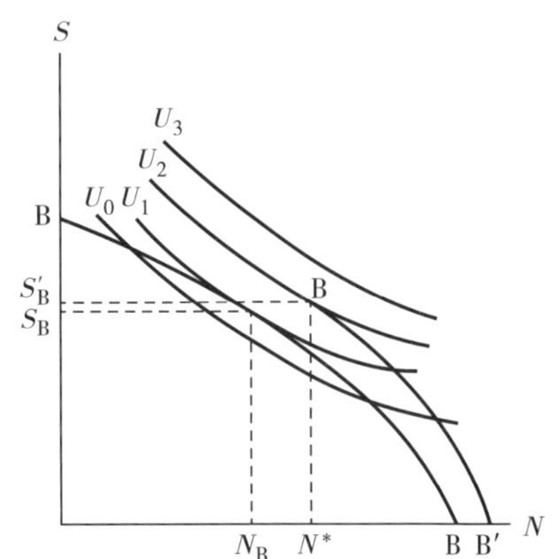

图 8.5　受限制的捐赠可以提高董事 B 的效用

图 8.5 中的想法也可以展示“有针对性的”捐赠如

何改变医院的行为。假设有一个慷慨的捐赠者愿意为医院提供足够的资金，以将预算线从 BB 转到 $B'B'$，但前提是治疗的患者人数至少等于 N^*。如图 8.5 中所示，捐赠的金额足够大，以至董事 B（当然还有 C）将投票接受捐赠。图 8.5 仅显示了董事 B 的偏好，因为 A 和 C 的偏好实际上并不重要。如果 B 变得更好（即达到更高的效用水平），则 B 愿意接受捐赠，并且由于 C 比 B 更喜欢更大的 N，因此 C 会与 B 一起接受捐赠。（董事 A 可能实际上也投票接受了捐赠，但是 A 的投票在这里是不相关的，因为 B 和 C 投票即代表了多数。）捐赠会使医院转移到更高的产出水平 N^*，即使医疗质量实际上从 SB 降至 S^*，但是 B 会更快乐，所以捐赠被接受了。很明显（在本章的最后留作练习），若捐赠者提供较小的捐赠，以至于 B 不能通过接受捐赠（附带对治疗人数的限制，即治疗量至少达到 N^*）而变得更好。在这种情况下，要么拒绝赠予，要么（更有可能）医院领导（甚至 B 或 C）将与捐赠者协商，要求获取更大的赠予或减少对 N^* 大小的限制。

在某些重要情况下，这种方法明显不同于用"决策者的效用函数"方法对医院进行建模。此处概述的方法对法律和监管结构的变化发出了警报，这些变化将改变医院内"博弈"的规则，从而改变结果。每次发生这种情况时，医院的"效用函数"都会发生变化。例如，劳动关系委员会裁决取消护士的工会资格，打破护士原有平衡体系。一项法律裁决提高了医院解雇医务人员中医生的能力，则会打破医生的平衡。全州的监管系统决定明年将工资涨幅限制在 3%，这将明显降低员工的议价能力。每次发生此类事件时，每家受影响医院的"效用函数"都会发生变化，从而有可能在其经济行为中造成一系列的变化。显然，就捐赠者而言，改变医院的纳税地位（从而改变其接收慈善捐赠的能力）将明显改变捐赠者在这种环境中的立场。

但是，在稳定的法律体系中，随着各派别的领导人退休、死亡、变动或新增，对医院产生的变化是零星的，而不是系统的。虽然个别医院会不时改变自己的行为，以回应这种权力平衡的变化，但不会出现系统性的变化。在这样的环境下，我们可以认为医院（至少整体上）是在具有稳定效用函数的单一决策者的模式下运作的。这种方法有助于我们理解医院如何应对成本控制规则中的某些变化（而不是其他变化！），正如我们将在第 15 章中学到的。

8.4 医院成本

医院的"成本"由医院选择进行的特定活动的组合、医院为推行这些活动（产出）所选择的投入的组合，以及这些投入的成本一起构成。基于这些选择，可以考虑在保持其产出组合（新生儿分娩、癌症治疗、心理咨询、药物滥用、心脏开放性手术等）及其投入成本（护士的工资、贷款利息、电费等）不变的情况下，如何扩大医院规模。随着医院规模的扩大，我们可以预期其单位成本也会发生变化。这种情况如何发生构成了研究医院行业规模经济研究的基础。

此类研究试图回答随着组织规模的扩大，单位"产出"的成本是上升还是下降。对美国（及其他地区）医院进行的一系列分析试图研究这个问题，而其产出的一系列研究结果使学者几乎可以选择所有自己想要的答案。一些结果显示成本随产出增加而增加（规模不经济），另一些结果显示成本随产出增加而下降（规模经济），还有一些结果显示在一定的产出范围内平均成本大致恒定[17]。在每种情况下，医院的"产出"都是根据所治疗的患者数或患者住院天数来衡量的。

为了适当地进行此类研究，一个人必须在概念上比较两家除了规模以外其余都“相同”的医院的成本，或者以某种方式控制医院服务范围和复杂度的差异。但这被证明是不可能完成的任务。

随着医院规模的扩大，它们的服务范围也不断扩大，这种扩大可能以微妙的方式发生。例如，较大的医院拥有较大的诊断实验室，不仅能进行更多的血液检查，而且还可以自动检测每个血液样本中更多不同的项目。将外科手术服务的规模扩大一倍，则可以建立和配备术后重症监护室。扩大产科服务的规模，可以为重病婴儿建造新生儿重症监护室。其中一些差异可以体现在医院功能的“清单”中，而另一些差异则无法被体现。

我们应该谨记，至少在某些方面，医院实际上是一家高度专业化的加工车间，每一例治疗都是独一无二的。不同类型的病例有相似之处，但即使是最完善的分类系统也显示，在同一家医院治疗同一类型疾病或伤害的患者的成本存在很大差异。框 8.2 展示了一个城市的例子。

框 8.2 疾病诊断相关组下住院时间的变异性

纽约罗切斯特医院的一些入院数据显示了在单个诊断组中资源使用的变异性。下表显示了几种常见疾病或治疗方法的平均住院天数和标准差（standard deviation，SD）。选择这些诊断组不是因为它们表现出很大的变异性，而是因为与其他诊断组相比，它们很常规且可预测。这些偏差在某种程度上是可以预见的（请参见第 3 章），但是在很大的程度上，它们代表了不同患者的不同问题的影响，强调了医院的“加工车间（job shop）”性质。

诊断相关组	平均住院天数	标准差（SD）/ 天	范围 / 天
中耳炎和上呼吸道感染	2.7	1.7	1~10
腹股沟疝，年龄 18~69 岁，无并发症	2.0	1.2	1~19
阑尾切除术，无并发症，年龄 <70 岁	3.6	1.6	1~15
股骨骨折	15.4	12.9	2~54
经尿道前列腺切除，年龄 <70 岁，无并发症	5.3	1.7	3~14
正常分娩，无并发症	2.5	0.9	1~24
剖宫产，无并发症	4.5	1.9	1~19

来源：作者根据 Greater Rochester 的 Blue Cross-Blue Shield 的索赔数据计算得出。

医院之间的另一个重要区别是所服务的患者类型。一些“社区”医院专门为附近居民提供日常保健。其他医院则专门从事复杂的医疗，其转诊模式涵盖了广泛的地域，而且常常包含来自多个州的患者。平均来看，即使患者的主要诊断一致，最后转诊医院的患者总是比社区医院的患者病情更重。例如，在当地医院因“慢性阻塞性肺疾病”住院的患者可能是“常规”病例；而那些被转移到“转诊”医院进行专科治疗的患者，可能还有其他并发症，使他们的治疗更加困难。

计算成本函数时，“保持不变”的统计方法无法衡量医院的病例组合这些类型的差异，但差异明显存在并且很重要。例如，一项研究发现，对于给定的一组诊断，有 Medicaid 医疗救助患者的人均治疗费用比拥有私人保险的患者要高出约 10%（Epstein、Stern 和 Weissman，1990），这可能是因为 Medicaid 医疗救助患者到达医院时处于更严重的疾病状态。所有这些因素使得很难准确估计医院的成本函数。

医院在处理异常事件的能力上也有所不同，这进一步阻碍了成本的比较。其中一些"备用容量"很容易观察到。例如，在发生大事故（例如飞机失事或办公大楼火灾）的情况下，通常有多少张床位可供使用？其他差异，例如进行复杂而罕见的实验室测试的能力等，这些差异在对医院成本的研究中并不那么明显。有时，相同的"能力"意味着截然不同的事物。一台功能强大的 MRI 机器的价格是一台小的 MRI 机器价格的两倍或三倍，但在医院功能清单中都显示为"MRI"。

有了这些警告，我们可以看看规模经济的证据。尽管有许多估计成本随规模变化而变化的研究，但很少有研究能很好地解决棘手的方法学问题。1986 年，Grannemann，Brown 和 Pauly 的研究提出了能够处理其中许多问题的数据和分析方法，而且还有一个额外的优势，可以连带估算住院和医院门诊活动（包括急诊室）的费用。但是，他们也未能成功控制产出组合，这个问题在前面已经讨论论过。

他们的发现表明，住院治疗的边际成本随着出院次数和住院天数的增加而增加。他们估计，小规模医院的出院边际成本为 533 美元（以 1981 年美元计），中型医院为 880 美元，大医院为 1 084 美元。同样，这些规模不同的医院每天的边际成本从 168 美元增加到 237 美元，然后略微下降到 231 美元。作者认为，"出院"成本的差异过大，以致于作者无法相信这些差异代表了运营效率。正如 Grannemann 等总结的："此成本函数中包含的变量不能完全解释差异……案例组合中无法测量的差异和服务内容差异可能是原因。"另一个说法是，大医院比小医院更复杂，提供的医疗服务"质量"也不同，使用现有数据很难控制。

这项研究还发现，在急诊科的运作中，存在持续性的规模经济。显而易见的问题是，为什么我们没有看到越来越多（越来越少）的此类部门，特别是在足够支持多个医院的大城市中。答案和关键的政策问题是，由于无法计算的成本，这种合并（以节省成本）是不可行的。

医院（包括急诊室）提供的服务需要患者（经常，还需要患者的家人）在场。考虑到患者的行程费用，医院总是具有自然的被限制的市场，因此规模经济问题并不重要。换句话说，如果我们计算将患者送到医院的成本，那么每家医院最终都会出现规模不经济的情况。在严重紧急事件运输的相关时间框架中，有时几分钟都可以使结果有相当大不同，规模不经济性就能很快出现。

医疗费用并不是随医院规模而变化的唯一指标。医院的"质量"也可能发生重大变化。质量变化反映出专业化效果的最明显的一个方式是，较大的医院可以聘请专科医生做更多的工作，这至少可以在一定程度上提高质量。用 Adam Smith 的理论来解释一下，劳动分工受到医院规模的限制。大医院也可以拥有更多的"备用"设备，而这些设备很少使用。随着医院规模的扩大，对此类设备的有效需求也随之增加，最终使得购买和操作这类设备在经济上是可取的。因此，对于患有罕见疾病的人来说，如果他们进入一家大型医院，他们接受最复杂（如果不是最好的）治疗方法的机会就会增加。

正如医院的成本会随着规模的增加而下降，然后最终上升（经典的 U 型平均成本曲线）一样，专业化也会导致医疗质量的增加和最终的下降。大多数人都听说过一些医院里的"恐怖故事”。在这些故事中，卫生保健变得支离破碎，有无数的专家各自照顾患者的一部分问题，但没人担心“整个”患者，因此发生了重大的医疗事故。正如葡萄园里工人太多会踩坏葡萄，太多的厨师会煮坏汤一样，在提供卫生保健方面太多的专业化也会导致医疗质量低下。

8.5　长期成本与短期成本

关于医院成本的一个更有趣的问题是，医院成本如何随患者人数的变化而变化。如果医院的成本和患者数量的变化密切相关，那么医院大多数成本就是可变成本。如果不管是 50% 饱和还是 90% 饱和，医院的成本几乎保持不变，则其大部分成本是固定成本。

从很短的短期来看（如 1 个小时或 1 天），几乎所有医院的成本都是固定的，只除了少数用品（食品，药品等）外。从很长的长期来看，医院的所有成本都是可变的，因为整个成本结构（包括有关重建医院的决定），都有讨论的余地。然而，正如 John Maynard Keynes 曾说过的那样：“从长远来看，我们都是死人。”[18] 随着患者人数的增加或减少，医院的成本会有多少波动？现在这个问题非常重要，因为在过去几年中医院的使用率已大大降低（出于我们将在后面的章节中讨论的各种原因）。我们是否应该期望医院成本也随之下降？这取决于短期和长期成本结构。

一项关于这个问题的研究表明，在一个有意义的“短期”内，即在此期间内医院的资本存量不变的情况下，大约 70% 的医院成本是固定的（Friedman 和 Pauly，1981）。要了解为什么会发生这种情况，只需要看看典型的医院运营方式。

医院设有专门用于各种类型患者治疗的“分支”或科室，通常配备 20~40 张患者床位。这个“科室”必须每天 24 小时、每周 7 天、每年 52 周配备护士、保安、助手等。在正常的每日甚至每月的波动过程中，无论病房是 50% 的饱和（例如，20 个患者有 40 张床位可用）还是 90% 的饱和（36 个患者），值班人员的水平可能相同。由于裁员、再培训或重新聘用的成本高昂，即便是为了适应医院床位每月使用率的波动，也很难调整人员配备水平。如果该科室系统性地出现半满的情况，管理者可能会愿意减少一些人员，但可能与患者负荷的变化不成正比。

如果医院的床位使用率大幅下降，它最终可以通过关闭一个或多个科室并将患者转移到医院的另一科室（可能也失去了一些患者）来降低劳动力成本。这使劳动力成本发生了变化，但房屋和床位仍然在那里，它们对医院的成本没有改变。只有最终取消新床位建设（否则会发生什么），才能在减少医院使用的同时，彻底降低医院的长期成本。

固定成本相对于可变成本的重要性的问题体现在许多政策问题中。对医院价格有规定的州需要决定，如果医院的入住率发生变化时如何调整价格的允许范围。一些监管项目根据医院的历史收费来支付医院护理费用。如果医院的患者负荷随着时间而系统性地下降，那么医院的平均成本将上升，若维持基于历史收费的收费水平，将使医院陷入严重的财务困境。

8.6　医院的“成本曲线”

我们现在可以考虑医院的“成本曲线”是什么样的。我们从可变成本开始，可变成本会随着医院产出率的变化而变化。通常，经济学家会绘制一条类似于图 8.6 所示的成本曲线，其中水平轴为产出量（quantity of output），而垂直轴为单位产出的成本（cost/output），可以表示价格（price）、平均成本（average cost）或边际成本（marginal cost）。在大多数生产活动中（我们不应期望医院会有所不同），平均可变成本最初会随着产量的增加而下降，因此，该图中的平均可变成本曲线（Average Variable Cost，AVC）是标准的 J 形状。其背后的逻辑源于一个普遍的发现，即生产过程中的投入最终会导致边际生产率递减（参见第 3 章的附录）。同样的现象产生了平均可变成本曲线，该曲线首先下降然后上升。

我们还需要考虑固定成本的作用。对于真正独立于产出率的成本，平均固定成本（average fixed costs，AFC）以曲线形式出现，见图 8.6 中的 AFC[19]。非营利性医院的平均总成本（average total costs，ATC），是平均可变成本和平均固定成本的总和，且必须等于非营利性医院的平均收入。图 8.6 中的 ATC 曲线即平均总成本。在每个产出量水平，ATC 都等于 AFC+AVC。

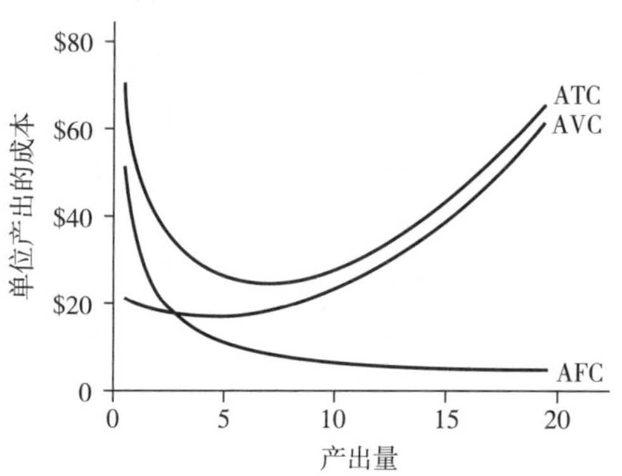

图 8.6 医院的可变费用、固定费用和平均总费用

此图反映了一个经验性的发现，即医院的大部分成本在短期内是固定的。

医疗质量、医院规模和所有权

随着医院规模的扩大，许多东西都会发生变化。所提供服务的范围不断扩大，因此可以使用更具体、更先进的设备和人员来治疗更多不同类型的疾病。这些差异中最重要的也许是医疗质量和规模之间的关系，或者在某些情况下，是特定类型治疗的患者数量。

几项研究调查了医院进行手术的经验与手术结果之间的关系（以手术死亡率表示）。这些结果表明，经验与更好的结果（较低的死亡率）之间有很强的关系。实践虽然不一定使事情“完美”，但似乎能使结果朝着这个方向发展。

这些研究中最著名的是经济学家 Harold Luft 及其同事进行的。第一项研究（Luft、Bunker 和 Enthoven，1979）使用了将近 1 500 家医院中 12 种手术的结果。对于复杂的手术，例如冠状动脉搭桥术（coronary artery bypass graft，CABG）、心脏直视手术、血管外科手术，甚至更简单一些的手术，例如经尿道前列腺电切术（transurethral resection of the prostate，TURP），进行 200 例及以上手术的医院相较小数量手术的医院，死亡率降低了 25%~40%。一些手术，如髋关节置换术，在大约 100 例手术时，死亡率曲线开始变平，而其他手术（如胆囊切除术），随着手术频率的增加，结果没有明显的改善。

第一项研究的批判者对这种关系提出了另一种解释，其中包括优质医院吸引更多患者的可能性，因此这种关系并不是最初提出的那种（手术经验会改善结果），而是人们对一个包含良好信息的市场的预期。Luft 将此称为“转诊效应（referral effect）”。还有“溢出效应（spillover effects）”的问题，例如，更广泛的手术经验是否可以改善类似手术的结果。Luft（1980）的另一项研究确定了溢出效应在某些领域（例如各种类型的血管手术）的重要性，但仍只发现某些活动(如 CABG)的“自身过程(own-procedure)”效应。Luft 不能清楚地识别出所涉及的因果关系,但数据表明,对于某些手术,转诊效应解释了观察到的关联的一个重要部分。

在该系列的最新研究中,Hughes、Hunt 和 Luft(1987)研究了来自 757 家医院的 50 多万名患者的手术结局,这些患者均接受了十项特殊手术中的一项。与大多数其他研究一样(Hughes 等引用了 Luft 等的观点),熟悉的手术量和死亡率改善之间的关系再次出现。然而,在这项研究中,也出现了“小手术量医生(low-volume doctor)”效应,这与以前的研究形成了鲜明的对比。研究人员发现,在其他条件相同的情况下,当小手术量医生在医院手术中所占比例较高时,医院的手术预后很可能会很差。

目前文献对医生特征的效果尚不明朗,但对医院特征的效果相对一致。进行更多 CABG、血管外科手术等的医院似乎会获得更好的手术结果。但这究竟是一种“转诊效应”还是一种“实践造就完美(practice-makes-perfect)”的效应,至今仍未完全解决。

在一项最近的研究中,McClellan 和 Staiger(2000)利用 1985 年、1991 年及 1994 年美国医院的医疗保险数据,对急性心肌梗死(acute myocardial infarction,AMI)(一种主要的心脏病)后住院的患者进行了风险调整后的 90 天死亡率分析[20]。他们发现(在所分析的 3 年中)每年住院的 Medicare 医疗保险 AMI 患者数量的增加可以显著改善了 90 天的死亡率。每 100 次入院(每年)可将死亡率降低约 1~1.5 个百分点(取决于年份)。因为一个大医院可能会比一个小医院有更多的 AMI 患者,即使没有上千也有上百,这些差异意味着大医院和小医院对这类患者的医疗质量有很大的不同。该结果是否能推广到其他医疗事件中尚待证实,但是 McClellan 和 Staiger 的结果强有力地表明,至少对于非常复杂的医疗问题,质量会随着规模的扩大而提高。

在进行这项研究的过程中,McClellan 和 Staiger(2000)还可以估计医院所有权的差异的效应(保持规模不变)。他们发现,政府经营的医院的 90 天 AMI 死亡率比非营利性医院高约 1.0%~1.8%,而营利性医院的死亡率介于政府经营医院和非营利性医院之间。此外,他们发现教学状况(与规模无关)使 AMI 死亡率单独提高了约 0.2%~1.1%(取决于年份)。

在一项单独但相关的研究中,Halbrook 等(1992)研究了心脏移植手术的“学习曲线(learning curve)”,试图确定治疗成本是否随着移植团队经验水平的提高而改变。随着一家医院的移植团队经验的增加,成本从第 1 例的 82 000 美元下降至第 10 例的 50 000 美元以下,第 50 例进一步下降至 35 000 美元,最后一例(第 71 例)的成本下降至 25 000 美元(不到最开始的成本的三分之一)。

8.7 门诊手术重塑了医院部门

表 8.1 总结了经过仔细分析后得出的数据,这些数据揭示了美国社区医院的活动和规模发生了显著变化。1975 年是一个里程碑,因为它代表了医院世界中一个重要的新因素的到来——门诊手术,之后不久(1983),医院的支付方式发生了重大变化(在第 12 章中进行了讨论),这极大地缩短了住院时间[21]。

表 8.1　医院治疗的变化面貌（非联邦医院）

	1975 年	1980 年	1990 年	2000 年	2010 年	2013 年	2013 年与 1975 年的比
住院人数	34 243	36 848	32 015	33 946	36 004	34 467	1.01
平均住院天数	10.8	9.6	8.8	6.6	6.1	6.1	0.56
门诊人数	202 887	212 385	309 657	521 405	651 424	688 746	3.39
门诊手术占总手术的百分比 /%	16.3	50.5	62.7	63.8	64.2	65.6	4.02

注意：此表省略了联邦医院，即主要治疗现役军人及其家人的医院或退伍军人管理局的医院。它包括州和地方医院，占该表中所示所有医院入院人数的 12%（2013）。可用的最新数据是 2013 年的数据。

来源：Data from National Center for Health Statistics. Health，United States，2016：Hyattsville，MD. 2017，Table 94，at www.cdc.gov/nchs/data/hus/hus16.pdf，last accessed September 20，2017。

现在，美国几乎每家社区医院都有一个门诊手术室，但相当一部分门诊手术是在“独立式”单位中进行的，其中许多都是由合伙人拥有的，这些合伙人包括使用该设施为患者进行手术的外科医生。因此，在这种情况下，建议患者在这样的独立式单位进行手术提供了另一个“自我转诊（self-referral）”的例子，第 7 章将其作为关于诱导需求的一部分进行了讨论。如果外科医生通过使用自己拥有的门诊手术中心（ambulatory surgical center，ASC）赚钱，那么这就增加了额外的经济刺激，促使医生推荐外科手术本身。当前数据显示，所有 ASC 中有三分之二直接由医生拥有，而超过 90% 的 ASC 至少医生拥有一些所有权（与医院和其他公司合作）。

表 8.1 的最后一栏进行了总结，显示了发生在“医院”里的巨大的变化，细节如下。在将近 40 年的时间里，我们看到：①门诊手术现在几乎占所有外科手术的三分之二；②尽管如此，总体住院人数基本保持不变；③“门诊就诊”活动增加了两倍多。最后，平均住院时间（average length of stay，ALOS）已下降到将近一半。让我们依次查看这些，并了解技术和人口统计学如何影响了这些变化。

首先，如果没有其他事情发生，我们社会的老龄化（请参阅第 1 章）将导致住院人数显著增加。其次，在另一个方向上，大量转向门诊手术将导致住院人数急剧下降。在 1975 年这个“时代”开始之初，美国所有医院的手术入院人数约占总住院人数的一半。再次，门诊量增加了两倍多。这些访问本来可以在私人医生办公室进行，而现在却在医院友好范围内的正式“诊所”进行。为实现这一目标，就要求独立医生转变为医院雇用的医生。

最后，在这期间，ALOS 下降了 45%，从 10.8 天下降到 6.1 天。首先考虑一下这对于手术住院意味着什么。“简单”病例（“easy” cases）（现在不需要在医院过夜）都已经转移到 ASC（无论是在医院内还是在独立的中心）。仅这一点就应该导致 ALOS 急剧上升。但那些仍需要住院的手术的 ALOS 大大降低了。因此 ALOS 的下降一部分来自新的技术能力，但更多来自医疗行业“规范”的重置，这是由于医疗保险对医院的支付方式改变所驱动的，我们将在第 12 章进一步讨论。

但是（参见表 8.1 的第一行），总住院人数基本保持稳定，这意味着“某些东西”已经替代了外科手术的住院人数。到医院接受手术的实际人数从 1 600 万下降到 800 万左右，因此

“医疗”入院人数必须增加约 800 万,以抵消手术入院人数的下降(因此,多年来保持总入院人数不变)。现在,最常见的 10 种住院诊断为:①新生儿疾病;⑨分娩时对(母亲)会阴的创伤,剩下 8 种主要是与衰老有关的疾病:②肺炎;③充血性心力衰竭;④骨关节炎;⑤情绪障碍;⑥冠状动脉粥样硬化;⑦败血症(血液感染);⑧心律失常;⑩慢性阻塞性肺疾病[22]。回顾对“真正死亡原因”的分析(见图 2.5 和相关的讨论),很明显,如果消除了吸烟和肥胖,住院治疗的人数就会显著下降,因为这些高入院率疾病中许多与这些生活方式的选择紧密相关。

8.8 单个医院面对的需求曲线

每个医院都有自己的需求曲线。当一个地理区域内只有一家医院时,医院的需求曲线和市场的需求曲线(市场中所有个体的需求曲线之和)是相同的。在具有多家医院的市场中,同样的想法仍然适用,但有重要的一点需要注意:当我们将患者的需求“加和”以创建 St. Elsewhere 医院、综合医院或其他竞争对手的需求曲线时,我们需要确定市场上哪些患者将选择哪家医院。

我们将在第 9 章中探讨此过程的发生机制,但该过程与第 7 章中针对医生的讨论略有相似。目前,我们仅需注意一家医院面对的需求曲线将会向下倾斜(市场需求曲线也是如此),并且几乎可以肯定它比市场需求曲线更具弹性(也就是说,需求数量对价格更加敏感)。在一个典型竞争的市场中,医院的需求曲线变得无限有弹性,但对医院市场来说这种特征基本不可能存在。

因为医院实际上是提供多种服务的工作场所,所以人们可以有意义地考虑医院所提供的各种服务的需求曲线。“服务”与“服务”之间的需求曲线可能有重要的区别。例如,在一个有两家医院的城镇,其中只有一家有产科套房,该医院的产科服务需求曲线将与市场需求曲线相吻合。然而,对于其他服务(例如普通医疗和外科手术),单个医院的需求曲线是市场需求曲线的一部分,并且至少与市场需求曲线一样对价格敏感,可能更为敏感。第 9 章将更详细地讨论这些区别。这也提出了如何确定单个医院的“市场”的问题。这个问题不仅是医院规划者(包括基于“需要证明”的法律有权利控制医院病床容量的人,请参见第 15 章)的核心问题,而且也是随着医院合并变得司空见惯而出现的反垄断问题的核心。

衡量市场的标准方法依赖于患者流向数据,将患者的来源(例如,通过邮政编码)与医院相匹配。大多数医院可以立即识别出他们自己患者的邮政编码(患者的记录总是包含地址),因此医院可以识别出他们吸引患者的区域。如果在给定医院吸引患者的区域划一个“圆圈”,则这就是医院市场区域的定义(尽管不完整)。这与标准反垄断定义相对应,即找到一个“来自外部的患者很少”(little in from outside,LIFO)的区域,该区域足够大,可以涵盖来这个医院的(大多数)患者的来源区域。

下一个问题在某种程度上与确定医院市场是相反的,即找到一个区域,该地理区域中的大多数患者都在该区域内接受医院治疗,从而带来“很少患者从内部出去”(little out from inside,LOFI)的描述。这说明一个市场,一旦定义,几乎是独立的。

使用 LIFO 或 LOFI 标准都可创建市场区域[23]。特别是在反垄断环境下,经济学家试图了解该市场内竞争的本质。是否只有一家医院(垄断)?是否有两个,如果它们合并,它们会产生垄断吗?该市场上是否有很多医院,这样即使合并后,最终的实体也不会拥有巨大的市场份额？这些都是在医院反垄断案例中提出的问题（以及在需要证明的听证会上，此类法律在何时何地相关）。在许多方面，此类法律案件和监管听证会取决于对医院需求曲线与市场需求曲线的理解。医院和市场需求曲线越一致，医院拥有的市场力量就越大，并且从反垄断的角度来看，同意进一步合并的意愿越低（这些反垄断讨论还涉及在保持市场与医院需求曲线之间的关系不变的情况下，非营利性医院在经济行为方面与营利性医院有何不同的问题）。

8.9 重新审视效用最大化的医院管理者

有了医院成本和需求曲线作为工具，我们可以回到"效用最大化的医院管理者"的问题，作为医院如何确定优先事项和做出经济选择的有用示例。第 9 章中的一节更正式地阐述了这些想法，包括医院之间的相互作用，因此，本讨论仅介绍这些想法。

假设医院管理者只关心两件事：医疗的数量和质量。在这种情况下，医院决策者的效用函数形式为 $U=U(N,S)$，其中 N 是接受治疗的患者数量，S 是质量（服务）的某种度量。医院可以生产出它想要的任何质量水平，但是质量越高，成本就越高。因此，医院的平均成本曲线取决于其提供的质量。

非营利性"规则"要求医院的总收入等于其总成本，或者（按每位患者计算）平均收入 = 平均成本。通过设置价格 $P(N,S)=AC(N,S)$，医院可以精确地实现"零利润"。如果医院所选择的质量所对应的需求量正好等于它供给的数量，那么医院将完全"清除市场"。当需求曲线和平均成本曲线相交时，就会发生这种情况。

如果效用函数中有其他东西"起作用"，则用相同的逻辑可以用于分析将会生产多少这样的东西，因为我们可以判断患者对它们的重视程度以及产生这些东西的成本。事实上，先前讨论的"质量"可以代表任何会影响医院领导效用的因素，包括护士的工资、医生的利润或管理者地板上厚厚的地毯。当然，患者可能不会在医院产出的这些维度上放置太多的边际价值，在这种情况下，这类质量维度上的变化，不会导致医院服务的需求曲线有太大变化（如果有的话）。

这个讨论的最后一个观点介绍了医院的交叉补贴或收费转移概念。在前面的讨论中，好像医院只有一个输出（例如，患者天数），并且只需做出一个定价决策。实际上，医院有多种产出和多种价格。因此，医院可以在一个区域（例如，外科手术患者）中开发其市场力量，以支持在另一个区域（例如，产科服务）中创建"效用"的另一项活动。因此，典型的非营利性医院的成本与收费比率在各个服务项目之间可能会有很大差异，并且这些比率在各个医院之间也可以有很大差异。

8.10 结语

在本章中，我们探讨了医院作为经济实体的情形。典型的美国医院具有非营利性的法律地位，这就消除了企业股东作为剩余索取权人的可能性。因此，医院的利润必然流向其他地方。研究人员提供了各种模型来帮助理解医院的行为，这些模型通常假定医院内的一个或另一个人（或团体）已经"捕获"了医院，并利用医院的经济利益来达到自己的目的。在"医生捕获”模式中,医院的利润被间接地传递给医生,而且可能效率不高。在管理者效用函数模型中,一些核心决策者“捕获”了医院,并以效用最大化的方式引导医院的行为。员工捕获模型和患者捕获模型似乎也是可能的,尽管通常不被考虑。

综合这些模型可能更好地帮助我们理解医院。由于对医院利润没有明确界定的法律“权利”,如果存在其他权利,则必须发挥与产权具有的相同的功能。从本质上讲,这已成为应用政治中的一个问题。医院的规章制度和章程为参与者定义了“游戏规则”,这些参与者随后在与同场的其他人的竞争中寻求自己利益的最大化。我们可以预期,这些参与者最终会在他们的斗争中陷入停顿,而医院将呈现出只有一个决策者的效用函数。然而,如果医院的政治结构发生了任何变化,包括外部法律的变化、重要参与者的死亡或医院支付方式的变化,这种“明显的效用函数”都会发生变化。每当此类事件改变医院的权力平衡时,其“明显的效用函数”也随之改变,医院的经济行为也会发生变化。

8.11 《健康经济学手册》中的相关章节

Volume 1　Chapter 20, “The Industrial Organization of Health Care Markets” by David Dranove and Mark A. Satterthwaite

Chapter 21, “Not-for-Profit Ownership and Hospital Behavior” by Frank A. Sloan

8.12 问题

1. 与营利性组织相比,非营利组织形式的显著特征是什么?(提示:非营利性医院获得的任何利润会怎样?)

2. 在标准的非营利性医院内,谁控制了大部分的资源流动,医院院长对这些人有哪些控制机制?

3. 假设 A 医院每天(平均)有 500 名患者,平均花费为 600 美元每天。B 医院每天(平均)有 250 名患者,平均花费为 500 美元每天。C 医院每天(平均)有 100 名患者,平均花费为 550 美元每天。你能否从这些数据中说出(如果有的话)哪家医院的规模最有效?

4. 一些研究表明,特定外科手术的平均死亡率取决于医院每年进行这些手术的频率。因此,举例来说,一家医院每年做 200 例开胸手术,其死亡率可能低于每年做 20 例的医院。

a. 根据这些数据,在其他条件相同的情况下,你更愿意在哪里做开胸手术?

b. 如果一些医院因为在某一特定的手术上非常专业而赢得了声誉,你认为它们最终会不会其实有更糟糕的死亡率? 如果是,这是怎么发生的,你想怎么解释死亡率数据? 你需要什么来确保正确地解释这些数据?

5. 英国的大多数医院都归政府所有(英国国民健康服务的一部分),在这些医院工作的医生是医院的雇员。你认为他们的行为与美国非营利性医院的同类医生(相同专科,培训等)有何不同?

6. 你最希望哪类医院拥有先进的特殊治疗设备(例如烧伤治疗设备、开胸手术专用设备等)?

7. 以图 8.5 作为基础，构建一个表示医院收到捐赠但是要求医疗数量至少为 N^*，但董事 B 决定投票反对接受捐赠的图。仔细解释你为什么要那样绘制曲线。

注释

[1] 这些人员的头衔非常多样化，从“院长”到“执行董事”再到“医院行政人员”。这种人（及其直属下属）通常都获得了工商、公共卫生或医院管理的硕士学位。在极少数情况下，此人是医生。在较小的医院中，此人可能没有接受过研究生培训。

[2] 头衔将与最高级别的官员相当。例如，医院行政人员将有助理行政人员，院长将有副院长。

[3] 在某些医院中一些直线管理者是医生，例如实验室主任、X 线科主任或急诊室主任。在其他医院中，这些职能由一家独立的公司（由相关医生组成）负责，医院与该公司签订了履行管理职能的合同。因此，例如，放射科医生可以是医院医务人员的一员的同时也是医院的一名雇员，放射科医生也可以是医院医务人员的一员的同时是与医院签订放射科管理合同的另一家公司的总裁。通常，执行这种管理功能的医生与患者保持单独的关系，向他们单独收费（例如，用于解释 X 线）。

[4] 医生可能会因严重的医疗错误或行为不当而被撤销执业权，但即使这样在过去也被证明是极其困难的。进一步的讨论，请参阅第 13 章，它描述了医疗法律制度。

[5] 所有权的一种常见法律形式是“有限责任公司（Limited Liability Company，LLC）”，这解释了为什么 LLC 现在可以在医生的办公室门和名片上使用。LLC 公司具有合伙企业的税收转移属性，但具有公司的法律责任限制，因此非常适合从事诸如执业医学或法律之类的活动。

[6] 这一观点是对医院组织进行非常有用分析的基础，它出现在 Jeffrey E. Harris 的两篇文章中（1977，1979）。如前所述，Harris 博士接受过内科学和经济学方面的训练。

[7] 在这里，我们使用“合同”一词来同时描述书面文件和口头协议。

[8] 这一观点是由 Pauly 和 Redisch（1973）与 Pauly（1980）精心提出的。

[9] 这种医院管理者作为“所有者”的观点首次出现在 Newhouse（1970b）的研究中。

[10] Martin S. Feldstein（1971）对医院费用的研究发展出了这一主题。

[11] 第 6 章讨论了作为经济实体的医生公司，以及它与医生在这些公司中作为个体“工人”的区别。

[12] Steinwald 和 Neuhauser（1970）。营利性医院的数量在 20 世纪第一个 25 年达到峰值，约为 2 500 家，占 21 世纪初美国所有医院的一半以上。

[13] 在第 9 章中，这个模型得到了更充分的发展。如果你愿意，你可以先了解一下这个决策过程是如何进行的。

[14] 本节在很大程度上依赖于 Phelps 和 Sened（1990）开发并由 Phelps（2010）进一步阐述的模型。

[15] 如果董事会成员超过 3 人，则基本模式不会改变。如果数字是偶数，则必须扩展模型以包括平局决胜程序，这种复杂性妨碍了我们理解当前基本问题。因此，我们在讨论中使用三人董事会。

[16] 提出这一思想的政治理论文献通常是从立法机关着手的，着眼于委员会的作用及其决定主体投票议程的能力（有时是立法机关，这里是董事会）。这些问题使整体情况复杂化了很多，但是总的来说，这并不会削弱我们可以在非营利董事会中找到稳定的偏好函数（效用函数）的想法，而该偏好函数来自各个董事会成员的偏好。

[17] 最早的住院费用的研究包括 Lave 和 Lave（1970）。Cowing 等对此文献的后续评论的综述发表于 1983 年。除了一些后续研究之外，本综述相对全面，为希望进一步了解与估算医院成本功能相关的各种方法和统计问题的人员提供了一个很好的起点。自 20 世纪 90 年代以来，只有少数研究对医院成本函数的估算文

献做出了重大贡献，这些新的研究集中在新的质量度量上。例如参见 Carey 和 Stephos（2010）。

[18] 经济学家 Rodney T. Smith 补充说："是的，但短期决定了我们的生活水平。"

[19] 产生该曲线的方程式为 AFC × Q=K，称为矩形双曲线。

[20] 研究人员通常着眼于 90 天的死亡率（即心脏病发作后 90 天），是为了避免这样的风险——医院在使用（例如）疗养院或临终关怀作为患者生命旅程的最后一程时，往往会有很大的不同。而比较 90 天的死亡率时，其基础更加接近。

[21] 美国医院将门诊手术定义为不需要住院过夜的任何外科手术。还有人（也许是半开玩笑的）把它叫作"干洗店"手术，因为都是"9 点进，5 点出"。

[22] www.ncbi.nlm.nih.gov/books/NBK91985/#sec2.s3，最近访问时间为 2017 年 4 月 8 日。

[23] LIFO 和 LOFI 市场的规模之间没有明确的关系。一家医院，例如，明尼苏达州罗切斯特市的梅奥诊所，不仅从该地区吸引患者，而且还从全国乃至世界各地吸引患者。但是，其附近地区的大多数患者都在梅奥诊所或附近的诊所寻求医疗服务。很少有人被迫在该地区以外寻求医疗服务。因此，LOFI 区域要比 LIFO 区域小。

另外，如果农村地区只有一家小型、非专科医院，则很可能会将许多患者从该地区转移到大城市的转诊中心，但这家小型医院几乎不会治疗来自邻近地理区域以外的患者（除了那些，例如，在该地区度假时发生了交通事故）。对于这些医院来说，LIFO 区域会很小（只是他们自己的直接区域），但是 LOFI 区域必须扩展到包括许多患者前往的转诊中心。在这种情况下，LOFI 区域将大于 LIFO 区域。

（周婷婷　陈玲慰　译）

第9章

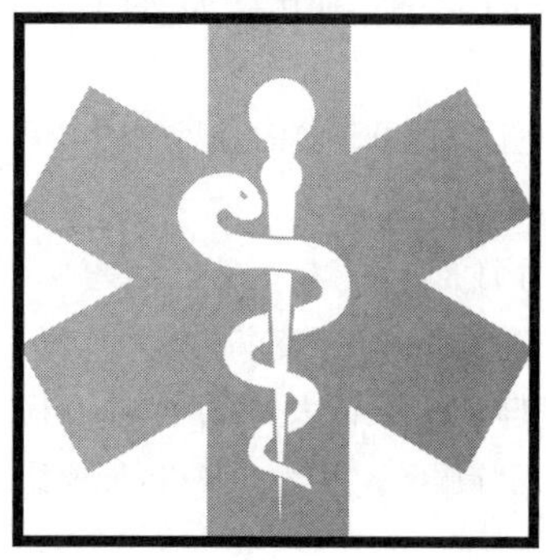

市场中的医院

学习目标

1. 了解医院如何在吸引医生成为其医护人员的同时，吸引患者就医。

2. 掌握非营利性医院的市场均衡模型，探究价格、质量和数量在这些市场中的相互作用。

3. 了解随着大买家在市场上发挥越来越大的影响力，医院之间竞争的性质如何变化。

4. 总结近几十年来医院服务需求大幅下降的后果，并评估产业进入和（主要）退出的方式。

本章讨论了医院彼此之间，与患者，以及与社区医生之间的互动行为。虽然我们通常在讨论时依赖的都是第8章中建立的非营利性医院模型，但就本章而言，营利性实体的医院也没有太大差别，就算是由当地政府运营的（例如芝加哥的库克县医院），差别也不大。在某种程度上，这是因为医院的“效用函数”模型很容易将“利润”纳入效用的来源，而且政府机构的运作方式在许多重要方面与非营利机构非常相似。

医院在各种市场中运作。他们必须想办法吸引医生到他们那里工作，因为有了医生，患者才能入院；同时医院还必须吸引付费患者。为实现这两个目标医院采取了许多措施，其中有些是互相促进的，但是在某些方面，尤其在当前的资金安排方面，这两种“竞争”有所不同。在投入市场的运作中，尤其明显地在劳动力市场中，医院也会作为买方。对医院来说，有些劳动力本质上是相当普遍的（例如清洁工），有些则是医院特有的（例如实验室技术员）。本章探讨了这些市场与医院，以及与医院最终的生存和发展的关系。

9.1　医院和医务人员市场

医院的首要任务是吸引医务人员，因为根据法律，只有医生才能为医院的患者开处方，而且只有医生才能提供某些治疗（例如手术）。没有医生，医院就无法运转。但是，在美国的卫生保健系统中，医生通常是独立的经济实体。因此，医院不是“雇用”医生，而是“吸引”医生。

如第 6 章所述，最近的趋势是医院越来越多地“采用”医疗实践，最常见于初级保健医生，但是对于一些更专业化的医生也是如此。总体计划是医生将患者转诊至医院附属的专科医生处，尤其是那些与医院签订薪资合同的专家（这在医学院校附属的医疗实践中很常见）。这样一来，即使是（目前情况下）初级保健服务一直处于亏损状态的情况下（Kocher 和 Sahni，2011），接受转诊的医生和医院均可通过这种安排受益。

并非在所有国家/地区都存在这种组织医生和医院的制度。例如：在英国和德国，“社区”医生通常没有权力让患者住院，需要住院的患者会被转诊至医院的不同医生处接受治疗，一旦出院，他们就会回到社区医生处。在这种情况下，医院直接雇用医生。

在美国的市场组织形式中，吸引医生形成了一种竞争，这种竞争与行业中普遍的竞争有所不同，因为医生既像雇员，又有点像是客户。大量经济研究明确表明，即使医生没有从医院“领工资”，医生仍是医院医疗服务生产中的重要“投入”，也可以像对其他类型的劳动力（注册护士、技术人员、门卫等）一样对其进行分析。不过，由于医院和医生没有直接的薪资关系，医院必须采取其他措施来吸引医生。通常情况下，医院的解决方案是在必要时为医生提供设施和服务，使医生的服务更有利可得，以此来吸引医生。

即使医院拥有这些业务，医院也必须使自己对执业医师具有吸引力。就像可以自由行动的专业运动员一样，医师执业团体可以终止与医院的合同安排，重新启动自己的小组或与其他医院签约。因此，当医生小组被医院吸纳时，医院和医务人员之间的关系基本没有实质性的区别。

显然，医院吸引医生的问题与第 8 章中讨论的医院“利润分配”的问题密切相关。Pauly 和 Redisch（1973）建立的医院模型集中关注于吸引医生这个问题，最终使医院呈现出好像医生“拥有”医院一样的特点。当然，除了吸引医生，医院还有其他必须或者想要做的事情，因此医生不可能完全“俘获”医院，但在一定程度上吸引医生很重要（也是必需的），医院的行为至少有部分是符合 Pauly-Redisch 模型特征的。

对不同医院来说，某些类型的医生会更具吸引力，这取决于医院的目标。例如，一些医生能全方位帮助医院营利，就像一个摇钱树，能为医院开展其他活动提供资金支持；一些医生可以为医院带来声望、魅力和头条新闻，但他们的活动实际上可能给医院造成财政损失。总之医院试图吸引的医生类型在一定程度上取决于医院领导者的目标。

医院吸引医生的一种主要方式是医院具备使医生无法在其他地方做到这件事的能力。例如，对于心脏病专家而言，有心脏重症监护室（cardiac intensive care unit，CICU）的医院更具吸引力，因为它可为医生提供高科技环境来照顾重病患者。对于心脏外科医生来说，为术后患者提供优秀的护理人员非常重要，在某些情况下，能提供特殊手术室和设备对他们来说很有吸引力。对于产科医生来说，几乎所有医院都有良好的“分娩室”，但是如果拥有新生儿重症监护室（newborn intensive care unit，NICU）以应对早产或患有复杂疾病的婴儿，会使医院更具吸引力。

医院提升对医生吸引力的措施包括及时的实验室检测，为医生完成病历提供良好的协助，提供备用急救设备(例如心搏骤停使用的“急救车”)。

当然，医生和医院在许多方面是处于对称位置的。不仅仅是医院需要医生，大多数医生也需要至少进入一家医院进行医疗实践。剥夺一些医生成为医院医务人员的机会，就等于剥夺了他们的谋生能力，至少对某些专业是这样的(对于某些专科领域，例如精神病学和皮肤病学，在医院的特权并不像其他专科领域那么重要，例如外科手术)。因此，在只有一两家医院的城镇中，医院在与医生的谈判过程中的地位可能比在有多家医院的城镇中更有利。同样，如果医院所处的地区本身就具有吸引力，那他们也不必像处于没有吸引力地段的医院那样，向医生提供那么多的“好处”。

不同的医院，医生和医院之间的“协议”有所不同，这取决于市场中各家医院的优势以及它们作为医疗资源的独特性。例如，某些医院要求每位医生在急诊室工作一段时间，以此作为医务人员入选的条件。相比之下，在其他医院，不仅不要求此类“代价”，而且实际上还为医生提供办公室(有时收费很低或免费)在医院内给患者看病。

根据医院服务费用的支付方式，很容易看出对医生的竞争会使服务费用变得相当昂贵。特别是在医疗保险为大多数住院病人支付大部分费用的环境下，医院之间的竞争很可能主要表现为一场吸引医生的技术密集型战争。正如本章后面所讨论的，这似乎是直到20世纪末在美国所发生的事情。

9.2 医院和患者

医院还必须吸引患者，因为患者为医院带来了支付花销所需的收入。某些吸引医生的事物同样也会吸引患者，但是有的时候吸引两者的有所不同，并且还有时吸引患者与吸引医生是冲突的。对患者而言，医院提供优质医疗服务的声誉当然很重要，但有时病人对医院的看法也会受到其他因素的影响，例如食物的质量，护理人员的友善程度，甚至对某些人而言，医院的价格，医院邻近患者和家人，整体整洁度都可能影响患者对医院的选择。

对许多患者来说，价格的影响很小，甚至根本不重要，因为他们的医疗保险几乎支付了所有的医疗费用。如第4章[1]所讨论的那样，从患者的角度来看，有了这样一份保险政策，在许多方面，医疗费用是零。对于此类患者，医院主要从护理质量、食物等方面进行竞争。针对此类患者，医院吸引医生和吸引病人的措施通常是相互配合的。此外，由于医疗费用由“保险支付买单”，因此提高治疗质量的决定对患者而言并没有明显的成本增加。

有些患者在保险下每天只支付特定金额的住院费用，对于另一些根本没有保险的患者(八分之一左右，几乎都是65岁以下的人)来说，价格在选择医院方面确实很重要(此外，一些新的健康保险类型为医院的价格竞争创造了条件，我们在此进行讨论)。对于这些类型患者来说，医院用于吸引医生的措施(例如，准备精密备用设备以防患者心搏骤停，提供更多、更专业的重症监护室)对患者也可能具有吸引力，但同时这些措施也增加了医院的成本(并因此提高了价格)。对于那些为“边际”质量付费的患者(例如，那些有保险的人，不管医院的费用是多少，他们每天都要支付固定金额的住院费用)，医院在吸引医生和吸引患者之间存在内在冲突。

在美国医院“过去的美好时光”中，医疗保险基本上是等额现金补偿，大多数 Blue Cross 保险计划支付了将近全额的费用，许多商业保险也支付了相应的账单费用[2]。因此，大多数医院显然采取了在质量上竞争的策略，对医生和病人都是如此。Pauly（1978）进行的研究提供了直接证据支持这一说法，该研究将不同医院的费用与其医务人员的构成进行了比较。如上所述，拥有“高级”医生（即需要专门的设备和人员来配合的高度专业化医生）的医院也有“高级”的费用。Pauly 的研究表明，医务人员的构成与医院的费用之间有着密切的联系。此类研究不能说明因果关联，但逻辑上说，如果没有提供高度专业化的外科医生工作所需的设备和辅助人员，医院就无法长久地吸引高度专业化的外科医生。

回到医院之间竞争模式的问题上，即使有如此广泛的保险范围，价格在某种程度上还是很重要。不要忘了，还有很多人（八分之一的医院患者）没有保险，对他们而言，医院保健的平均费用非常昂贵。还有部分人的保险每天只能报销定额的钱，这也使得这些人“对价格敏感”。一项研究试图估计各个医院对应的需求曲线，以确定价格到底有多重要。该研究（Feldman 和 Dowd，1986）使用了 1984 年一个大都市区（明尼阿波利斯 - 圣保罗）的数据，并使用了依赖于标准经济理念的技术（即一个公司为了利润最大化而把价格定在成本之上的最优“加价”与公司所面临的需求弹性成反比）来估算该地区 31 家医院的需求曲线[3]。通过估算成本和价格，Feldman 和 Dowd 推断出需求弹性，并可作为竞争程度的代理变量（相关更详细的讨论，请参见本章的附录）。

在一个被称为市场定价的模型中，非合作型企业在市场中面对的价格弹性近似等于市场需求弹性除以企业所持有的市场份额。例如，如果市场需求弹性是 –1，且公司占市场份额的 10%，则其需求曲线的弹性应是 –10。这是在法国经济学家 Antoine-Augustin Cournot 提出的寡头垄断定价模型下产生的，它假设公司 i 设定价格时依据的信念是，市场上没有其他公司会因为公司 i 改变产量而改变产量。尽管此“故事”看似不切实际，但它具有一些理想的属性[4]。因为明尼阿波利斯 - 圣保罗地区共有 34 医院（3 家医院没有成本数据，故只纳入 31 家），并且该城市在市场水平上对医院保健的需求应该与在兰德发现的需求（η=–0.15）大致相同，如果医院都在同一市场并且行为像 Cournot 描述的那么简单，那么任何一家医院所面临的需求弹性应约为 –0.15/（1/34）≈–5.1。

事实上，Feldman 和 Dowd（1986）使用这种方法得出的估计值与上述目标相差不大。他们推断私人付费患者的价格弹性约为 –4，Blue Cross 患者（他们保险有很好的覆盖）的价格弹性约为 –2.3。但是，他们使用另一种完全不同的方法（直接将每家医院的需求作为其自身价格的函数进行估计），发现价格弹性接近 –1，这意味着存在更多的垄断力量。这些估计在有关这一主题的文献中占很大比例[5]，因此不能认为这个问题已经解决。随着“管理式医疗”保险计划的重要性和市场份额的增长（参见第 11 章），我们可以预期医院面临的需求弹性将会增加。管理式医疗计划的功能之一是寻求更低的价格，并与医疗提供者议价。这样（当搜索范围增加时，任何垄断竞争市场都会出现这一情况），需求弹性（绝对值）增大，市场趋近于竞争均衡。尽管如此，这些估计确实表明，医院具有一定的市场力量，这证实了使用纯竞争模型以外的方法分析医院行为的必要性。在下一节中，我们将讨论一个描述医院如何兼顾价格和质量的模型的起源，这是美国医院背景下一个重要的问题，对公共政策有重大影响。

9.3　质量与价格均衡模型

从 Newhouse（1970b）对医院决策讨论的中，我们可以得出一个模型来说明如何选择医院的质量和成本[6]。该模型将医院视为具有单一效用函数，描述了医院在实现各种目标时取得了多少平衡。在他的简单模型中，医院只期望两件事——规模和质量——但这些思想可以推广到医院选择的其他维度。我们从这个模型开始，然后讨论市场中的各种力量，尤其是竞争和保险，是如何改变结果的。本章的附录正式给出了该问题的解决方案。

我们假设医院效用函数包括两个特征——“数量”（用天数 N 表示）和每天的保健质量（用 S 表示服务），（该模型很容易推广为医院有 N 的期望产出，每个产出都有其自身的质量。请参阅 Phelps，2010）。医院试图令效用函数 $U(N,S)$ 最大化。患者对医院服务的支付意愿由医院需求曲线的逆函数 $P(N,S)$ 表示，其中支付意愿 P 随着总量 N 减少而减少（这通常与需求曲线相同），随着医疗服务质量 S 的提高而增加[7]。非营利性医院还面临收支平衡的约束，规定收入等于成本，即 $[P(N,S) \times N = C(N,S)]$。我们假设患者以正常方式对质量和价格做出反应，我们可以假设成本会随着质量 S 和数量 N 的增加而增加[8]。

如果我们针对不同的质量绘制需求曲线，如图 9.1a 所示，每条需求曲线都会向下倾斜，但质量越高，需求曲线（支付意愿）就会越高。请记住，在这个图中，除了数量（N）、质量（S）和价格成本之外，其他所有条件都保持不变。具体而言，患者的保险覆盖范围和其他医院的质量和产出都保持不变。这样，单个医院的需求曲线是稳定不变的。

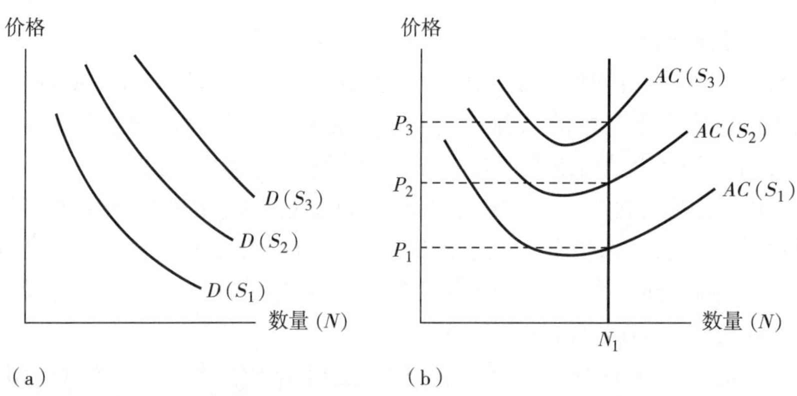

图 9.1　不同的质量水平下医院的（a）需求曲线和（b）平均成本曲线

同样，如果我们要针对不同质量水平绘制医院的平均成本曲线，那么成本曲线将堆积起来，每条平均成本曲线（AC）均为特定的 U 形（请参阅第 6 章有关医生公司的讨论），因此，在任意给定的产出水平下，质量越高成本也会更多。这些曲线在图 9.1b 中显示为近似平行，但一般来说并不需要。

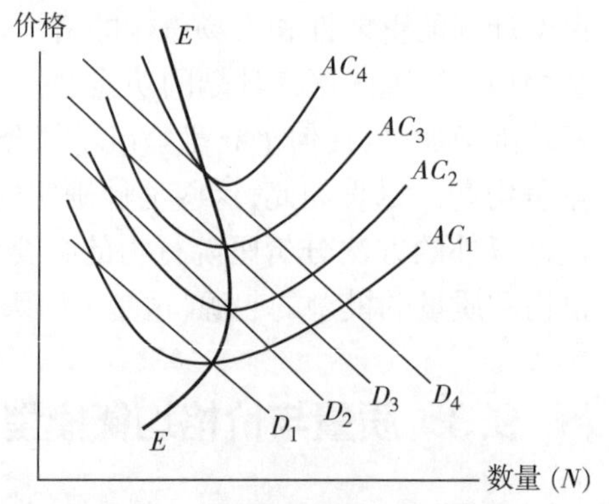

图 9.2　质量与数量的均衡组合

现在将市场的这两个方面结合起来，如图 9.2 所示。为了避免混乱，我们省略了质量水平的标识（例如，S_1，S_2，S_3），但我们可以用 D_1 表示 $D(S_1)$，以此类推。通常，特定质量（例如 S_1）的需求曲线与相应的平均成本曲线会相交于两个点、一个点（相切）或者不相交。需求曲线和成本曲线相交的点很重要，因为它们表示医院保持均衡时的价格、成本、质量和数量的组合。医院可以针对该产出和质量组合来制定对应的与平均成本相等的价格。在这个价格下，需求量正好等于供给量。也就是说，这些交点就是均衡点。如果没有交叉点，那么这种质量的选择就是不可行的，因为无论产出水平如何，医院提供这种质量水平的产品的成本总是比病人愿意支付的价格要高。

接下来要注意的是，当有两个交叉点时，对医院来说，右下方的交叉点是最适合的，因为它的产出更多，并且根据假设，只要质量不受影响，医院更愿意提供更多的保健服务。因此，特定质量的需求曲线和平均成本曲线的左上方交叉点无关紧要。

我们可以使用这些工具找到所有可能的质量和数量均衡组合的集合。首先，选取任意质量水平，例如 S_1，绘制相应的平均成本 AC_1 和需求曲线 D_1，两个交叉点中右下方的交点是医院可能的均衡选择。然后选取其他质量水平重复此过程，例如 S_2 和 S_3，以及所有其他可能的组合。图 9.2 显示了所有可能的均衡成本和需求曲线组合，得到同时满足医院需求条件及其零利润约束的整个数量 - 质量数据点集合。这个点的集合就是曲线 *EE*，只要质量可以连续变化，*EE* 就是一条连续的曲线。一般来说，这个点集合可以向下或向上延伸，但只有向下倾斜的部分才有意义，因为在该组点向上的部分，医院可以同时增加 *N* 和 *S*，这些（根据我们的假设）对医院决策者来说都是“商品”。换句话说，如果医院无意间发现自己的某种质量水平处在 *EE* 曲线的上升部分，它会同时增加数量和质量，并且仍处于在均衡状态。

我们可以使用“无差异曲线”（此概念已在第 4 章介绍医疗需求时提到）的概念为医院选择所有可能的均衡点中的“最佳”点。由于我们假设医院决策者的效用函数随着两种“商品”（*N* 和 *S*）的增加而增加，我们可以轻松地为这样的决策者绘制一组无差异曲线。第 8 章的讨论中说明了为什么这组无差异曲线（关于中位数投票者委员会成员）应该不随时间变化。图 9.3 展示了这样的无差异曲线。根据图 9.2 的 *EE* 曲线中获取的信息可以找到 *N* 和 *S* 可能的最佳组合，并将其重新绘制为图 9.3。我们之所以这样做是因为在 *EE* 曲线上的每一点都是一个唯一的质量（*S*）和数量（*N*）组合。因此，在 *EE* 曲线上的点可以映射到医院的所有可能性机会的边界 *FF* 上，其中 *N* 和 *S* 的最佳组合由医院决策者在 N^* 和 S^* 处的无差异曲线的切线决定。这提示了医院可能会选择 *EE* 曲线上的哪个点来运营。

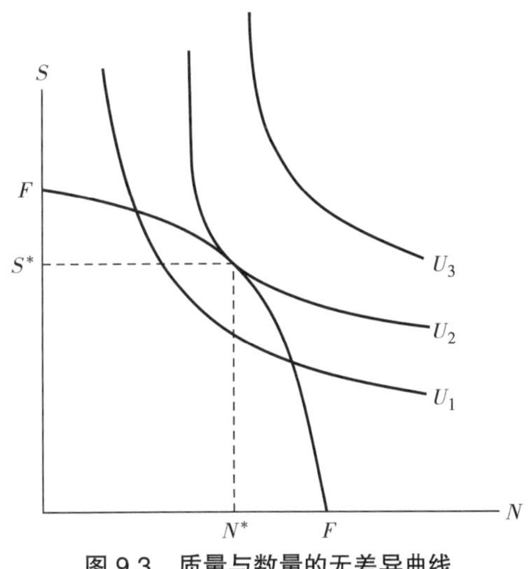

图 9.3　质量与数量的无差异曲线

9.4　医院决策中的保险和竞争

理解医院决策的下一步就是了解不同市场（经济）事件会对当前医院需求函数的位置和斜率造成什么影响，因为所有围绕图 9.1、图 9.2 和图 9.3 展开的讨论中，“其他所有条件”保持不变，包括其他医院的质量、数量和医院患者使用的保险项目的覆盖范围和方式。如果我们知道在不同刺激下需求曲线会发生何种变化，那么我们至少可以开始推断医院在产量和质量方面的最佳选择会发生什么变化，从而得出医院每天成本的变化。

前面所有的讨论都假设医院是垄断者，或者更具体地说，医院的需求曲线系列（每个质量水平分别对应一个）不会随着任何其他医院的价格、质量或产量的变化而变化。有些小镇只有一家医院，那医院确实是垄断的。而在许多城区，相关的市场有多家医院——不止一家，但还没有多到可以让我们将其假设为一个纯粹的竞争性市场。

其他医院的质量和产出变化

当一家医院改变服务质量而没有其他医院响应时，会发生什么？我们可以通过选择一家特定的医院（例如 St. Elsewhere 医院）来开始分析，并探究是什么因素影响了需求曲线的位置和斜率（弹性）。假设该地区的另一家医院（例如 General 医院）提高了其质量——例如通过增加新的重症监护室或提高其护理人员的平均培训水平。St. Elsewhere 医院所有的需求曲线（各个质量水平上的）都将会发生改变。由于 General 医院质量的提高，对 St. Elsewhere 医院更高质量服务的需求将会下降。由于 General 医院服务质量（和价格）的增加，可能会驱使一些患者到其他地方就医，因此对 St. Elsewhere 医院的低质量服务的需求可能会上升。按净值计算，这将使 St. Elsewhere 医院的 *EE* 曲线发生逆时针旋转的变化（图 9.2 中 *EE* 曲线向下倾斜的部分将变得更平坦）。在图 9.3 中，医院的机会 - 可能性边界 *FF* 曲线也将趋于平缓，使得最期望得到的点产出较高（*N* 较高），质量较低（*S* 较小）。这表明医院更倾向于根据自己的口味和偏好，专攻于不同类型的产出（不同的质量），但市场通常不会表现出爆发式的发展[9]。

一家新医院的进入对 St. Elsewhere 医院的需求曲线也会有相同的影响，就新进入者所擅长的质量而言，这种变化会更大。因此，如果一家提供低质量服务的医院进入市场，St. Elsewhere 医院的需求曲线中，低质量的变化最大，而高质量改变不大。如果新进入医院的服务质量恰好与 St. Elsewhere 医院相同，那么所有的需求曲线都会以相似的方式移动，整个 *EE* 曲线（图 9.2）和相应的 *FF* 曲线（图 9.3）将向内移动。

最终均衡会在标准垄断竞争分析中作为变体出现。如前文所述，其他医院进入市场将导致 St. Elsewhere 医院的一些患者转向新的医院。这种情况能持续多久呢？如果给定质量水平的需求曲线移动得很远，不再与该质量水平的 *AC* 曲线有交点，St. Elsewhere 医院就不会再生产该质量水平的产品。如果 St. Elsewhere 医院可能生产的所有质量的需求曲线都发生这种变化，它将无法支付任何质量水平的生产成本，并将被迫停业。

一般来说，对于拥有相同技术的医院来说，任何进入市场的医院都会面临与 St. Elsewhere 医院相同的问题——也就是说，吸引足够多的患者，使需求曲线与 *AC* 曲线至少有一个相交点。实际上，除非新进入的医院在一个或者多个质量水平的需求曲线与 *AC* 曲线有一个或多个交点，否则它不可能进入该市场。当市场中的每一家医院在其不同质量水平的需求曲线都与 *AC* 曲线只有一个交点时——即相切，就会出现极限情况。很明显，这将发生在 *AC* 曲线的左侧，此处 *AC* 曲线处于下降趋势，并且医院的能力没有得到充分利用。这就是 Chamberlin（1962）垄断竞争所说的经典产能过剩问题。图 9.4 显示了 St. Elsewhere 医院在这种均衡中的机会设定，*EE* 曲线只是各种质量水平下需求曲线与 *AC* 曲线切点的集合。任何医院接下来的进入都将导致 St. Elsewhere 医院的市场机会崩溃。如果社区内每家医院都有相似的 *EE*

曲线,则市场是稳定的,不存在任何医院进入或退出的诱因。

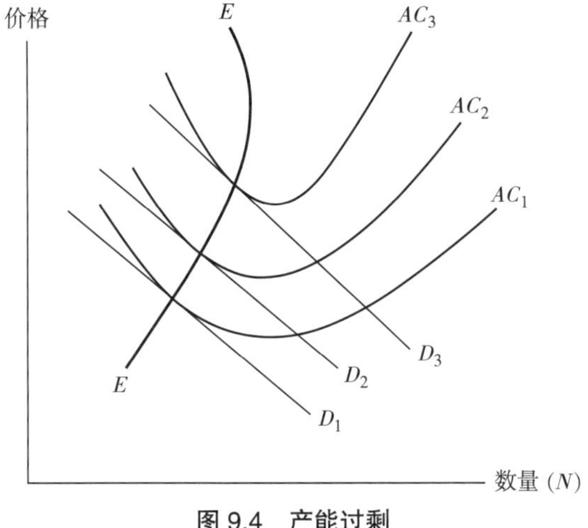

图 9.4　产能过剩

改变患者的保险范围

我们也可以思考如果市场上患者的医疗保险范围改变会发生什么情况。请思考一下,如果更多患者突然获得了标准的"共同保险"型保险将会发生什么。从第 4 章我们知道,这种保险会使需求曲线绕其与数量轴的交点顺时针旋转。换句话说,需求曲线会变得更陡峭,而且通常比以前更靠右。这会使图 9.2 中的 *EE* 曲线向右平移,图 9.3 中机会 - 可能性边界 *FF* 曲线向外扩展,使得医院的均衡质量和数量更高。市场上的所有医院都将发生这些变化,因为保险的扩张会导致所有医院的需求曲线向外旋转,而不是以牺牲一家医院为代价导致另一家医院的需求增长(就像一家医院单方面提高其质量那样)。因此(这确实不足为奇),更好的保险不仅增加了所需保健的数量,而且提高了平均质量,从而提高了平均成本。

管理式医疗已经在很大程度上改变了医院的支付方式,以及医疗保险向医院支付的方式。后面的章节将对这些问题进行分析(见第 11 章和第 12 章)。

9.5　医院与医生的互动:医生的"利益"

同样类型的模型可以帮助我们理解医院和医生之间的互动方式以及医院之间是如何相互"竞争"医务人员的。例如,假设一个医生在一个垄断竞争市场中,该市场共有 n 个医生公司,最初每个都有如图 9.5 中"典型"的需求曲线 D_n 和平均成本曲线 AC_1(该图与图 7.1 类似,图 7.1 中提出了医生之间垄断竞争的概念,但图 9.5 更为复杂,AC_1 和 D_n 代表图 7.1 所示的情况)。现在假设这家医院将部分盈余用于降低医生的 *AC* 曲线(医院可以通过多种方式来做到这一点,例如向医生提供可以免费使用的专用外科手术设备,低价或免费租赁医院内的办公空间,让住院医生在晚上和周末可以"照顾"病人等),这会使 *AC* 曲线向下移动,变为 AC_2 或 AC_3。如果每位医生的费用由于医院的庞大而降低到 AC_3,那么现有医生的状况也不会更好,因为费用将降低到医生可以进入市场的程度(当 *AC* 曲线与每个医生在小镇中

有 n+1 个医生的需求曲线 D_{n+1} 相切时，如图中 AC_3，就会发生这种情况。事实上，就是选择 AC_3 以便其与 D_{n+1} 相切）。但是，如果医院给医生中等水平的优惠，医生的成本曲线将降低到 AC_2，将无法为镇上出现另一名医生提供支持，因此也不会诱导他们进入。此时，医生可以开始垄断定价（参见垄断定价框 7.2），设定 MR_n=MC_2，即 AC_2 对应的边际成本曲线，价格将为 P_1（如果发生了进入，在垄断竞争环境中价格将下降到 P_2）。图 9.5 中绘制的价格与之前设定的价格相同（在 D_n 和 AC_1 相切处），但这仅代表了绘制图 9.5 时另一个经过深思熟虑的选择。价格是在 P_1 的基础上升高还是降低取决于 AC 偏移是高于还是低于 AC_2。关键在于医生可直接获利，因为医生公司的成本降低，并且最优的定价必将使医生公司更有利可图。当然，还有一点也很重要，那就是医院不能“做过头”（将成本降至 AC_3 或以下的费用）到可以导致进入发生的程度。

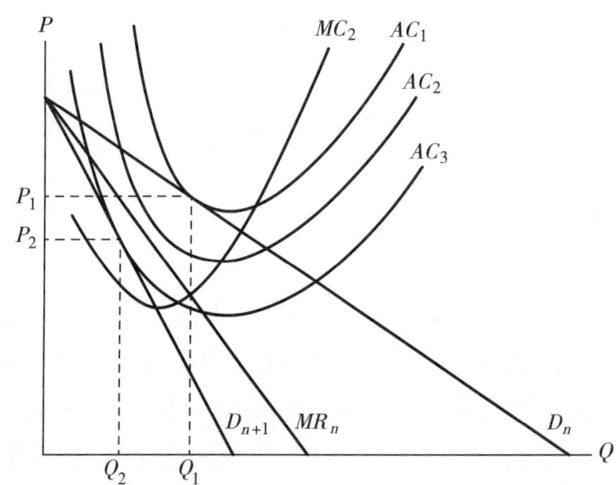

图 9.5　具有不同程度医院投资以降低医生公司成本的垄断竞争医生市场

9.6　医生与医院的互动：医院患者

这个故事还不完整，因为我们必须理解为什么医院会同意采取某些措施来降低医生公司的成本，如前文所述以及图 9.5 所示。有人可能会问，为什么医生会成为医院的“利益相关者”，或者在第 8 章的非营利性医院模型中，为什么医生公司的利润会进入医院“决策者”的效用函数中。很明显，因为医生可以提供医院之迫切所需：患者。患者无法将自己“接收”入院，在医院具有“接收特权”的医生必须接收每位患者。因此，每家医院需求曲线的位置取决于其工作人员中有多少医生以及医生给该医院接收了多少患者。

现在我们可以看此模型如何达到关闭状态。医院做一些使他们的医生公司获利更多的事情来竞争医生，作为回报，医生将患者接收进医院，从而将医院的需求曲线（更准确地说，是针对所有质量水平的需求曲线）向外移。如先前所述，当需求曲线向外移时，EE 曲线向外扩展，医院可以完成更多预期目标。将患者带到医院的医生也会分享到扩展的 EE 曲线的成果，但不是全部。

市场似乎总有一个稳定的均衡状态，在这种均衡中，医院通过向医务人员提供降低成本的“好处”来竞争医生（进而竞争患者）(Phelps 和 Sened，1990）。作为回报，医生将患者接收进医院。在一个市场中，医生可以自由地从一个社区迁移到另一个社区，并且医院员工对新医生是“开放”的，均衡就是具有这样的特征，医生可以获得他们的患者支付给医院的部分但不是全部可能的经济回报。

近年来，医院通常通过购买医生团体的方式将自己的服务与医生的服务整合起来。这使医生对医院有了更直接的控制，并在需要住院时设法将这些医生的病人引到医院。最常见的是，医院购买的医生执业涉及初级保健医生（内科医生，家庭医生和普通儿科医生），因为广泛的执业网络可以为医院的专科医生提供强大的转诊基础。

9.7 竞争："旧模式"与"新模式"

对医院和医生行为的讨论自然会引出关于医院如何竞争的更广泛讨论。当然，除了竞争医生，医院还必须竞争患者，因为患者的偏好至少会对他们住院地的选取产生影响[10]。本节将探讨这种竞争的发生方式以及它在近十年的变化。

我们可以（粗略地）将美国“旧模式”的医院市场描述为，在此市场中，去医院的大多数人都有保险，并且保险涵盖了他们的大部分费用，因此需求曲线是相当缺乏弹性的[Feldman和Dowd(1986)的一些估计证实了这种说法]。总的来说，我们甚至可以初步得出这样的结论：在“旧模式”保险下，医院竞争病人和医生的问题基本是同时解决的——即提高医院的质量。

在这种类型的市场中，医院数量的增加会对成本和价格产生不同寻常的影响。因为医院数量的增加会相对增加医生的议价优势，我们可以想象，一个地区医院越多（竞争更大），医院对医生的竞争就会越激烈。此时，竞争会促使各家医院提高质量水平来竞争医生（和患者），竞争将增加成本。

如果大部分被保险人具有激励或管理机制，使患者具有高度的成本意识，就会出现另外一种类型的保险（以及由此可能产生的市场均衡）。

近年来，我们看到了一项医疗保险方面的自然实验，该实验为医院行为提供了一些视角，有助于理解医院 - 医生 - 患者市场的运作方式。第一步是医疗保险（当时支付大约四分之一的住院费用）从等额现金补偿切换到完全不同的预支付系统（prospective payment system，PPS），对特定的入院类别向医院支付固定的费用[11]。目前我们需要知道的是，它突然将以前明显不存在的成本意识纳入了决策过程。

在同一时期，特别是在少数几个州，具有成本意识的保险也蔓延到卫生保健市场的其他领域。一些私人保险计划采取了非常激进的购买交易策略，甚至一些针对低收入人群的州医疗救助计划也开始为医院保健服务寻找有竞争力的报价。保险公司开始与医院和医生进行谈判，并愿意把所有参保的病人都交给他们，以换取“好的价格”。保险公司通过下述方式对参保人员强制执行此操作，即向“批准的”医疗服务提供者支付医院账单的100%，而向其他医疗服务提供者支付较低的费用[12]。

这一变化始于20世纪80年代初，可能创造了市场经济环境在“旧模式”和这种注重成本的新模式之间的转变。特别是，在旧的竞争模式下，竞争可能会提高成本（因为对医生和患者的竞争，以及质量的提高），而在“新模式”下，竞争更有可能降低成本。

20世纪80年代中期的加利福尼亚州是此类分析一个完美的“试验基地”，因为其医疗保险价格的变化及该州注重成本的私人健康保险市场份额大幅度增加，以及该州医疗补助医院业务向竞争性招标发生转变相吻合。在“旧模式”下，竞争实际上增加了加州医院的成本，在新模式下，与之相反的情况似乎越来越多。在一项研究中（Melnick 和 Zwanziger, 1988），竞争的作用非常明显。1983—1985 年期间，在竞争程度低的市场中，医院成本（经通货膨胀调整后）仅增加了 1%，这在历史上是一个很低的比率[13]。但在竞争激烈的市场中，经通货膨胀调整后的医疗成本同期下降了 11% 以上。这种下降在美国医院成本历史上是一个非同寻常的事件，并表明（如 Melnick 和 Zwanziger 所描述的那样）“支持竞争的政策正在对医院竞争的性质产生巨大且潜在的深远影响，导致基于价格的竞争加剧”（p. 2669）。

20 世纪 90 年代，同一领域的研究大量涌现。这类研究主要分析市场集中度与价格和成本行为之间的关系，尤其是在全国范围内的管理式医疗中，寻找这些关系中的变化。这类研究现在宣称是竞争在医疗军备设备竞赛（Medical Arms Race，MAR）中的角色标语，其基本思想是“旧模式”保险会慷慨地为医院的所有开支付款，MAR 自然而然地就发生了，但是随着管理式医疗发挥的市场力量越来越强大，竞争将消除医院有此作为的能力。

因此，在 20 世纪八九十年代，人们可以找到缺乏竞争与高价格、高成本（即，持续的 MAR 行为）之间的直接联系。例如，Connor，Feldman 和 Dowd（1998）基于美国医院的数据发现，1986 年至 1994 年期间在集中度高（竞争低）的市场中成本增长速度更快。Dranove 等（1993）研究了一系列非常标准化的服务（放射学、实验室、基本的“酒店”服务等）的“标价”和实际交易价格，他们发现，在 1983 年，市场集中度（衡量缺乏竞争的程度）与价格成本利润率无关，但到了 1988 年，竞争广泛存在时，他们发现集中度与利润率之间存在显著的关系（也就是说，在美国，那些几乎没有竞争的社区在 1988 年的加价率更高，而那些竞争激烈的社区的价格则接近成本）。1983 年价格与集中度呈负相关，而 1988 年呈正相关。这也与以下观点一致，即竞争已经从吸引医生（MAR）转向价格竞争（面对来自管理式医疗保险计划的巨大压力）。

9.8　进入和退出：营利性医院的关键作用

市场经济的特点之一是，一旦出现新的需求，市场力量便会迅速地促成投资。异常高的经济回报刺激人们进入某个行业。相比之下，非营利性医院可能无法对需求变化做出如此迅速的响应。例如，如果一个社区发展非常迅速，或者更具体地说，如果某个社区对某项服务的需求增长，人们可能认为最快做出反应的很可能是营利性医院。

与面对利润上升而迅速进入市场的特征相对应，当利润（需求）下降时，营利性医院也可能比非营利性医院更容易退出市场。

市场对医院行业需求变化的反应特征很难被完全描述，因为：①一些州禁止或严格限制营利性医院的存在；②政府有时会补贴或建立原本没有的医院。但是，在过去几十年里，营利性医院在美国一些地区的快速增长印证了这样一种观点：营利性医院的反应速度比非营利性医院更快。偶然观察到的，营利性医院在加州、佛罗里达州和得克萨斯州的发展很快证实了这一观点，因为这些地区人口增长迅速，对医院保健的需求增长更快。这是由于这些地区是最受欢迎的退休州，而老年人系统使用的医疗服务远远超过平均水平。Steinwald 和 Neuhauser（1970）在一项关于营利性医院作用的早期研究中确实发现，与非营利性医院相比，营利性医院的增长与人口增长呈正相关。

9.9　劳动力市场中的医院

现在我们讨论医院面临的另外一个问题——购买仪器、设备和劳动力等投入的市场环境。对医院服务的需求反过来又衍生出医院对生产要素的需求，包括资本（例如建筑和设备）和各种类型的劳动力。这些衍生的需求曲线向下倾斜，就像最终产品的需求曲线一样。有时，这些需求曲线被称为“要素”需求曲线，根据“生产要素”得来。对投入要素的需求部分取决于医院服务的质量和患者问题的复杂性。大型医院似乎专门处理更复杂的患者，因此他们自然需要为每位患者提供更多和更训练有素的人员。

像其他行业的公司一样，医院也在争夺这些投入要素。在某些情况下，他们只与其他医院竞争——例如非常专业的劳动力。在其他情况下，他们要与范围很广的经济部门竞争——例如，秘书、门卫、食品服务人员等。在前一种情况下，行业本身在一定程度上决定了行业内支付的工资。在后一种情况下，几乎可以肯定，工人的工资是由广泛的市场决定的，而在这些市场中医院不起任何关键作用。

我们需要考虑两种通用的劳动力类型来了解这些竞争的作用方式及原因，一种是专门用于医院部门的劳动力，另一种广泛用于所有行业[14]。方便起见，我们可以称这些劳动者为“护士”和“守门人”，这些标签并不代表达到某种能力水平，而是这个职业跨越多个行业界限的程度。因此，用“护士”代表护士、各类技术人员、治疗师、医疗记录管理员等，而“守门人”代表看门人、食品服务人员、会计师、计算机程序员、律师等。这些原型形成了极端的情况，而在医院工作的多数劳动力都是“介于两者之间”。比如护士不仅可以在医院工作，还可以在医生办公室、公共卫生机构工作，还可以是私人执业护士。

这两种类型劳动力的根本区别在于，在特定的社区，医院行业所面临的供给曲线是向上倾斜还是持平。这种区别的重要性如下，当供应曲线向上倾斜时，如果医院试图扩大产出或提高质量（通过雇用更多的“护士”劳动力），则其不得不支付更高的工资，如果医院减少对“护士”的需求，那么市场均衡工资将下降。但是，在“守门人”市场中，医院需求的变化不会影响市场工资，因为“守门人”可以在其他地方找到工作。因此，医院如果想要通过雇用更多的“守门人”来扩大医院产量或提高质量，则可以在不提高工资率的情况下做到这一点。因为可供招聘的人员不仅包括目前失业的“守门人”，还包括所有在其他行业工作的“守门人”。同样，如果医院减少了对“守门人”的需求，被解雇的人可以在其他地方找到现成的工作，因此工资率也不会下降。

图 9.6 描绘了这两种情况，图 9.6a 所示为两种需求水平下“护士”的工资率，图 9.6b 所示为两种需求水平下“守门人”的工资率（不变）。

哪些因素可能导致劳动力需求以这种方式向外扩散呢？最明显的答案是，任何可以引起医院保健需求变化的因素都会改变医院对劳动力的需求。1965 年医疗保险制度的引入是个很重要的例子，这使得老年人的卫生保健（包括医院保健）需求数量大幅增加，这种对医院保健需求的转变衍生了对各种劳动力需求的转变。护士的供给曲线（至少在短期内）是向上倾斜或者“缺乏弹性的”，所以护士需求的变化会对护士的工资造成上行压力。这反过来又会导致医院的成本上升。作为一阶近似值，医院（或任何其他公司）的成本变化遵循以下规则：成本变化百分比等于要素价格变化的百分比乘以成本份额（%Δ 成本 =%Δ 工资 × 成本份额）。例如，如果护士构成了医院成本结构的一半，护士的工资上涨了 10%，那么医院

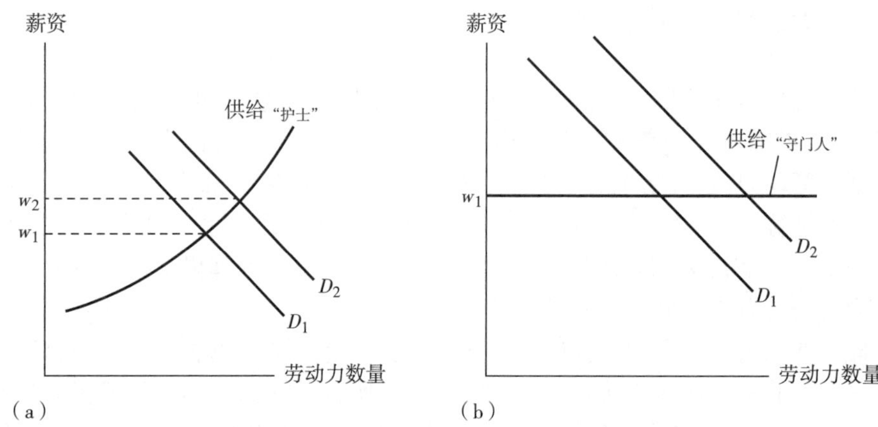

图 9.6 (a) 医院专业人员的工资率;(b) 非医院专业工作人员的工资率

成本将上升5%。如果医院能用其他形式的劳动力(或者设备、资本,或者任何其他的生产投入)代替护士的话,由护士工资上涨导致医院成本增加的幅度会减小,但是一阶效应仍如前面所述。

9.10 护士"短缺"

医院市场经常出现某些类型的劳动力短缺,最常见的是注册护士(registered nurses, RNs),这与我们之前讨论的通用"护士"有所不同。这种现象在美国的卫生保健文献中反复出现,最近一次是在21世纪初。从经济意义上来讲,真正的"短缺"是指某些事物正在限制工资率或者供应,使其超出了正常的市场能力,因为我们认为当需求量超过了供给量时,一般市场会做出反应,使工资率上涨,从而引发更大供应的同时导致需求量下降。在劳动力市场均衡状态中,达到均衡工资率时,劳动力供给正好等于劳动力需求。

因此,从竞争性市场的角度来看,"护士短缺"意味着某种事物正在限制供应或工资率。这两种情况在美国似乎都不存在,在美国,人们可以自由选择进入护理行业,很多学校都能提供让学生成为一名护士的专业培训。在21世纪,大多数传统的培训项目是以医院为中心的护理学校,提供为期三年的护理学位培训项目。这些学校大多数与大型医院有着密切联系。近年来,社区学院开始开设为期两年的课程,使学生获得护理学的文科(associate of arts,AA)学位,课程结束后,学生可以参加州执照考试并成为一名合法的注册护士。一些学院也开设为期4年的护理学学士课程,还有一些学校提供护理学硕士学位、博士学位和临床护理博士(doctor of nursing practice,DNP)学位的相关课程。护理学硕士学位和临床护理博士学位一般提供更专业的培训(例如重症监护护理),博士学位课程主要是面向教学、研究或者高级行政职位的护士准备的。这些项目的普及强有力地说明了,护士的供应没有人为的限制。因此,我们至少可以从做出成为护士的决定出发,从供方预计劳动力市场的竞争性。

买方垄断的市场

护士周期性"短缺"出现的另一种解释是医院在护士的劳动力市场上具有市场力量,并以适当的方式应对这种市场力量。请注意，市场力量的存在并不违法，但是密谋去获取它却是违法的。但是，根据医院的性质，医院在产品端有市场力量（即医院最终产品面临着向下倾斜的需求曲线），我们可以预料到，至少对专门从事卫生保健行业的劳动力来说，医院在供应端也具有市场力量。之前我们称为“护士”的人员，正是这种类型的劳动力。

要了解当医院面临向上倾斜的劳动力供给曲线时会发生什么，请参见图 9.7。该曲线展示了劳动力的供给（将所有参与者的供给时间加起来）和由此衍生的医院对劳动力的需求，它们通常向下倾斜。图 9.7 的第三条曲线是边际要素成本（marginal factor cost，MFC）曲线，之所以这么称它是因为它展示了医院在试图扩大“护士”使用量时，其要素成本（“护士”的总工资）上涨了多少。因为医院在劳动力市场中有市场力量（买方垄断力量），所以边际要素成本曲线上升速度比供给曲线快[15]。

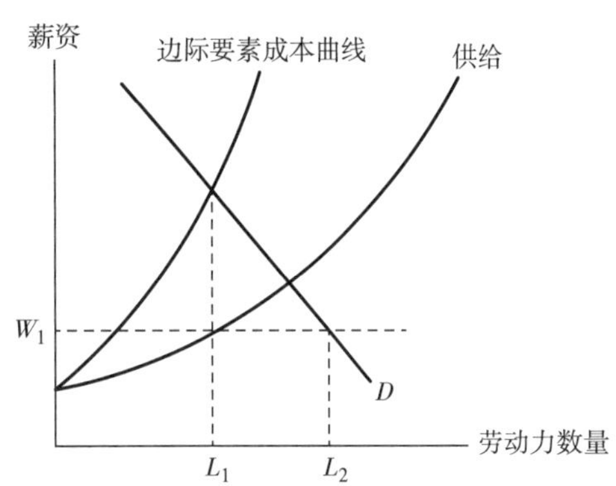

图 9.7　医院的劳动力供应曲线呈上升趋势

在这种情况下，医院将通过寻找 MFC 曲线与需求曲线的交点来选择“正确”的劳动力数量，如图 9.7 中的点 L_1。市场的“现行工资（going wage）”将被设置在市场供给曲线和垂线 L_1 的交点所对应的工资 W_1 处。在这个薪资水平下，医院更愿意雇用 L_2 数量的护士，而竞争性的劳动力市场在这个薪资水平下只供应 L_1 数量的护士。L_1 与 L_2 之间的差距就代表了美国医院注册护士的“短缺”现状。美国医院数据显示，护士职位的空缺率持续存在，近年来通常在 6% 至 8% 之间变动。正是在这样的情况下，人们期望医院在护士市场上具有垄断力量。

一项关于犹他州护士市场的研究（Booton 和 Lane，1985）发现了极大的潜在垄断力量。这项研究发现三家公司掌控了该州 26 家医院，其中一家掌控盐湖城一半以上的医院市场。他们的研究估计，医院护士职位空缺增加 10%，将导致工资降低而不是提高 4% 以上，如果 L_1 和 L_2 之间的差距代表“职位空缺”，这正是在一个买方垄断市场中会发生的情况。

要使买方垄断力量有意义，护士的供给必须相对缺乏弹性。Sullivan（1989）估计 1 年的供给弹性为 1.3，3 年的供给弹性（长期）为 3.8，这证实了市场垄断力量的存在。最近，Staiger 等（2010）利用 VA 医院人员配置的变化估计了非常缺乏弹性的护士劳动力供应曲线，因此医院具有相当大的垄断力量。这些估计为以下观点提供了佐证：护士“短缺”可能是卫生保健劳动力市场的一种长期状况，因此导致医院采取垄断行为的情况不太可能随着时间的推移而改变[16]。

从长远供给来看，护士行业有 3 种人才来源：美国的应届毕业生、经过国际培训的毕业生（就像第 6 章讨论的国际培训医生）以及退休的护士。这些都是护士劳动力的重要来源。我们可以通过参加注册护士执照考试——全国委员会执照考试（National Council Licensure Examination，NCLEX）的人数数据追踪其中两个来源。这些数据只显示了那些初次参加考试的人，因此是衡量成为护士兴趣强度的最佳标准。图 9.8 显示了 1983—2010 年期间，美国注册护士中美国毕业生和国际（非美国）毕业生的总量。

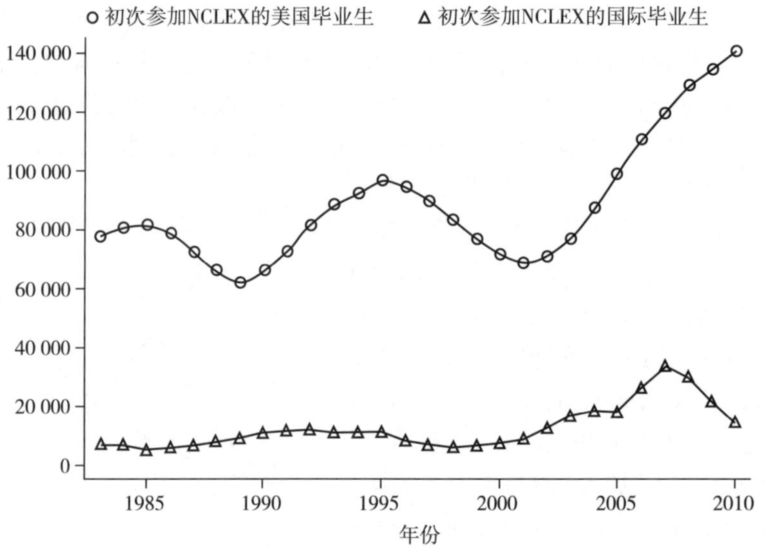

图 9.8　1983—2010 年注册护士中参加 NCLEX 的美国毕业生和国际毕业生数量

美国的数据展示了人们对注册护士执照感兴趣的盛衰周期。这种周期性通常与市场环境相关，当市场中存在高回报时就会引发投资，而投资需要时间来转化成熟，当所有的投资都转化成熟时，市场就会“供大于求”，导致回报下降，从而导致投资减少。在农业上，这种情况也可能发生在投资回报周期比较长的作物（例如果树）或者奶牛身上。在护士等职业中，这种情况可能出现在为了获得必要的教育而产生的时间延滞阶段。

另外一个显著的特征是，1983 年至 2002 年，参加考试的人数曲线（带有嵌入的“正弦波”周期）基本是平稳的，然后从 2002 年开始急剧上升——从 2002 年约 7 万人增长到 2010 年约 14 万人。也许只是巧合，这与 2002 年的《护士再投资法案（Nurse Reinvestment Act）》时间线是一致的，这部法案（以及其他法案）为进入护士行业提供了强有力的经济激励，包括奖学金和优惠的贷款还款计划。美国护士市场的一些观察人员认为目前在护理学校聘请合适的教师是限速因素[17]。

9.11　结语

医院的服务需求曲线会根据竞争医院的价格和质量向内或向外移动。只有当医院是垄断者（一家医院）时，医院的需求曲线才能与市场的需求曲线相匹配。任何一家医院都可以选择其服务质量，并且随着质量的提高，它的需求（将其视为向医院服务付费的意愿）将向上移动。一般来说，当出现下面几种情况时，医院的需求曲线会向上（向外）移动：

- 竞争医院的价格上涨；
- 竞争医院的质量下降；
- 患者持有的医院保险范围增加。

医院还必须决定其服务范围。在某种程度上，医生和医院之间的互动取决于这些决策类型。当医院想要吸引更多的患者时，他们需要医生来实现；而为了吸引更多的医生，他们需要提供能协助医生工作的特殊设施。因此，“服务范围”的决策在很大程度上决定了医院的整体成功。

我们可以想象医院需要面对一系列的需求曲线，医院可能产生的不同的医疗质量对应不同的曲线。每种质量水平同时拥有不同的成本曲线，所以有一系列的平均成本曲线存在，就像有一系列的需求曲线一样。医院的非营利性规则要求它设定一个价格，使收入正好覆盖成本，这意味着它必须在需求曲线与平均成本曲线的交点处运营。这些交叉点的集合，在本章中被称为 EE 曲线，这条曲线提供了所有质量、数量和价格可行选择的集合。医院可以通过将医院虚拟"决策者"（使用效用函数）的偏好与可用选择进行比较，从而在这些可行选项中决定最佳选项。医院实际上会选择提供最高效用的点。

医院需要利用资源来提供服务，从而衍生出投入的需求曲线。可用的生产技术（生产函数）和投入的成本决定投入的选择。医院决定中比较有趣的部分是，医院在某些劳动力市场中有垄断力量，因此当医院改变他们所需要的劳动力数量时，可以改变为劳动力（例如护士）支付的价格。在这种情况下，医院可能会以一种造成永久性短缺的方式为部分员工（例如护士）发放工资。

9.12 《健康经济学手册》中的相关章节

Volume 1　Chapter 20, "The Industrial Organization of Health Care Markets" by David Dranove and Mark A. Satterthwaite

Chapter 21, "Not-for-Profit Ownership and Hospital Behavior" by Frank A. Sloan

Chapter 27, "Antitrust and Competition in Health Care Markets" by Martin Gaynor and William B. Vogt

Chapter 28, "Regulation of Prices and Investment in Hospitals in the U.S." by David S. Salkever

Volume 2　Chapter 9, "Competition in Health Care Markets" by Martin Gaynor and Robert Town, Section 7.2.

9.13 问题

1. 使用图 9.2 和图 9.3 这样的图，详细解释医院如何决定生产的质量水平。

2. 使用图 9.2 和图 9.3 这样的图，显示一家垄断的非营利性医院突然出现新的竞争对手时，其数量和质量会发生怎样的变化。

3. 当保险覆盖范围扩大时，医院市场的平均质量必然会发生什么变化？这与第一章中关于医院部门随着时间推移支出增长的数据有什么关系？

4. 如果你查看当地报纸的招聘广告，是否希望看到由镇上医院发布的寻求护士或"守门人"的广告？同样，在针对护士的招聘广告中，你希望广告更多地关注"普通"护士，还是专业护士，如那些接受过重症监护室培训的护士？为什么？

5. 你认为过去十年美国医院入院率下降的主要原因是什么？（应该同时考虑技术变革和经济激励。）数据显示，尽管住院医疗设施的使用率持续下降，但入院率近年来已开始稳定。你认为是这种现象的发生归因于什么？

6. 在需求下降的情况下，大多数美国医院的非营利性地位是否使它比任何一家医院关门的可能性更大或更小？为什么？

7. 如果医院开始在区域内建立分支机构，你认为"不必要的重复设施"会增加、减少还是保持不变？为什么？

附录：医院关于产量和质量的决策

Lagrange 乘数法是一种运用了微积分技术，寻找当变量受一个或多个条件所限制的多元函数的极值的方法。它可以找到在非营利医院收入不超过成本的限制下，效用函数达到最大值的医院最佳产量和质量的组合。根据 Lagrange 乘数法构造新的函数如下，其中 L 为求极值的目标函数与 λ 倍约束条件（等于 0）的和，对 L 的各个变量求导，令各个变量一阶偏导数为零，从而找到最佳的产量和质量组合；

$$L=U(N,S)+\lambda[P(N,S)\times N-C(N,S)] \tag{9A.1}$$

记 $\partial U/\partial N$ 为 U_N，U_S、C_N、C_S 同理，那么为使效用函数最大，需要如下条件：

$$U_N+\lambda[P(N,S)\times(1+1/\eta)-C_N]=0 \tag{9A.2a}$$

$$U_S+\lambda(P_SN-C_S)=0 \tag{9A.2b}$$

$$P=C/N=AC \tag{9A.2c}$$

其中 η 是医院的需求价格弹性（保持服务质量不变），则重新组合方程 9A.2a 和 9A.2b 求解可得：

$$U_N/[C_N-P(1+1/\eta)]=\lambda \tag{9A.3a}$$

$$U_S/(C_S-P_SN)=\lambda \tag{9A.3b}$$

在这种熟悉的形式中，最大化问题的决策相当于设定质量和产量的边际效用与边际成本之比相等。在等式 9A.3a 中，产量 N 的净成本等于其边际成本减去边际收益。在均衡状态下，产量扩大到超过其垄断均衡水平即 $MC=MR$ 时的产量，$MC>MR$，此时医院通过扩大产出规模上“花费了”潜在的利润。在一个 $U_N=0$ 的解决方案中，医院可以利用市场力量提高质量来选择垄断价格[18]。只要产量中 C 不变并且满足正常需求条件即边际收益不会随着 N 的增加而减少，则产量的净成本就会随着产量的增大而增大。

对服务强度即质量也有一定的条件。医院服务质量的边际成本等于 C_S-P_SN，即边际成本与边际收益之差的逻辑等价。此时医院在提高质量上再次“花费了”潜在的利润。只要质量中 S 的成本不变并且满足正常需求条件，质量的净成本就会随着质量的增大而增大。

因为产量与质量的净成本都会随着规模的扩大而增加（至少在相关行为范围内），所以医院产量与质量的效用减少。因此，正如本章正文中的图所示，对于相关的选择集，机会 - 可能性曲线是凹向原点的。

模型的策略应用

这里的模型还有一些有趣的策略应用程序。我们可以通过求解方程 9A.2a 的均衡价格，然后将这个结果用于进一步的讨论：

$$P=\left(C_N-\frac{U_N}{\lambda}\right)\frac{\eta}{(1+\eta)} \tag{9A.3c}$$

这类似与垄断者的标准“加成定价”，只是 U_N/λ 项代表医院管理者在额外产出中的效用收益（按比例 λ 缩小），除去 U_N/λ 项后。

最优价格的这种描述有助于解释医院行为经济学中两个特别有趣的问题。第一个问题可以回顾正文中描述的 Feldman 和 Dowd（1986）的分析。他们利用类似于 9A.3c 的式子来估计医院的需求弹性 η，其通过求解方程 9A.3c 计算：

$$\eta = \frac{-P}{[(P-MC)-U_N/\lambda]} \tag{9A.4}$$

Feldman 和 Dowd 的工作与方程 9A.4 定义的方法之间唯一区别在于，Feldman 和 Dowd 假设医院只追求利润最大化即 $U_N=0$。因此，他们计算得出利润最大化的垄断者的 $\eta=-P/(P-MC)$。他们得到的估计值是正文中报告的比较大的弹性值。需求曲线的直接估计给出的 η 接近 -1，Feldman 和 Dowd 是不太相信的。他们的怀疑源于著名的垄断者规则，即一个人永远不会心甘情愿地在需求缺乏弹性的地区经营（此时边际收益为负）。在需求缺乏弹性的地区，垄断者总是可以通过提高价格或者降低产量来挣更多的钱。然而，公式 9A.3c 清楚地展示了，如果一家医院效用函数充分强调了产量，那么医院就会愿意在无弹性需求的领域内开展业务。事实上，在某些情况下，它甚至可能愿意收取负值价格（“贿赂”人们使用该服务）。

由此产生的第二个问题是关于医院“成本转移”这一常被研究的问题。所有医院给患者发送的账单都会有自己的价格。但是，现在许多医院客户大多数是大型保险机构或者政府保险计划，他们一般不会支付“费用”或者说支付很少的费用，近似于医院的平均成本。要支付账单费用的群体经常抱怨这种模式，并且担心如果医疗保险或者医疗救助对医院的支付减少时，医院会通过提高价格的方式来把成本转嫁给付费客户。

这里衍生的行为模式可以直接延伸到成本转移的问题。假设有 J 组的患者，他们的需求弹性分别为 $\eta_1 \cdots\cdots \eta_j \cdots\cdots \eta_J$。假设医院对提供服务的群体都一视同仁，不会更关心为某一个群体提供服务，并且每个群体的服务成本是一样的。因此，总成本只是提供全部服务的成本，如下：

$$C\left(\sum_{j=1}^{I}\right)N_j \tag{9A.5a}$$

总收入为：

$$\sum_{j=1}^{I} P_j N_j \tag{9A.5b}$$

用公式 9A.5c 为各个群体设置医院的最佳策略价格

$$P_j\left(\frac{\partial C}{\partial N} - \frac{U_N}{\lambda}\right)\frac{\eta_j}{(1+\eta_j)} \tag{9A.5c}$$

因此，尽管为每个群体提供服务的成本是一致的，但每个群体最终付费价格可能是不一样的。需求弹性越小，价格越高。

Dranove（1988b）利用这种类型的模型展示了一家医院面临政府项目任意减少支付费用会发生什么。其中我们可以把每天固定价格的政府项目看作是需求弹性非常高，甚至无限高的项目。Dranove 展示了需求弹性较小的“付费”客户所支付价格的变化。付费客户最担心的事情在他的模型中得到了“证实”：较低的医疗保险或医疗补助支付会导致其他所有人的价格上涨。此外，他估算了伊利诺伊州各医院对大幅削减该州医疗补助金的反应，并发现医疗补助金每减少 1 美元，医院就会从付费客户那里收回 0.5 美元。

注释

[1] 需要指出的是，大多数保险只支付"半私人"病房的费用，即两名患者共用的病房费用。因此，如果患者选择了一间私人房间，通常价格要高得多，但保险公司往往只支付半私人病房的费用。所以在"质量"维度上，患者需要承担全部增量成本。

[2] 这并不完全正确，但这是一个合理的近似值，对我们的讨论很有帮助。

[3] 勒纳指数是由 Lerner（1934）提出的，他表明垄断者通过设置价格使得相对价格 $\lambda=(P-MC)/P=1/\eta$ 就可以找到最佳加价，其中 η 是需求弹性，λ 是勒纳指数。

[4] 古诺模型的优势在于，当公司数量趋近于无穷时，每家公司的定价规则都趋近于完全竞争市场的定价规则。更准确地说，当 $n\to\infty$ 时，每个公司的份额趋近于零，因此勒纳指数会变得非常小。

[5] 这本书的作者对这些完全了解。

[6] 该讨论直接来自本研究，下面一些的数字与 Newhous（1970b）研究中的数字非常相似。

[7] 在微积分中使用的正式术语是 $\partial P/\partial N<0$、$\partial P/\partial S>0$。

[8] 同样，在微积分中使用的正式术语是 $\partial C/\partial N>0$ 和 $\partial C/\partial S>0$。

[9] 一个爆炸性的市场会有以下特征：如果 A 医院提高了质量（可能是错误的），那么 B 医院的最佳应对措施也是提高质量。这反过来又会促使医院 A 的质量提高更多……很快，宇宙中所有的资源都将被吸进提升医院质量的深渊。

[10] 有些医生同时在几家医院都享有特权，并且可以允许患者从中选择自己最喜欢的医院。当然，一些患者选择医生也是基于他们在哪些医院享有特权让自己入院，这使得医院的吸引力成为医生的关键问题。

[11] 医疗保险价格的变化将在第 12 章进行更详细的讨论。

[12] 这些被称为优先提供机构（preferred provider organizations，PPOs）的保险计划，将在第 11 章中详细讨论。

[13] 竞争的衡量指标是赫斯曼 - 赫芬达尔指数（Hirshman-Herfindahl Index，HHI），$HHI=\sum_{i=1}^{n}S_i^2$，其中 S_i 表示每家医院的市场份额。如果每个卖方的规模都相同，则 HHI 等于卖家的数量，这当然是一个垄断。美国司法部利用 HHI 来检验是否存在垄断权，尤其在决定是否对合并提出异议时。

[14] 这样的讨论也适用于医院的其他投入，例如设备和物资，可以是医院特有的，也可以是通用的。

[15] 再一次强调，垄断势力的存在并不是非法或不道德的。这只是在生活中存在的事实，就像地心引力或者吃了果冻甜甜圈后手指发黏。

[16] 重要的是要记住，除非医院串通起来限制工资，否则这种行为并不违法。这里引用的证据都表明不存在任何非法行为。

[17] 信息来源网址如下，最后访问时间为 2017 年 10 月 18 日。http://www.nln.org/docs/default-source/advocacy-public-policy/nurse-faculty-shortage-fact-sheet-pdf.pdf?sfvrsn=0

[18] 这可能与 Pauly 和 Redisch（1973）的模型非常相似，在该模型中，选择"服务"为医生创造了更多的利润。相反，Baumol 式的"销售最大化"模型中将使 $U_s=0$，并挤占质量维度来扩大销售。

（王庆瑜　张晓星　译）

第 10 章

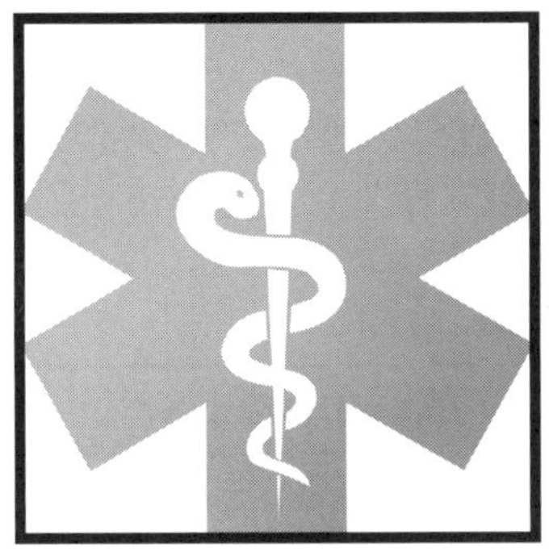

医疗保险需求

学习目标

1. 了解人们不喜欢财务风险的原因以及如何应对财务风险。

2. 应对复杂的"风险规避"模型,希望至少有三分之二的胜率。

3. 掌握保险费和保险单价格之间的区别,掌握保单定价的基本知识。

4. 将医疗需求信息纳入医疗保险需求模型,理解"道德风险"损失如何影响保险需求。

5. 学习医疗保险市场如何因信息不对称而产生"市场失灵"风险,以及如何避免。

6. 理解美国职工保险的重要性及美国税法对医疗保险需求的主要影响。

7. 了解对疾病预防的需求与对其他医疗服务需求的区别。

我们周围的世界,存在着数不清的风险。火灾会损坏甚至摧毁房屋;小偷可以偷走摩托车,而粗心的司机可能会撞到他们;破坏者可以砸碎玻璃窗。为抵御这些风险带来的财物损失,任何个人或企业都可以购买保险。同样,当人们生病时,由于疾病无法外出工作,导致收入减少。此时,伤残保险能够弥补他们的财务损失。人们甚至可以购买死亡险来抵御死亡带给其家人的财务风险。

许多人购买保险是为了抵御各种各样的风险。几乎每一个房主都有火灾意外保险,同样,大多数车主都有车辆损失险,人寿保险也很常见,也许最普遍的保险是为避免花费大量医疗费用而购买的医疗保险。在美国,大约 90% 的 65 岁以下民众通过自己或政府项目获得医疗保险。

政府保险包括医疗补助(低收入家庭)(Medicaid)和儿童医疗保险计划(Children's Health Insurance Program,CHIP)。

表 10.1 展示了 2000 年以来美国医疗保险覆盖率的情况。第二列显示了 2000 年至 2015 年 65 岁以下无医疗保险的人所占百分比。无保险的人所占百分比通常在 14%~15%,在 2010 年达到 16% 的峰值(因为人们在经济大萧条期间失去了职工保险)。

表 10.1 美国 65 岁以下年龄组别医疗保险情况

年份	无保险人口比例 /%	个人医疗保险比例 /%		公共医疗保险比例 /%	
		成人	儿童	成人	儿童
		18~64 岁	0~17 岁	18~64 岁	0~17 岁
2000	14.9	73.8	67.1	9.1	22
2005	14.2	70.9	62.4	11.5	29.9
2010	16	64.1	53.8	15	39.8
2011	15.1	64.2	53.3	15.9	41
2012	14.7	64.1	52.8	16.4	42.1
2013	14.4	64.2	52.6	16.7	42.2
2014	11.5	67.3	53.7	17.7	42.2
2015	9.1	69.7	54.7	18.9	42.2

来源:Ward et al.,2016。

从 2014 年开始,无保险人口所占比例大幅下降,原因是 2010 年《可负担医疗法案》(Affordable Care Act,ACA)逐渐生效使得无保险人口比例下降至 9%。我们将在第 16 章中进一步讨论 ACA 通过三种途径提高了保险覆盖率。首先,雇主必须购买包括雇员及其家庭成员的保险。其次,大多数州和联邦政府在网上建立了"医疗保险交易平台",可以在该平台购买医疗保险,同时平台还为低收入家庭提供补贴。在表 10.1 所示的数据中,以上两个类别合并为"个人医疗保险"。最后,ACA 还导致许多州(但不是所有)扩大了其低收入医疗补助计划的资格,即表格中的"公共保险"。儿童的公共保险既包括家庭参加医疗补助计划,也包括 CHIP[1]。

在本章中,我们将探讨与医疗保险购买相关的关键问题。首先,我们从讨论医疗保险需求开始,将传统的保险需求经济学模型与医疗保险的特定特征相结合以及探讨卫生保健需求如何受到医疗保险需求的影响。其次,我们将讨论医疗保险的供应,并简要介绍医疗保险市场上也很常见的营利性与非营利性组织形式。同时,我们将研究医疗保险市场均衡的关键问题和"市场失灵"现象。再者,我们将研究美国所得税制度在补贴医疗保险需求方面的作用,以及由此导致的美国公民医疗保险覆盖范围和规模的扩大,及随之而来的美国卫生保健体系规模和范围的扩大问题。最后，我们分析新的 PPACA 法律的影响，该法律要求所有美国人都应拥有医疗保险。

10.1 医疗保险需求

我们必须将医疗保险需求和卫生保健需求结合起来考虑，而不能分开考虑。但是，首先考虑医疗保险需求或是卫生保健需求是否更加容易？我们可以通过思考（在第 4 章和第 5 章中）保险对于卫生保健的作用来解决这个问题，而不是关注于为什么一个人有一个特定的保险计划。在这一节，我们需要思考消费者如何选择保险，以及保险将如何影响卫生保健需求。

不确定性的来源

导致医疗保险需求不确定性的根本原因不是任何金融事件，而是健康和疾病的不确定性。消费者生病后的理性反应（通过寻求适当的医疗护理治疗疾病）会产生财务风险，而医疗保险可以转移这种风险。

在一个没有卫生保健的假想世界里，人们仍然可能购买保险来抵御健康不良所带来的风险，但这将与我们现在看到的医疗保险种类有很大的不同。如果没有卫生保健，每个人的健康储备都将是一个独特的、不可替代的物品，类似于毕加索的原画或美国宪法的原版。损失可能是惨重的，再多的钱也代替不了这些独特的东西。然而，金钱可能在另一方面有所帮助。有了足够的钱，人们可能会购买一个能够带来几乎与原始物品同样效用的替代品。当然，这些钱同样可以用来买另一幅毕加索的作品，也可以用来买一辆新车。几乎所有东西都有替代品，所以，即使是没有市场存在的独特品，货币也能弥补失去这些独特品带来的损失。人寿保险不能替代一个人死亡的损失，但钱可以弥补由于工作者离世所导致的收入损失[2]。

有了医疗保险，人们通常会寻求别的东西。从第 4 章和第 5 章可知，随着病情的加重，人们会使用更多的医疗服务。尽管没有什么能强迫病人就医，但只要这种治疗对改善健康有好处，而且费用不高，这就是一种合理的行为。有些人讽刺地抱怨说“医疗保险”根本什么都不是，因为它不能保证我们的健康。当然，这是正确的，但这种说法毫无意义。我们的社会根本没有可以保障健康的技术。我们必须接受次优的选择，即购买医疗保险抵御财务风险。

10.2 保险需求原因

一种简单的无差异曲线方法

在我们采用一种更复杂但也更有用的方法来理解保险需求之前，让我们使用熟悉的无差异曲线来考虑一个最简单的问题——一个只有两个随机状态的世界[3]。在这个简单的世界中，结果是以概率 p 出现的结局 0（经济损失发生），或是以概率（$1-p$）出现的结局 1（无损失）。消费者可以使用医疗保险将收入从这两个状态之间进行转移，此医疗保险的费率由市场所决定,即 $\gamma=-dI_1/dI_0$。γ 可被看作是这个世界上好和坏两种状态之间的收入的相对价格。

图 10.1 显示了消费者在没有保险的状态下的初始“禀赋点”(E)(即,有“禀赋收入”的 I^e_1 和 I^e_0,其中 $I^e_1-I^e_0$ 是在不良状态下发生的损失。“预算线”AB(其必须穿过初始禀赋点 E)允许将收入以速率 γ(即 AB 的斜率)从状态 1 转移到状态 0。无差异曲线(U_1,U_2 等)的斜率提示在状态 0 之下,收入的价值更高(或者更准确地说,当收入较低时,收入的边际效用更高)[4]。

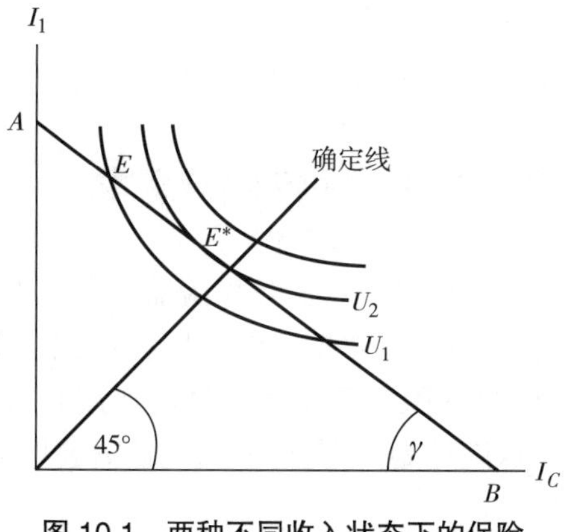

图 10.1 两种不同收入状态下的保险

消费者在 E 点并不是处于均衡状态的(效用 = U_1),因为通过沿着 AB 线转移收入,在 P 点有可能达到更高的效用水平 U_2。但不能达到高于 E^* 的点,因为任何更高的点都将超出 AB 线所允许的资源。

在 E^* 处的最优点有一些有趣的特征。因为不良事件潜在“风险”的概率为 $p/(1-p)$,所以将保险价格 γ 与这些概率进行标准化是有用的。我们可以写成 $\gamma=[p/(1-p)]\gamma^*$,其中 γ^* 是保险的“真实”价格,而 $p/(1-p)$ 是精算上相对公平的风险赔率。可以这样理解 γ^*:它是保险公司收取的高于精算公平赔率的“加价”。如果 $\gamma^*=1$,保险称为“精算公平”,如果 $\gamma^*>1$,保险的实际价格为正。在均衡中(Ehrlich 和 Becker 在他们 1973 年的论文中证明了这一点),两种状态下的边际收益的比率等于 γ^*,这是一个非常熟悉的结果——在这样的图表中,两种商品的边际收益比总是等于这两种商品的相对价格(正如预算线与无差异曲线相切所示)。

最为基本的一点是,有这种偏好的人会想把收入从好的时期转移到坏的时期。保险提供了这么做的实现机制,通过这种方式来利用保险可以提高效用[5]。如果收入的边际效用随收入而迅速变化(我们将在图 10.1 中看到这是一条更陡的无差异曲线),或者随着保险价格的下降(图 10.1 中的一条较短的预算线 AB),那么这一点就更为重要。因此,保险“像”任何正常商品一样,只要我们把价格适当地定为 γ^*,当价格下跌时,保险的需求就会上升。

这为更复杂(但也更有用)的方法以理解为何消费者希望能在金融不确定的环境中购买保险这一问题奠定了基础,这种方法依靠绘制图表表示效用与收入的关系,而这就是我们下一步要做的任务。

一种更详细的方法

人们似乎不喜欢风险,所以他们普遍购买许多类型的保险。他们愿意向保险公司支付远高于他们面临损失的平均费用,以消除真正风险带来的损失。我们将这种行为的人描述为风险规避者[6]。

风险规避很自然地产生于对效用函数的简单假设。回想一下前面我们为个人描述了一个效用函数 $U(X,H)$,我们说过,越多的 X 或越多的 H 会产生更多的效用。换句话说,X 或 H 的边际效用都是正的[7]。因为收入(I)可以用来购买 X 或卫生保健服务,这可以增加 H,也可以说收入的边际效用是正的[8]。一个人有属于自己固定的偏好,因此一旦我们知道这个人有多少 X 和 H,我们就知道了其效用水平。一旦我们知道一个人的收入以及 X 和 m 的价格,也就可以知道这个人的效用[9]。

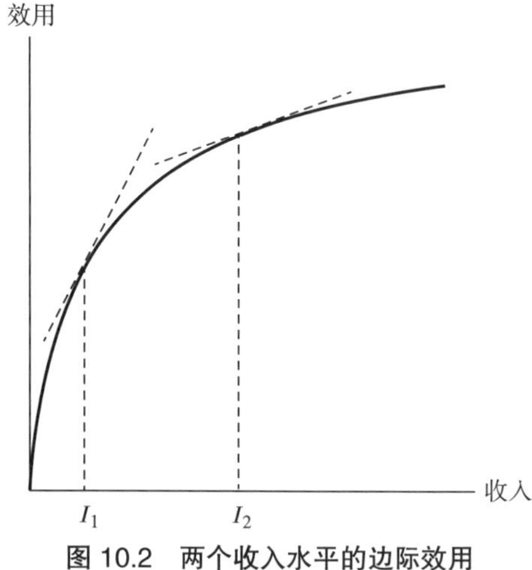

图 10.2 两个收入水平的边际效用

风险规避源于一个简单的附加假设，即收入的边际效用虽然是正的，但随着个人收入的增加而越来越小。换言之，如果我们将一个人的效用与其总收入（相当于购买 X 和 m 能力的增加）进行比较，那么这个图表看起来就像图 10.2 所示的那样。人的效用总是随着收入的增加而增加，但是效用与收入的关系图变得越来越平缓。在图 10.2 中，收入 I_1 和 I_2 状态下有两条切线，切线的斜率表示该收入水平的边际效用。I_2 的斜率较 I_1 变得平缓，因为收入的边际效用较小。

以这种方式形成效用函数的人是风险规避者，其他条件相同的情况下，总是倾向于风险较小的情况而不是风险较大的情况，被称为边际效用递减，这个概念是人们为什么购买保险的核心问题。与图 10.1 中相同，有两种可能的结果（好的状态和不好的状态）。

风险规避者的决定

我们将通过考虑一个非常简单的问题来探讨风险规避的本质（本章末尾的问题 9 详细地说明了本案例；请务必完成）。假设具有图 10.2 所示效用函数的人从收入 I_2 开始，但知道某些外部产生的风险（该人无法控制）可能会将今年的收入减少到 I_1。如果该风险事件发生的概率为 f，则该人的期望收入为 $E(I)=fI_1+(1-f)I_2=I^*$。现在看看图 10.3，为了让事情简单化，我们可以为 f 选择一个特定的值，比如 f=0.4。如果 I_2=20 000 美元，I_1=10 000 美元，则 $E(I)=(0.4\times 10\,000)+(0.6\times 20\,000)$=16 000 美元。

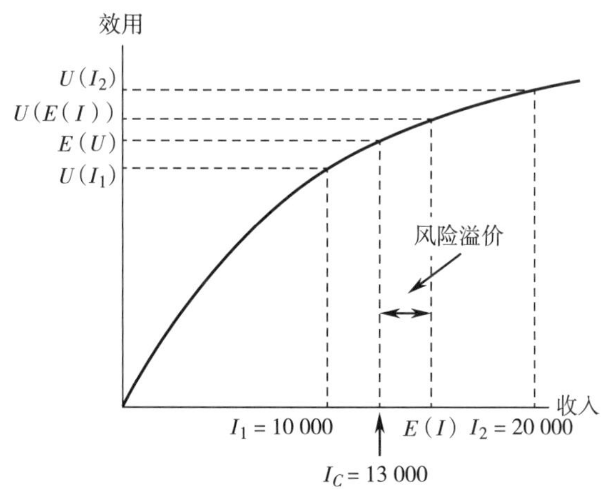

图 10.3 当 I_1 的概率为 0.4，I_2 的概率为 0.6 时的期望效用

面对这种假设，一个人收入的预期效用是多少呢？图 10.3 中的效用函数可以告诉我们正确的答案。如果收入水平 I_2 出现，那么其边际效用为效用 $U(I_2)$。如果 I_1 发生了，其边际

效用为效用 $U(I_1)$。有此风险下，收入的期望效用是 $fU(I_1)+(1-f)U(I_2)$。在我们假定的情况下，$E(U)=[0.4\times U(10\,000)]+[0.6\times U(20\,000)]=E(U)$。

由于边际效用递减，$U(20\,000)$ 是 $U(10\,000)$ 的不到两倍。这个风险收入的期望效用 $E(U)$ 是位于图 10.3 的纵轴上 $U(10\,000)$ 和 $U(20\,000)$ 之间的 60%（60% 由 I_2 发生的概率 f=0.6 得来）[10]。

由于这种条件下的平均收入（期望收入）为 16 000 美元，我们还可以在图中找到与 16 000 美元期望收入的效用值 $U(E(I))$。注意 $U(E(I))$ 超过了期望效用（$E(U)$）。

我们可以通过另一种方式来读这个效用 - 收入图从而找到一个可以创造效用 $E(U)$ 的确定的收入点 I_C，也就是说，在 $U=E(U)$ 上移动直至达到效用—收益曲线，然后回到收入轴以找到相应的收入。这一"确定性等价"收入 I_C 小于 16 000 美元（图 10.3 中所示为 13 000 美元）。确定性等价与平均收益之间的差异称为风险溢价。它代表风险规避者为了规避风险所愿意支付的最大价格，如果他们能够以此方式做决定，就可以实现最大化期望效用。

这是一个面对不确定（风险）金融事件时消费者的行为模型，它是经济学家思考此类决策方式的核心。经济学家认为人们的行为是为了最大期望效用。当他们这样做时，他们会购买保险来抵御风险事件[11]。

要稍微重申一下，如果这家保险公司找到了这个风险规避者，并达成了以下交易，这个风险规避者会接受这样的说法：

每年给我一定金额，不管是 1 万美元还是 2 万美元。反过来，我们每年都会给你一笔比 I_C 还大的收入。

I_C 能在 $E(I)$（这里是 16 000 美元）之下走多远？这取决于个人收入的边际效用随着收入的增加而减少的速度。直观地说，效用与收入的关系曲线越是紧密（如图 10.2 或图 10.3 所示），人们就越不喜欢风险。这个图像越呈直线状，人们对风险的看法就越中立。一个对风险完全中立的人的效用函数与收入的图线就是直线。

人越不喜欢冒险，I_C 和 $E(I)$ 之间的差距就越大。可以看出，一个人愿意为避免风险赌博而支付的风险溢价 $[(E(I)-I_C)]$ 与赌博的可变性（也即统计术语中的方差）以及边际效用随收入增加而迅速下降的特定度量成正比[12]。

人们从保单中获得的福利收益只是他们愿意支付的风险保费和保险公司所收取的承担风险的金额之间的差价。在讨论这个问题时，我们需要非常小心术语的定义。保险公司收取的风险承担金额为保险公司可预期支付的收益金额以上的任何金额。在下面的章节中，我们将更准确地定义这些术语。

当然，与疾病有关的事件比这种简单的风险要复杂得多，但风险规避的概念仍然是一样的。如果一个人的效用函数被定义为 X 和 H，并且此函数本身在不会随着健康的变化而变化这一特征上是"稳定的"，那么这个简单的风险规避例子的思想就贯穿到了复杂的医疗保险领域。我们现在可以着手考虑选择医疗保单的具体问题了。

10.3 保险的选择

在第 4 章，我们定义了医疗保险中最简单的一种。一种保险，其共保率为 C，保险公司支付所有消费者医疗费用的 $(1-C)$%，让消费者支付 C%。尽管许多保单比这更复杂，但这个简单的保险计划抓住了许多现实计划的本质，从而使我们可以探索与保险选择相关的问题。在这个简单的世界中，消费者面临的问题是寻找到一个 C 值，从而达到最大期望效用。

为了清楚地思考这个问题，我们需要从一些常见的统计定义开始。框 3.2 提供了我们所需要的均值和方差的基本定义。如果保险公司打算继续经营，它必须向消费者收取保费，保费至少包括保险公司的预期收益加上所有行政管理费用。假设保险人确切地知道一个人下一年所面临的医疗费用的分布，尽管保险人和消费者都不知道将要发生的实际费用。

保险合同规定，如果消费者以均价 P_m 购买了 m 个卫生保健服务，保险公司将支付 $(1-C)P_m m$。到目前为止。假设消费者在一年中可能购买 N 种不同数量的卫生保健服务，并且每种医疗服务的发生概率为 $f_i(i=1,\cdots N)$。消费者向保险公司获取的期望收益为：

$$E(B)=\sum_{i=1}^{N} f_i(1-C)p_m m_i \tag{10.1}$$

或者，更简单地说，$(1-C)P_m m^*$，其中 m^* 是期望（平均）卫生保健服务的数量。

这是问题最复杂的部分。正如我们在第 4 章和第 5 章中了解到的，m 的数量取决于医疗保险计划中的共保率 C。因此，不管消费者选择哪种保险计划，保险公司都不能轻率地假定 m^* 是相同的。保险计划是提前选择的（例如在年初），但这一选择会影响其后所有的卫生保健服务的选择。当消费者实际生病或受伤时，所需的卫生保健服务取决于先前选择保险的共保率 C。

数量 m 对共保率 C 的依赖有时被称为“道德风险”，但 Pauly（1968）指出这种行为与道德无关，从可预见的意义上说，它甚至都没有危险。RAND HIS 结果提供了进行正确计算所需的信息的类型）。“道德风险”实际上只是理性消费者对价格下降的一种可预见的反应。在这种情况下，保险计划使得消费者在购买卫生保健服务时自付费用较没有保险计划时下降。消费者对卫生保健服务价格反应，在某种程度上是以保险公司支付他们生病时部分或全部卫生保健服务费用来抵御健康损失的风险而产生的一种副作用。

医疗保险覆盖的效果是对医疗保险需求本身的反馈。回想一下对卫生保健需求曲线的讨论，或者更具体地说，即所谓的“价值曲线”或“逆需求曲线”。需求曲线向下倾斜，因此 m 的边际值随着 m 总量的增加而下降。

因为医疗保险降低了卫生保健的价格，它促使人们购买一些卫生保健服务，这些服务创造的边际价值（通过逆需求曲线来衡量）低于提供卫生保健实际成本[13]。医疗保险覆盖所诱导的需求造成了卫生保健市场的福利损失。保单打破了医疗费用和赔偿费用之间的联系，因为不管病人实际得了什么病，也不管病人购买多少卫生保健服务，医疗保险均会予以支付。

购买更多的卫生保健服务所带来的福利损失会抵消消费者通过降低财务风险所获得的福利收益。最佳共保率 C 的选择平衡了这两种观点，即降低财务风险与增加医疗需求的效应（Zeckhauser，1970）。

一个具体的案例[14]

我们可以通过思考一个非常简单的情况来更好地理解这些问题。在这个情况中，只有两种疾病可能发生（概率分别为 f_1 和 f_2）。因为概率必须加和等于 1，“不生病”在这个简单的世界里有概率($1-f_1-f_2$)。现在讨论消费者可能选择的特定保单,例如 $C=0.2$。卫生保健的需求曲线(如第 4 章所述)取决于实际发生的特定疾病。如果疾病 1 发生,需求曲线为 D_1,同样,疾病 2 的需求曲线为 D_2。对于疾病 1,保险计划使得消费者购买 m_2 个卫生保健服务,但未投保的消费者会购买 m_1 个卫生保健服务。图 10.4 中的三角形 A 表示此次购买产生的福利损失。类似地,如果疾病 2 发生,需求为 m_4(对于没有保险的消费者为 m_3),福利损失显示为三角形 B。

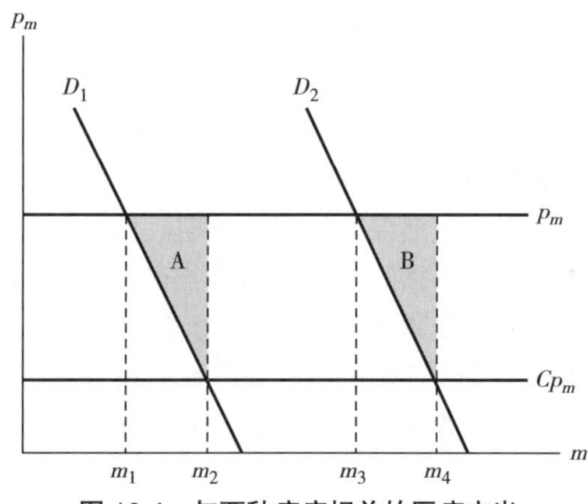

图 10.4　与两种疾病相关的医疗支出

在本例中,结局为 m_2(概率为 f_1)和 m_4(概率为 f_2)。因此我们的期望保险收益是 $p_m(f_1m_2+f_2m_4)(1-C)$。具体来说,如果 $C=0.2$,$p_m=500$ 美元 / 住院日,$m_2=4$ 天住院日,$m_4=9$ 天住院日,$f_1=0.3$,$f_2=0.1$,那么保险公司支付的期望收益为 $500\times[(0.3\times4)+(0.1\times9)]\times(0.8)=840$ 美元。

保费的总额为期望收益(840 美元)加上承担风险的"附加保费"。保险公司通常按期望收益的百分比计算附加保费(在后面的章节中讨论)。例如,如果附加保费为期望收益的 10%,则实际收取的保险费为 924 美元,其中 840 美元是期望收益,84 美元是保险公司所承担的风险、利润和管理的费用。

消费者的净福利收益取决于两个因素:风险溢价的金额(愿意为降低风险付出代价)和三角形 A 和 B 的大小。附录 A(在本章末尾)为这个问题制定了一个具体的计算方法,但目前我们只能假设这个结果。如果三角形 A 和 B 的面积分别相当于 200 美元,则购买卫生保健的期望损失为(0.3 × 200 美元)+(0.1 × 200 美元)=80 美元。

我们必须知道消费者在这个风险下具有最大风险溢价的效用函数(请参阅图 10.3 中关于风险溢价的讨论)。假设该风险溢价为 220 美元。当然,这意味着,消费者愿意支付 220 美元(风险溢价)加上 840 美元(期望收益)=1 060 美元的保单,减去 80 美元的"道德风险"福利损失,净赚 980 美元。如果保险公司实际收取 924 美元,那么消费者从风险降低中获得 980–924 美元 =56 美元的福利[15]。

消费者希望最大化期望效用,因此会考虑保险公司可能出售的所有可能的共保率 C 的保险,并选择一个可以获得最高的净收益。每一个 C 的选择都需要相同的平衡:C 值越低,风险降低得越多,但造成的福利损失就越大,如三角形 A 和 B 所示。C 值越高,风险降低得越少,但在购买卫生保健时不会产生那么多福利损失。我们将很快重新讨论这个例子,讨论所得税对这个决定的影响以及拥有一份保单所带来的净福利。

卫生保健需求弹性对保险需求的影响

医疗保险问题的一个关键观点是,预期的"道德风险"损失(本例中为 80 美元)直接取决于医疗需求的弹性。如果需求曲线非常缺乏弹性(如 $\eta=-0.05$),那么由于保险覆盖范围的原因,需求变化很小,预期的福利损失也会小得多,例如 20 美元。反之,如果需求弹性大得多,福利损失也会大得多[16]。

由于购买保险而产生的福利损失告诉我们,卫生保健需求和医疗保险需求之间的联系有一些特殊之处:卫生保健需求对价格的反应越强(价格弹性越大),就越不希望用“正常”的医疗保险来抵御风险。

其原因是,在任何给定的保险范围水平,价格反应性大(弹性需求)的卫生保健需求会造成更高的福利损失。图 10.5 显示了两条不同价格响应的需求曲线。需求曲线 D_2 对价格的反应不是很好(非常陡峭的需求曲线),因此,如果以共保率 C 购买保单,需求曲线 D_2 的增加是从 m_3 到 m_4。福利损失是一个小三角形 B。然而,如果需求曲线更具弹性(价格响应性),如 D_1 所示,从 m_1 上升到 m_2,福利损失是一个三角形 A,显然比 B 大得多。事实上,如果卫生保健需求对价格完全不敏感,更全面的保险将会更好。

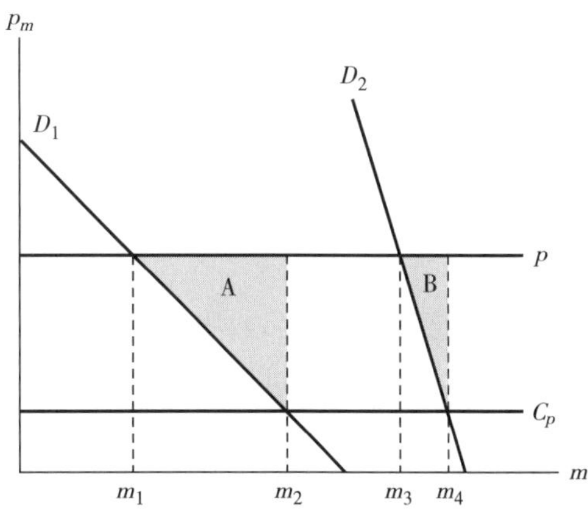

图 10.5 两种不同价格响应的需求曲线

风险规避的模型可以更详细地讨论这个问题,但这些问题涉及微积分,这本教科书通常回避微积分。因此,对于有一定基础的读者,附录 B 详细地展示了这种方法,可以参考。

不过,这个推导有一个直观的解释。在这一权衡中,共保率的最优水平以一种特定的方式权衡这两种福利损失。其中 C^* 是最优的共保率,

$$C^*=(\text{道德风险损失})/(\text{道德风险损失}+\text{风险溢价}) \tag{10.2}$$

道德风险损失(源自卫生保健使用的增加)随着 C 的下降而增加。风险溢价随着 C 的下降而减少(因为保险降低了财务风险)。因此,C^* 的最优值与“道德风险”行为所导致的福利损失在总额的占比相匹配。

保险范围模式

这是一个相对复杂的消费者行为模型(消费者在面对风险事件时最大化期望效用的模型),包含了对保险需求中应遵循的几个经验规律的明确预测。它指出:①消费者面临的财务风险(方差)越大,保险需求越高;②卫生保健服务需求价格弹性越大,保险需求越低。这些想法在实践中能站得住脚吗?

一项简单的测试,找出为抵御特定风险而购买健康保险的人群比例,如医院护理、外科手术、牙科保健、精神护理等。结果表明,其保险覆盖模式与预期的效用模型相符。

如表 10.2 所示,最常见的覆盖类型是医院护理,这是产生最大财务风险(最大方差)和最小需求弹性的类型。外科手术和住院医疗在风险中排名第二,需求弹性最低,且具有次高的保险覆盖范围。最后,在列表底部,牙科保健拥有最小的财务风险,有最大的需求弹性和最低的覆盖率。事实上,在过去几十年里,牙科保险才开始流行起来,而这(我们将在后面的章节中看到)可能主要是因为医疗保险的税收优惠。

表 10.2 保险范围模式

卫生保健类型	风险	需求弹性（RAND HIS）	65 岁以下投保人的百分比
住院护理	最高	–0.15	80
外科手术和住院医疗	高	–0.15	78
门诊医生	中等	–0.3	40~50
牙科	低	–0.4	40

保险价格

我们通常认为商品或服务的需求会随着价格的上涨而下降。对于保单，我们必须谨慎地合理定价。保险的价格不仅仅指支付的保费，因为保费包括消费者无论如何必须支付的平均费用。保险价格只是高于保险公司期望收益的附加费。回到前面的讨论，假设期望收益是 $E(B)=(1-C)p_m m^*$。保费（消费者每年实际支付的金额）可以定义为

$$R=(1+L)(1-C)p_m m^* \tag{10.3}$$

保险价格是 L，即保险公司高于期望收益的“附加保费”。如果 $L=0$，保险是“免费”的，即不收取承担风险或管理保险的费用[17]。医疗保险需求对这个“价格”的反应就像其他商品和服务对自身价格的反应一样，价格越高，对保险的需求量就越少。就我们的共保率为 C 的保单而言，这仅仅意味着在较高的“附加保费”（L）下，消费者将选择较高的共同保险费率（C），保险公司支付的部分（$1-C$）将更小。

如果医疗保单中有起付线（见第 4 章），同样认为：较高的附加保费会导致消费者选择有较高起付线的保险。

正如任何商品或服务的市场一样，“保险价格”由对服务的需求和供给的平衡决定。第 11 章简要介绍了保险的供给，以了解保险公司是如何运作的，以及他们的“市场”是如何决定医疗保险价格的“附加保费”的。

10.4 投保预防服务

我们可以想到几种预防措施。一些预防措施降低了不良健康事件的风险，接种疫苗是最显而易见的例子。儿童疫苗接种计划消除了大量疾病，其中大部分是通过一次性的接种。有些疫苗必须定期更新，最常见的是流感疫苗（因为流感病毒每年都会发生变化，目前还没有疫苗可以预防多种流感病毒）。其他预防措施包括定期检查（这并不能真正预防疾病，但可以更早地发现疾病，有利于早期治疗）和一些诊断性筛查试验，如乳腺 X 线检查（检测乳腺癌）和通过特定的血液检查来检测男性前列腺癌。临床医生称之为“一级预防”。

第二类预防措施是在疾病发生后降低疾病的严重程度。对于慢性疾病，如糖尿病、高血压、哮喘和高胆固醇（以及血液中的其他“脂类”疾病）而言，这一点尤为重要。治疗心脏病的一些最重要进展来自使用他汀类药物，这类药物可以降低胆固醇，从而降低心脏病发生的风险。用药物控制血压也有助于降低心脏病和中风发生的风险。胰岛素可以避免糖尿病患者并发症的发生，如视力丧失，甚至因糖尿病足截肢等。临床医生称之为“二级

预防”。

这些预防性服务的成本可预测，且每年的成本相对较低。如果只考虑医疗支出所造成的财务风险，他们似乎不适合纳入医疗保险。但是，全面地考虑问题便会得出不同的结论：预防不仅重要，而且当人们为“标准”医疗事件提供慷慨的医疗保险时，预防会更重要。

首先考虑一些没有有效治疗方法的疾病。对于这些疾病，预防的价值是显而易见的，它减少了一些可能永久伤害健康，甚至导致患者死亡的风险。早些年，麻风病和肺结核等疾病属于这一类疾病，但现在这两种疾病都可以用抗生素进行治疗。艾滋病同样也会给患者造成损害，但新的药物大大降低了人类免疫缺陷病毒感染的风险。目前还未找到治愈小儿麻痹证或天花的方法。因此，通过疫苗进行预防是非常有价值的手段。最近埃博拉和寨卡病毒的威胁使这一问题成为同时代的热点新闻。

接下来，考虑与上述第一种情况相反的情况，即疾病可以获得有效治疗。这时，预防还有价值吗？答案是肯定的，原因有两个，一个显而易见，另一个不那么明显。显而易见的原因是，预防可以通过降低疾病风险，减少未来的医疗支出。这既降低了医疗保险费，也降低了全覆盖保险的自付费用。

第二个原因不太明显，让我们回顾第 4 章，了解医疗保险如何影响人们选择卫生保健。通过卫生费用的补贴，医疗保险增加了医疗支出，而这反过来又造成了额外的福利损失。因此，预防不仅可以节省资金，而且可以减少保险造成的福利损失的风险。当(a)医疗保险共保率 C 等于或接近 0 时以及(b)需求弹性较大时，这一效果应是最大的。

图 10.6 总结了在一个拥有标准医疗保险[支付总费用的一部分$(1-C)$]的情形中，有多少预防措施是可取的。可见，在估计理想的预防开支这一问题上(垂直轴显示用于预防的支出占收入的百分比)，这几个方面是相互影响的。沿着水平轴，共保率从 $C=0$(全覆盖)变化到 $C=1$(没有保险)[18]。我们看到需求弹性如何与共保率相互作用。记住，医疗支出“过多”造成的福利损失与需求弹性 η 成正比。

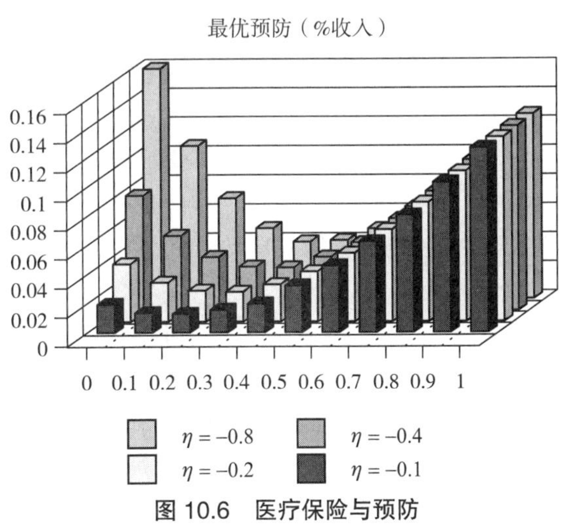

图 10.6　医疗保险与预防

当没有或几乎没有保险(C=1 或接近 1)时，对预防的需求很高，需求弹性 η 对最优预防水平的影响很小。在这种情况下，预防和医疗支出都是纯替代品，保险覆盖范围越少，预防支出所占的比例就会越高。

图 10.6 的左侧，C=0。此时，预防需求也很高，但原因与上述完全不同。预防有助于防止过度使用卫生保健而造成福利损失，在这种情况下，预防的最佳支出在很大程度上取决于需求弹性 η。η 值越大，越需要预防。在这种情况下，预防和医疗保险是互补的，因为更多的保险范围也会导致更多的预防，与很少或没有保险（C=1）的情况相反。

正如人们可能会想到这些矛盾的原因，在“中等”水平的医疗保险覆盖范围（大约 C=0.2~0.5），对预防的需求达到一个低点。

保险公司和雇主对预防的动机

保险公司（实际上是雇主，因为他们在当前的美国市场上支付了很大部分医疗保险费）对预防很感兴趣，原因在某些方面与消费者的情况相似，但在许多方面又有所不同。最明显的区别是，他们不涉及消费者的福利损失，因为这些损失不会出现在保险公司的“账簿”上。但是，在某种程度上，他们可以减少医疗开支（从而减少保费），或者在某种程度上，竞争导致他们为预防工作投保，因为消费者想要这种保险，他们的利益至少在一定程度上与消费者的利益一致。他们可能会自愿资助预防工作。

投保人补贴预防的动机也因预防活动的特殊性质而大不相同。流感疫苗有立竿见影的回报，因为流感病毒每年都会变异，每年的流感疫苗都是专门针对在世界各地传播的流感病毒。戒烟和减少肥胖在未来很长一段时间内才会有回报，如果雇员跳槽或更换保险公司时，他们只能获得小部分的收益。许多预防性活动的“回报”大多是长远的，这意味着此类预防性医疗对投保人和被保险人都没有很大的激励。这是卫生保健中“外部性”问题的另一个例子，是第 14 章进一步探讨的主题。

雇主为雇员提供预防性卫生保健服务（例如，通过实施流感疫苗接种计划），不仅降低卫生保健成本，而且减少了因缺勤或疾病而降低工作绩效的损失。现在，工作场所项目越来越普遍地用于预防腰伤、戒烟、减肥和（不太常见的）抑郁症等疾病和伤害。雇主与雇员的“关系”比保险公司（即使是通过同一个集团）更为具体，因为保险公司有两种方式“失去”客户（新工作或更换保险公司），而雇主只有一种风险，那就是雇员更换工作。在美国，雇主似乎比保险公司更有动力促进预防。

10.5 保险市场稳定：自我选择问题

尽管医疗保险的存在是广泛及持续的，但有一个无法忽视且一直存在的问题，即医疗保险市场的内在稳定性。这个问题取决于保险购买者（消费者）和保险销售者（保险公司）所掌握的信息的差异性。买主比卖主更了解自己的健康。因此，存在这样的风险，即保险公司将使用一套关于被保险人费用的精算预测的保险计划投放市场，但最终吸引了一类特殊人群，使得医疗费用异常高。显然，如果这种情况一再发生，保险公司就会破产。这被称为“自我选择”或“逆向选择”的问题，它代表了不确定和不完整信息大量介入卫生保健经济分析的另一种方式。

逆向选择可以在很多方面表现出来。例如，有些认为自己可能因为不寻常的体重下降而患上癌症的人，有些计划生育的夫妇，或者认为是时候去治疗痔疮或疝气的人，都有购买高保险的特殊理由。他们将设法订一份保险范围很广的保险计划。身体情况较好的人显然不希望这些人加入他们的保险池，因为平均成本和保费都会被提高。我们可以将这一过程描述为“次品”驱逐“良品”。这句话创造了这样一种情景：生病的人群去追逐健康的人群，而健康人群则试图逃避生病的人群。当然，这并不是真的发生了，但想来这个想法是很贴切的，可以理解保险市场如何保持稳定，以及为什么保持稳定。

一个简单的选择与自我识别模型

“次品”驱逐“良品”的过程有一个潜在的解决方案，但这对健康群体的经济福祉是有损害的：保险公司可能会根据自己的利益，推出一系列计划，使人们通过选择保险来自我识别自己的“类型”（健康或不健康）。如果能够找到这样的方案，那保险公司就可以避免逆向选择的问题。然而，在他们努力做到这一点的过程中，保险公司拒绝让健康的群体有机会购买到他们真正想要的保险。

图 10.7 和 10.8 显示了这个过程是如何进行的，但是要真正理解它需要进一步讨论。从图 10.7 开始，用“预算线”表示购买其他商品（X）和保险范围（$1-C$）之间的权衡，这两种商品都是通常意义上的标准“商品”。预算线是弯曲的，因为随着 C 下降（保险范围增加），保险费增加的比例更大，不仅因为保险公司“收取”了更多的医疗费用，而且由于保险对医疗需求的影响，使得总费用增加（第 4 章和第 5 章详细讨论了这些现象）。我们认为，扩大覆盖范围（$1-C$）会导致购买 X 的能力以越来越快的速度下降；因此，图 10.7 中的预算线是弯曲的（而不是直线的）。最优保险范围发生在消费者的无差异曲线与预算线的相切处，选择 X_1 和 $(1-C)_1$ 作为其他商品和保险范围的最优选择。

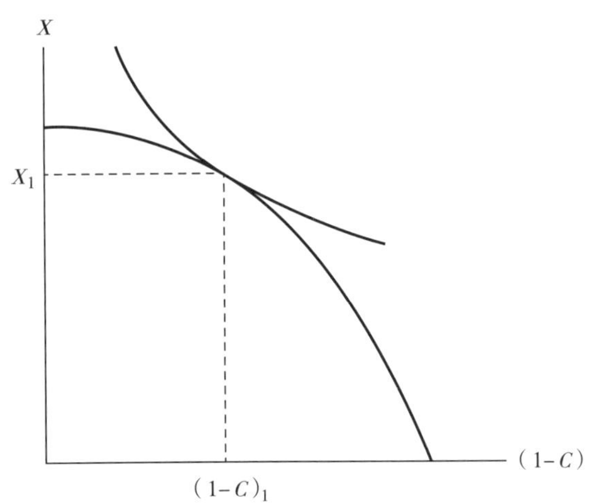

图 10.7　其他货物（X）和保险范围（$1-C$）在预算线上的最优购买决策

图 10.8 通过允许“病患”和“健康者”进入这个情况使这个问题复杂化。从保险公司的角度来看，前者的预期成本会高于后者。值得注意的是，这两种类型的无差异曲线具有不同的斜率。病患倾向于关注保险，而健康者更倾向于关注其他商品。尽管每个人的无差异曲

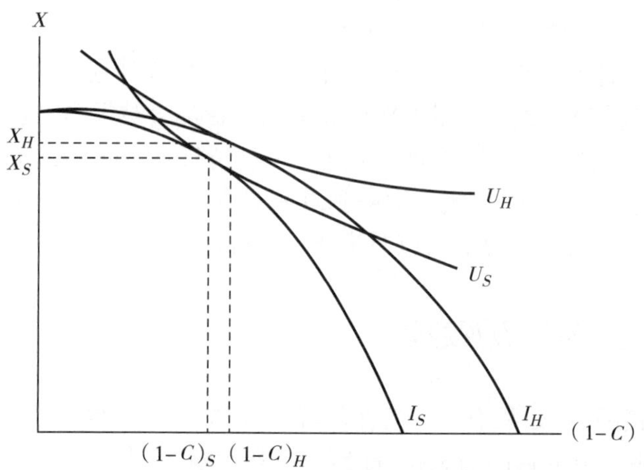

图 10.8　生病的人和健康的人的最优购买决策

线都不能交叉，但当我们在同一张图片上为这两种人绘制无差异曲线时，他们的曲线可以交叉。特别是在这个图表中，健康人的无差异曲线更平缓，偏好更倾向于其他货物 X[19]。

如果保险人能够准确地识别出健康者和病患，那么将会向病患收取更高保险费；因此，病患的"预算线"(I_S)将低于健康者的预算线(I_H)(换言之，考虑到均衡的市场价格，在人们可能想到的每一个保险水平上，健康者的保险费都会比病患低，因此会花更多的钱在其他商品 X 上)。图 10.8 显示了两个在其他方面相同的人的最佳选择，其中一个是病患(被保险公司识别)和另一个健康者(同样被识别)。因为健康者不必像病患那样为同样的保险支付那么多的费用，健康者可以消费更多的东西，实际上，他们是有更高有效收入的人。

如果保险公司不能把这些人区分开来，病患会试图按照(保险公司)只为健康者准备的预算线来购买保险，则保险公司最终会亏本出售保单给病患[20]。

为了防止这种情况发生，保险公司将其以"健康者"价格出售的一份保险从预算线 I_H 的左起 E^* 点开始，如图 10.9 所示，用黑体线表示。换言之，保险公司只会根据"健康者"(低风险)的支出经验，提供"低覆盖范围"(高 C)的保险。稍微不同的是，沿着 I_H 预算线的一套保

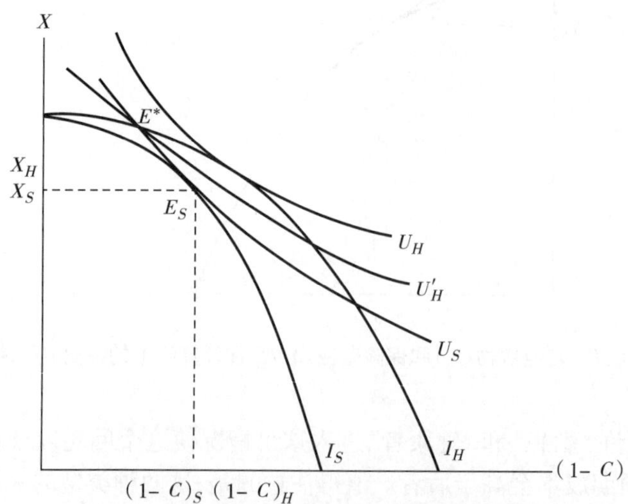

图 10.9　健康消费者效用损失与均衡结果的分离

险计划仅是那些对病人们创造效用的计划，与沿着 I_S 预算线的病患“最优”计划相比，创造给病患的效用更少。保险公司不能提供给病患更大覆盖范围的保险计划，因为这些计划会吸引保险公司无法辨别的病患，保险公司因此会赔钱。

一旦对低风险价格下的保险施加了这种限制，病患将倾向于购买无差异曲线 U_S 与预算线 I_S 相切的计划，即在 E_S 点，因为这种选择比 E^* 点的低覆盖范围的保险计划产生的效用更高。也就是说，高风险人员将自我识别，并按照预算线 I_S 支付与其风险等级相匹配的保险费。低风险的人会购买能产生最大效用的计划，因为有约束的选择集，即在点 E^*，产生效用 U'_H。

请注意，低风险（健康者）由于信息不对称而变得更糟，因为这类人现在只能达到 U'_H，低于 U_H。在这种“信息不完全”或“信息不对称”的市场中，保险公司的自然竞争行为使健康者境况更糟，而使病患效用保持不变。“分离均衡”方法被广泛认为是竞争市场的标准结果，因为除了以类似于图 10.9 所示的方式将保险计划的类型限制在“低风险”类型之外，保险公司别无选择（Rothschild 和 Stiglitz，1976）。

一些州政府（在 PPACA 之前）采用另一种解决方案是要求保险“社群统一费率”。图 10.10 显示了一个预算线，该预算线有一系列的保险计划（C 值不同），但根据法律，对给定社区内的所有人都是以相同的价格卖出，这被称为“社群统一费率”，它不同于图 10.8 所示的“经验评级”，也不同于图 10.9 所示的分离均衡的结果。我们可以将此预算线称为 I_{CR}。健康人的最优保险计划现在处于 U''_H 无差异曲线和 I_{CR} 预算线的相切点。因为 I_{CR} 与 I_H 距离很近，U'' 的效用高于 U'，而且通过强制的社群统一费率，健康的人们变得更好。病患也变得更好，比起他们面对 I_S 预算线时的选择，他们转向有更大覆盖范围的保险（以较低的成本），并且他们的效用提高从 U_S 曲线中类似的切线（未显示，以免造成图的混乱）上升到新的预算约束 I_{CR}，在 U_S 曲线与 I_{CR} 相切时。U_S 曲线是针对“患病”个体的，而 U_H 曲线是针对健康个体的，因此，虽然没有一条 U_S 无差异曲线可以相互交叉，但它们确实交叉于 U_H 曲线，因为 H 和 S 人群对保险范围（1–C）和其他货物有不同的偏好。事实上，如图所示，U_S 曲线是倾斜的，因此，总是比 U_H 曲线有更大的保险覆盖率。在这个世界上，强制性社群统一费率是帕累托最优，由此，每个人都得到了更好的生活[21]。

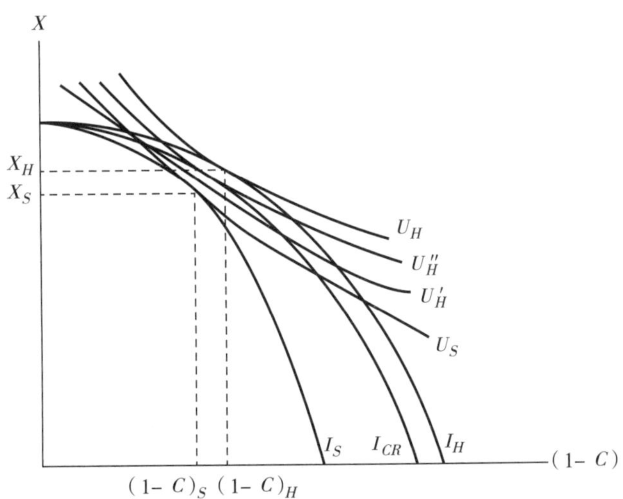

图 10.10　强制性社群统一费率对健康和患病的消费者的影响

I_{CR} 在 I_S 和 I_H 之间的相对位置当然取决于社区中疾病类型和健康类型的相对组合。如果患病的人相对较少(占总人口的一小部分),保险公司在社区保险计划中收取的价格将相当接近健康人的价格,I_{CR} 相当接近 I_H。如果人群中大部分是生病的人,那么 I_{CR} 更接近 I_S,每个人都过上好日子的保证就消失了。由于通过强制性社群统一费率体系购买保险时,病患从健康者那里获得补贴,可以让病患的境况会更好,但健康人群的境况会比他们在分离均衡(图10.9)情形中的境况更糟。我们认为,强制社群统一费率的潜在益处取决于人群中健康和病患的比例,至少从帕累托改进的角度来看是这样。当然,旨在将财富从健康人群转移到患病人群身上的政府政策,降低了健康人群的福利水平。

总而言之,人们患病倾向存在不可观察的差异,会导致在竞争或监管的市场中出现各种各样的结果,这使得健康者境况比他们完全确定自己的"类型"时更糟。在自由竞争的市场中,保险公司会限制保险类型,以有限的覆盖率(高 C)签订合同,从而降低其效用。在某些地区采用的一种解决方案要求强制性"社群统一费率",即以相同的费率向社区中的每个人提供保险。与分离均衡解决方案(如图10.9所示)相比,这有可能通过扩大保险覆盖范围来改善健康人的福利,它也有可能使健康的人情况比分离平衡情况更糟,这取决于社区中健康人和病人的比例情况。

PPACA 对既有身体状况的处理

PPACA 采用了新规则来处理这个的问题。PPACA 不是通过正式授权"社群统一费率",而是改变了保险惯例,为既有状况承保。这与社群统一费率所需要的规则一样,对市场拥有类似的经济后果,但是该禁令只是禁止根据既有身体状况来定价,而不是不管任何人的其他影响保险费的特征(如年龄)来要求每个人交一样的保费。

在保险业中,禁止根据保险人既有身体状况设定保险费,这也使得保险市场能够应对尚未被个人识别的风险,尤其是潜伏在基因的遗传性"定时炸弹"。大多数人会携带一些会增加患某些疾病风险的基因,有时这些基因甚至会增加很多类似疾病的风险。有些与种族背景有关,例如,Ashkenazi 犹太人患泰萨克斯病、囊性纤维化和其他许多疾病的风险更高,以致有研究称每4个该种族的人中就有1人携带1种或多种遗传疾病[22]。非裔美国人患高血压和心脏病的风险更高,尤其是镰状细胞病[23]。斯堪的纳维亚血统的人面临着多发性硬化的高风险,该病由通过与维生素D缺乏症相互作用的基因变异引起(Ramagopalan 等,2009)。一种特定的基因变异会增加开始吸烟的人患尼古丁上瘾的风险(但它不会增加一个人即将开始吸烟的风险)。具有讽刺意味的是,同一基因还增加了吸烟者患肺癌和外周动脉疾病的风险[24]。还有些基因似乎增加了儿童肥胖的风险(Frayling 等,2007年),有些增加了精神分裂症的风险(Walsh 等,2008年)。这些遗传风险比比皆是,我们看不到它们,但它们造成了后续疾病发生的风险以及医疗费用。

这当中,一些基因和疾病的关系已被熟知,1997年的《医疗保险携带和责任法案》(Health Insurance Portability and Accountability Act,HIPAA)法和 PPACA 都禁止在保险承保中使用遗传信息。然而,这些基因定时炸弹中的许多不仅不被我们所知,它们对整个科学界而言都是未知的。但它们仍然会引起疾病的发生,其中有许多是慢性病。

正如 PPACA 所示,保险公司有效承保这些风险的唯一途径是禁止在保险承保中根据既有身体状况进行保费计算。因此，该禁令不仅有助于帮助那些已经明确患有某些疾病的人，它还帮助了那些可能具有某种疾病风险、尚未发病的人。

交易费用作为稳定的基础

有时"社群统一费率"会出现，至少在一定程度上，没有任何政府监管。在美国，提供保险的主要形式是单一雇主集团，而对于任何单一雇主集团，在集团外购买保险的成本是大大超过集团内计划成本的，因此转换的可能性非常小（这是一个由雇主提供的被称为工作锁定的保险所引起的单独问题；见框 10.1）。有趣的是，几乎所有的雇主在其公司内部都有一个"社群统一费率"计划（至少名义上存在），该计划以相同的价格为在公司工作的每个人提供相同的医疗保险。由于就业群体聚集在一起的目的并非购买保险而是制造汽车或售卖杂货，保险公司通常不必担心不良风险追逐良性风险的问题。"不良风险"很难与一个特别理想的保险计划联系起来，因为被保人必须足够健康、能够工作并且拥有雇主所希望的技能，而正是因为这些，雇主才会给雇员提供保险计划。

框 10.1 医疗保险的工作锁定

对许多美国人来说，之前的两次讨论都集中在一个有趣的问题上：因为美国工人主要通过就业团体获得保险，因此失业（辞职、下岗或被解雇）就意味着至少在找到另一份工作之前，失去了保险。那人们会因为担心失去保险而不辞职吗？这一现象后来被证实为一种重要的经济现象，称为工作锁定。Madrian（1994）利用 1987 年的数据估计，与医疗保险相关的工作锁定将工人每年的自愿离职率从 16% 降低到 12%。这一担忧在有持续医疗问题的人中最为显著，因为许多保险公司（以及与就业相关的团体）会有所排除，取消在某一段时间内（例如，在新的公司开始工作后 6 个月内）与"之前已有疾病"有关的支付。

1996 年的《医疗保险携带和责任法案》（HIPAA）在一定程度上解决了这一问题。它要求雇主团体提供的医疗保险计划应涵盖既有身体状况的两个特定的条件。首先，它将回溯时间限制在6个月，因此，在过去 6 个月内没有得到处理的任何情况都不能被认为是"预先存在的"。其次，它限制保险公司可以拒绝支付对既有身体状况有关处理的时间（若使用 6 个月的"回溯"规则）为最多 1 年。

这些规则并没有完全消除对工作锁定的担忧。HIPPA 法案实施后的数据显示，这个问题主要集中在那些慢性病患者身上。Stroupe、Kinney 和 Kniesner（2000 年）估计，与没有慢性病的同事相比，有慢性病且有雇主保险的人员工作流动性减少了 40%。此外，85% 的卫生保健支出发生在患有至少一种慢性病的人身上。然而，慢性病在各收入阶层各工作年龄段的人群中都相当普遍。对于 20~44 岁的人，五分之二的人至少有一种慢性病，六分之一的人有两种或以上。在 45~64 岁的人，超过三分之二的人至少患有一种慢性病，近一半（43%）的人患有两种或两种以上的慢性病（Anderson，2011）。因此，即使是在 HIPAA 之后，与慢性疾病相关的工作锁定也还是会在所有级别的收益能力上造成严重的拖累。PPACA 规则通过在定价或覆盖决策中使用先决条件而直接处理了这个残留的工作锁定问题。

一个并行的就业锁定问题涉及人们离开大公司去创办新企业。"创业"是经济创新的重要形式。

如果获得医疗保险的途径是通过一个大雇主而实现，那么已患病群体投保的担忧则可阻止一些潜在创业者去创办新企业。最近的一项分析总结到，"创业锁"将可能离开大型公司自行创业的人的创业率从每年 3% 降至 2%，而这是创业公司创业率的三分之一（Fairlie、Kapur 和 Gates，2011 年）。

保险计划中避免逆向选择似乎是保险销售工作群体安排的一个重要功能。使这一制度发挥作用的一个关键是工作群体必须使用相同的保险计划，因此"中间"工人的偏好决定了计划的选择。可能是因为这个原因，少数雇主会提供不止一个保险计划给他们的雇员进行选择[25]。

最后，我们应该注意到，在长期保健保险等领域，逆向选择和市场稳定的问题可能比在传统的医疗保险当中要更多考虑。通常认为长期保健保险与老年人有关。如果这种保险的需求主要来自退休人员，那么通过工作群体提供保险的机制就无法稳定市场。这种情况有何影响还有待观察，因为这些市场仍相对较新，且正在了解参保者使用长期保健服务的情况。然而，这种市场形成缓慢和不完全的事实可能解决这一问题。

10.6　医疗保险所得税补贴

美国大多数医疗保险购买的"保险价格"的另一个重要部分是所得税制度。我们之前注意到，在美国，所有工人的医疗保险费用中，雇主支付的部分所占的比重很大。20 世纪 80 年代初，雇主支付所占比例达到峰值，约占总保费的 80%。随后，该比例开始缓慢下降，这种情况可以部分归因于税收补贴幅度的变化[26]。

现代经济分析告诉我们，不管怎样，工人最终还是要以更低工资的形式支付这一保费，那为什么还要有额外的这一部分让雇主支付呢？答案就在国税法典当中。雇主支付的医疗保险费用不作为雇员的收入征税，但仍然是雇主的合法扣除额。因此，这些雇主的保费逃避了税收制度。因此，他们使医疗保险比雇员可能购买的任何其他商品或服务都便宜，因为雇主是用税前价格来购买医疗保险的。

相对于雇员用税后价格可能购买的所有东西，医疗保险的成本仅为 $(1-t)$，其中 t 是雇员的边际税率。假设保险公司支付总保费的一部分 s，而雇员支付 $(1-s)$，将预期的保险收益和附加保费分别定义为 B 和 L，那么保费就可以定义为 $R=(1+L)B$[27]。保险费由雇员支付的 $(1-s)R$ 份额和雇主支付的 $s(1-t)R$ 份额构成，而这并不作为应纳税所得额报告。补贴是雇主所支付份额的边际税率 t。

显而易见，保险的有效成本是 $R=(1+L)(1-st)B$[27]。通常，经济学家会说附加保费 L 是保险价格。如果 $L=0$，那么保险功能就是"免费的"，但补贴 t 不仅适用于附加保费，而且适用于雇主支付保单的全部。最新数据显示（平均）$s=0.76$。对于许多人（特别是那些只为工人购买保险的人），$s=1$，即雇主支付全部保险费。

美国的税收体系有许多可以影响边际所得税率 t 的组成部分，包括联邦所得税、联邦社会保障税（FICA）税（具有收入上限）、医疗保险工资税（未加上限）以及任何州和地方所得税。框 10.2 提供了关于在美国如何计算边际税率的复杂性的讨论，并在这本书的在线补充（参见 www.routledge.com/cw/phelps）当中提供了进一步的细节。

框 10.2 计算边际税率

什么构成了一个家庭的“边际”税？如果每个工人的工资都低于 FICA 限制（这是大部分美国工人的情况），边际税则是家庭成员的联邦所得税边际税率加上两次 FICA 税的 6.2%（雇员和雇主的份额），然后加上两次医疗保险 FICA 税的 1.45%，再加上部分或全部的国家收入边际税率。因为在计算联邦所得税负债时，州所得税是可扣除的，对于那些逐项计算联邦所得税而不是使用简化的形式的人，恰当的州边际税是 $(1-tf)t_s$，式中，tf 和 t_s 分别为税法所示的适当联邦和州的边际税率。最后一条只与高收入家庭有关，是一个公式，随着收入的增加，减少了一些扣除额的值，从而有效地将这些家庭的边际税率再提高几个百分点。

随着最近的税制改革和替代最低税率（alternative minimum tax，AMT）* 日渐增长的适用性，边际税率的计算变得越来越复杂。在本文所述的最新税率范围（2012 年）中，边际税率的范围从 0%、10%、15%、25%、28%、33%~35% 不等。对于那些对边际税率非常详细的分析，感兴趣的读者可以在国会预算办公室（2005）中进一步感受、体验数据。

此外，以美国联邦保险公司或 FICA 的形式出现在工资存根上的社会保障工资税还在所获工资当中增加了额外的 6.2% 的税，该百分比可高达相应年上限（通胀指数）。例如，1995 年，这一上限为 61 200 美元，而到 2001 年该上限已增至 80 400 美元。此外，在所有工资收入上，还有 1.45% 的附加税来支撑医疗保险体系的运转。雇主和雇员都要缴纳这两种工资税。

最后，州所得税（以及纽约市等地的城市所得税）增加了边际所得税率。州所得税通常也分等级征收，从 0% 的最低税率（阿拉斯加、佛罗里达、内华达、新罕布什尔、南达科他、田纳西、得克萨斯及华盛顿，而怀俄明州没有州所得税）到其他边际税率最高的州（10% 或以上）。

出版商网站上的补充提供了这些计算的一些扩展示例。见 www.routledge.com/cw/phelps。

---

*AMT 的目的是管制少数（少于 200 个）通过大量扣除来逃避所得税的富人，但是国会预算办公室现在说，“在 2010 年，如果没有任何改变，五分之一的纳税人将承担 AMT 责任，几乎每一个收入在 10 万到 50 万美元之间的已婚纳税人都将欠下替代税”（CBO，2004，第 8 页）。AMT 在 15 万 ~41.5 万美元收入层当中逐步取消了纳税人进行许多其他合法抵税的能力（只保留了少数慈善捐款抵税，这对大学而言是很可喜的消息，和房主的利息抵税是剩下的可抵税的关键部分）。对于收入在 41.5 万元以上的，最高边际税率为 28%，但在逐步取消扣除范围内的，其实际税率可以达到 35%。关于 AMT 的维基百科条目可以很好帮助读者理解 AMT 的细微差别。

国会预算办公室（The Congressional Budget Office，CBO，2005）估计了有效边际税率的平均值（在上述讨论中为 t；该值覆盖所有行业的所得税收益）。图 10.11 更详细地显示了此分布。下端的实线显示联邦所得税边际税率的分布。中间的虚线表示所得税与社会保障和医疗保险（“工资”）税的组合。上端的实线增加了州所得税。有效边际税率的平均值约为 35%。因此，由于雇主支付的保险不算入所得税，美国的税收制度有效地补贴了超过三分之一的雇主支付的保费。再加上雇主平均支付的份额，我们可以看到整体效果平均而言约为医疗保险补贴的 25%。

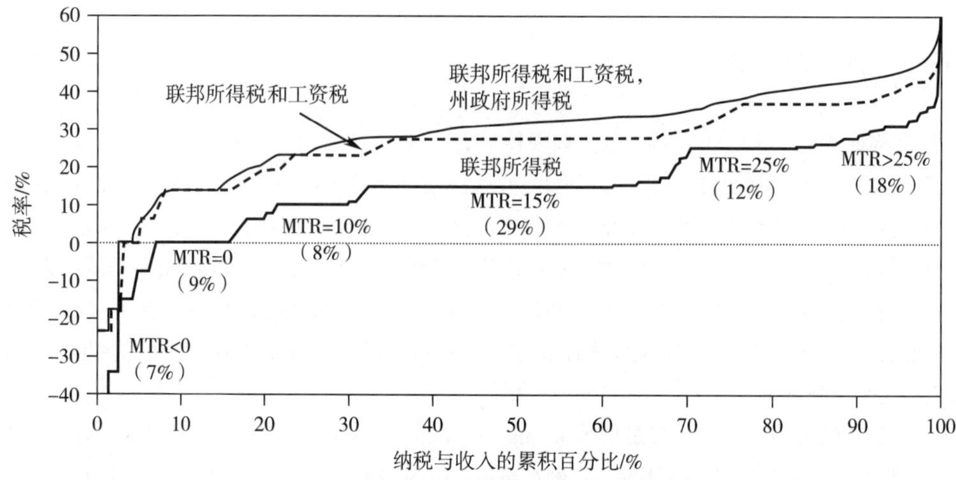

图10.11 CBO使用个人加权法估计边际税率（MTR）

这带来了一个单独的问题，尤其是对于较大的保险集团（见第11章的讨论），平均附加保费可以低于10%。医疗保险的平均补贴是25%。这项补贴超过了附加保费，使得正如经济学家所定义的那样，通过雇主团体的医疗保险价格低于零。

大多数经济学家认为，雇主的保费份额最终会以更低的工资形式转嫁给雇员。对这一问题最全面的分析有赖于经济学中一个被称为一般平衡理论的分支，但这种观点并不难理解。如果在经济体中存在一些公司不支付保险费而另一些支付，为了在同一市场上进行有效竞争，那些支付部分（或全部）保险费的公司必须减少其他形式的补偿——最明显的是直接收入——以维持业务，因为在这种经济中，企业面临来自几乎从不承担医疗保险费用"负担"的公司的外来竞争。

当然，向工人支付医疗保险而不是"美元"的主要好处是税收系统提供的援助。每支付1 000美元作为保险费，也会给工人带来1 000t的减税（即在工资或薪金收入中完全抵消掉1 000美金）。如果t=0.33，那么每1 000美元从工资或薪金到医疗保险所能收入的"奖金"是333美元。

这项税收补贴的规模确实惊人。表10.3显示了2005年和2010年的最新数据，并预测了2015年和2020年的情况[28]。首先，在表中看看2010年的情况。私人雇主支付了3 980亿美元的医疗保险费，联邦政府、州政府和地方政府分别增加了290亿美元和1 310亿美元，使雇主保险支付总额达到5 580亿美元。同一数据来源还显示，2010年，个人自费支付额为2 580亿美元，但原始数据来源并未将这一数字细分为雇员在雇主团体保险中的份额和个人（非团体）保险中的份额。然而，来自医疗保险行业的另一项（AHIP，2009）研究做了关于医疗保险计划的调查，以获取非团体保险成本的信息，显示这些保险费平均每年（2009年）超过2 500美元。如果将这些数据推算到2010年，结合美国人口普查数据所示的非团体保险覆盖了3 000万人这一数据，我们可以估计，2010年个人保险支付额为790亿美元[28]。

表 10.3 雇主和个人保险费(十亿美元)

	2005 年	2010 年	2015 年(预计)	2020 年(预计)
雇主团体计划				
私人雇主	367	398	516	623
联邦政府	23	29	35	43
州和地方政府	101	131	160	215
雇主支付总额(不含税)	491	558	711	881
集团计划的员工付款*	157	179	228	282
业主团体计划总成本*	**648**	**737**	**939**	**1 163**
通过雇主支付的百分比(不含税)*	75.70%	75.70%	75.70%	75.70%
个人支付				
个人计划保费*	62	79	95	129
雇主计划中的雇员份额*	144	179	223	310
雇主计划中的雇员份额 + 个人计划	**206**	**258**	**318**	**439**
个人计划保费占个人支付总额的百分比		30%		
医疗保险费总额	697	816	1 029	1 320
雇主支付的百分比	70.4	68.4	69.1	66.7

*个人付款总额由笔者根据 AHIP 调查数据和 2010 年美国人口普查数据计算得出。所有其他年份都是对 2010 年数据的推算。

来源:CMS 医疗支出估算,表 16,行中所有数据不带星号(*);AHIP(2009),个人保险年度人均保费估算;美国人口普查,个人(非团体)保险覆盖的人员。www.cms.gov/Research-Statistics-Data-and-Systems/Statistics-Trends-and-Reports/nationalHealthExpandData/nationalHealthAccountshistoric.html,表 05-01 至表 05-05。

这意味着,在 2010 年个人支付的 2 580 亿美元中,1 790 亿美元用于支付雇员在雇主团体计划保费中所占的份额。这使得在 2010 年,雇主集团计划的总成本达到 7 370 亿美元,其中 75.7% 由雇主支付并借此逃税。同时,也意味着,个人保险支付总额的 30%(2010 年为 2 580 亿美元)用于非团体保险,其余 70% 用于支付雇主团体保险。在表 10.3 中,这个三七分配比被外推到其他年份以分配每年预计的个人保险支付总额(2005 年为 2 060 亿美元,2010 年为 2 580 亿美元,依此类推)。

既然我们有表 10.3 的详细资料,我们可以退一步来考虑经济后果。逃脱了所得税的美元总额代表了美国经济的一个重要部分。2010 年,来自个人纳税人的联邦所得税收入为 1.5 万亿美元,社会保障税收入约为 1.1 万亿美元。用平均 30% 的 MTR 来计算,5 580 亿美元的雇主保费支出相当于 1 670 亿美元的所得税流失(联邦预算讨论中常用的术语称之为“税收支出”)。这代表了实际征收的所得税的 11% 左右,而在社会保障和医疗保险税中所占的比例更大。换言之,如果政府选择对雇主支付的保险费征税,税率将增加 11% 左右,潜在税收也将如此增加。这些潜在的收入可以用来降低联邦赤字,降低边际所得税率(这无疑会刺激经济),或者导致两者的任何组合。使用所得税的州政府和地方政府的应纳税所得额将有相当大的增长，因为它们通常遵循美国的收入限制规则。我们在本章后面的一节（10.8 税收补贴对卫生部门的总体影响）中再次讨论这个问题。

在这种情况下，对保险需求有什么限制吗？一个限制是集团保险的选择。集团计划是对许多工人利益的一种折中，其中一些工人肯定有不同的偏好。群体在年龄等方面的异质性也最终限制了需求。因为这个群体中的每一个工人不管年龄或健康习惯如何，都需支付涵盖了所有工人的平均保费。如此，较年轻的工人将得到一个极其慷慨的医疗保险计划，即使有税收补贴，对他们的偏好来说也太贵了。因为他们为这个计划"投票"，他们有助于限制选择。

医疗保险的另一个自然限制是由于保险范围过大而造成的福利损失。随着 C 接近零（全覆盖），过度购买医疗保险所造成的福利损失越来越大。即使有了保险的税收补贴，在大多数人都能享受到全额保险之前退出可能还是比较好的。

再论虚拟保险购买案例 [29]

本章的前部分我们举了一个简单的例子，消费者决定是否购买一份保险以应对可能发生 4 天住院（概率为 0.3）和可能发生 9 天住院（概率为 0.1）的简单风险。对于一个适度规避风险的消费者，我们发现在考虑所有因素后，购买保单的净收益为 56 美元。（可回顾"一个具体的案例"一节中的示例，包括本章前面所示的图 10.4。此处再次使用该例。）

现在，再考虑一种情况：同样的一份保险单是通过团体保险计划获得的，而消费者的边际税率是 0.3（t=0.3），这样，消费者不仅获得了之前所述的全部收益，而且其所面临的纳税义务数额也下降了保险费的 0.3 倍，即 0.3 × 924 美元 =277.20 美元。这一"税收优惠"淹没了保单单独可带来的整体收益（净价 56 美元）。的确，这可以随时提示是否购买保险的决定。

为了了解这是怎么发生的，我们假设存在一个和之前所描述的第一个消费者完全相同但没有那么规避风险的消费者，该人的风险溢价（为了规避风险的支付意愿）只有 70 美元而不是原始示例中的 220 美元。那么，如果没有税收补贴，购买保险的净收益会是负值，因为成本（924 美元的保费和预期价值 80 美元的福利损失三角形 A 和 B）超过了支付保险的意愿（840 美元的预期收益加上 70 美元的风险保费，即共 910 美元）。在一个没有税收补贴的情景里，这个人是不会买这种保险的。（他或她很可能会买一个更大的共同保险。）然而，加上 277 美元的"税收优惠"，我们可以发现这个保单现在很有吸引力，聪明的消费者会选择它。这将扩大现行的保险数额，并将增加对卫生保健的总体需求。

注意，随着边际税率的变化，同样的事情也会发生。即使我们第二个"温和的避险消费者"在边际税率较小时也不会采取这种保险政策。例如，如果这个消费者的税率是 10%，而不是 30%，那么购买保险的"税收收益"只有 92 美元，而不是 277 美元，这不足以抵消保险的其他成本 [30]。

10.7　保险需求的经验估计

对保险需求的研究采取了两种方法。第一种方法研究个人或群体实际做出的选择（Phelps，1973，1976；Goldstein 和 Pauly，1976；Holmer，1984；Marquis 和 Holmer，1986；Marquis

和 Phelps,1987)。在这样的研究中,收入的差异(举个例子)允许人们估计需求是如何随收入变化的。群体规模的差异会导致有效价格的变化,从而可以估计价格响应性。另一种方法使用的是随时间变化的总数据来估计总保险费(对于整个经济体而言)是如何随着收入、附加保险费、税收补贴等的变化而变化的。

收入效应

在使用个人数据的大多数研究中,所估计的收入弹性通常是正的,但在几乎所有选择保险措施中,这个值都小于 1。在为群体选择保险时,很难衡量"正确"收入水平,因工人收入的中位数往往比其他工人收入的数据更为重要。集合数据(例如 Phelps,1986b;Long 和 Scott,1982;Woodbury,1983)避免了这个问题。一般而言,在这类研究中,以保费衡量的保险需求的收入弹性大于 1 且可能更接近 2。

价格效应

由于所得税制度以某种方式补贴医疗保险的购入,保险价格对于需求的效应成为公共政策的一个重要问题。然而不幸的是,文献中的估计范围之大令人不安。再次提醒,数据来源某种程度上决定了估计的幅度。集合数据通常可提出 –1.5 至 –2 附近范围的价格弹性估计值(使用边际税率随时间的变化作为价格变化)(Phelps,1986b;Long 和 Scott,1982;Woodbury,1983)。使用单个家庭数据进行的研究在结果上有所不同。当工作群体的规模被用来生成价格变化时,估计值通常也很大,在 –1 的范围内(Phelps,1973,1976;Goldstein 和 Pauly,1976;Ginsberg,1981)。其他研究使用不同家庭的边际税的差异来确定价格对保险需求的影响(Taylor 和 Wilensky,1983),从而得到了较小的估计(约 –0.2)。

还有一个证据来自里根政府发起的减税措施。这些减税措施降低了人们对广泛保险的可取性,因为它们几乎减少了对所有工作人员的税收补贴(最高边际税率分好几步从 50% 下降到 28%)。相应地,美国拥有医院保险的人数从 1983 年开始下降,而这也是减税后的第一年。购入高峰出现在 1982 年(1.884 亿),到 1985 年下降到 1.81 亿,到 1995 年进一步下降到约为 1.65 亿 ~1.7 亿。这是自第二次世界大战以来第一次被保人数出现系统性下降,而这一下降发生在人口、就业和收入不断增加的时期。从另一个角度来看,在 20 世纪 80 年代初,65 岁以下的人口中有 90% 拥有私人医疗保险,到了 20 世纪 90 年代初,这一比例下降到了 72%[31]。第 16 章讨论了这对无保的总人数(及其特征)的影响。

显然,有明显的证据表明,保险价格对它的需求而言相当重要。关于多少钱的问题还没有关于医疗需求本身的问题好解决,因为在保险需求的研究中,没有什么是和 RAND HIS 可比的。

10.8　税收补贴对卫生部门的总体影响

的确,联邦医疗保险所得税补贴的累积效应可能非常大(Vogel,1980)。医疗保险补贴在市场上对卫生保健产生了次生效应,因为保险覆盖范围的增加反过来又增加了医疗需求。

这种互动可产生的杠杆作用具有实质性地改变卫生保健系统的形态和规模的潜能[32]。

一项研究（Phelps，1986b）估计，如果税收补贴不起作用的话，目前雇主团体医疗保险的保费只能有现在的55%左右。将保险费削减一半这一措施并不是我们所想的那样彻底的一项保险覆盖范围的重组。回想一下，对于一个简单的保险单而言，$R=(1+L)(1-C)p_m m$，式中m随着C的上升而下降。根据m随着C变化的情况的推测，如果C增加25~30个百分点（例如，从0到0.25或从0.25到0.5），保费将按规定数额下降。反过来，保险覆盖范围的这种变化将导致这些被保险人对卫生保健的需求下降。同样，RAND HIS的结果告诉我们，当C=0.25时的需求比C=0时低20%，而C=0.5时的需求比C=0.25时低10%。据此，65岁以下的群体在此机制下受保的人的卫生保健总额可能会下降10%~20%。

此外，如果从一开始，私人医疗保险就包含更高的共保或起付线（无税收补贴），那么医疗保险的结构也可能反映出这种差异。医疗保险在1965年建立时，显然是模仿了私人医疗保险的模式，其基本上完全覆盖了医院护理和"主要医疗"类型的医生服务的保险，有50美元的起付线和20%的共同保险。因此，成本分担更大的私人保险可能也会导致成本分担更大的公共保险。总的来说，如果没有医疗保险的税收补贴，卫生部门可能至少会减少10%~20%支出。如果这看起来"太小"，我们可以把这种差异转述为代表国民生产总值的大2%~4%。

10.9 "最优"保险

经济学家用来研究保险需求的模型（预期效用模型）使人们进一步了解了没有税收补贴的情况下保险合同的面貌。根据该模型（Arrow，1963），当损失完全独立于保险覆盖时（真正随机损失时），寻求最大化预期效用的消费者会选择一个可扣除的、完全覆盖的政策。起付线的大小随着附加保险的增加而增加。Arrow还表明，当保险公司和消费者都规避风险时，最优保单具有共保特征。考虑到共保对卫生保健需求的影响，Keeler等（1988）根据RAND-HIS结果估计了各种保单的预期效用，而"最佳"计划全都包含约25%的共保率和100~300美元的初始起付线，这与2017年多于200~600美元的起付线相当。

目前大多数可供支付医院外医生服务的医疗保险计划都有这样的结构。在一项对雇主的调查中，只有5%的受保雇员的保险计划无起付线；到1990年，超过一半的受保雇员的起付线超过150美元（雇员福利研究所，1992年）。保险需求理论以及HIS的实证结果表明，不完全被保的消费者会过得更好、更充裕。取消所得税补贴肯定会使人们朝着这个方向发展，而且，根据Phelps（1986b年）的估计，从全覆盖到主要医疗类型计划的变化幅度将与预计发生的保费变化相对应。事实上，紧随着20世纪80年代早期边际税率下降，就发生了转向更高的起付线的转变。在1980年的一项可比研究中，在所有受保员工中，只有10%的人的起付线超过了150美元，而1990年这一数字为55%（雇员福利研究所，1992年）。

10.10 其他保险需求模型

期望效用最大化模型在保险需求研究中得到了广泛的应用。然而，该模型在精确预测人们在含有不确定性的环境中的行为方面有一些特有的缺陷。其中，最大的挑战来自心理学，这主要源自 Kahneman 和 Tversky（1979；Tversky 和 Kahneman，1981）的研究。这两位的前景理论模型摒弃了稳定效用函数的概念（一个不随收入或健康等的变化而变化的函数）。相反，他们提出了一个模型，在这个模型中，人们的行为偏离了“今天的”世界，每件事都是从“你在哪里”的角度来看待的。这个模型进一步表明，人们更倾向于冒险（即，愿意接受博弈）来降低健康风险而规避可以改善的风险。这些作者所用方法的一个关键部分是，人们看待问题的基础（视角）改变了决策和对风险的明显态度。例如，对于许多州内广受欢迎的彩票，标准预期效用理论预测人们不会参与其中，因为其预期价值是负的（其中，国家保留一部分支付于此的钱），且赌博涉及风险。然而，在前景理论中，消费者对金融赌博的反应取决于权重和参照系。在这种方法中，因为人们过于重视低概率事件，像买彩票一样的赌博会显得更有吸引力。

10.11 总结

医疗保险是抵御财务风险的一种方法。经济学家们用预期效用最大化模型预测了购置保险的某些模式，包括起付线、共付比和以应对最危险事件（大的、不常见的）而不是较低风险事件（常见的、相对较低的成本）的保险。这些模型很好地预测了保险购买的实际模式，但并不完美。

大多数保险是通过团体出售的，最常见的是由雇主工作团体购买。这样的保险为消费者提供了减少所得税的这一额外好处。在某些情况下，税收收益足以抵消购买和不购买保险之间的差额。

医疗保险为医疗服务创造了补贴，因此每次当消费者购买医疗服务时都会出现“福利损失”，因为由于保险单产生的医疗服务价格较低，消费者会被引导购买更多他们本不会去购买的医疗服务。事实上，他们通过保险费而被“骗”去购买的医疗服务比恢复健康所需花费更多。这是一个没有出现在任何人的记账本上的附加的医疗保险“成本”，但它在任何经济意义上而言都是一个真实存在的成本。

医疗保险提供了一种途径来分散与疾病相关的财务风险，但此类保险计划的市场已变得越来越复杂。出售这种保险的公司有着重要的区别：一些公司出售团体保险，另一些则出售给个人。非集团计划面临着相当大的逆向选择的风险，这是集团计划（尤其是围绕工作团体的计划）所可规避的。

由于医疗保险的个人购买者（这些购买者可能有异常疾病）和医疗保险公司之间的信息不对称，市场失灵在医疗保险市场上成为一种风险。存在各种解决这一潜在问题的机制，其中最显著的是使用大型群体（例如，工作单位）作为保险合同的基础。在整个社会范围内（包括那些不工作的人）解决这一问题的另一个方法是政府要求“社群统一费率”保险。在某些情况下，一个社会中相对病弱的人和相对健康的人都可能通过这样的规则而获益，但此规则也有可能只以相对健康的那部分人为代价来帮助相对病弱的那部分人。

集团保险以及对雇主支付保费的税收优惠使医疗保险成为一项受欢迎但并非普遍的边缘福利。越来越多的人仍然没有通过传统保险或各种政府计划被保。这些人中有许多人的工资仅为最低工资或接近最低工资。

最近的医疗改革立法（PPACA）在许多方面改变了美国医疗保险的格局。对于本章的主题来说,最重要的是,PPACA:①要求所有个人的医疗保险覆盖率至少达到最低标准,并且大部分将继续通过与当前相同的机制提供(例如,通过雇主工作团体,在税法保持不变的情况下由保险补贴);②禁止保险公司用投保前患者疾病情况来决定其健康需求的医疗保险费用或承保范围。第 11 章将探讨 PPACA 中与保险供应有关的进一步的细节内容。

10.12 《健康经济学手册》中的相关章节

Volume 1　Chapter 11, "The Anatomy of Health Insurance" by David M. Cutler and Richard J. Zeckhauser

Chapter 12, "Health Insurance and the Labor Markets" by Jonathan Gruber

10.13 问题

1. "人们通常购买医院保险来避免医疗支出,因为医疗支出是个人一年中最大的支出。"对此句话做出评论。

2. "过去 40 年来,美国最重要的一项卫生政策决策与卫生与公共服务部无关,而是与国税局有关。"对此句话做出评论。

3. 证明在脚注 12 中描述的福利损失三角形对于医疗事件 i 接近 $-0.5\eta(1-C)^2p_mm_i$。

4. a. 获取适合你所在州的本年度的纳税表(网上轻易可得)。如果你生活在一个没有州所得税的州,这个问题对你来说就容易一点。但是,如果你在纽约市或其他一些城市生活或工作,你还是需要操心州所得税的问题。在如下的工资和总收入的组合中,计算这 4 个假想的单人家庭每个家庭的有效边际税率。您可以访问 www.routledge.com/cw/phelps 查找有关计算边际税率的更多信息。

工资收入 / 美元	调整后总收入 / 美元
20 000	22 000(高中毕业生)
50 000	55 000(工程师)
70 000	80 000(工商管理硕士)
150 000	200 000(律师)

不要忘记 FICA 税、FICA 医疗保险税和州所得税(假设此人没有逐项扣除,因此州所得税不能由联邦政府扣除)。要正确地做到这一点,你还需要知道今年 FICA 工资税的截断额,而这个数字可以从你在这个班的教授或他或其在公共财政部门的同事那里获得。如果你所在学校的经济系非常重视理论,而对这些问题不太重视,那么使用诸如"FICA 税率"之类的短语在互联网上快速检索就可以提供最新的数据。

b. 当雇主的医疗保险缴款从 1 000 美元增加到 1 100 美元时,计算这 4 个假设的单人家庭中每一个家庭的增值税。

5. 保险市场中的"逆向选择"和医生服务市场中的"需求诱导"(在医生服务市场)如果有关联的话,是如何关联的呢?

6.（这个问题与附录 C 有关，是为更高年级的学生准备的）假设有两个完全相同的国家，其中一个国家已经广泛消除了传染病，而在另一个国家，传染病仍然是该国主要的死亡原因。那么，活跃的医疗保险市场在哪里更不可能出现？为什么？

7. 非营利性医疗保险公司与营利性医疗保险公司相比有几个市场优势，包括可避免保费税（其与销售税一样运作，例如，支付保费的 3% 将被用于交税）。你认为这会自然而然地导致购买保险的人支付较低的保费吗？（提示：保险计划还能如何利用这笔钱？可以回想一下第 8 章里的医院控制模式，并外推至提供医疗保险的公司。）

8. 在阅读本书时，可查找一下显示当前医疗保险覆盖范围的数据，确定自 2016 年以来医疗保险覆盖范围的变化情况，并评估哪部分美国人口的医疗保险覆盖范围变化最大。与你的朋友讨论导致你所发现的保险范围的变化的美国法律方面的变化。

9. 这一问题使用的是 1–*exp*(–0.000 1 × 收入)形式的效用函数，其中 *exp*(*z*)表示 "e^z"（谨记 2.718 281 828 459 045…是自然对数的基础）。对于这个特殊的函数而言，当收入为 0 时，效用取值也为 0，随后稳步上升（但斜率逐渐减小）。因此当收入变得非常大时，效用接近 1.0。更概括的形式是 U=1–*exp*（–*r* × 收入），它有一个等价的形式，U=（$e^{r\times \text{收入}}$–1）/$e^{r\times \text{收入}}$，其中 *r* 是风险规避参数（在我们的特定例子中定为 0.000 1）。当收入 =0 时，U=（e^0–1）/e^0=（1–1）/1=0，当收入很大时，U → $e^{r\times \text{收入}}$/$e^{r\times \text{收入}}$=1。

这个问题分析了一个博弈，其中有 0.4 的概率为收入 =10 000，有 0.6 的概率为收入 = 20 000，所以 *E*（收入）=16 000。图 A 的表 U=1–*exp*（–0.000 1 × 收入），表示在 0 到 25 000 之间的收入，其中值为 10 000、16 000 和 20 000 的用竖线表示。

图 A

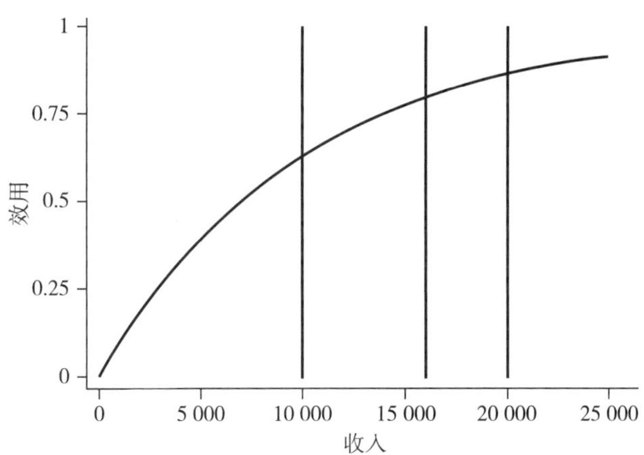

图 B 放大了这个图的相关部分。它显示了 10 000 和 20 000 的收入，以及它们的可比效用水平，计算如下：

U（10 000）=1–*exp*（–0.000 1 × 10 000）=1–*exp*（–1）=0.632 12

U（20 000）=1–*exp*（–0.000 1 × 20 000）=1–*exp*（–2）=0.864 66

因此，期望效用 =0.4 × 0.632 12+0.6 × 0.864 66=0.771 65。

图 B 还显示了 *E*(收入)=0.4 × 10 000+0.6 × 20 000=16 000，与该收入相关的效用为 0.798。即，U=1–exp（–0.000 1 × 16 000）=0.798。

图 B

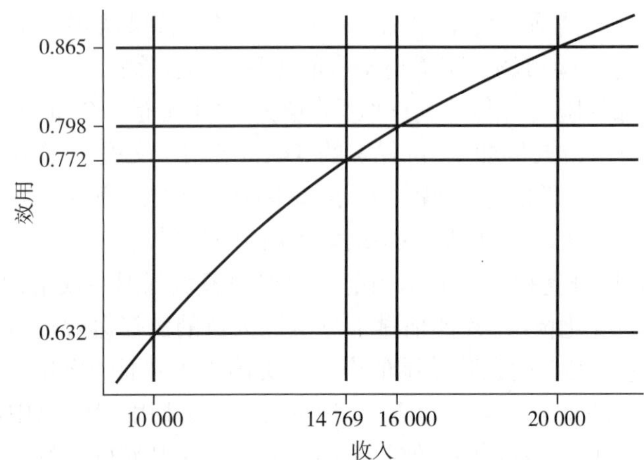

现在从另一个角度计算，预期效用为 0.771 65，思考如果存在确定性的话，怎样的特定收入会产生与赌博相同的效用水平。最终，结果是 14 769 英镑的收入。因此，对于我们在这个问题上使用的简单赌博来说，14 769 是确定等价收入 I_C[33]。

风险溢价是 $E(I)$(16 000) 和 I_C(14 769) 之间的差异。因此，我们的风险溢价是 16 000−14 769=1 231。

测试对这些概念相关的理解的问题：

如果博弈的收入有 0.9 的概率为 20 000，有 0.1 的概率为 10 000，那么在这个问题中风险溢价是多少？正确答案是 586。展示一下你是怎么做的吧！

以下是正确的步骤：(a) 计算预期收入 $E(I)$；(b) 计算预期效用 $E(U)$；(c) 计算与该预期效用有关的收入，也即确定等价 I_C；(d) 计算 $E(I)$ 和 I_C 之间的差异。这就是正确的答案。

为什么在这种情况下风险溢价会较低？主要原因是这个风险的方差较低。这类型赌博是一种二元事件(两个结局)，在二元事件中当概率接近 0.5 时，它们的方差最大。在即将进行的赌博中，第一种情况下的方差为 $[0.4\times(16\,000-10\,000)^2]+[0.6\times(16\,000-20\,000)^2]=(0.4\times6\,000^2)+(0.6\times4\,000^2)=(0.4\times36)\times(10^6+0.6)\times(16\times10^6)=(14.4\times10^6)+(9.6\times10^6)=24\times10^6$。

在第二种情况下，类似地，其方差为 $[0.1\times(19\,000-10\,000)^2]+[0.9\times(20\,000-19\,000)^2]=(0.1\times9\,000^2)+(0.9\times1\,000^2)=(8.1\times10^6)+(0.9\times10^6)=9.0\times10^6$，仅为第一种情况的八分之三。

附录

附录 A：福利损失的详细计算

本文中的问题具有以下特点：假设此人面临疾病风险，例如：

可能性	无保险需求	保险需求
0.3	3	4
0.1	8	9

每天住院治疗费用为 500 美元（$）。未投保风险的预期值为 $500［（0.3 × 3）+（0.1 × 8）］= $500 × 1.7=$850。未投保风险的方差为（0.3 × $1500²）+（0.1 × $4 000²）–$850²=$1 552 500。

有了保险单，患者可以购买更多的医疗服务，但只需支付其中的 20%。投保风险对患者（患者份额）的预期价值为（0.2 × $500）［（0.3 × 4）+（0.1 × 9）］=$100 × 2.1=$210。该风险的方差为（0.3 × $400²）+（0.1 × $900²）–$210²=$84 900。对于我们来说，购买此 C=0.2 保单对消费者的风险变化为 $1 552 500–$84 900=$1 467 600。

根据 Pratt（1964）的说法，一个人愿意为这种风险降低支付的风险溢价约为 0.5 × r × 方差变化）。如果风险规避参数（r=–0.000 3），则消费者愿意为降低风险而支付的风险溢价约为 0.000 3 × 0.5 × $1 467 600=$220。当风险为正态分布时，该近似最有效，当风险分布高度倾斜时，该近似最快开始失效。

现在需要考虑医疗保健的额外需求造成的福利损失，图 10.4 中的三角形 A 和 B。考虑当疾病 1 发生时，数量的变化为 1 天。边际价值的变化是 0.8 × $500=$400。该事件的福利损失三角形是 0.5 × $400 × 1=$200。同样，如果发生疾病 2，需求的变化也是 1 天（尽管没有理由说明必须相同），边际价值的变化再次是 $400，该事件的福利损失也是 $200。因此，"道德风险" 的预期福利损失为（0.3 × $200）+（0.1 × $200）=$80。

本文中，这些数据足以计算购买 C=0.2 的保险的净福利收益。风险溢价为 $220，保险公司收取额外保险费为 840$ 的 10%，即 $84。风险降低的净收益为 $220–$84=$136。如前一段所计算，"道德风险" 造成的福利损失为 $80。在美国，购买保险的净收益为 136$–$80=$56。

福利损失三角形的有效近似值（见问题 5）有以下计算：第一种疾病的需求弧弹性为 –0.214 3。价格变化为 $400。福利变化约为 0.5 × $400 × 4 天 ×（–0.214 3）=$171。发生概率为 0.3，预计损失为 $51.43。"精确" 计算显示福利损失为 $200，而非 $171。

附录 B：道德风险权衡的计算

理解理性消费者如何平衡规避风险和道德风险的一种方法是，指定与风险承担相关的福利损失和与 "道德风险" 活动相关的福利损失，考虑到这些损失随着保险覆盖程度的变化而变化，并确定使风险承担加上道德风险造成的总预期福利损失最小化的保险范围（共同支付率）。

Phelps（2011）通过使用二阶泰勒级数展开来描述风险承担造成的福利损失（Pratt，1964）和消费变化造成的福利损失（McKenzie，；Pearce，1976）帮助解决了这个问题。在这个问题中，事实证明，这两种福利损失都是二次表达式，涉及共保率 C，因此，这些泰勒级数近似可以求和，然后很容易得出 C 的最小损失值。Phelps（2014）表明，C 的最优值是通过以下方程得到的：

$$C^{*}=-E(pm_i\eta_i)/[r\sigma^2-E(pm_i\eta_i)] \quad (10B.1)$$

其中 p= 价格，m= 医疗质量，η 是需求弹性，r 是风险规避参数，σ^2 是个人面临的风险的未保险方差。从我们对每个组件含义的理解来看，从这个等式中可以得出一个很好的直观含义：

$$C^*=(\text{道德风险损失})/(\text{道德风险损失}+\text{风险溢价}) \tag{10B.2}$$

通过假设需求在所有疾病事件中具有恒定的弹性（可能是一个英勇的假设！），这可以进一步简化为：

$$C^* \approx -\eta/(-\eta+\omega \mathrm{COV}^2 r^*) \tag{10B.3}$$

其中 COV= 变异系数 $=\sigma/\mu$，$r^*=rI$= 相关风险规避，I= 收入，$\omega=E(pm)/I$。

最后一个等式强调了本章正文中表达的观点：最优共保率越高，需求弹性越大，最优共保率越小，消费者面临的金融风险（方差）越大。这也表明，医疗支出中的预算份额很重要，也就是风险预算的份额越大，获得更好的医疗保险就越有意义。

Phelps（2011）使用兰德健康保险实验的数据计算各种类型医疗风险的最优 C 值，使用 HIS 数据估计方差（以及泰勒级数展开的高阶矩），然后求解最优 C 值。

毫不奇怪，最高风险和最低需求弹性的医院护理覆盖率最高，而预防性护理（最低风险、最高需求弹性）覆盖率最高。Phelps（2011）的最优共同保险费率如下：

风险类型	最优 C 值
医院护理	0.05
医师服务	0.50
牙科服务	0.60
预防服务	0.95

附录 C：保险池的统计分析

保险池通过参保者的风险交易，为每个人提供一个方差小得多的保费，从而降低个人的风险。为理解这一点，考虑一个非常简单的保险策略：针对个体 $i=1\cdots N$，他的随机风险为 X_i，服从平均值为 μ，方差为 σ^2 的分布（当平均值和方差因人而异时，情况也类似）。

所需收取的总保费为：

$$P=\sum_{i=1}^{N}\mu=N\mu \tag{10C.1}$$

人均保费为：

$$\frac{P}{N}=\sum_{i=1}^{N}\frac{1}{N}\mu=\mu \tag{10C.2}$$

人均保费 P/N 是平均值（μ）的加权和，其中每个变量的权重为 $w_i=1/N$。如果风险是不相关的，平均保费的方差为

$$\sigma_T^2=\sum_{i=1}^{N}w_i^2\sigma_i^2 \tag{10C.3}$$

当每个 σ_i 都等于 σ，且每个 w_i 都等于 $1/N$ 时，这就变为

$$\sigma_T^2=\sigma^2/N \tag{10C.4}$$

因为求和次数为 N 次，且每次权重为 $(1/N)^2$。因此，当 N 增加时，保险池中“平均”个体面临的方差成比例下降。

如果风险是相关的，则平均方差为 $\sigma^2[1+(N-1)\rho]/N$。其中 ρ 是任何两个人风险间的典型相关性。如果 $\rho=0$（不相关），则平均方差为 σ^2/N。如果疾病在个体间完全相关，即当一个人生病时，每个人都生病，那么 $\rho=1$，则风险传播能力完全无效。在这种极端情况下，平均方差为 $\sigma^2[1+(N-1)]/N=\sigma^2$。在实际数据中，风险相关只占极少量的医疗费用，因此保险计划中的风险分担效果良好。

注释

1 当你读到这篇文章的时候，这些图示会是什么样子仍然是个未知数。在撰写本文时（也即 2017 年初），新一届国会和总统试图推翻平价医疗法案，并用另一个被称为美国医疗法案（American Health Care Act，AHCA）的计划取代该法案，但立法在美国众议院没有获得足够的投票，因此平价医疗法案仍为当下法。

2 Cook 和 Graham（1977）讨论了不可替代物品的保险。

3 这一图示来自 Ehrlich 和 Becker（1973），其中的符号有一些变化。

4 这是决定最大化预期效用的必要条件。

5 读者可以使用图 10.1 来了解当保险价格变化时会发生什么。将预算线 AB 绕初始养老点 E 旋转，当保险的相对价格下降（即线变平），新的均衡将使更多收入转入零的状态，反之亦然。当保险价格足够高时，也即当预算线与原来的养老点 E 相切时，保险对消费者而言不再有任何价值。

6 有些人买保险的同时也在博弈。这样的一种行为创造了一个真正的困惑。行为经济学领域的越来越多文献广泛分析了这种行为异常。想要轻松地读取一些相关文献，请参见 Kahneman（2011），这本书获得了美国国家科学院年度最佳图书奖。

7 微积分语言中，$U_x=\partial U/\partial X>0$ and $U_H=\partial U/\partial H>0$。

8 这一收入和效用之间的关系容许我们重新将 $U=U(X,H)$ 定义到一个可比的“间接”效用函数 $V=V(I,p_x,p_m)$ 当中。当价格保持不变时，效用随收入增加而增加，因此 $\partial V/\partial I>0$。当保持名义收入不变时，效用也随着价格的上涨而下降，所以 $\partial V/\partial p<0$。

9 关于这一过程的详细描述，包括从数量、价格和收入方面直接衡量消费者福利，可参见 McKenzie（1983）或 McKenzie 和 Pearce（1976）。

10 注意，在图 10.3 中，$E(U)$ 实际上是在适当的水平之下的，否则 $E(U)$ 和 $U(E(I))$ 的线会聚在一起太多。

11 买者自慎！一些主要来自心理学领域、部分来自经济学的重要作品表明人们并不是在所有环境下都按照这种模式行事。然而，目前也还没有一种显然的替代选项能够完全解释所有这些异常现象，而且预期效用模型的确预测了我们在购买医疗保险中看到的许多关键行为。见 Hershey 等（1984 年）。

12 对于微积分狂人者们：定义效用函数的二阶导数 $d^2U(I)/dI^2=U''$，一阶导数 $dU(I)/dI=U'$。然后，定义 $r(I)=-U''/U'$。John Prutt（1964）已经证明，当面对风险博弈时，一个人愿意支付的风险溢价大约是 $0.5\times r(I)\times\sigma^2$，其中，方差是风险收益分配的方差。

i. 一个相关的度量是相对风险规避度量 $r^*(I)=Ir(I)$。这只是收入边际效用的收入弹性，也即与收入的每 1% 变动相关的边际效用变动的百分比。

13 这与第 5 章中关于卫生保健使用变化的章节中所讨论的福利损失类型相同。

[14] 本章末尾的附录A提供了有关此问题的更多详细信息。

[15] 对于这里所提出的这一简单问题，未投保风险的方差等于1 552 500美元。对于风险规避指数为-0.000 3，也即"适度高"的风险规避水平，风险溢价约为233美元。公式见注12。

[16] 具体地说，任何疾病的福利损失都是以三角形的大小，即$1/2\Delta p\Delta m$来衡量的，其中Δp是由保险引起的有效价格的变化，而Δm是由价格变化所引起的需求变化。对于给每一个购买的单位m支付$(1-C)p$的简单保单，$\Delta p=(1-C)p$。我们可以从需求弹性计算出$(\Delta m/m)=\eta(\Delta p/p)$。因此，$m$的每百分比变化为$(1-C)\eta$。一个小代数使得我们很容易证得：任何疾病的福利损失大约是$-\eta(1-C)^2pm_i/2$（见本章末的问题）。

[17] 任何定价使得$R=E(B)$的保险都被称为"精算公平"的保险。在这个符号中，$(1+L)$与图10.1中讨论的γ相同。当然，没有一家保险公司可以出售"精算公平保险"，因为保险公司使用实际资源来实施业务。

[18] 最优支出水平是关于预防效果和疾病风险的模型中假设的结果，不应作为现实世界中支出的指导。模拟结果简单地揭示了最优预防支出、需求弹性和保险覆盖率之间的相互作用。

[19] 对于对数学有极大兴趣的读者来说，回忆一下，无差异曲线上任意一点的斜率即是保险范围的边际效用与其他商品边际效用的比率，即$-U_{(1-C)}/U_x$。当健康人的偏好倾向于X时，X的边际效用上升，且其无差异曲线比患病人的无差异曲线更为平坦。

[20] 由于病患和健康者在一年内的实际支出都是高度可变的，保险公司无法根据一年的经历来确定该人属于病患还是健康者（即，使用保健服务的倾向性相对较高还是较低）。

[21] 意大利经济学家维尔弗雷多·帕雷托（Vilfredo Pareto，1848—1923）定义了一系列经济均衡，在这些均衡中，人们只有同时让另一些人变的不好才能使自己变得更好。这被称为帕累托平衡（这意味着从双方都希望的交易中获得的所有可能的收益都已经实现了）。帕雷托一生的工作充满了讽刺，他最持久的工作是证明一个纯粹竞争性的经济体达到了帕累托目标，然而他把大部分时间都花在了计划经济上，而且他对民主极为蔑视。意大利法西斯主义在很大程度上是以他的作品为基础的。

[22] 参见www.jewishvirtualibrary.org/jsource/Health/genetics.html以了解这些疾病及其从父母传给子女的方式。

[23] 见www.counsyl.com/learn/african-american。

[24] 见www.nih.gov/news/health/apr2008/nida-02.htm。

[25] 一个例外包括了健康维护组织（health maintenance organization，HMO）的选择，在当中，联邦法律要求雇主在联邦认证的HMO存在的任何区域中为雇员提供选择权。

[26] 根据最近的估计，雇主所占的份额在2010年已经下降到76%。见表10.3。

[27] 在一个没有起付线且共保率为C的设定里，$R=(1+L)(1-C)E(p_m m)$，其中E为期望值函数。

[28] 这些数据来自医疗保险和医疗补助中心（Centers for Medicare and Medicaid），"医疗支出估算"，表16。这些表提供了2005年至2020年的年度数据。表10.3以5年为间隔总结了这些数据。但不必过分认真看待到2020年的数据外推。正如一位权威人士所说，"如果预测展望未来1年的事情，那就是'管理'，如果预测未来1~5年，那就是战略规划。任何超过5年的事情都是娱乐罢了。"

[29] 为了简化，这一例子假设雇主支付100%的保险费（即$s=1$）。

[30] 这一政策要花费消费者924美元的保金和80美元的福利损失，总成本为1 004美元。支付意愿为这840美元的预期收益加上70美元的风险溢价，再加上92美元的税收收益，共计1 002美元。

[31] 根据美国医疗保险协会（Health Insurance Association of America）的数据，1984年，65岁以下的美国人有1.756亿，其中1.581亿人（90%）被保于私人医疗保险（Health Insurance Association of America，1989，表1.1）。到1991年，65岁以下的公民的总数变为2.19亿，其中1.58亿（72%）有私人医疗保险，其中近90%是通过雇主团体提供的（美国医疗保险协会，1993年，图2.1）。因此，在65岁以下人口增加了4 400万人

的这段时期,绝对数上损失了 1 750 万人的保险。

[32] Pauly(1986)详细阐述了这些问题,并总结了关于这一复杂问题的相关实证文献。

[33] 请解方程 0.772=1−exp(−0.000 1 × I_c)以解决这个问题,其中 I_C 是确定性等价收入。答案是 14 769。为了解这个,要知道 $\ln(e^z)=z$。

(姜少华　路立勇　译)

第11章

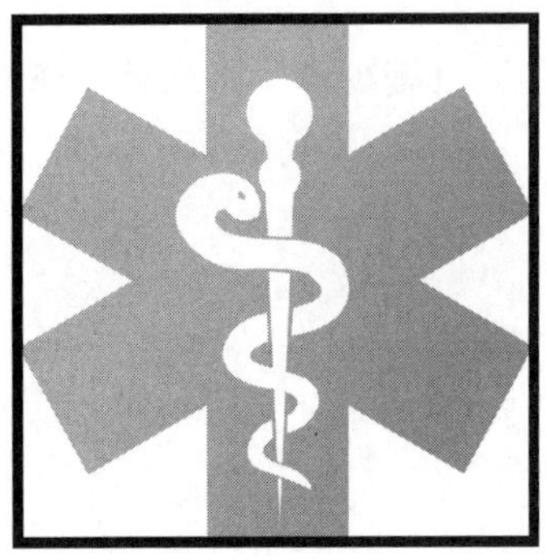

医疗保险供给和管理式医疗

学习目标

1. 了解“管理式医疗”如何平衡降低风险和控制医疗成本的问题。

2. 了解复杂的管理式医疗类型。

3. 了解管理式医疗计划是通过哪些机制来控制医疗费用,以及这些机制发挥作用的程度。

4. 总结管理式医疗市场渗透对医疗服务供方的影响,并考虑这些变化对于市场均衡的长远影响。

本章将分析第10章讨论的医疗保险需求之外的保险市场的两方面内容。首先,我们将了解医疗保险的供给方。其次,我们将了解保险市场如何应对第10章涉及的医疗保险面临的基本困境(传统医疗保险导致卫生服务利用增加及与相关的医疗费用增长)。作为新保险形式的“管理式医疗”,将应对此困境,提供控制卫生保健服务利用的方法。但与此同时,它也给被保险人带来了不便与烦恼。

11.1 保险的供给

保险公司执行两项主要任务,第一项对消费者而言更为明显,第二项则更为基础。第一项任务是处理索赔。当患者支付医疗费用时,由医生办公室直接向保险公司开账单,或者患者向医生付款,再将账单提交保险公司报销。保险公司将医疗费用与该人的承保范围进行比较，视情况向医生或患者支付报销费用。

承担风险是保险公司的第二项任务，这项任务虽然不那么明显，但更为重要。保险公司主要从事的就是承担和分摊风险的业务。消费者不喜欢风险，所以，如果他们想避免风险，就必须有人来承担风险，保险公司就是来承担风险的。

风险简单地从一个人转移到另一个人并不能减少我们整个社会中的风险。但是，通过风险聚集，保险公司实际上可以降低平均风险。如果风险是完全独立的，对于一个有 N 个成员的保险团体，他们平均风险就是 $1/N$ 乘以个体面临的差异[1]。如果风险在各个人之间是相关的，那就无法降低风险。举例来说，一群住在加利福尼亚南部的人无法通过分担地震损失的风险来获得很多收益，因为如果一个家庭被地震摧毁，那么其他人同样也可能会被地震摧毁。

虽然在卫生保健中感冒和流行性感冒等传染性疾病之间有风险的相关性，但总体而言，如果人与人之间发生风险的相关性很小，风险分摊就可以很好地发挥作用。

医疗保险公司的生产函数

医疗保险公司的存在是为了分散风险。他们通过支付与参保人疾病有关的部分或全部医疗费用来分散风险。保险公司的运营成本包括处理保险索赔和支付适当的费用。因此，对于保险公司，我们能够直接观察到的产品就是索赔支付，我们可以深入地来讨论这些产品的生产函数。索赔支付的完成主要涉及工作人员和计算机。这些工作人员、计算机及办公地点是在处理医疗保险索赔时的主要投入。这些费用计入保险公司附加保费，我们在第 10 章中已描述。

保险公司的附加保费随着其成本的上升（例如，工人的工资）和成本的下降（例如，计算成本）而上升或下降。保险政策的结构本身也会影响附加保费。如果保险计划事先就规定需要许多人的核查才能支付费用，那么附加保费必然会更高。如果该保险是一个可以由计算机来管理的“标准”计划，那么附加保费将会降低。被保险人索赔的数量和复杂性同样会影响附加保费。例如，具有高额起付线的保险计划产生的索赔会比较少，因为人们不能对小额保单进行索赔。许多小额索赔计划，如牙科保险，可能会需要比那些量少但是额度很大的索赔计划（如外科手术的保险计划）更高的附加保费。

保险公司的其他相关成本被称为是负向成本，即金钱的“成本”。因为保险公司在年初（或保险合同开始时）收取保险费，并在患者提交报销凭证后支付索赔，所以保险公司可以暂时持有这笔钱，从而获得投资回报。竞争压力通常会使保险合同在定价时考虑保险公司投资所带来的所有收益。例如，对于一个为期 1 年的典型医疗保险合同，如果每年支付保费，则从支付保费到获得“典型”收益之间的平均时间可能长达6个月。因此，保险公司的“实际”资本回报率越高，其附加保费越低[2]。在过去的几十年中，保险公司的实际收益（扣除通货膨胀）在 0 到 10% 之间波动，平均每年约为 5%[3]。因此，在平均持有期为半年的情况下，保险公司可以赚取 2%~3% 的保费作为投资收益。尽管从概念上说，保险公司收取的保费可能低于所支付的平均收益，但是投资收益通常不足以抵消保险公司的全部运营成本，因此，保险公司往往需要收取附加保费。

保险公司的类型

与医院一样，美国的许多医疗保险公司都是非营利组织（not-for-profit，NFP），但是从非营利组织向营利组织（for-profit，FP）的转变是非常普遍的，现在营利组织已经占据了大部分市场。这些非营利组织公司（通常是“蓝色”计划（蓝十字和蓝盾））是在 20 世纪前半叶通过特殊的立法来建立的。与营利组织这类竞争对手相比，非营利组织在运营方面具有多个优势。

首先，非营利组织凭借其组织形式可以实现免税。美国的许多州对所有保险销售征收特殊的“保费税”（例如，针对医疗保险费的销售税）。非营利组织计划通过免税政策来免除此类税收，这使它们在许多州的市场中拥有一定的价格优势。他们还可以避免其他一些种类的税收，包括联邦和州公司的所得税和财产税等。其次，在许多州，非营利组织无需面对像其他保险公司那样程度的监管，包括那些强加给其他保险公司的最低现金储备的法规。

尽管存在着这些与税收相关的问题，营利组织保险计划是成功且有利可图的。联合健康保险（UnitedHealthcare）在所有医疗保险公司中占有最大的市场份额（在承保人员中占 14%），其他包括 Anthem、Aetna、Cigna 和 Humana 分别排在前 8 名。Anthem 由前非营利组织公司合并而成，这些公司是以“蓝色”计划（蓝十字和蓝盾）和互助保险计划开始运营的。处于这两者中间的 3 家公司是：Health Care Service Corporation（成员拥有）、Kaiser Permanente（3%，一家在西海岸的 NPF HMO 公司）和 Centene（一家专门从事医疗救助管理服务的营利组织公司）（有关此概念请参阅第 12 章）。这里列出了前 5 名营利组织医疗保险公司 2016 年的收入情况（括号内为 2016 年的利润情况）：

- United Healthcare 1 850 亿美元（68 亿美元）
- Anthem 890 亿美元（25 亿美元）
- Aetna 630 亿美元（23 亿美元）
- Humana 540 亿美元（24 亿美元）
- Cigna 400 亿美元（19 亿美元）

2015 年，Aetna 和 Humana 想要像 Anthem 和 Cigna 一样进行合并。但是在 2016 年 7 月，司法部对这两次合并提出了反对意见。所以 Aetna 和 Humana 在 2017 年 2 月退出了合并计划。同样，Anthem 于 2017 年 5 月取消了与 Cigna 的合并计划。从国家层面来看，医疗保险市场的集中度相对较低，最大的保险公司（UnitedHealthcare）仅占市场的 14%。在区域和各个地方层面，市场份额是明显增加的。例如尽管 Kaiser Permanente（NFP HMO）在全国范围内仅为 3%，但是它在加利福尼亚州持有的市场份额约为 40%。

如果我们意识到保险公司收入中 80%~90% 都支付给了卫生保健供方，那么这些公司所报告的利润就代表了总保险费用中非常重要的部分（“附加保费”）。以 UnitedHealthcare 为例，我们根据表 11.1 假设保费中有 15% 是用于运营和盈利的“附加保费”，其余是向卫生保健提供者支付的费用。根据对附加保费的估算，1 850 亿美元中包括了 1 570 亿支付给卫生保健供方的费用以及 280 亿的运营成本和利润。因此，68 亿美元的利润约占非供方费用部分（“附加保费”）的四分之一。对于该列表中其他 4 家公司，计算比例为 19% 到 32%，而 UnitedHealthcare 处在平均水平左右。

表 11.1　不同公司规模的附加保费

公司规模	附加保费估计值(95% 置信区间)
1~50	0.42(0.38~0.46)
51~100	0.25(0.23~0.27)
101~500	0.17(0.164~0.177)
501~5 000	0.12(0.117~0.123)
5 001~10 000	0.16(0.115~0.165)
>10 000	0.04(0.038~0.042)

蓝色计划(和其他非营利组织)从非营利组织状态转换为营利组织状态的压力很可能来自 3 个方面。首先,从历史上看,蓝色计划一直保持着区域垄断,每个州很少会有超过一家以上的公司,因此他们很自然地受限于如何能够在保险业务中获取更好的规模经济。其次,蓝色计划,尤其是蓝十字(医院护理)强调传统的医疗保险,保险覆盖范围最初为 30~90 天,之后又扩大到 120 天,乃至 365 天,但是它仍然是"传统的"按服务项目收费的保险形式。由于这种保险形式逐渐被淘汰(参见表 11.3),蓝色计划的传统市场也随之消失了。最后,随着最佳规模的增加和管理式医疗的日益普及,非营利组织对新的索赔管理系统进行投资的资本需求已经增加到无法"从运营中"来维持,并且他们无法进入到一个公平的股权资本市场,他们想要跟上现代保险行业的发展步伐已经非常困难。因此,我们看到 1990—2000 年期间大量保险公司从非营利组织转为了营利组织。

团体保险

在美国以及其他许多国家,大多数医疗保险都不会出售给个人或家庭,而是出售给大的团体。与个人保险相比,团体保险具有两个优势:提供了规模经济和避免了逆向选择。

规模经济

长期以来,研究医疗保险的经济学家都知道,随着保险人数的增加,规模经济能够减少保险的附加保费。最明显的观察结果来自各种规模的公司为其雇员购买保险的比例。经济学理论认为,随着额外福利价格的下降,保险将对雇员更具吸引力,因此会有更多的雇主愿意去购买保险。在最新数据(Kaiser 家庭基金会,2011 年)中,雇主的保险计划所涵盖的工人比例从 38%(3~24 名员工)稳步上升到大约 65%(超过 1 000 名以上的员工)。这些差异主要来自雇主提供的保险覆盖范围的大小,当雇员获得保险后,"承购"比率在不同公司规模上差别不大,尽管小公司(78%)的承购率要略低于大公司(83%)。此外,对保险需求的研究通常发现,规模大小与总体保险需求之间存在着密切的联系(以总保费或承保范围来测定,包括共同保险费率,起付线,封顶线等),同时,员工的规模确实是整体保险需求最好的预测指标之一,并且价格(附加保费)随着公司规模的增加而下降(Phelps,1973,1976;Goldstein 和 Pauly,1976)。

尽管许多研究者都对公司规模和附加保费之间的关系有所猜想，但是直到 2011 年，一项严谨的研究才详细地揭示了这种关系。近年来，公司的平均附加保费（通过计算保费占利润的比例得到）为 14%~16%。对于个人的（非团体）政策，公司的平均附加保费维持在 50% 左右（低于 25 年前的 70%）。附加保费如何随着公司规模的变化而变化既往并不清楚。这项研究（Karaca-Mandic、Abraham 和 Phelps，2011 年）将几个数据集合并在一起得出了估算值。表 11.1 列出了它们的结果（包括平均值和 95% 的置信区间）。

除了 5 000~10 000 名员工规模的附加保费比例，其他数据表明随着公司规模的增长，附加保费会逐步下降，正如人们从风险聚集的性质、大群体中固定成本的转移以及规模经济中看到的那样。公司人数每增加 10%，附加保费就会相对减少 2.7%。

11.2　PPACA 中的保险交易所

考虑到小型团体和个人高昂的保险成本，PPACA 建立了一套区域性“保险交易所”，主要针对小型雇主团体（少于 100 名雇员）和个人。目前只有 12 个州建立了自己的交易所，而且联邦交易所（healthcare.gov）在 28 个州（包括哥伦比亚特区）中充当主要交易所，另外 11 个州通过联邦项目建立起了联邦与州之间的合作关系。

PPACA 要求交易所提供 4 个级别的计划：①青铜计划：法律规定的最小可接受承保范围（平均至少覆盖费用的 60%）；②白银计划（至少覆盖费用的 70%）；③黄金计划（至少覆盖费用的 80%）；④珀金计划（至少覆盖 90% 的费用）。所有计划都必须遵守 HSA 计划里所设定的自付限额（例如，2017 年，个人为 6 550 美元，家庭为个人费用的两倍）。

保险交易所还将提供与收入相匹配的保险覆盖范围，并与计划在达到全面承保范围之前包括的最大自付费用挂钩。对于那些处于联邦贫困线（federal poverty limit，FPL）100%~200% 范围内的人群，实际支付的最高限额将是 HSA 定义的最高限额的三分之一。对于收入范围在为贫困线 200%~300% 的人，最高限额将是 HSA 限额的一半；对于收入范围为贫困线 300%~400% 的人，该限额将是 HSA 定义的限额的三分之二。举个例子，对于一个两口之家，2017 年的收入可能接近 $65 000，但仍然有资格根据个人保险交易的 PPACA 规则降低自付费用限额[4]。

此外（随着时间的推移这成为交易所运作方式的关键）PPACA 要求个人至少获得一项铜牌计划，否则他们将面临税收处罚。最初，税收罚金设定得很低，并逐步分阶段实施，因此，2016 年是全额罚款的第一年。每年的总罚金有两种计算方法：按个人和按家庭计算。按个人计算的话，每位成年人的罚款为 695 美元，而每个家庭的最高罚款为 2 085 美元（每人费用的 3 倍）。按家庭计算的话，罚款被设定为家庭收入的 2.5%[5]。然后，人们将支付这两种计算罚金的方法中的最大值。进一步的限制是，任何情况下罚款绝不能超过青铜计划费用的全国平均水平[6]。

为了更详细地了解其工作原理，对于一个 30 岁的人，罚款将是以下两个数的最大值：695 美元（每人）或家庭收入中高于报告阈值的 2.5%（2016 年的阈值为 10 300 美元）。因此，对于这个人来说：

收入在 38 100 美元以下	罚款为 695 美元
收入在 38 100 美元至 133 980 美元之间	罚款为（收入 -10 300）的 2.5%

收入超过 133 980 美元以上　　　　　　罚款为购买青铜计划费用(3 092 美元)

现在考虑要做出是否买保险的决定:2016 年,全国范围内购买青铜计划的平均费用为 $3 092,因此这个 30 岁的人将面临一项抉择。假设此人的年收入为 50 000 美元(约等于 2016 年的人均 GDP)。他的罚款将接近 $ 1 000(因为只有 $ 10 300 以上的收入部分用于罚款计算)。因此,这个决策者必须选择支付 1 000 美元的罚款或支付 3 085 美元(平均)购买青铜计划(如果选择更好的计划则更多)。在美国,有些人选择不购买保险,而选择支付罚款。请记住(请参阅表 10.1),在这些规定实施的情况下,未满 65 岁的人口中仍有 9.1% 没有保险。

对于那些可以预先规划未来一年将支出更多医疗费用的人来说,这个决定将是完全不同的。在很多可预测的情况中,我们假设对于一名孕妇,计划明年会怀孕分娩。这项决定肯定会让这位孕妇倾向于购买保险。对于某些人群,即使医疗费用并不确定,他们还是认为他们的费用可能会高于平均水平。例如,它们可能有早期发现癌症的家庭史,或者他们经常从事一些危险的活动,比如橄榄球、极限滑雪竞赛或赛车,或者他们可能生活在一个非常危险的社区,在那个社区里人际暴力非常普遍。所有这些人都更有可能选择投保,而那些认为自己将来的医疗支出风险较低的人会选择支付罚款。

一般而言,保险的需求模型表明:个人在购买保险时会评估他们从保险中获得的预期赔付加上他们愿意为了规避金融风险而支付的风险溢价(请参见有关图 10.3 的讨论,第 10 章)。然后他们将比较交易所收取的保费,保险的估计价值及罚款,并选择最佳的行动方案。保费比率:预期的收益会产生附加保费的模糊价值,如果估计的附加保费超过风险溢价加上罚金之和,他们将理性地选择支付罚金而不是购买保险[7]。

最后,购买保险的决定还与个人年龄有关,因为青铜计划保费(该法案规定了 2.5% 的收入罚款上限)随着年龄的增长而增加。大体来看,青铜计划保费设定的罚款金额上限为:

30~39 岁　$134 000

40~49 岁　$150 000

50~59 岁　$205 000

60 岁及以上　$306 000

这些数字清楚地表明对于大多数高于最低收入水平的人来说,他们的罚金是收入的 2.5%。因此,单纯根据保险的成本,保险的感知价值,以及与收入相关的惩罚做出的决定有时会是支付惩罚而不是购买保险。

这些激励措施的净效应是降低了低年龄人群在保险交易所中的参与情况,而这部分人群恰好是用来降低总保费所需要的人群。2015 年的数据显示了年龄对于未购买保险人群比例的影响(表 11.2)[8]。

表 11.2　按年龄划分的未购买医疗保险的百分比

年龄	未购买医疗保险的百分比
18 岁及以下	5.2
19~25	14.5
26~34	16.3

续表

年龄	未购买医疗保险的百分比
35~44	13.7
45~64	9.6
65+	1.1

框 11.1　医疗保险交易所作为一种分离均衡

自从交易所市场成立以来，观察这些交易所的人们主要担心的是青铜计划和其他更优惠的计划的年保费快速增长。在 2015 年至 2016 年之间，青铜计划的全国平均费用增加了 11%，而铂金计划则上升至 16%。自从交易所于 2014 年开始运营以来，青铜计划的平均水平（以及未购买保险的处罚限额）每年平均增长 12%，是整个美国卫生保健支出增长速度的两倍。

最合理的解释是，在交易所市场上竞标的保险公司高估了年龄较小（成本较低）个体的参保情况，因此，被迫陷入一个不愉快的“追赶”游戏。高额的保费（2015—2017 年）自然会使一些年轻人选择支付罚款而不是选择投保，这加剧了最初的问题。

因此，人们可以理解第 10 章中讨论的均衡分离导致的交易所市场的快速增长。

11.3　管理式医疗：对传统保险激励措施的回应

近年来，卫生保健已经发展成为一种经济形式——“管理式医疗”部门，这种形式可以与其他经济部门进行比较。如果我们不了解管理式医疗组织的性质，他们试图在做什么，他们拥有的管理工具以及消费者不愿意加入的原因（而是选择传统的保险计划，正如第 4、5 和 10 章中讨论的那样），我们就无法充分理解美国的现代医疗体系。管理式医疗涵盖了各种各样的组织，但关键思想是管理式医疗组织积极参与了医疗服务和医疗保险的提供。有时他们扮演的是医疗服务提供者的角色，但是更多是扮演保险公司的角色。但是，无论它的前身或历史是什么，随着它们逐渐演变为一种“中间地带”，它们都可以看起来非常相似。管理式医疗具有多种类型，框 11.2 提供了最常见类型的定义。

本章是以讨论消费者的决定为始——消费者为什么要加入管理式医疗组织？然后讨论哪些激励措施（包括提供者和消费者的干预）能够促使管理式医疗组织去实现他们的目标。

框 11.2　管理式医疗的复杂形式

世界管理式医疗组织（managed care organization，MCO）现已演变为一系列松散的分类，但结果表明，他们几乎都与 TLA* 相同。

HMO（health maintenance organization，健康维护组织）：HMO 是对这些组织最经典和使用最广泛的称谓，这个短语是在 20 世纪 70 年代创造的，被用来描述一个相对特定的组织。在这个组织中，保险计划、医生和医院要么是同一个组织，要么是紧密联系在一起的。医生们通常在同一座（大型）医疗办公大楼工作，通常与医院相邻或是医院自身的一部分。在西海岸的恺撒永久计划可能是这些组织的原型。在这样的计划中，医生是有薪水的，保险计划拥有患者使用的医院，患者（紧急情况除外）必须使用保险计划附属的医疗机构。

纯粹的“员工模式”HMO 的基本特征是，该计划是在“人头”的基础上支付（“每个人”），这意味着 HMO 每年收到一笔固定数额的钱，以保障所有的卫生保健加入者的任何需要。这为成本控制和谨慎使用医疗干预措施提供了最大的激励（在一些观察人士看来，这种激励如此强烈，可能会损害患者的健康）。

这个术语已经普遍使用，并且暗含了几乎所有类型的管理式医疗组织，特别是在某些情况下具有与管理式医疗组织几乎相同的含义。

FFS（fee-for-service，按服务项目收费）：FFS，这是与管理式医疗组织相反的形式。传统保险（包括最初的 Medicare）针对为患者提供的所有服务明确了费用的承保范围。FFS 对卫生保健提供者和消费者的行为约束最少，并且由于这种不受约束的环境，他们在对消费者给予一定程度的财务保护方面具有较高的成本。

IPA（independent practice association，独立协会）：IPA 距离“单纯”的 HMO 只有一步之遥。在 IPA 中，医生在自己的办公室中进行独立执业，他们提供服务的患者既包括参加传统 FFS 计划的患者，也包括按人或“管理”的患者。

PPO（preferred provider organization，优先服务提供者组织）：PPO 和 IPA 类似，但是 PPO 更多地依赖于选择一部分卫生保健提供者，并与他们签订关于价格方面的协议。这些“医疗服务提供者”通过 PPO 保险计划来吸引患者，以换取较低的价格。而低廉的价格可以让 PPO 提供较低的保险费，从而吸引更多的参保者，这反过来提供了更多的患者，那么 PPO 可以根据这些患者来与卫生保健提供者进行谈判。在这种形式中，一般是按服务项目来向医生支付工资，而且对每项服务会预先商议好具体的费用。

POS（point of service plans，服务点计划）：POS 计划经常被称为没有围墙的 HMO。POS 计划通常会与卫生保健供方讨论按人付费的具体安排，但是医生会像 IPA 或 PPO 那样在自己的办公室中执业。关键区别在于，POS 计划对提供者的费用赔付是以每人每年的形式，而不是像 FFS 那样。患者具有强大的经济动机去选择 POS 计划所包含的医生，因为如果他们使用计划外医生（极端形式）或他们的共付比例很高，那么他们的保险将不会承担任何费用，但他们可以在选择服务的时间点（他们寻求护理的时间）做出选择，而不是每年一次。

HDHP（high-deductible health plan，高起付线健康计划）：HDHP 主要是一项具有非常大的前端起付线的计划，通常带有附加的健康储蓄账户（health savings account，HSA），因此消费者可以直接控制卫生保健支出。这项计划以前被称为消费者导向的健康计划（consumer directed health plans，CDHP）。

联邦政府允许个人在 2012 年向 HSA 账户存款且不用为该金额缴纳收入所得税，个人每年最高为 $3 100，家庭最高为 $6 250，但是法律对符合条件的计划也设立了最低的起付线——每人 $1 200（目前每个家庭每年 $2 400）。

ACO（accountable care organization，问责式的保健组织）：ACO 是由 PPACA 定义的，组织形式类似于 HMO，但是它不需要提供全部服务，并且将获得与医疗质量和质量改善直接相关的支付。

* 3 个字母的首字母缩写。

11.4 为什么是管理式医疗?

管理式医疗组织的发展是针对另一个问题的解决方案所引发问题的回应。从根本上讲,医疗保险(如第 10 章所述)的存在是为了降低个人的财务风险。健康结果的可变性提供了基本的风险来源,对这些疾病和伤害的明智反应(购买适当的卫生保健服务)会带来衍生的财务风险。为了应对这些由疾病造成的风险,个人会选择购买医疗保险。但是该保险的传统形式,包括经典的蓝十字和蓝盾的“第一美元”和“主要医疗”保险(第一次由商业保险公司出售)产生了另一个问题,因为他们试图降低财务风险,他们最终会以不合理的方式改变了人们选择卫生保健服务的行为。管理式医疗的发展则有助于解决这一问题。

正如我们在第 4 章和第 5 章中了解到的那样,传统的医疗保险会通过降低消费者在选择卫生保健服务时的费用(包括治疗类型、专科服务等)进而导致福利损失的情况。由于人为地降低了价格,消费者会被引导去消费过多的卫生保健服务,但是正如我们可以通过自愿购买保险那样,他们通过降低财务风险所获得的收益要大于因过度消费卫生保健所造成的损失。上一章的讨论显示了理性的消费者会如何平衡这些收益和损失,以及“最佳”保险会如何根据疾病(及其治疗方法)带来的风险以及对医疗服务本身的需求弹性而发生变化。

管理式医疗试图通过某种干预手段来改变有关医疗服务数量和类型的决策进而来改善传统保险所产生的问题。消费者与管理式医疗之间的合同以某种方式限制了消费者获得卫生保健的机会,从而消除了患者过度使用卫生保健服务的动机。参与管理式医疗计划的消费者实际上会说“在我再次杀人之前先阻止我”(尽管措辞可能不太极端)。管理式医疗在系统中加入了各种激励措施和约束条件以减少医疗服务数量,并在面对提供多种治疗方案时会倾向于使用成本更低的替代药物[9]。

管理式医疗组织致力于去发现哪些干预措施确实有效,哪些措施能够被消费者所接受,以及在保险计划包括了各种组合形式的“管理”条件时如何去为保险合同定价。这种用来约束卫生保健消费者选择的机制也会对提供者和消费者的行为产生影响。由于医生和患者之间重要的“委托关系”(无论是否涉及需求诱导),这些约束条件被证明确实会对提供者的行为产生重要影响。但是(如下所述),那些依赖改变提供者行为的机制会受到潜在法律的制裁,因为它们不可避免地改变了患者与医生之间的委托代理关系。本章会在后面的章节探讨这些“管理”工具的主要类型,并分析他们带来的后果。

从这一点上来说,值得注意的是管理式医疗组织并不是仅仅在市场上取得成功,因为它们创建了费用低于标准按服务项目收费(fee-for-service,FFS)的保险计划。尽管在某些人看来,这似乎是他们成功的主要原因。但是,较低的保费成本并不一定能够吸引理性的消费者加入管理式医疗组织。当然,我们通过承保范围的减少(例如,较高的共付额和起付线)或收益范围的减少(对于处方药、牙科护理等没有保险),总能获得较低的保险费用。但这只是让消费者在较低的保费和更大的财务风险之间进行权衡。管理式医疗的核心价值在于它能够降低对消费者的保险费用,同时又能消除那些 FFS 保险计划可能会带来的财务风险。

当消费者决定加入管理式医疗组织(而不是传统的 FFS 计划)时,他们实际上会预先承诺一个会限制他们选择的计划,因为这样的预先承诺实际上可以提高他们的整体预期效用。经济学“博弈”的分析结果通常显示出预先承诺对于理性经济主体包括消费者和供应商的重要价值[10]。框 11.3 讨论了一个关于预先承诺的经典神话故事。

框 11.3　一个关于预先承诺的神话故事

早期的希腊神话有助于我们理解预先承诺的概念。这个故事关于荷马的英雄尤利西斯(Ulysses)[或奥德赛(Odysseus)]。尤利西斯为了实现他所期望的目标,故意去预先限制自己的行为。他的预先承诺会阻止他采取非理性(对他而言甚至是致命的)方式,同时仍然允许他去实现其他目标。在大多数涉及预先承诺的经济模型中,相同的问题都会发生。

尤利西斯回家时必须乘船航行,在航行过程中会经过一个岛屿。在这个岛上有一些让人不可抗拒的女性,她们叫作塞伦斯(Sirens),她们的歌声能够吸引水手,但是更致命的是会导致他们的船触礁*。尤利西斯希望能听到那首著名的歌,但是很显然不希望自己的船发生事故。为了不让船员听见,他用蜡把所有船员的耳朵堵住,然后将自己小心地绑在船桅上,这样他就不会改变他的进程。船员能够安全航行,同时尤利西斯能够听到著名的塞伦斯之歌,但是前提是他事先让自己的行动受到了限制。因此,他能够实现听见塞伦斯歌声的短期目标,并且能够实现安全返航的长远目标。尤利西斯的"把自己绑在桅杆上"的想法已经象征着某个人提前采取行动来约束自己以后的行动。对于卫生保健消费者而言,管理式医疗具有许多相同的要素。

* 荷马从来没有明确说明塞伦斯这样做的动机,但也许是能够通过清除船只遗骸而获利。荷马确实暗示了在岩石上散落的受害者船只的残骸。

11.5　市场份额趋势

在过去的 20 年中,医疗保险的类型迅速转变。直到 20 世纪 80 年代后期,传统保险才在市场上占据主导地位,几乎四分之三的人都通过蓝十字、蓝盾计划或商业保险(主要是具有中等起付线和 20% 共同支付的医疗计划)来购买医疗保险。从那时起,医疗保险的市场发生了飞速的转变。

管理式医疗展现出来的控制成本的优势很快横扫了传统保险的市场。如表 11.3 的第一列所示,10 年内"传统计划"的市场份额下降到了 14%,并且这种计划几乎都不存在了(市场份额不到 1%)。健康维护组织 HMO 模式(包括像 Kaiser Permanente 这样的 Staff 模式和更分散的 IPA 计划)的市场份额在 2000 年上升到接近 30%,然后开始缓慢下降到目前的 15%。

表 11.3　不同类型保险计划的市场份额变化情况

	传统	HMO	PPO	POS	HDHP
1988	73	16	11	0	0
1993	46	21	26	7	0
1996	27	31	28	14	0
1998	14	27	35	24	0

续表

	传统	HMO	PPO	POS	HDHP
1999	10	28	39	24	0
2000	8	29	42	21	0
2001	7	24	46	23	0
2002	4	27	52	18	0
2003	5	24	54	17	0
2004	5	25	55	15	0
2005	3	21	61	15	0
2006	3	20	60	13	4
2007	2	21	57	15	5
2008	2	20	58	12	8
2009	1	20	60	10	8
2010	1	19	58	8	13
2011	1	17	55	10	17
2012	<1	16	56	9	19
2013	<1	14	57	9	20
2014	<1	13	58	8	20
2015	<1	14	52	10	24
2016	<1	15	48	8	29

数据来源：http://kff.org/report-section/ehbs-2016-section-five-market-shares-of-health-plans，最后更新于 2017 年 4 月 22 日。

随着时间的推移，3 种新的保险模式越来越受欢迎，包括优先服务提供者组织（PPO）、服务点计划（POS）以及 2006 年联邦法律制定的高起付线健康计划（HDHP），法律允许他们将税前资金放入相应的健康储蓄账户（HSA）中。这项法律（更改了美国税法）规定了起付线的限额，以及封顶线，这些限额使得 HDHP 有能力去获得相应的 HSA。

现在增长最快的计划是 HDHP，市场份额从 2006 年（HSA 账户存在的第一年）的 4% 上升到 2016 年的 29%，在这 10 年里实现了稳步增长。收益是以牺牲 HMO、PPO 和 POS 计划为代价的。

那些从 2006 年以来（随着 HDHP 的出现）逐渐失去市场份额的所有保险计划都有一个共同的特点：他们通过选择一部分的医疗服务提供者来帮助控制卫生保健费用。相比之下，HDHP 并不会限制医疗服务提供者，但是将更高的费用分摊给患者，所有这些计划的起付线至少与 IRS 定义的 HSA 中设定的最低限额相等（2017 年，个人为 1 300 美元，家庭为 2 600 美元）。这似乎是便捷性（避免限制医疗服务提供者）与较高的自付费用之间的权衡。但是，我们不能忘记的是这些计划将会导致大量的消费者去寻求价格较低的医疗服务，如第 7 章所述。

我们可以从这些趋势中学到什么？最明显的是，人们似乎更倾向于那些能够控制成本的计划，这一点可以从传统计划市场份额的剧烈下降来说明。但是，人们似乎想要通过一种不会严重干涉他们所接受治疗方式来实现。HMO 计划对于治疗方案来说具有最为积极的"管理"。在那个几乎没有其他可以控制费用措施的年代里，它们更受欢迎，但是随着其他干扰较小的选择变得越来越多，它的使用率便下降了。PPO 模型提供了一种控制费用的方法（通过医疗服务提供者的折扣价），而这种方式并不会影响医患对于特定干预措施的选择。POS 计划的工作方式与 PPO 计划非常相似，主要由"优先提供者"组成，但也允许人们选择"超出计划范围"的任何医生，但通常会因为共付额较高而受到高额的罚款。它们的受欢迎程度将在很大程度上取决于参与的医疗服务提供者的范围大小。一个有大量医疗服务提供者的 PPO 计划将使 POS 模型的受欢迎程度降低。

最后，拥有 HSA 的新 HDHP（以前称为"针对消费者的健康计划"）模型提供了不同类型的承保范围。这是一种高起付线的计划，同时几乎没有其他控制医疗服务利用的措施。这个计划是消费者支付 20% 的费用，如果达到灾难性支出的限额便可以实现全面覆盖。享受税收政策保护的 HSA 允许消费者将钱存入专门的储蓄账户中来支付他们的医疗费用，直到他们达到 20% 的承保范围或当达到灾难性卫生支出限额时实行全额赔付。对于每项计划，联邦法律都规定了它们能够享受税收优惠的 HSA 计划的起付线。2017 年，个人的最低起付线为 1 300 美元，家庭为 2 600 美元，并在未来几年进行定期调整以适应生活成本的变化。

这些 HDHP 类似于 1998 年 Keeler 等发现的起付线、共同保险和封顶线的最佳组合，并且也与预期效用理论预测的计划类型相匹配，这类计划能够使消费者最大限度地降低风险承担导致的损失以及大量卫生保健支出造成的浪费（所谓的"道德风险"）。65 岁以上的人无法使用 HSA 计划，即使是符合 Medicare Advantage（Medicare C 部分）的人群（详见第 12 章）。

从医生的角度来看市场变化

我们可以从医生参与的角度来看管理式医疗市场的变化。在 2000 年开展的一项针对医生的调查中，美国医学会（AMA，2003 年）询问受访者对于管理式医疗患者的依赖程度，调查内容包括签订了管理式医疗合同的医生比例（他们几乎无处不在！），以及他们从管理式医疗合同中获取执业收入的比例。表 11.4 总结了各类医生的回答情况。总体而言，88% 的医生签订了管理式医疗合同，并且 41% 的医生收入来自管理式医疗的患者。在总收入中，只有 7.3% 来自按"人头"付费的合同，该合同是每年向医生支付治疗患者的费用而不是以 FFS 为基础（这个比例从外科医生的 3.9% 变化到儿科医生的 15.3% 不等）。

表 11.4　从医生的角度看管理式医疗的市场渗透

医生类型	签订管理式医疗合同的医生比例	收入来源于管理式医疗合同的比例	收入来源于按人头服务合同的比例
所有医生	88.1	40.8	7.3
全科医生 / 家庭医生	91.6	42.5	11.4
内科医科	91.2	38	9.6

续表

医生类型	签订管理式医疗合同的医生比例	收入来源于管理式医疗合同的比例	收入来源于按人头服务合同的比例
外科医生	89.6	38.3	3.9
儿科医生	94.1	54.9	15.3
妇产科医生	93.9	56.4	4.1
放射科医生	91.8	42	7
其他	78.9	31.8	2.4

来源:AMA(2003),表 36、表 37 和表 38。

41% 的医生收入来自管理式医疗的患者,这个数字值得特别关注。这体现了在私立医疗市场中所占的份额比人们可能预想的要高得多。尽管有些州已经实行了医疗补助计划并且一部分 Medicare 患者选择了管理补助的方案,但是大多数管理式医疗的收入都来自 65 岁以下的享有私立医疗保险的患者。政府计划(主要是 Medicare 和 Medicaid)支付的费用约占医疗总费用的 45%,剩下的 55% 都是用于私人医疗保险支付。相对于 55%,这 41% 的收入份额应该受到关注。因为我们知道,医生收入中大约有四分之三来自未参与政府保险的患者签订的管理医疗合同。

11.6 干预类型

为了降低医疗保险的费用并且控制消费者的风险,管理式医疗组织必须找到可接受的方式来限制获得卫生保健服务的机会。管理式医疗组织通过改变消费者和卫生保健提供者的激励机制和"游戏规则"来实现这一目的。接下来我们将了解管理式医疗组织采用的具体机制。

消费者方

管理式医疗中的许多干预措施都可以直接影响消费者的行为;这些干预措施旨在改变消费者在寻求卫生保健服务时的选择,以及他们在收到医生提出建议后决定选择哪些医疗服务。

共同支付

几乎每个管理式医疗计划都在使用的较为常见、也易于理解的干预措施是在开展卫生保健服务时进行共同支付。现在大多数的计划都在使用这样一种系统。在这种系统中,患者每次看医生都需要支付固定的费用。对于一次非专科的就诊,支付费用通常在 10 到 40 美元之间,到专家就诊的费用则更多,急诊的费用同样更多。在第 4 章中我们已经探讨了这种共同支付方式的后果,在此不再赘述,只是要强调有关搜索激励的问题。正如我们在第 4

章了解到的那样，具有这种类型结构的共付模型消除了消费者去寻求较低价格的动机，因为（一旦按医师和处方等方式支付了固定金额）消费者不会通过寻求较低价格的提供者获得经济利益，因此他们大多没有任何动机去进行任何搜索。但是，几乎所有正在运行的管理式医疗计划都已经与符合的医疗服务提供者进行了价格谈判，这实际上是在寻找消费者。因此，他们不在乎消费者是否进行了搜索，并且非常愿意建立这种限制搜索的共付系统。采用类似于 10 美元共付这种保险计划的优势似乎主要在于管理费用上——医生办公室在开展医疗服务时会收取共付费用，而且保险公司已经认可了根据诊疗程序或诊疗次数来为每位医生支付费用。

第二意见的项目

在某些管理式医疗计划中，另一种方法是在支付手术费用之前提供“第二意见”。在补充性意见的安排中，保险计划将会向第二位医生的意见付费，但第二位医生不用提供治疗。他们只需要回答是否同意最初的治疗建议。

第二意见过程关注的是在 FFS 计划中医患关系内在的财政激励问题。“代理人”（医生）有经济上的动机去推荐更激进的治疗方法，而“委托人”（患者）通常不愿意选择这些方法（Dranove，1988a）；由于信息不对称，患者始终无法知道治疗建议会在什么情况下被修改。通过这种第二意见的方式，保险计划不仅让患者意识到可能会从医生那里收到“有偏”的建议，而且还为患者提供了一种从非利益相关的医生那里获得建议的方式。

尽管第二意见的项目具有内在吸引力，但是它们在改变患者选择方面的效果不佳，并且在管理式医疗计划广泛使用的情况下，很少有计划会需要使用这种第二意见的方法。第二意见项目可能存在某些问题。首先，患者通常不愿意使用第二种意见，因为这样似乎在挑战自己的医生。其次，第二种意见几乎总是来自同一地区的另一位医生（因为如果不是这样，患者必须在路上花费很多时间才能获得第二种意见）。正如我们在第 3 章中对区域差异的分析结果所描述的那样，医生的“风格”很可能会在同一区域内具有某些相似性。因此，最初的手术建议很可能会得到一个完全一致的第二意见，因为即使这位医生针对这个病例给出了非常真诚的意见，我们也知道同一地区的医生具有相似的决策思路。

守门人模型

过去在管理式医疗计划中广泛应用的另一种方法被称为“守门人”模型。在这些管理式医疗的项目中，患者在看专科医生之前必须先去看初级保健医生（家庭医生，内科，儿科，或者在怀孕的情况下，产科），并且必须从初级保健提供者（primary-care provider，PCP）那里获得一个明确的转诊单。这个转诊单对于保险公司去支付专科治疗费用是必不可少的。PCP 的就诊显然会使保险公司付出一些代价。因此，它更期望通过减少一些治疗来弥补费用支出。

一般来说，在守门人模型中存在多方面原因能够降低总体治疗费用。一个很关键的原因是 PCP 或者专科医生都可能会治疗患者（很多疾病和伤害属于此类）。专科医生通常会比全科医生（PCP）收取更高的费用，并且在某些情况下，专科医生会比全科医生更频繁地使用其他医疗资源（比如实验室检查，住院等）[11]。因此，保险计划可以依赖于全科医生更一般的经济诱因来“挽留”患者，而不是将患者转诊给专科医生，并且可以预期治疗的总费用将比专科医生治疗的总费用要低。因此，守门人模型的基础是防止患者绕过 PCP 去直接接受专科治疗。这是“将自己绑在桅杆上”的一个非常具体例子。

目前关于支持或不支持守门人模型的数据非常少。一项早期的研究关注于在华盛顿西雅图建立的第一个守门人模型（Moore、Martin 和 Richardson，1983 年），它提供了一个失败计划的案例研究（这为不支持守门人模型的卫生保健供给者提供了动机）。由于效果有限（以及在患者和医生中不受欢迎），大多数管理式医疗组织都放弃了这种守门人模型。

供给方

传统的医疗保险试图只通过消费者方面的激励措施（共同支付和免除支付）来控制医疗费用。现代管理式医疗计划不仅使用此类策略，而且还采用了针对供给者的激励措施。此部分主要讨论针对供给者的服务利用和成本控制的策略。

医生的支付策略

在管理式医疗中，对医生的补偿被广泛用来改变医疗服务提供者行为，医生（通过培训和法律）一般都具有开具处方和管理患者相关医疗服务的功能。有关此问题已在第 7 章中讨论过[12]。

工资与按服务项目收费

关于向医生支付固定年薪（而不是基于 FFS 的薪水）的想法主要来自“经典”HMO（例如 Kaiser Permanente），所有参保患者的医疗服务都是由一些享有固定薪资的医生小组来提供。关于 HMO 的研究为医生补偿的作用提供了很好的信息来源，尽管我们不能将其视为权威，因为 HMO 除了改变医生的补偿之外还做了其他事情。例如，HMO 经常将预防性服务作为降低卫生保健费用的一种方式，并强调通过简单集成组织提供的连续性卫生保健的价值。即使如此，我们仍可以参考 HMO 与 FFS 的研究来获得基于工资补偿方法的作用。

这个概念起源于 1940 年在波特兰檀香山和洛杉矶建立的 Kaiser Permanente 公司，工资补偿是该公司向员工提供卫生保健福利的一种方式。保险公司雇用医生（以一种单纯的形式，通过固定薪金支付）或与特定的医生团体签订合同以提供卫生保健，并建立自己的医院或者与社区内的医院签订服务合同。最初的 Kaiser Permanente 公司都拥有自己的附属医院。此类计划的主要特点是，卫生保健提供者（包括医生，医院等）没有任何经济动机去为参加该保险计划的患者提供额外的护理，因为保险公司、医院和医生都享有共同的利益。

这种付款方式通常被称为“按人付费”，因为治疗患者的费用是按“人均”或“人头”来支付的（因此被称为“按人付费”）。按人头支付确实是一个单纯 HMO 所必要的组成部分，因为其中包含了财政激励措施。在标准的 FFS 保险计划中，医疗服务提供者始终可以通过为患者提供更多护理而获得更多财政收入。保险公司在很大程度上具有“风险”，卫生保健提供者根本就没有“风险”,而患者仅在其起付线、共同保险等范围内具有“风险”。在这种没有任何经济诱因去节约稀缺资源方面的情况下,与卫生保健服务决定关系最为密切的就是医疗服务提供者(尤其是医生)和患者。作为“第三方”,保险公司具有财务风险,但是在控制费用方面它们无能为力。实际上,保险公司对成本控制的唯一兴趣在于,可以设计某些控制成本的方法来使保险公司的保险费用对保险购买者来说更具吸引力,而医疗保险的税收补贴会减少这些方法的实际作用。

相比之下,在单纯按人头付费的模式中,医生和医院的工资是固定工资(对于医生而言),或者是根据他们治疗患者数量的协议来制定。卫生保健提供者愿意为患者提供所有“必要的”服务,以此来换取每位患者每年特定的一笔支付费用。

这种安排极大地改变了医生和医院的动力。他们不再通过服务数量来盈利。他们通过采用减少医疗服务利用的方法来获利,并且他们有强烈的财政动力去实现这一点。他们有法律上和市场上的动力来提供“足够的”保健,这可以帮助他们确保患者得到足够的治疗,但是他们确实有动机来节省医疗资源。

在许多“单纯 HMO”的计划中,医生都是独立的法人(通常是大型的多专业团体),他们与 HMO 保险公司签订合同,为参保的患者提供医疗服务,并且同意只使用归属于 HMO 的医院。患者每年需要支付固定的保险费,并享有所有的医疗护理(有时,医生就诊时需要支付很少的共付费用)。该医师小组将会在年底共享这些剩余的资金。因此,这些团体有着强大的经济动力来避免消耗不必要的资源。通过规则和监督,HMO 可以避免大型团体存在的一些协调问题(请参阅第 6 章),并且更重要的是,它可以直接解雇那些不合作的医生。

这些计划创造了一种供方角度的激励措施,以此来限制它们所提供的卫生保健服务数量。毫不奇怪,通过这种形式节省的费用主要来自参保患者住院率的降低,而住院本身是一个费用昂贵的医疗行为,这一行为几乎可以完全由医生控制。关于 HMO 的大量研究[请参见(Luft 1981)]表明,与拥有较大承保范围的 FFS 相比,HMO 提供住院服务的倾向性会更低(请注意,相关比较是在全额保险计划中使用医疗资源的比率,因为 HMO 患者没有财务风险,并且他们的自付费用为零或非常接近零)。

这些非实验性研究的结果在 RAND 医疗保险研究(Health Insurance Study,HIS)中得到了证实。这项研究招募了一些(随机分配的)患者进入位于西雅图的 HMO。这些 HMO 患者与其他具有全额保险的 HIS 患者以及之前已在 HMO 中的一组患者进行比较。首先将 HMO 与保险全覆盖的 FFS 患者进行比较,验证了 HMO 激励系统的作用,从患者的角度来看保持覆盖范围不变(表 11.5 的第 1 行与第 3 行)。其次是与先前已经参加 HMO 的患者进行比较,比较的内容是一个简单的问题,即 HMO 在其正常参保的患者中是否存在非常健康或不健康的一组患者(第 1 行与第 2 行比较)。这是前面讨论的“逆向选择”问题。在关于 HMO 的长期辩论中,这篇研究显得尤为重要,因为既往比较研究(例如 Luft 等进行的研究)的结果始终存在 HMO 拥有良好患者的问题。

这项研究得出了两个重要结果。首先(与之前的 Luft 等的非实验结果相比),HMO 计划使用的医疗资源比同一城市(西雅图)中 FFS 计划中 C=0 的资源要少得多(Wennberg 和其他研究者的研究结果发现,住院情况的跨地区差异更加证实了在同一个城市进行比较的重要性;请参见第 3 章)。

表 11.5　在 RAND HIS 中 HMO 医院的利用和总费用

	医院使用的百分比 /%	急救医疗服务的百分比 /%	总费用 / 美元
HMO 实验组	7.1	87	439
HMO 控制组[a]	6.4	91	469
C=0 的按服务项目收费	11.1	85	609

说明：[a] 之前就参加 HMO 的那部分，而不是 RAND HIS 的其中一部分。

其次，RAND HIS 比较了参与 HMO 与保险全覆盖的 FFS 计划的人群的健康状况。正如 Sloss 等（1987 年）报告的那样，在 20 种有关健康状况的生理指标（涵盖了每个主要器官系统，比如视觉，肌肉骨骼，消化系统等）中，HMO 参与者的表现至少要优于参加 FFS 计划的人群（C=0）。因此，至少在这个 HMO 中，医疗资源利用的减少并没有导致参与者的健康状况变差。

激励机制的合理平衡

经济学家总是会担心激励机制，当他们关注那些与 FFS 支付相关的问题（过度治疗的激励措施）和基于固定工资的薪酬补偿（如果医生能够享有结余而减少治疗的激励措施）时，这种担心就会出现。所以，人们开始考虑通过混合支付制度来达到最好的结果。Ma 和 McGuire（1997）对此进行了研究。他们研究了补偿系统对医生行为的影响，在这个补偿系统中既可以提供“固定工资”（如果总补偿为薪水，那么固定工资肯定要小于总补偿）和 FFS（同样如果 FFS 是唯一的支付方式，费用更低一些）。这两者结合的最佳方式取决于每个支付系统产生的负面作用强度（从概念上讲，所有这些都可以衡量）。如果需求诱导效应相对较大，那么固定工资部分的比例将增加而 FFS 部分将减少。如果逃避和代扣的情况更多，那么情况则刚好相反（Ma 和 McGuire，1997）。

固定工资和 FFS 之间的合理平衡取决于医生在不同薪酬安排下努力工作的程度。如第 6 章所述（请参阅“公司规模大小：医学的集体实践”部分中的讨论），关于各种补偿形式下医生生产力的分析结果表明（Gaynor 和 Gertler，1995 年），随着医师的工资越来越高（与治疗相关的酬劳相比），他们的工作努力程度会下降。同时，随着管理者对医生监督能力的下降，这种消极工作的情况会更严重。在小团体中，享受固定工资的医生们的工作量约为 FFS 模型中医生的三分之二。在大型团体中，享受固定工资医生们的工作量与同等规模的 FFS 相比减少了 40%。这种效应是准确地通过 Ma 和 McGuire（1997）的方法测量而得到。

在现实情况下实施 Ma 和 McGuire 的方法，需要保险计划管理者对需求诱导和萎缩的影响强度进行猜测（缺少用来支持这种设计计划的数据）。Gaynor 和 Gertler 在 1995 年开展的研究为工作量与报酬之间的关系提供了合理的证据。但是，尚缺少对于诱导需求重要性的详细了解。最有可能的是，诱导需求的程度将随着研究背景的变化而变化，可能因为干预措施、消费者的教育程度、市场竞争程度和市场信息发生变化。关于诱导需求的详细情况目前尚不清楚，因此，Ma 和 McGuire 所指出的平衡行为更多地来源于猜想而不是基于实证分析。

措施

当保险公司在年底“扣除”了一部分本该支付给医生的费用（15%）来识别计划中的总治疗费用是否已经达标时，一种独立但通用的控制管理式医疗组织费用的方法便出现了。如果计划是以目标成本或目标成本以下的价格出现时，那么措施便是将费用分摊给所有医生（与他们已经收到的支付费用成比例）。如果管理式医疗组织的费用非常高，那么就需要一直帮助管理式医疗组织去支付总费用。从逻辑上来看，由于医生能够控制卫生保健服务的利用，因此他们应该有动力通过分担管理式医疗组织可能面临的任何损失来控制费用。

这种方法确实可以帮助管理式医疗组织解决费用支出过多的问题，但是他们自身仍然缺少降低费用的能力。从分析的角度来看，核心问题在于管理式医疗组织医生几乎没有经济动机去选择费用较低的医疗措施，因为如果他们与管理式医疗组织“合作”，那么他们就很可能受到同行的影响。全球采用的措施可以通过非合作博弈论来理解，这属于囚徒困境的游戏。在这种游戏中，合作（为了省钱）几乎总是会破裂。因此，不会对卫生保健服务利用产生任何影响。

医院和相关组织的支付策略

医院在医疗服务方面具有各自鲜明的特征，这些特征使得他们可以去选择一个介于 FFS 和按人头付费形式之间的特定支付方式，即所谓的“按个案支付”。因为医院的诊疗行为具有明确的界限（患者的入院和出院），保险公司可以向医院一次性地支付住院费用。这与 FFS 的支付方式（医院根据每位患者的诊疗活动开具账单）或者按人头付费（医院在每次的住院费用以及诊疗行为数量上都存在风险）不同。

联邦政府为了控制 Medicare 相关医院的医疗费用，创建了一个含有近 500 个“诊断相关组”（diagnostically related group，DRG）的“预付系统”（prospective payment system，PPS），这样一个系统被认为是一个典型的按个案支付的系统[13]。许多私人保险计划也采用了这种支付系统。第 12 章讨论了 DRG 系统的详细内容及它建立的由来，这里就不再赘述。

卫生保健供方的选择

许多管理式医疗组织都通过选择卫生保健的提供者来控制医疗费用。这样做有两个方面的好处。首先，如果供方之间的费用确实存在本质差异，那么寻找到费用更低的提供者对于管理式医疗组织来说非常有利。其次，如果他们（在“旧的”市场结构中）定价高于其实际治疗费用，无论供方实际费用的结构如何，那么谈判降价会对管理式医疗组织产生有利影响。

关于 PPO 有效性的最重要证据可能是它们在市场上的快速增长（例如，在 1996 年至 1999 年的短时间内，市场份额从 28% 增长到 41%）。对于那些通常选择价格低廉的医疗保险的雇主和雇员，如果 PPO 通过他们主要的成本控制活动（与提供者进行讨价还价）建立了相对较低的保费结构，那么 PPO 将变得越来越有吸引力（如数据所示）。Glied（2000）梳理了有关管理式医疗的文献，结果发现与可替代计划（FFS）相比，PPO 没有体现出鲜明的吸引力。

PPO无法充分发挥其优势的一个原因可能是它们很少会去使用现有的信息来选择供方。纽约 Rochester 一项关于初级保健医师的研究(几乎涵盖了该地区的所有医生)表明,在非常"开放"的IPA医师群体中,患者治疗的总费用存在很大而且系统的差异。前10%的医生每年向每位患者收取的费用是后10%的医生的两倍。此外,这些差异很好地控制了患者潜在疾病状况,并且他们每年的情况都是如此。因此,作者得出的结论是该研究中的医生具有可识别和可复制的执业模式,可以将他们分为费用相对较低和费用相对较高的类型(Phelps等,1994)。然而,社区中没有一个IPA保险公司会将自己的医生团体限定为费用较低的提供者。他们的出发点始终是将所有希望加入的供方聚集起来形成医生团体,这样做显然是基于这样一个假设:更多的医生则意味着更多的患者,因此,可以占有更大的市场份额(这两个保险公司都是非营利性组织,可能将市场份额作为发展目标而不是保险的净收益。)

管理式医疗组织是否会根据卫生保健的质量和治疗成本来选择医生?针对这个问题,一项研究使用了纽约州关于外科医生和冠状动脉搭桥术医疗质量的定期报告(以风险调整后的死亡率或RAMR衡量)。Mukamel 和 Mushlin(1998)研究了管理式医疗组织会与心脏外科医生签订合同的可能性,并发现管理式医疗组织会更倾向于与RAMR技术更好的外科医生签约,同时还倾向于避免选择规模较小的医疗服务提供者(保持RAMR不变)。在纽约市的城市地区,管理式医疗组织可以选择的提供者有很多,因此,管理式医疗组织对于那些高质量的外科医生的偏好会更高。至少这一项研究表明,医疗服务的质量除了会影响治疗费用外,在可以衡量时,还会影响对于供方的选择。

因此,2001年加利福尼亚的一家大型保险公司发生了显着的变化。加州蓝十字在同行中首屈一指,但是放弃了其HMO管理式医疗组织计划中与成本控制相关的奖励,并为医生制定了一套与患者满意度密切相关的奖金支付方式[14]。这个新系统覆盖了加入HMO的150万参保人员,而在加利福尼亚州加入"蓝十字"的人数为550万,这个系统通过对参与该计划的患者进行随机调查,并为获得最高满意度的医生提供高达10%的奖励。

管理式医疗组织同时还会选择医院。一项研究利用了1983年至1997年加利福尼亚州的数据,Zwanziger, Melnick 和 Bamezai(2000)研究了加利福尼亚州通过州的医疗补助计划("MediCal")和引入允许选择私人保险公司签订合同的立法而产生的后果。他们测量了医院之间竞争程度和成本增长的速度,并探究了这些因素会随着选择性签约的准入发生哪些变化。他们发现,随着选择性合同的出现,竞争程度(市场集中度)与成本增长率之间存在强烈的负向关系——竞争越激烈的市场成本增长率越低。

当管理式医疗组织在选择处方药时限制消费者(和他们的医生)时,另一种形式的"选择"也会出现。现在许多管理式医疗组织都拥有"处方目录",这个目录覆盖率很高(通常为仿制药),而对于一种(或两种)价格昂贵(对患者而言)的药物,患者的自付费用可能会高得多。第15章将会更详细地讨论处方药的保险范围。

价格和收费表

PPO的基本特点(如框11.2所述)就是与供方协定价格。协定成功的价格是非常具有吸引力的,尤其在供方有机会可以定价高于产品的边际成本的市场中。这个周期看起来是这样的:PPO招募了一群期望获得低价保险的人(基于对供方价格较低的期望),然后与供方

(比如医生、医院、疗养院等)进行谈判,承诺向他们提供大量患者(那些已经加入的患者),以换取更优惠的价格。

PPO 能够招募的患者越多,那么它能够说服更多供方加入该组织的能力就越强,这使它在讨价还价时可以发挥更大的主导作用。同样,随着 PPO 为它的医生团体增加越来越多的成员,它们对消费者(尤其是那些在更改保险计划时不希望更改供方的消费者)具有的吸引力就越大。因此,患者或供方的显著增长可以提高 PPO 在其他市场的统治力。唯一的限制因素可能是那些拒绝管理式医疗并选择更优惠的替代计划的患者比例。(在传统管理式医疗的环境下,PPO 还具有其他限制其卫生保健利用的因素)。

如果设定的价格不会影响供方的行为,那么管理式医疗组织与供方之间的价格谈判带来了唯一好处就是降低总体保费,因为这些计划将为所提供的每项服务支付更少的费用,从而降低了支付的赔偿费用,可以收取更低的保费。但是价格谈判的意义远不止于此——它们影响着医生和医院所提供服务的质量,而且这种谈判还可以通过改变不同治疗方案的价格来改变医疗服务的组合形式。

在服务质量方面,我们可以很容易地理解在标准的消费行为中质量与价格之间的关系,涉及的范围包括到饭店用餐、购买吉他、汽车和房子。我们也希望这在卫生保健中没有什么不同。第 9 章已经详细介绍了非营利性医院在面对具有标准保险计划的消费者时如何决定输出、价格和质量。管理式医疗组织会通过与医院进行价格谈判来改变这种决定方式,同时也可以让医院在这些限制条件中改变他们的服务质量和数量。对于这一点可以通过图 9.1~图 9.3(提供了医院与管理式医疗组织谈判的新视角)来帮助理解。

价格谈判对于医疗质量的作用同样适用于医生团队和其他类似的供方。例如,如果 PPO 通过价格谈判得到了较低的价格,那么医生做出的一个应对就是缩短每次患者的就诊时间。随着保险计划费用的降低,质量的其他特征也将发生变化,从长期来看,包括办公室里医疗设备的质量和扩展性可用物品的库存,候诊室中设施的质量,甚至包括候诊室中的杂志的数量和杂志更新情况。

PPO 还必须关注医疗服务之间相对价格问题(除非它们是一种按人头付费的 POS 模型)。Rogerson(1994)建立了一个严谨的数学模型,这个模型解决的问题与第 9 章讨论质量、数量和医院偏好相同。他的结论是,一个具有强大市场支配力的支付方(较大的 PPO 或 Medicare,正如下一章将讨论的)针对每个服务都设立了价格,非营利性医院将以特定的方式来调整医疗质量:对于那些对需求不敏感的商品(人们可能会想到在急诊服务时消费者几乎没有时间来考虑其他选择),医院将降低服务质量,从而降低成本(相对于 PPO 或 Medicare 的价格)并获得更高的"利润"来支持医院的其他发展目标。在那些对质量非常敏感的服务中(人们可能会想到分娩等事件),医院将保持非常高的服务质量。

特定治疗选择时的干预

另一类干预措施针对的是特定的医疗决定。一般而言,之前针对患者(共付额、看门人等)和供方(通过收集资料、制订措施和设定价格来选择供方)的干预措施都是"经常"发生的。许多管理式医疗组织还可以"小规模"地使用两类干预措施进行决策,从而控制医疗费用,包括提前授权和拒绝支付。

提前授权

对于昂贵的干预措施（手术、住院和重大诊断检查方案），许多管理式医疗组织要求医生从保险计划中预先获得授权。一般情况下，这种授权都会被批准，但是有时候也会被限制。例如，针对一个住院方案最初授权为X天，但是如果医生希望能够延长住院时间，则需要得到进一步的授权。尽管这些经常需要得到管理式医疗组织的许可，但是这种授权的需求有时候也会在医生做出是否将患者送回家的决策时达到平衡。获得授权的“麻烦”抵消了延长住院时间的收益，因此，有时会缩短住院时间。这些协议还可以帮助管理式医疗组织建立治疗的“规范”，从而控制医疗成本。

拒绝支付

管理式医疗组织控制费用的另一个强大手段就是拒绝支付，这种方式可能是各种控制成本的方法中最具有争议的。不同于预先授权的机制（患者和提供者在治疗之前就提前知道），拒绝付款是在治疗之后才发生的。在这种情况下，医生（和医院）或患者（或他们的某种群体）都必须“吃掉”治疗费用。拒绝付款的机制使得医生们对治疗方案会非常谨慎，因为不按照治疗方案来实施会使拒绝付款的风险越来越大。由于拒绝支付在治疗发生之后就可能发生，因此它在管理式医疗组织与供方和患者之间引起的冲突是非常大的。

当然，在拒绝付款和通过预先授权拒绝治疗之间存在模糊的界限。在许多情况下，拒绝管理式医疗组织的授权治疗被描述为拒绝支付。但是有时即使是确定是否拒绝授权的过程也可能带来巨大争议。在患者因拒绝治疗而起诉管理式医疗组织的案例中，具有重要意义的一个案件关注在治疗授权与实际决定之间的间隔时间（请参见第13章关于管理式医疗组织的责任讨论）。

11.7 哪些干预措施对于管理式医疗最有效？

管理式医疗拥有许多控制医疗成本的干预措施（“工具”），但是哪一项措施在控制费用支出上最有效？在一项对特定疾病（急性心肌梗死）的深入研究中，Cutler、McClellan 和 Newhouse（2000）（此后称为 CMN）发现了具有建设性和重要意义的结论（如果结论可以推广到其他疾病）。他们使用了一组马萨诸塞州医疗保险公司（HMO 的 staff 模型，PPO 和赔偿计划）的理赔数据，研究了各种类型的急性心肌梗死（acute myocardial infarction，AMI）和缺血性心脏病（ischemic heart disease，IHD）（一种较轻形式的心脏病）对不同治疗的使用率以及这些服务的价格。

选择一个特定的且不可预测的医疗事件（AMI）可以防止在比较管理式医疗与赔偿保险时出现逆向选择的问题。如第10章所述，患病的个人更倾向于寻求更好的保险。（保险公司同样希望找到来识别病情严重患者的方法，向他们收取更多费用或者让他们去其他公司购买保险。）因此，众所周知的是管理式医疗的患者其平均健康状况要优于赔偿保险的患者。通过研究这些患者在心脏病发作时的实际情况，CMN 可以绕开大多数的逆向选择问题。

他们发现的结果会让某些人大吃一惊。在不同类型的保险计划中，AMI 患者都接受了相同类型的治疗，包括了住院率、平均住院时间、心脏导管介入术（专门研究给心脏供血的动脉血流情况）、搭桥手术及血管成形术（无需手术即可以打开阻塞的动脉）。管理式医疗节省的成本几乎完全来自谈判的单位服务价格。

总体而言，对于 AMI 患者，传统的赔偿计划平均支付费用为 38 500 美元。对于 PPO 计划（基本上只有价格工具可供使用），平均价格为 26 500 美元（约为赔偿计划水平的 70%）。对于 HMO（更积极地管理）计划，平均为 23 600 美元（大约是赔偿计划水平的 60%）。尽管 HMO 在实际过程中使用侵入性手段（旁路手术和血管成形术）的人数要比赔偿计划的发生率略高（与典型管理式医疗采用的治疗手段完全相反），但是仍然会发生这种情况。

对于 IHD 患者，CMN 发现了类似的结果。IHD 患者赔偿计划的平均报销费用约为 7 000 美元，PPO 是 5 000 美元，HMO 是 4 000 美元。趋势和占比与 AMI 的结果非常类似：PPO 大约是赔偿计划支付费用的 70%，HMO 是大约 60%。

这些研究有两个很重要的发现。首先，从管理式医疗计划快速增长的市场份额来看，管理式医疗已经从医疗服务的定价中获得了相当高的利润。其次，在"管理"保健可能获得的收益中，大约有四分之三是来自简单的价格谈判，而其余的四分之一是来自实际"管理"。当然，仅仅通过一个地区两种疾病的研究结果来下结论是很不合理的。但这些结果至少揭示了 CMN 提出的"管理式医疗计划究竟是如何做到的?"这一问题。

11.8　长期问题

正如人们期望的那样，当出现管理式医疗占据整个市场这些重大变革时，许多后续的变化也将在整个市场中出现，特别是在"投入市场"中，这可能需要更长的调整时间。医院对于他们服务的需求降低，或者转变为开展其他服务，例如长期护理或者直接关闭医院（请参阅第 9 章）。新的保险机构将会尝试不同控制成本的策略来找到更有效的方法，这些方法会使供方或患者感到苦恼，以及让机构的实施成本比收益更高。

随着管理式医疗组织在保险市场上的发展和壮大，我们可以预见卫生保健市场的各种长期后果。这些内容包括对医生的分布和退休以及保险市场本身行为的影响。

医生的收入、地理分布、流动性和退休

管理式医疗特别强调医生服务市场。一部分原因是普通的激励措施，另一部分原因是管理式医疗组织通过特定的方式强调了初级保健（与专科护理相比）。初级和专科医生相应的财务状况已经变得有些混乱，特别是在管理式医疗组织主导的市场中，这最终会影响医生在培训、退休等方面的决策。我们已经可以观察到这种情况了。

识别长期结果的一种方法就是将传统的 HMO 团体做法（工资、员工模型）的配置模式和整个美国医疗体系进行比较。尽管单纯的 HMO 员工模型没有受到美国市场消费者的青睐，但是它为人员的利用设定了基准，这值得去理解。表 11.6 显示了各种 HMO 的配置模式，并将其与类似年份（1992 年）的美国医生配置情况进行了比较。（美国的组合现在非常类似，因为即使年轻毕业生的流动突然发生变化，活跃医生的数量变化相对缓慢，因此这种情况很少发生。）

表 11.6　HMO 员工配置与全国医生配置情况的比较

	1992 年美国每 100 000 人口的数量	7 个 Kaiser 计划[a]（相对于美国的供给）	Kaiser Portland[b]（相对于美国的供给）	GHC Seattle（相对于美国的供给）
合计	180.1	0.62	0.76	0.68
初级保健医生	65.7	0.82	0.86	0.87
医学相关专业	17.8	0.66	0.83	0.65
手术相关专业	43.8	0.63	0.75	0.78
基于医院的情况	22	0.44	0.75	-
其他	20.3	0.5	0.61	-

说明：[a]4~7 个 Kaiser 计划，取决于专科医生。

[b] 初级保健包括紧急护理的医生。

来源：Weiner（1994）。

表 11.6 的数据近似说明了在管理有序的医疗环境中对医生服务的均衡需求。它们显示出各种类型专业人员的雇用人数显著下降。如果我们将这些数据外推到整个美国（一个风险很高的公司，因为它们是 HMO 数据的标准模型，而不是更受欢迎的 PPO 和 IPA），由于对专科医生的需求下降，那些拥有 10 万美元以上收入的专家将发现他们的年收入急剧下降，甚至可能失业。我们必须谨慎地看待这些数据，因为表 11.6 中报告的员工模型已经有 30 多年的历史了，但是即使未来的医生需求模式与该表中出现的模式并不完全匹配，关于医生供给的一般结论仍可能成立。

1992 年制定的 Medicare 支付计划将增强这些变化趋势，因为它使那些重视手术（外科手术等）的专家收入下降，并增加了那些强调认知技能的医生（实习医生、家庭执业医生等）的收入。第 12 章将讨论医疗保险支付改革，即基于资源的相对价值系统。但是，在这里我们可以分别研究管理式医疗市场份额的增长对医生收入的影响。

例如，在一项研究中，Simon，Dranove 和 White（1998）使用复杂的统计模型，基于 AMA 收集的有关医生执业情况的数据来评价医生收入的变化（1% 的样本是通过电话访问，其中每年有 60%~70% 的应答率）。他们得出的结论是，管理式医疗进入市场可以显著提高初级保健医生的收入，同时显著减少专科医生（放射科医生、麻醉师、病理学专家或 RAP）的收入。具体来说，在保险市场中，管理式医疗组织的市场份额每增加 1 个百分点，初级保健医生的年收入就会增加 2 263 美元。由于在他们研究的时间段（1985—1993 年）管理式医疗组织的市场份额增长了 15 个百分点以上，因此他们估算由于管理式医疗组织的增长，这些初级保健医生平均每年将增长约 34 000 美元，其中 50% 来源于基本年收入（平均为 69 000 美元）的增长。相比之下，RAP 在管理式医疗组织市场份额上每增加一个百分点，专科医生收入则下降 1 993 美元，每年的总体"收益"约为 30 000 美元。

经济学理论（以及我们在第 7 章讨论中看到的表 7.2）告诉我们，医生倾向于采用某种定位方式来使地区之间的收入机会均等化。管理式医疗组织对市场的渗透确实影响了一些医生的流动性，但并非全部：与资深的医生相比，年轻的医生更容易面对管理式医疗组织的冲击。这是我们所期望的:与资深的医生相比,他们有更多时间来“分摊”流动的费用(Escarce等,1998)。专家比全科医生更容易流动(这与全科医生从管理式医疗组织的增长中获得正向收益的结果一致)。管理式医疗组织市场份额的增长似乎对其他类型医生的流动性没有影响(Polsky 等,2000)。如同人们可能期望的那样,那些流动的医生通常会进入管理式医疗组织市场份额相同或较低的市场,而很少会有人转向管理式医疗组织密集的市场。

同样有研究者报告,管理式医疗组织大量进入市场导致许多医生提前退休,其结果因专业而异(Kletke 等,2000)。当然,年长的医生最有可能退休,而全科医生和医学或外科专家都选择了较早退休。举个例子来反映这种影响程度,他们比较了 HMO 市场份额高的市场(45%)和低的市场(5%)全科医生的退休概率,结果发现在 HMO 市场份额高的市场中全科医生的退休概率要比 HMO 市场份额低的市场高 13%。在同样的比较中,医学或外科专家的退休概率增高了 17%。

市场划分

在第 10 章,我们探讨了 Rothschild 和 Stiglitz(1976)最初提出来的关于医疗保险市场可能“分离”为低风险和高风险消费者的子市场问题。对医疗服务选择性的限制是管理式医疗组织进行成本控制的基础。在开始讨论之前,我们回顾第 10 章有关图 10.7 和图 10.8 的讨论。那部分内容的主要思想是(对 Rothschild 和 Stiglitz 的最初内容略做修改),保险公司很难识别相对健康和不健康的个体。保险公司必须做到这一点(从而重新获得向患者收取保险费的能力,来体现这部分患者对卫生保健的较高需求)的原因是能够将保险范围限制在重病患者可以接受的程度,即使这种情况下保费更高。这种方式同样会导致(从社会福利上来说)相对健康的人群会发现其保险的覆盖范围很小(较低的保费体现了他们良好的健康状况)。

对管理式医疗计划的限制能否起到相同的作用?所有管理式医疗组织的基本特征是以多种方式来限制(或拒绝)获得医疗服务(第二意见、守门人模型、在不明确的情况下拒绝向供方付款)。这些限制措施恰恰是病情严重的患者特别讨厌的形式,而一个相对健康的人不会对这些措施感到反感(因为他们患病少)。人们对健康计划的选择是否也遵循这种模式?

Glied(2000)回顾了两篇有关管理式医疗组织选择问题的研究。在这些研究中,识别“病态”和“健康”个体的主要方法是将前一年的医疗支出视为患者患病倾向的一种度量指标。她指出:“总体而言,这些研究结果表明,私营部门的管理式医疗计划比传统的赔偿计划往往具有 20%~30% 的利用优势,而 Medicare 计划与传统的赔偿计划相比同样具有类似的优势。”(第 745 页)

这些结果表明管理式医疗组织的主要结果可能不是控制医疗费用,而是建立了一种可行的机制,保险公司可以通过该机制来识别相对健康的人群,并将吸引他们加入保险计划中,但是这些保险计划对于病情严重的患者没有很大的吸引力。如果是这样,那么管理式医疗组织为实现市场划分提供了一种清晰的机制,我们会在第 10 章中使用“共付额”的例子作为选择工具进行讨论。

迄今为止,我们还没有严谨的随机对照试验数据来反映各种管理式医疗组织策略对医疗服务利用和成本控制的影响，实际上这种研究不太可能在将来出现。通过前瞻性的随机对照试验或严格的计量经济学分析来进行研究存在诸多问题，因为可利用的“管理工具”非常复杂，而管理式医疗组织所采用的工具组合形式将无法明确定义任何一种策略的效果。

责任制保健组织：来自 PPACA 的新机构

PPACA 已经定义了一种新型的管理式医疗组织，随着时间的推移，这类机构将变得越来越重要。责任制保健组织（accountable care organization，ACO）（如 PPACA 中所定义）将类似于传统的 HMO，以初级保健组为核心，并提供与其他医生、医院、家庭保健和其他供方合作，一般是以按人头付费的支付形式。如果提供的保健低于预定金额，那么 ACO 可以根据新的 Medicare 共享储蓄计划（于 2012 年 1 月 1 日开始实施）来共享节省的成本。ACO 计划的创新之处可能在于对医疗质量的关注方面。联邦医疗保险和医疗补助服务中心（Center for Medicare and Medicaid Services，CMS）定义了大量可用于评价 ACO 绩效的质量指标（随着时间的推移，这些指标将不断增加）。为了共享节省的成本，ACO 必须满足这些质量标准。因此，从概念上讲，ACO 不能简单地通过降低质量来降低成本：他们必须通过降低成本并提高质量进而来分享节省的费用。

11.9　结语

对于 65 岁以下（非医疗保险）人群，大多数医疗保险来自公司，第 10 章中所讨论的税收补贴政策加强这种保险形式。正如人们从众多规模经济中所期望的那样，医疗保险的附加保费随着规模的增大而稳步下降，集体中的人数每增加 10%，附加保费下降（相对）约为 2.7%。小型团体（50 名以下工人）的平均附加保费略高于 40%，而大型团体（10 000 名以上的工人）的平均附加保费为 4%。

出于非团体保险成本过高的考虑（对于那些无法获得雇主团体保险和小团体计划的人群），PPACA 健康改革法要求（在每个州）建立两种类型的保险交易所，一种用于个人（对于低收入家庭，其保险计划的自付费用限额较低），另一种是针对小型雇主的计划。

在美国卫生保健市场上，各种类型的管理式医疗组织已成为了主要力量。这种变化是意料之中的。虽然传统的保险计划有助于保护消费者免受疾病带来的经济风险的影响，但是反过来又会刺激卫生保健的过度消费，最终导致医疗支出（数量和质量）超过预定的标准。在一个以市场为导向的经济体制中（例如美国），创新型企业家建立了其他一些组织来应对这些风险，同时可以控制医疗支出。

过去的 20 年里已经出现了不同类型的管理式医疗组织，并与传统保险、单纯员工模型的 HMO 进行竞争，而后者是数十年来对于 FFS 保险计划的唯一可行的替代方案。现在，我们有了各种形式的 IPA、PPO 和 POS 计划，以及现在的 ACO。所有计划形式都试图去实现同样的目标：在控制卫生保健过度利用的同时，保护消费者免受财务风险的困扰。可用于实现此目的的措施包括对患者方面（共付制、守门人要求和第二意见项目）、提供者方面（控制机制，供方选择）和个体医疗方面（包括预先授权、拒绝支付）的措施。

这些控制成本的方法同给患者、提供者或双方都带来了一些不便。美国卫生保健的消费者愿意承受不便的程度尚不明确，并且肯定会随着时间而改变。（避免不便可能是一种奢侈品，并且会随着美国人均收入的增长而增加。）

在过去的几十年中，传统的医疗保险几乎消失了，已经完全被各种形式的成本控制计划所取代，例如 HMO、IPA、PPO 和 POS 形式，以及最近（在联邦通过的授权立法后）建立的具有高额起付线和税收优惠 HSA 储蓄计划的 HDHP，HDHP 在起付线和自付费用超出限额之前通过创建资源来帮助支付费用。PPO 类型的计划现在已经占据了市场的主导地位（60% 的市场份额），而 HDHP 类型的计划则是增长最快的计划（从 2005 年的 0 市场份额增长到 2017 年的 29%）。

11.10 《健康经济学手册》中的相关章节

Volume 1　Chapter 13, "Managed Care" by Sherry Glied

Chapter 27, "Antitrust and Competition in Health Care Markets" by Martin Gaynor and William B. Vogt

11.11 问题

1. 分析 Staff 模型 HMO 和 IPA 模型 HMO 之间的主要区别。您认为哪一个模型将能够降低医疗服务利用？通过哪种机制来影响？

2. 假设您正在为 PPO 提供关于选择合格医生加入医生团体的建议。您可能会寻找哪些特征？（提示：参考第 3 章中针对特定医生的变化；考虑一些医生不当行为的倾向；考虑患者对他们治疗的满意度以及医生行为将如何来影响满意度。）

3. 您希望未来参加管理式医疗的比例增加还是减少？未来的趋势包括：(a)可治疗疾病的技术不断增加，带来(b)卫生保健费用增加，将因(c)人均医疗费用的增加而加剧（作为总趋势）？

4. 根据您对跨区域执业模式的了解（请参阅第 3 章），讨论第二意见项目的潜在价值。如果第二次"咨询"来自同一地区的医生，与完全来自不同地区的医生意见相比，有多大程度会与第一个医生的意见一致？

5. 管理式医疗组织的守门人模型要求患者在去看专科医生之前先去看初级保健医生。成功的守门人计划将涉及哪两个关键的经济原则？（提示：其中之一涉及"技术性"问题，另一项涉及对提供者的激励。）

6. 如果管理式医疗组织的市场份额继续增长（与传统的 FFS 保险相比），您认为其对医生收入会产生什么影响（一般来说）？

7. 如果管理式医疗组织的市场份额继续增长，您认为这将对医生的专业组合产生什么影响？

8. 描述 PPACA 中定义的"经典"HMO 与 ACO 概念上的主要区别。ACO 是否可以通过进行类似于第 9 章中讨论的 EE 前沿工作来实现 PPACA 设定的目标，还是必须以某种方式重新定义其"生产函数"？

注释

[1] 第 10 章的附录 C 提供了相关的证据和讨论。

[2] "真实"利润的利率近似等于利润的实际利率减去通货膨胀的利率。例如,如果保险公司能够在它的投资上净赚 10%,同时有 6% 的通货膨胀率,所以真实回报率为 4%。医疗保险公司的保费绝大部分用于支付卫生保健服务的费用上。只有一小部分(保险公司的管理费用)取决于经济发展的总体价格。在过去 40 年中,由于卫生保健价格的上涨速度快于总体价格,因此医疗保险公司确实需要关注那些以福利形式支付的打包商品和服务的涨价速度,如卫生保健、医师服务,以及他们获得的利率。

[3] 商务部门收集了关于保险公司投入的回报情况。

[4] 只有 48 个低收入地区给出了明确的收入限额。根据 Alaska 和 Hawaii 偏远地区的生活水平,他们具有较高的限额。

[5] 2.5% 只适用于收入超过联邦申请限额的部分。那些收入低于这个限额的家庭不需要提交收入税收的申请。2016 年,每个人的限额是 10 300 美元,多人联合申请则限额是 20 600 美元。

[6] 2016 年,按年龄划分的平均保费情况:30~39 岁 =3 092 美元;40~49 岁 =3 479 美元;50~59 岁 =4 863 美元;60~65 岁 =7 382 美元。

[7] 有些人可能会不愿意遵循政府的强制措施。对于他们来说,他们可以不需要购买保险,但是需要支付额外一笔罚款。

[8] www.census.gov/content/dam/Census/library/publications/2016/demo/p60-257.pdf,最后访问日期:2017 年 4 月 22 日。

[9] 存在多种方式,特别是在英国和加拿大等单一供方或保险公司的国家,可以实现相同的目标。在那些(和类似的)国家中,各种医疗服务的可获得性会直接限制获得医疗服务的机会,一般是通过等待名单来分配服务[关于英国国家卫生服务机构运作模式的讨论,请参阅 Aaron 和 Schwartz(1984)]。正如第 15 章讨论的那样,美国的各种监管措施都试图在政府层面处理同一问题。

[10] 举例来说,对于供方,预先承诺可以帮助应对卖方之间的合作,通过这种合作,"主要公司"可以预先承诺来匹配任何较低的价格。这种预先承诺阻止了市场上的其他公司降低价格,从而使价格居高不下。在消费者方面,购买美国储蓄债券可以看作一种常见的预先承诺形式。消费者对于债券的投资很少,它的价值会随着时间的推移不断增长,但是所有者必须在指定的年限之前"兑现"债券。这是预先向债券持有人承诺的一项储蓄计划,该计划可以通过将较少的年度存款存入储蓄账户来实现,但是如果没有预先承诺,则消费者面临无法达到年度储蓄目标的风险,因此在储蓄结束时存款会减少。

[11] 一项经典研究关注于医生对晚期癌症患者的建议。通常内科医生建议更多的是家庭和临终关怀护理,而癌症专家(肿瘤学家)则更多建议住院和重症监护(Kissick 等,1984)。

[12] 认真的学生应该重新阅读第 7 章最后一节中讨论的关于 Hickson 等(1987)的重要研究。更好的是,在医学图书馆中找到 Pediatrics 的原始文章并直接阅读。

[13] 另外一部分属于管理式医疗组织的 TLA,供学生学习!

[14] 见 AP 有线服务 2001 年 7 月 10 日的报道。

(田帆 邓晨卉 译)

第 12 章

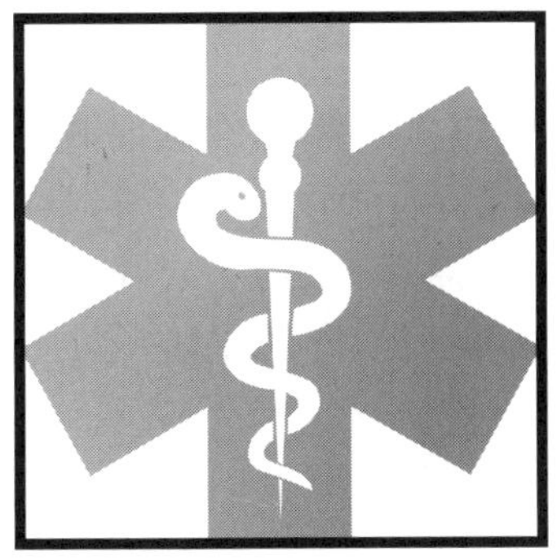

医疗保险的政府供给

学习目标

1. 了解联邦保险项目(Medicare、Medicaid 和 CHIP)的基本特征,以及它们以特定形式出现的方式、时间和原因。

2. 了解这些项目在需求、个人风险管理和成本方面的经济含义。

3. 了解针对 Medicare 付费机制发展起来的疾病诊断相关组(DRG)系统和以资源为基础的相对价值标准(RBRVS),并了解这些项目对费用和健康的影响。

4. 了解按人头付费项目(HMO 和 PPO 等)如何在 Medicare 和 Medicaid 中发挥作用,并了解风险调节机制如何影响这些项目的可行性和价值。

1965 年,在结束了几十年的政治和立法混乱之后,美国国会通过并由林登·约翰逊总统签署了一项法案,将第 18 和 19 条加入《社会保障法》。第 18 条为老年人建立了一项被称为 Medicare 的全民强制性医疗保险计划,随后扩大到包括至少有两年永久残疾的人,以及患有其他致命肾脏疾病(即终末期肾脏疾病)需要肾脏透析治疗或移植以维持生命的人。第 19 条为各州建立了联邦 - 州伙伴关系,为低收入人群建立医疗保险计划,广泛称为医疗救助计划(Medicaid)。《社会保障法》的这些修正案在政治和经济上给社会带来了几项重要的变化,它们改变了美国政府在提供和控制卫生保健方面的作用,极大增加了其在卫生保健领域的范围和存在。

1965 年 Medicare 和 Medicaid(以及随后的修订)所带来的变化,其范围和重要性只有 2010 年的《患者保护与平价医疗法案》(PPACA)才能超越。然而,除了授权州一级的 Medicare 交易所(在第 11 章中讨论过)和强制扩大医疗补助资格外,PPACA 并没有显著地增加政府提供的保险。它确实在许多方面规范了美国的医疗保险和卫生保健市场,最重要的是:①要求所有的消费者都要有医疗保险;②强制雇主向其雇员提供或把钱存入一个中央基金,为没有保险的人提供可选择的保险("玩乐或支付"),它还创建了一个机制,让处于联邦"贫困线"400% 以下的人获得联邦补贴,进而能够通过交易所购买保险;③禁止在医疗保险公司根据投保前已有疾病设立保单;④为医疗保险的覆盖范围设定最低标准(包括取消某些预防服务的挂号费和起付线),建立机制("负责任的医疗组织"),允许提供者可以协调对已确认的患者的治疗,并将他们在治疗这些患者而单独收取的费用捆绑在一起。对我们来说,尽管 PPACA 对美国医疗保险和卫生保健领域产生了重要影响,但我们将在第 16 章进一步讨论 PPACA 的总体范围和机制,这一章的重点是全民保险覆盖问题。

最初,人们对 Medicare 和 Medicaid 在经济上的影响知之甚少。其部分原因是在讨论该法案时(1964 年和 1965 年),人们对按需医疗的影响并不清楚。因此,当 1966 年 7 月 Medicare 和 Medicaid 真正生效时,没有人有能力清楚地预测会发生什么。回顾过去,几乎没有人能理解法案在短期内对需求的影响,或者对技术需求的长期影响。

随着时间的推移,Medicare 和 Medicaid 的成本增加成为联邦医疗政策讨论的主要议题。不到 20 年,Medicare 和 Medicaid 计划结构已经发生了重大变化,以限制联邦财政中的美元支出。这些变化反过来又引发了私人保险结构的变化。

这些变化(始于尼克松政府的价格管制期间)试图通过限制医生和医院在每个手术收取的费用来控制成本。后来的变化更为彻底,将医院护理的支付基础从最小手术费用,改为每次住院一次支付。我们将会看到,这种支付方式的转变引发了美国医疗保障体系的巨大结构性变化。一些州甚至将他们的医疗补助制度转变为一种按人头付费制度,在这种制度下,医疗服务提供者只接收到获得医疗救助项目人员为期一年的费用。

最近的变化不仅改变了基本医疗保险项目的管理方式,还增加了新的计划。最初的计划包括强制性的住院保险(A 部分)和自愿的医生服务(B 部分)。1997 年,作为平衡预算法案(BBA)的一部分,一个新的 C 部分,Medicare+ 选择(现在被称为 Medicare Advantage)加入,扩大了医保参保者可以使用私营部门保险来代替 Medicare 基本计划的方式。同一项立法还创建了一个新项目,儿童医疗保险计划(Children's Health Insurance Program,CHIP)。最后,在 2006 年,新的 D 部分增加了处方药保险。

Medicare 和 Medicaid 服务中心(Centers for Medicare and Medicaid Services,CMS)是卫生保健金融管理局(Health Care Finance Administration,HCFA)的继承者,负责管理所有这些项目[1]。

为了理解 Medicare 和 Medicaid 的影响,以及它们在结构上的一些变化的重要性,我们首先需要清楚地了解这些计划最初是如何构架的。这样我们就可以理解它们的结构随时间的变化情况。

有时深入研究项目结构和管理的细节也很重要的,以彻底理解这些项目的经济影响。接下来的内容将是历史,描述和经济分析的融合。

12.1 Medicare 计划

初始结构

当准备实施 Medicare 时，对 Medicare 的设计有两个可供参考：美国的私人医疗保险市场和国外的卫生保健系统。大多数外国的医疗系统包含一定程度的国有化（即政府对医院的所有权），这在美国政治角度上是不可接受的[2]。所以，医疗保险制度的设计者们毫不掩饰地将私人医疗保险作为设计模板。

该模板在当时有一个标准：医院护理将得到最高的优先级，覆盖范围从一个人进入医院的那一刻开始。医生的医疗费用将根据"大病医疗保险"概念支付，初始免赔额每年累积，共同保险条款的签订有助于控制成本，以及有一个"通常的、惯例的、合理的"费用清单来设置提供商的费用。

Medicare 计划分为 A 和 B 两部分：A 部分用于支付医院所提供的服务。A 部分的保险计划的参与是强制性的，要求人人参与（包括 65 岁以上的老年人以及"永久残疾人"）。A 部分的全部费用由 Medicare 信托基金支付，这是一个单独的政府账户，由一般（所得税）收入提供资金，并对每个人当年的社会保障税中指定增加"Medicare 税"。

B 部分（涵盖医生服务），称为补充医疗保险，参保人自愿选择是否参与。由于参保者需支付的保险费用很低，从项目开始到现在，参保率已接近 100%。最初，该计划的策划者们并不清楚该计划的实际成本是多少，但他们预算保费中将有一半来自申请人的投保金，希望获得尽可能多的参保人数（那时每月的保险费相当于如今的每月 3 美元，让人难以置信）。根据现行法律，B 部分的基本保费 25% 来自申请人的投保金，75% 来自政府税收收入（个人和公司所得税）。2017 年，基本保费设定为每人每月 134 美元。但从 2010 年开始，对 B 部分的保险费，国会规定根据收入等级缴纳不同的费用。这样，收入在 85 000 美元及以下的个人（是联合报税家庭金额的两倍）支付基本保险费。随着收入的增加，保费也会增加。支付上限（收入在 21.4 万美元以上的个人，是联合报税家庭的两倍）为每月 428.60 美元，是基本保费的 3 倍多。

住院的保险覆盖

在 Medicare 之前，主要由蓝十字公司提供医院保健保险。但是它一直以来只提供 30 天，60 天或 90 天的住院治疗保险。随着以营利为目的的商业保险公司市场份额的增加，到 1965 年，蓝十字公司和商业保险公司平分了团体保险市场。由蓝十字公司确立的模式仍然具有相当大的影响力，因此，Medicare 直接采用了蓝十字的方法。

在最初的设计中，Medicare A 部分为患者的每一次就医支付医院护理费用的方式如下[3]：

第 1 天：患者按美国平均住院治疗费用支付。

第 2~60 天：Medicare 支付 100% 的医院费用。

第 61~90 天：患者每天支付美国平均费用的 25%；Medicare 支付其余部分。

第 91~150 天：患者每天支付美国平均费用的 50%，减去 60 天的"终身储备金（Medicare 支付的 60 天的部分）"。

第 151 天及以后：Medicare 不支付任何费用。

在 1987 年以前，住院费用“起付线”直接与平均住院费用挂钩。而在这一年，国会将它设置为 520 美元的标准并为其建立了一个方案。自 1987 年方案实施以来，起付线的变化密切追踪消费者价格指数（consumer price index，CPI）的整体变化，例如，到 2017 年，起付线达到 1 316 美元，与 CPI 的变化密切相关。

从保险需求的标准经济模型来看，这种医院保险结构是完全“颠倒”的，因为它提供了几乎“一美元”的保险，但对灾难性医疗支出却没有提供很好的保护（如果你不明白这句话背后的逻辑，请参阅第 10 章关于风险规避的讨论。）我们将在本章后面讨论如何应对这种风险——私人补充保险。

医生服务

Medicare B 部分覆盖范围实际上比住院护理更广泛，但 B 部分的大部分支付是针对医生服务的。Medicare 计划的制定者在美国的私人医疗保险市场有两个原型，其中一个模型将使用传统的蓝盾方法，把住院患者的医生服务全部报销。另一种模式来自商业保险公司的“大病医疗保险”。在这种模式下，住院和门诊的所有医生服务费用都包括在内。但是患者医疗费用报销需要超过起付线，并且所有医疗服务有共付比例，有一部分需要患者自己承担。Medicare B 部分主要参考大病医疗保险模式。

根据最初的 B 部分结构计划，Medicare 以非常传统的保险模式支付医生服务费用（包括一些处方药和医疗器械，如轮椅和拐杖等）。它有 50 美元起付线，20% 的共付比例和一个支付费用表。国会于 1973 年将每年的起付线增至 60 美元，1982 年增至 75 美元，1991 年增至 100 美元。最初 Medicare B 部分的起付线是 50 美元，而后不断增加到 100 美元，以此价格在 1991—2004 年稳定了一段时间，2005 年提高到 110 美元。随着 Medicare B 部分患者平均费用增加，自起付线按照其一定的比例收取。因此，新法律（在效果方面）将起付线保持在 B 部分平均支出的恒定比例，这意味着它的增长速度一般比 CPI 快。例如，2017 年 B 部分的起付线被设定为 183 美元，比 2005 年的 110 美元高出 66%。同期 CPI 上涨了 28%，因此，在这 12 年期间，B 部分起付线增长率是通货膨胀率的三倍。

如果原来的医保法规定起付线与 CPI 挂钩，那么 2017 年原来的 50 美元将等于 383 美元，几乎是原来数额的 8 倍。因此，虽然起付线随着新调整机制的出现而迅速增加，但是与“仅仅”调整 CPI 相比，它不到其水平的一半。

12.2　适当的起付线

无论是 A 部分还是 B 部分的起付线随时间的变化都不符合一般的经济逻辑。正如第 10 章分析证实的那样，设置起付线的正确方式应取决于“代表性个人”在 Medicare 计划中的风险规避程度。假设项目中 A 部分在入院第一天起付线为 40 美元和 B 部分每年 50 美元的起付线是正确的，它们应该与整个 CPI 指数挂钩，以反映一般通货膨胀的影响。起付线的“实际购买力”应逐年保持不变。从 1965 年到 2017 年，整体 CPI 增长了 7.67 倍，所以按照这个逻辑，A 部分的起付线到 2017 年应该是 307 美元，B 部分起付线是 383 美元。

我们还可以使用第 10 章附录 B 中描述的模型类型来看医院护理共同保险的经济效益。如果医院护理的最优共付比例 C=0.05，那么我们可以计算出 Medicare 中一个典型住院患者的理想化自付额度。Medicare 平均每次住院费用现在约为 15 000 美元，5% 的共付比例，意味着每次住院费用有 750 美元是患者自付，约为目前费用的一半。关于这些问题的进一步讨论，见 Phelps 和 Parente（2017）。

12.3 随时间增多的附加项目

自 1965 年立法以来，Medicare 有了几项重大的变化，最重要的是 1997 年和 2006 年的两个变化。我们接下来将探讨这些变化。

Medicare Advantage（联邦医疗保险计划）

它是如何运作的

1997 年，作为 BBA（创建 CHIP 项目的同一立法）的一部分，Medicare 扩大了人们参加各种健康维护组织（health maintenance organization，HMO）计划的方式[4]。Medicare Advantage 是允许符合条件的参保人参加各种私人保险计划的，是传统的 Medicare A 部分和 B 部分的替代选择。这些计划必须至少涵盖与 Medicare A 部分或 B 部分相同的服务，但不必以完全相同的方式覆盖。这些选择中最常见的是参加 HMO，如第 11 章描述的经典的按人头付费保险计划，优先服务提供者组织（preferred provider organization，PPO），甚至按服务项目收费（fee-for-service，FFS）保险计划也出现在 Medicare Advantage 计划中。

Medicare Advantage 本质上是一个自愿的代金券计划。参保者继续支付适当的 B 部分保险费，而 Medicare Advantage 使用 A 和 B 部分筹资池的资金支付私人保险计划，私人保险机构反过来为参保者提供医疗保险，这种支付一般没有额外的费用，有时收取小额度的费用如每月 50 美元。这些计划通常也包括与 Medicare 中 D 部分相匹配的处方药的费用，从而避免了参保者购买单独的 D 部分计划的需要。

如图表 12.1 所示，在 1999 年，人们参加这个自愿代金券计划的热情不高，只有大约六分之一的人参加。在 2005 年，缓慢下降到大约八分之一参加。但之后参加人数逐渐增多，现在几乎覆盖了三分之一的人。相较于之前的参保人员，刚符合条件的人员 Medicare Advantage 参保率会继续提高。因为之前的参保人最初只能选择传统的医疗保险计划，现在也不愿意去更改计划。

从图中可知，1999 年到 2005 年 Medicare Advantage 参保率持续下降，这在很大程度上可以由该计划的供给量解释，而供给量又取决于 CMS 根据登记人口的健康状况（“风险调整”）的复杂方式，这是我们接下来要讲到的一个主题。

风险调整

当 Medicare 的 C 部分在 1997 年建立时，支付给 Medicare HMO 的费用使用了每个病例

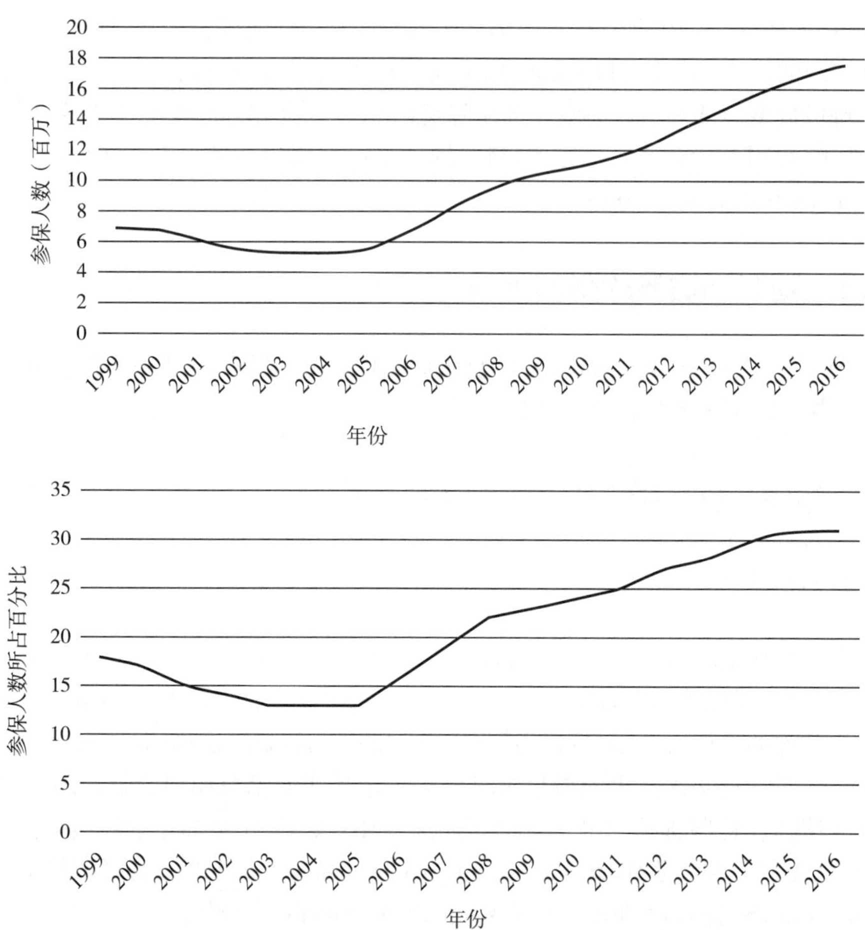

图 12.1　(a) Medicare Advantage 参保人数;(b) Medicare Advantage 参保率

来源:数据来自 http://kff.org/medicare/fact-sheet/medic-advantage/

调整的平均费用,但调整只使用了两个因素:费用的地区差异和登记者的人口结构(年龄和性别)。1997 年的 BBA 条例要求从 2000 年开始逐步实施更完善的风险调整措施。

在分阶段实施时,很明显,HMO 的参保者在许多方面(例如,自我报告的健康状况、慢性疾病的数量、机能灵活性)比平均 Medicare 参保者更健康(Aber 和 McCormick,2000)。在风险调整开始之前,参加 HMO 的患者实际上增加了项目总开支(与预期效果相反),因为 HMO 实际上是为每个参保者支付平均费用,同时其治疗患者健康水平比参保人群平均健康水平好。

当 2000 年开始进行最初的风险调整时,Medicare Advantage 按人头付费的计划大幅减少。由于新的支付方式的实施,一些 HMO 退出了这个行业,参保人数下降(见图 12.2)。一部分原因是医疗服务提供者退出,另一部分原因是提供服务的变化可能导致一些参保者转回传统的 Medicare 覆盖范围。但随着 Medicare 在 2004 年重新调整了风险调整的方法,特别是基于临床诊断更精细的风险调整系统(Pope 等,2004),参加 Medicare Advantage 计划的人数又开始增加,到 2012 年有超过 1 200 万名参保者(4 400 万 Medicare 参保者)。

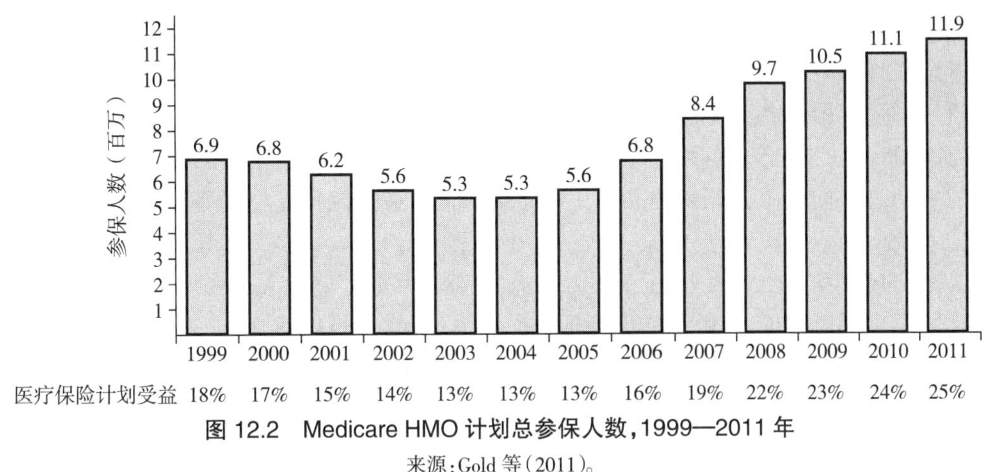

图 12.2　Medicare HMO 计划总参保人数，1999—2011 年

来源：Gold 等（2011）。

这些结果显示了风险调整系统的重要性。图 12.2 有 3 个不同的时间段，说明了风险调整方法的不同方面。在没有风险调整的第一个时期（1999—2000 年），Medicare 向 HMO 支付了过高的费用（Medicare 福利机构之间为了争夺参保人而乐于竞争）。第二时期（2000—2004 年），在此期间风险调整系统开始运行，Medicare 对 HMO 的支付额下降，一些计划撤回（由 HMO 提供服务的计划数量从 400 多项下降到不到 250 项），参加人数快速下降，从大约 700 万下降到 2003 年的 530 万。在 2004 年第三个时期开始之际，Medicare 制度转向更精细的调节系统，使 HMO 的计划看起来更加合理，许多私人保险公司迅速进入市场（与私营公司签订的 Medicare 合同的数量在五年的时间里从 240 份上升到超过 600 份），参加人数从 530 万人增加到 830 万人。

自风险调整方案制定和不断地修订，Medicare Advantage 计划的数量已经大幅增加。在过去的十年里，全美大约有 2 000 个 Medicare Advantage 计划曾被提供。近些年来，在大城市参保人可选择的计划平均数量在 20 个左右，非大城市区域大概有其一半左右[5]。这意味着大多数医疗保险福利机构在提供 Medicare Advantage 计划方面具有强大的竞争力。

补充儿童医疗保险计划（CHIP）

首先要拯救妇女和儿童……（“拯救酒精”，Bucketmouth McGinty）

近几十年来，联邦政策制定者对美国儿童没有医疗保险的比例很高问题特别关注。假设没有保险的儿童通常得不到早期预防保健（体检、接种疫苗等）的好处，而这些医疗干预措施对于每一个质量调整生命年（QALYs；参见第 3 章）的成本相比于任何已知的干预措施而言通常是最低的。特别值得关注的是那些家庭收入过高而没有资格获得医疗补助，同时很难获得私人医疗保险（最明显的是通过就业团体提供）的儿童，这类人群在政策讨论中通常被称为“中间者”。1997 年通过了儿童医疗保险计划（CHIP）立法，以弥补这一不足。CHIP 有一个 10 年的期限，批准了大约 400 亿美元的联邦捐款，之后在 2007 年需要重新融资授权（稍后会提及）[6]。

CHIP（和 Medicaid 类似）在联邦与各州的合作下实现。每个州都有自己的计划，联邦政府制定基本规则，并协助进行融资。平均而言，各州支付总项目成本的 30%，联邦政府（平均）

支付剩余的 70%,但该项目(与 Medicaid 一样)要求高人均收入的州有更高的分担率。根据法律规定,CHIP 的联邦份额从 65%(最高收入的州,如加利福尼亚和纽约)到 85%(最低收入的州)不等。(相比之下,联邦政府支付 Medicaid 的份额占 50%~75%。)

与 Medicaid 一样,人均收入高的州倾向于设计和资助更广泛的 CHIP 项目。尽管这一模式似乎是为了向低收入州输送资金,但联邦政府向高收入州提供的人均出资实际上要高于低收入州。

根据 1997 年的立法,各州有三种方法来提高"中间者"这一群体中儿童的医疗保险覆盖率。每个州都可以通过 Medicaid 向儿童提供医疗保险项目,或建立一个全新的儿童医疗保险计划,或两者结合使用。由于三管齐下的方法,对 CHIP 成功或失败不易评估,但可以通过测量项目创建前后美国无保险儿童的数量和比例来间接评估。

这一结果鼓舞了 CHIP 的支持者,但是对没有保险的儿童的实际比例("非覆盖率")的回顾(见图 12.3)表明,该计划让全国不到三分之一的无保险儿童重新获得了保险。在 PPACA 之前(相应时间阶段评估 CHIP 项目的成功),美国在相关年龄组(18 岁以下)的儿童大约有 7 300 万。因此,未参加保险的儿童初始水平约 1 100 万,占该年龄组人群的 15%,而后未参加保险的人群稳定在 800 万,占该年龄组人群的 11%。从这些数据中还可以观察到政府对私人保险的明显替代。虽然没有保险的儿童人数在该计划的第一个 8 年大约减少了 300 万,但是 Medicaid 和 CHIP 实际覆盖的儿童人数从 1 400 万增加到 2 000 万,增加了 600 万儿童。增加 600 万参保人数与减少的 300 万未参保儿童之间的差距是 2007 年重新授权辩论的关键。

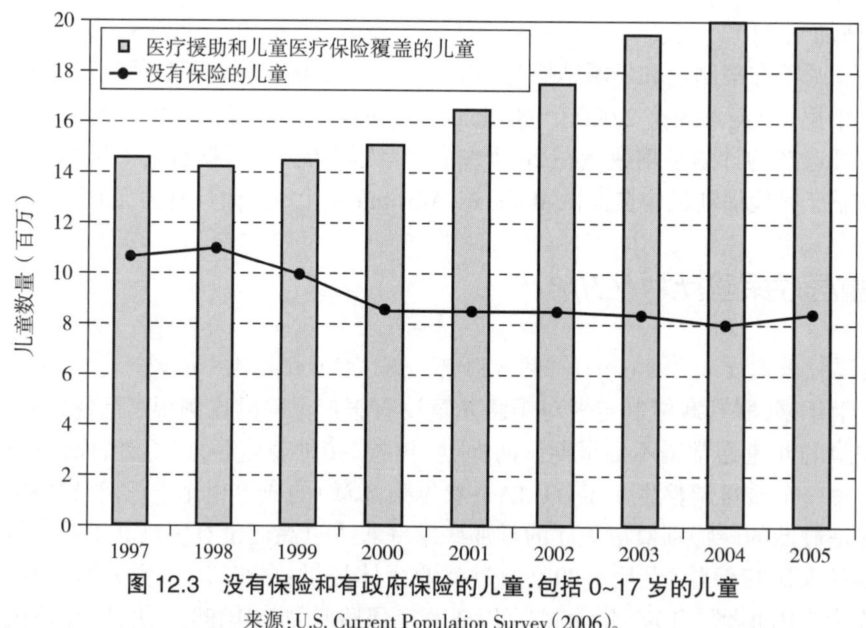

图 12.3 没有保险和有政府保险的儿童;包括 0~17 岁的儿童

来源:U.S. Current Population Survey(2006)。

2007 年重新授权之战:替代和排挤

事实证明,2007 年对 CHIP 的重新授权是一场令人难忘的政治斗争,带来了重要的经济后果。正如所注意到的(对 Medicaid 的认真研究),CHIP 项目的慷慨程度随着各州人均收入的增加而增加。1997 年最初的立法针对的是官方联邦贫困线(FPL)200% 以下的家庭(这个数字每年都在变化,随家庭规模而变化),但允许两个方向有例外。为了确定资格,大多数州(26 个州)使用 200% 的联邦贫困线标准,一些州(15 个州)使用更高的限制,一些州(9 个州)使用更低的数字,最低为 140% 联邦贫困线。一些州希望将这一限制扩大到贫困线的 350%~400%,美国国会参众两院也通过了这一扩大的法案。然而,乔治·沃克·布什总统(两次)否决了该法案,而国会也无法为推翻此决定召集到足够的投票[7]。

2007 年关于包容的政治辩论在很多方面集中在挤占效应上,公共保险的可用性降低了群众对私人保险的需求。扩大 CHIP 的收入资格将增加对私人保险公司的挤占程度。而"多少"程度的挤占成为一部分集中讨论的内容。但这取决于替代和挤出之间的细微差别。按照通常的定义,替代意味着公共保险可获得时就会放弃私人医疗保险的覆盖。

一项关于纽约 CHIP 的研究(Shone 等,2008)通过对 CHIP 参加者的采访发现,只有 7.5% 的参加者在参加 CHIP 时放弃了私人保险。

排挤行为包含一系列广泛的行为,包括直接替代以及减少使用私人保险的任何其他行为。例如,一个人可能会从提供更高的福利和更低的工资,同时包含儿童保险的公司换到另一个提供更高的工资但不包含儿童保险的公司。此时,该家庭参加 CHIP。这种变化将被归类为一种排挤事件,而不是一种替代。

美国国会预算办公室(2007)估计,在第一个十年中,CHIP 参加者的"四分之一到一半"代表着排挤。Gruber 和 Simon(2007)对更广泛的"挤出效应"进行的分析表明,如果考虑到整个家庭,"挤出效应"的比例可能高达 60%,尽管他们的研究并不直接适用于 CHIP 项目。

正如人们可能预期的那样,挤出效应会随着 CHIP 等项目的收入资格水平的提高而增加。当然,通过雇主团体保险的标准机制,私人保险覆盖范围与收入密切相关。也就是说,有工作的人有更多的收入和更容易获得的保险。因此,当 2007 年的重新授权法案试图将 CHIP 的收入上限从原来的 200% 提高到 400%(从而使符合资格的家庭的收入翻倍)时,排挤问题就成了中心问题。一项分析(Winfree 和 DeAngelo,2007)估计,收入在联邦贫困线 200% 到 400% 之间的家庭中,挤出率将会从 34%~42%(在 200% 以下的贫困人口中)增加到 54%~60%[8]。

排挤不仅是 CHIP 争论的关键问题,也是有关任何政府项目争论的关键问题。它影响了经济学家和政治家设计美国全民保险计划的方式,我们将在第 16 章回到这个主题。对政客们来说,这个问题经常用"公平"的语言来表达(例如,如果富人利用了旨在帮助穷人的项目,这公平吗?)根据他们的政治立场,政客们也可能把这看作是公共部门和私营部门的问题,一些人认为这是一种让政府参与私营部门展开竞争的活动。

除此之外,经济学家还经常考虑公共项目实现其既定目标的效率。挤出效应是一种低效率的表现,但人们对自己购买的东西买单则是另当别论。另一个例子是通过就业团体向私人医疗保险提供的联邦所得税补贴。争论的焦点往往在于,补贴是创造了一种改变边际行为的激励,还是(相反)违反边际行为的激励,在这种情况下,激励不会改变。这些问题几乎出现在任何有关政府项目的讨论中,这些政府项目均存在私人替代方案。

D 部分 处方药保险

为什么现在处方药的覆盖范围是可取的，而 1965 年颁布最初的 Medicare 立法时，或 1988 年当灾难性医疗法案（Medicare Catastrophic Care Act）被通过时（1989 年废除）不行？

让我们首先来看看药品保险成为 Medicare 组成部分的原因。回想 1965 年，当 Medicare 开始实施时，院外处方药在整个医疗预算中所占比例相对较小，而且很少有昂贵的药物是治疗疾病的首选药物。换句话说，院外用药并没有给患者带来太多的财务风险。那么后来是发生了什么带来了改变？是技术改变！

1965 年 Medicare 实施后，新药不断发展，可以治疗无法治愈的疾病或只能通过手术治疗的疾病。这些新药令人眼花缭乱，例如，可以用于降低胆固醇（避免心脏手术），以避免或控制溃疡（也避免手术或心理治疗）和胃灼热（有时也避免手术），计划生育，提高生育能力，避免勃起功能障碍，治疗癌症，避免癌症药物的副作用，治疗艾滋病，治疗抑郁症和精神分裂症，等等。由于这些新药（详见第 15 章）的研发和测试成本昂贵，因此，使用它们会给患者带来新的重大财务风险。请记住，这些风险不一定出现在人均医疗支出中。许多药物的价格随时间下跌，降低了使用这些药物的人的财务风险。但是新的药物也出现了，而且非常昂贵，对使用这些药物的人来说，财务风险增加了。对保险的需求（以及在 Medicare 范围内覆盖处方药的政治压力）取决于财务风险（方差），而不是全体人口的平均支出。

因为风险创造了保险需求，增加的财务风险增加了对药品保险的需求。事实上，在美国国会开始考虑处方药在 Medicare 中的覆盖范围时，不但 65 岁以下人群的大多数私人保险覆盖了处方药，而且补充性医疗保险 Medigap 政策一般也包括处方药的覆盖范围（见下文关于 Medigap 计划的讨论）。因此，私人保险计划覆盖了处方药保险和处方药使用带来的日益增加的财务风险，两者共同使得处方药纳入 Medicare 的趋势变得非常强烈。虽然国会将处方药纳入了 1988 年失败的 Medicare Catastrophic Care Act（1989 年废除），但 D 部分确实在 Medicare 范围内创造了第一个广泛的处方药覆盖范围。

D 部分如何运作

D 部分的保险计划是不同寻常的，因为它的设计是为了在可用的保险范围和控制 Medicare 计划内的联邦开支之间取得平衡。（联邦政府对低收入个人的补贴产生了计划者所关心的联邦预算支出）。该计划对每年有巨额药费的人提供灾难性医疗支出的保护，但对有中等至高额药费的人不提供财务风险保护。

D 部分从一个不同寻常的保险设计开始，参保者对初始费用有很强的保险覆盖，然后是一个"甜甜圈洞"，保险覆盖消失，最后是针对非常大的年度药物支出（灾难性医疗支出风险）的保护。PPACA 在 D 部分计划中逐步采用了新的设计，这个设计在本文写作时仍然是 D 部分的一个永久特征。因此，我们可以最有成效地考虑新设计是如何运作的，以及它在未来几年将如何发展。

首先考虑 2017 年的基本计划结构：

- 初始的起付线：400 美元
- 在起付线和初始承保限额之间：药品费用的 25%

- 最初的保险限额(甜甜圈洞的开始):3 700 美元
- 自付阈值(甜甜圈洞结束):4 950 美元
- 灾难性的上限支付:所有药品价格的 5%[9]

因此,灾难性上限规则始于自付总费用超过 7 425 美元之后——400 美元的起付线,起付线到达初始保险水平之前的 25% 的共同承担额,以及“甜甜圈”的费用。在此之后,参保者仍需支付 5% 的药费,当然,对于一些新的和非常昂贵的特殊药物,如治疗丙型肝炎和一些新的癌症疗法,这些费用可能达到相当大的总额。

PPACA 实施了一个逐步淘汰“甜甜圈”的计划,这样到 2020 年,这个功能将完全从 D 部分计划中消失。在这之后(除非在华盛顿特区的现行修订或替换讨论中对该计划进行修订),参保者将支付超过起付线之后费用的 25%。然后在预先设定的总的自付费用已经满足之后,到达灾难性医疗支出的上限,从计划的结构中消除了令人困惑和不寻常的“甜甜圈洞”。

D 部分计划均由私营保险公司根据联邦指导方针管理,保费因地区而异(主要是由于不同地区的模式有所不同)。联邦法规还包含了在所有情况下对于低于联邦贫困线的人更有利的规定,对于符合 Medicare 和 Medicaid 双重资格的人,由联邦和州基金资助其保险费。

Medicare 的私人补充:补充性医疗保险(Medigap)

Medicare B 部分,称为补充保险,是自愿的,但是它是高补贴的(根据法律,每位参保者的年度保费被设置在预期花费的 25%)几乎每个 Medicare A 部分的人也参加了 B 部分。然而,另一种类型的补充保险不太常见的,但是对于理解 Medicare 评估的经济价值十分重要的:补充医疗保险(Medigap)。大约有 1 200 万 Medicare 参保者(略少于总数的四分之一)赞成这些私人计划以补充他们 Medicare 的覆盖范围。随着 Medicare Advantage 的参保的人数增加,Medigap 的覆盖面相应缩小,因为 Medicare Advantage 的参保者不被允许购买 Medigap。但即使没有这条规定,为 Medicare Advantage 参保者购买 Medigap 也是毫无意义的。

Medigap 这个词意味着(正确地)Medicare 在覆盖范围内有留下一些大洞或缺口。A 部分的 Medicare 由于提供越来越少的长时间住院覆盖而产生了一些风险,最终一个住院时间很长的患者实际上可以用完保险。此外,即使单次住院时间短至 61 天,个人也可能面临每天巨额的费用支出,较高的负担发生在第 90 天,甚至更高的负担发生在第 120 天。B 部分也产生了一些重大的风险,最明显的是医生和外科医生费用中 20% 不限比例的共同支付。

最初的 Medicare 计划不包括任何院外处方药费用,留下了另一个巨大的财务风险,随着昂贵的新药物成为许多疾病的治疗选择,财务风险保护变得越来越重要。虽然 D 部分的引入解决了一些财务风险问题,但它的结构(如前所述)有一个大的甜甜圈洞,其中不包括药物,这是需要定期使用昂贵的药物治疗的慢性病患者特别关注的问题。

Medigap 通过私人保险合同“填补空白”。专门为完成这项任务而设计的 Medigap 策略通常有一系列复杂的选择。Medicare 最初定义了十个标准计划(标为 A 计划,……J 计划),所有这些都在一定程度上“承担”了 A 部分和 B 部分的起付线和共付费用,这些计划承担了不被 Medicare 所支付费用的 100%、75% 或 50%(取决于所选择的计划)。现在 D 部分保险可用于处方药支付,Medigap 提供的范围不包括药物,两个新的标准化计划(K 和 L)最初的保险范围更为有限,但最终具有“止损”功能,可将参保人(2017 年)的自付费用限制在 2 560

美元（计划 L）或 5 120 美元（计划 K）以内[10]。这些计划是 Medicare 参保人第一个可以使用的内置了一个绝对的“止损”功能的计划。

Medigap 的年度保费根据所选择的计划、所在地区而有所差异。因为不同地区参保者的医疗实践模式和费用有所差异。根据一项关于 Medigap 保费的调查[11]，2005 年全国的 Medigap 的保费平均在 1 150~1 750 美元，不同地区的保费差别很大。例如，在 C 部分（2005 年最慷慨的不包括处方药的计划）中，全国平均保费为 1 766 美元，总体而言较低的保费为 698 美元，而较高的保费为 9 798 美元，费用相差了 14 倍。虽然这可以归因于地区间卫生保健使用的差异（见第 3 章的讨论），但其中一些市场缺乏竞争肯定也发挥了重要作用。

涉及 Medigap 的关键问题是标准 Medicare 计划中的潜在风险。如果基本的 Medicare 包含了很好的“止损”（stop-loss）条款，可能就很少人购买 Medigap。而且，由于 Medicare HMO 计划（它承诺，像 65 岁以下人群的单纯 HMO 一样，以固定的年费包含了所有需要的卫生保健）通过其他机制创建了止损功能。研究人员发现，在一个地区，更高的 Medigap 保费会导致（毫不奇怪）更多的 Medicare HMO 登记（McLaughlin、Chernow 和 Taylor，2002）。

12.4 Medicare 运作上的变化

自成立以来，Medicare 经历了许多变革，几乎所有的变革都有减少 Medicare 支出的明显意图。随着时间的推移，Medicare 的变化包括以下内容（包括这些变化出现的年份）：

- 医生收费限制（1972 年）；
- 医院报销每日限额（1972 年）；
- 要求 B 部分参保人的保费支付平均计划费用的四分之一（于 1997 年成为永久性）；
- 改变医生收费高于“允许收费”的方式（1983 年）；
- 对医院支付方式由按每次服务付费转变为按每次住院付费——预期支付系统（1983 年 10 月）；
- 转向新的医师薪酬制度（基于资源的相对价值体系）（1992 年）；
- 在医院和医生报酬中增加质量成分（2015 年）。

费用限制

回想一下，在第 7 章中，医生通常对相同的服务收取不同的价格。因此，在一个单一的地理区域内，普遍存在费用的广泛分散。这种分散给保险公司带来了一个问题。例如，他们必须决定在医疗保险计划下，看病的正确价格是多少。当人们意识到价格的分散可能与质量有关，它可能直接与垄断或垄断竞争的定价实践有关时，这个问题变得更加尖锐（Schwartz 和 Wilde，1982a）。

1965 年，美国 Medicare 成立之初，Medicare 使用“一个普通的、习惯的、合理的”私人保险公司理念支付 B 部分下医生服务的费用。Medicare 的术语使用到惯例费用和普遍费用这两个术语。惯例费用是指所有医生收费分布的第 50 个百分位的费用。因此，对一个特定的过程，一半医生的收费标准在惯例费用以上，一半医生的收费在惯例费用以下。普遍概念是在整个社区的全部费用分配中定位每个医生的费用。Medicare 根据在社区内使用费用第 75

个百分位数来定义普遍。如果医生的惯例费用超过了相同服务的普遍费用,Medicare 只支付普遍费用。根据定义,这种费用筛选影响所有医生 25% 账单,基本上构成了 Medicare 在其初始结构中对支付给医生的费用的唯一限制。

如前一段所述,所有这些相对政策在 1971 年当理查德·尼克松(Richard Nixon)总统实行了全面的价格控制时突然发生了变化。始于同年 8 月 15 日的对所有价格和工资实行为期九十天的冻结,紧随其后的是一系列限制物价上涨的控制措施。虽然这些控制措施很快在经济的其余部分被取消,但石油和卫生保健两个行业仍然受到控制,对费用增长率继续限制。

尼克松时代的价格控制通常使医生的费用从其历史水平(记住,从一个医生到另一个医生,费用水平各不相同)以"成本指数"的比率增加,该指数设计(如果不是完美的话)来反映医生的业务成本。更具体地说,从 1972 年开始,美国各地区普遍费用的变化仅受限于 Medicare 经济指数的变化,它是总体通货膨胀、医生执业成本以及国家整体收入水平变化的加权平均值。

第二个变化是作为 1984 年《削减综合债务法》(Omnibus Deficit Reduction Act)的一部分发生的。直到 1987 年初,医生的费用再次被冻结。当时一系列复杂的规定允许一些医生在一定程度上提高他们的费用,同时对另一些医生施加非常严格的限制。重要的区别在于医生是否是"Medicare 参与医师"。

Medicare 的费用计划会给患者带来了额外的财务风险(Ruther 和 Helbing,1985),但它们也增加了患者进行比较购买卫生服务的动机。他们实际购买卫生服务的数量仍不得而知,但考虑到 Medicare 数据显示的价格差异,可能也不会太多。

预先支付系统

从 1983 年 10 月开始,Medicare 从根本上改变了向医院支付患者医疗费用的方式[12]。旧的医疗体系是按服务项目来支付医院费用:使用一个小时的手术室时间,5 次物理治疗,20 剂抗生素,一次性灌肠器械,或者在重症监护室住一天。每一项服务都有一个价格出现在患者的账单上[13]。在医院多住几天,每个人都要收取额外的房间费和床位费,还要加上住院所有相关的医生账单。由于医学领域的科技进步,虽然 Medicare 全面启动之后医院平均住院时间系统性地减少(从 1965 年住院时间大约 13 天到 1982 年的少于 10 天),但对美国医院激励措施的改变始于财政年度 1984 年 Medicare 结构变化。

新方法分 4 年逐步实施,开始按病例而不是按项目或服务向医院支付费用[14]。医生和医院第一次面临治疗患者时,每个患者的预算是固定的。

我们可以通过回到第 8 章和第 9 章关于医院行为的模型来看待这种类型的支付。试想一下,如果一家医院只治疗有 Medicare 的患者。在旧式的保险中,医保患者的需求曲线几乎是对价格不敏感的,因此外观非常陡峭,如图 10.5 中的 d2 所示。

预先支付制度(prospective payment system,PPS)本质上是事先按照固定的费率支付给医院。我们将在如图 9.2 所示的图表中画一条直线,穿过价格数量图,就像我们通常画一个面对价格接受公司的市场价格一样。换句话说,PPS 使得医院面临的需求曲线在价格上非常有弹性,因为医院可以以 Medicare 提供的价格获得它想要的所有业务,但不能以更高的价格获得业务。正如第 9 章的模型所描述的那样，医院将选择质量，使需求曲线与 AC 曲线相切，这将定义医院服务的质量。当然，如果需求曲线完全是价格弹性的，那么这种相切只会发生在平均成本最小的点上。通过这种方式定价，PPS 至少可以潜在地迫使医院高效运转（至少是 AC），并通过提供的价格水平来决定医疗质量。

Medicare 实际提供的价格来自一个名为“诊断相关组”（diagnostic related groups，DRG）系统，该系统将住院患者疾病按诊断分为若干组。每个 DRG 的患者的费用因地区和医院类型而有所不同（例如，教学或非教学）。但从医院的角度来看，每次入院的价格是固定的。在多数情况下，医院从 Medicare 中获得的收入是相同的，不管患者在入院期间做了什么，也不管患者在医院待了多长时间[15]。DRG 系统最大的变化是在 2005 年，CMS 采用一个三级并发症分期取代了常见的 DRG 关于并发症配对方法（如 *X* 病、*X* 病伴并发症）。这个新系统被称为医疗严重性 DRG（Medicare-Severity DRG，MS-DRG），2017 年已有 757 个不同的类别。

允许患者住院的医生现在的处境与以前支付方案下的情况大不相同。在此之前，医生可以进行任何手术，或开出任何服务或设备，可能有利于患者。医院（由 A 方支付），医生（由 B 方支付），患者会觉得“一切可能”都是为了治病。在新的安排下，如果医生继续用以往的方式治疗患者，由于使用的每一种资源都要花医院的钱，而新计划下增加的收入为零，因此，医院将面临损失，可能是一大笔钱。

住院时长的影响

在这种情况下，医院医务人员面临与 Newhouse（1973）首次描述的群体实践问题相似：每个医生试图节省资金，却只能带来很小比例的回报。然而，医院的医务人员必须对 Medicare 新的 DRG 系统产生的激励做出某种反应，否则医院就有破产的风险，特别是运营成本相对较高的医院[16]。

医院及其医生最明显的调整维度是缩短患者的住院时间（length of stay，LOS）。它很容易监控，提供一些医生委员会可以随时审查的资料。关于住院时长的准则很容易制定和解释。有系统地偏离这些准则的医生可能会受到其他医务人员的压力而做出反应。

当然，如果医生在住院时长没有自由裁量权，所有这些努力都将是徒劳的。然而，我们从总体医院使用数据得知，患者住院时长在不同地区有很大差异。因此，我们有充分的理由相信，如果医院的医务人员能够找到一种方法来协调医生的行为，在 DRG 的激励下，患者住院时长将会下降。

显然，医院在实现这种协同效应方面的努力是成功的。CMS（见图 12.4）的数据显示 Medicare 受益者的住院时长显著下降。毫无疑问，PPS 下的 DRG 系统在降低医院住院时长的目标上是非常成功的，如图 12.4 所示。考虑到同时发生的向门诊手术的平行转变，这种转变就更加值得注意了，如第八章所述。这种转变通常会使得“容易”治疗的患者在门诊治疗，而留下更复杂情况的病例住院手术。

图 12.4a 显示了住院时长的总体下降（住院天数和出院率的组合），在新的 PPS 开始时出现了急剧下降。乍一看，这似乎显示了 PPS 创造的经济激励的强大效果。图 12.4b 将总“住院天数”测量划分为住院时长和出院率两部分。PPS 的主要激励措施集中在住院时长。那出院率又发生了什么变化呢？

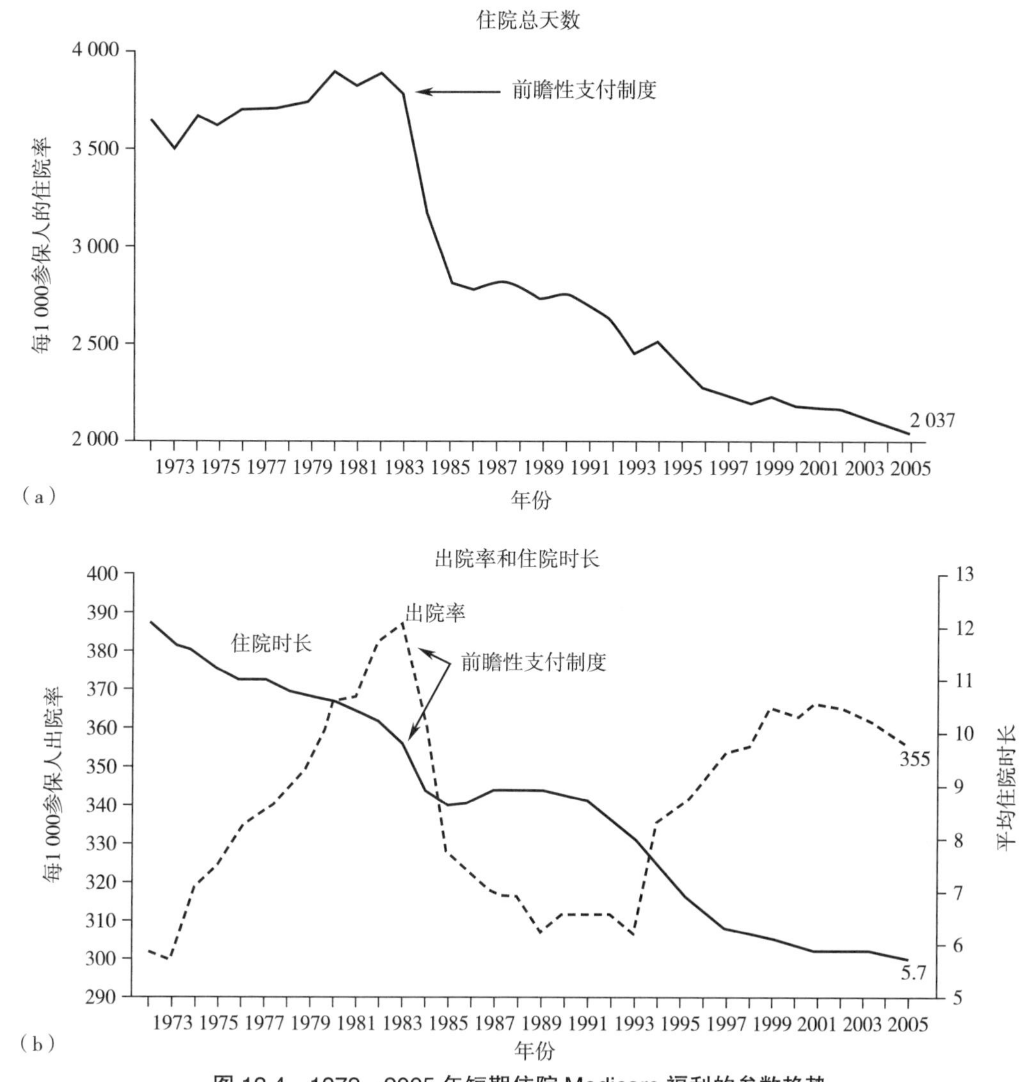

图 12.4　1972—2005 年短期住院 Medicare 福利的参数趋势

来源：Centers for Medicare and Medicaid Services. Office of Information Services：Data from the Medicare Data Extract System；data development by the Office of Research，Development，and Information。

Russell 在 1989 年对这些现象的仔细分析表明，新技术和激励之间存在显著的相互作用。当日间手术在技术上可行的时候，PPS 出现了。日间手术是一种医院门诊（ambi-surg）手术中心、有独立的外科手术中心和（对某些程序）医生办公室的组合，这些通常都被归类为日间手术中心（ambulatory surgical center，ASC）。

最显著的例子之一发生在晶状体手术（白内障手术）领域，这是一种非常常见的老年人手术。白内障手术有两个巧合的特点，当 PPS 启用时，这两个特点为医院带来了完美的风暴。首先，这并不是一个真正的紧急手术，而且可以由医生和患者自行决定时间（有时长达几年），因为由白内障引起的视力的丧失是逐渐发生的，而不是突然发生的。其次，这是一个简单而安全的手术，可以在没有完整的医院服务支持的情况下进行。1983 年以前，医院的出院人数激增（从每 1 000 名住院患者中 300 人出院增加到每 1 000 名住院患者中 390 人出院),其中一半是由于医院里的“晶状体手术”。而后,在PPS系统生效后,几乎所有的手术都转移到了门诊(即使是在医院,也不算入院,因为患者在入院当天就出院了)。

其他服务的使用

医生能够对患者住院时长进行调整的一个原因是促进“健康”的恢复过程有些可以被替代。例如,对于医院住院时长的缩短,医生可以选择更强的治疗方案,也可以使用非医院设施作为替代的护理场所。这显然对缩短Medicare患者的住院时长很重要。在PPS实施的前3年,使用护理设施(skilled nursing facilitie,SNF,发音为“snif”)是一项标准的Medicare的福利,分别增加了5.2%、12.8%和5%,综合增长了23%。另一项标准福利——家庭保健的使用在同一时期增加了更多。

最后,Medicare在1983年增加了临终关怀的临时福利,并在1986年成为永久性福利。这为垂死的患者提供了一个低技术的“关怀”环境,作为在医院重症监护室(另一个极端)死亡的替代选择。临终关怀强调支持性服务,如家庭护理,疼痛控制,以及心理、社会和精神服务而不是试图治愈患者。

自Medicare开始覆盖临终关怀服务以来,临终关怀服务的使用率一直很高。1984年,只有31家临终关怀医院获得Medicare认证,现在已经发展到4 000多家,其中60%是营利性组织。这种130倍的增长主要是通过独立的临终关怀服务(进入疗养院、医院或个人之家提供服务的组织)实现。这些机构约占所有临终关怀机构的三分之二,其余的由家庭卫生机构(“访视护士”)和医院平分[17]。

临终关怀提供的服务在迅速地增长。1989年,为大约61 000名老年Medicare参保者提供服务。到2015年,临终关怀的使用人数攀升至165万以上,几乎占了老年Medicare项目死亡人数的一半。平均服务的天数也在增加,最显著的是最近10年的数据(“21世纪00年代”),从每个患者大约50天增加到大约70天。

临终关怀服务使用的增加几乎理所应当地导致了住院天数和Medicare患者的平均住院时间稳步下降,如图12.4所示。从经济角度来看,很明显,医院护理有两个重要的替代品:日间手术(范围广泛)与住院和临终关怀(以临终关怀替代住院治疗)。

病情加重和更快?

PPS的一个明显问题是对患者健康的潜在影响。许多反对Medicare项目的人做出了可怕的预测,说它会对患者的健康产生有害影响。我们有充分的理由相信这些担忧是不合理的——例如,全国不同地区住院时长的巨大差异并没有在寿命或其他健康指标上产生任何明显的差异。然而,政府委托成立的监督PPS的委员会,即“预先支付制度评估委员会”(Prospective Payment Assessment Commission,ProPAC),已经花了大量的精力来记录PPS导致的住院时间缩短可能对患者健康产生的影响。

患者预后不佳的一个指标是他们再入院的比率[18]。30天内的再入院率是“不良预后”的标准指标,在PPS实施时和过去5年再入院率大致相同。随着时间的推移,再入院率一直在有系统地增长,部分原因是Medicare人口的平均年龄在增长。然而,在PPS期间,增加速度有所放缓，这表明减少住院时长的激励并没有显著地增加任何可能导致再入院人数增加的行为。

患者预后差的另一个指标是死亡率。特别是由于鼓励患者提早出院，衡量死亡率的一个常用指标是出院后 30 天内的死亡率。这种比较并不像看起来那么明显，因为两种相互冲突的力量随着时间的推移改变了死亡率。先进的医疗技术已经降低了 Medicare 人口的整体死亡率，从每年 6.6%（在 20 世纪 60 年代末该计划刚开始时）降至 PPS 推出时的 5.1%。当然，这代表了一段时间，Medicare 人口的平均年龄在增长，这既是由于社会人口的影响，也是由于医疗技术变革导致的预期寿命的增长。因此，试图预测 PPS 对死亡率的影响需要保持这两个因素不变。PPS 最初几年的死亡率结果完全符合这样一种观点，即 PPS 不会导致死亡率发生变化。

对选定疾病类别中死亡率的单独分析显示了类似的结果（Kahn 等，1992 年）。在 5 种高死亡率疾病类别（充血性心力衰竭、急性心肌梗死、髋部骨折、肺炎和卒中）中，3 种疾病相较于 PPS 实施前死亡率有所下降，另外两种疾病死亡率在 PPS 实施前后无统计学差异。在比较中，这些疾病类别患者的住院时长下降了 24%，使死亡率结果更加显著。虽然患者（平均）在不太稳定的情况下出院，但这并没有导致更严重的死亡结局。现在看来，PPS 的实施并没有对患者的健康和安全造成任何系统性的损害，尽管住院时长有所减少。

对医院的影响

PPS 给美国医院的财务环境带来了翻天覆地的变化。人们可能会认为，在这样的系统中，有些医院会经营得很差，而有些却经营得很好。PPS 的整个理念是对“昂贵”的医院进行费用控制，使它们变得更有效率，并对一个在很多方面与正常经济力量失去联系的行业施加更强的市场控制[19]。在见证了 40 多年来 PPS 的实施之后，我们现在能对这些结果说些什么呢？

毫无疑问，医院的下行压力对医院的财务状况产生了不利的影响。1970—1983 年，医院的净利润率（占总成本的百分比）稳步上升。1971—1972 年，由于尼克松时代的价格管制，医院的净利润率曾短暂下降两年。这一趋势在 1984 年，即 PPS 执行第一年发生了逆转，并一直持续到 1991 年，在此期间医院利润开始恢复。

Hodgkin 和 McGuire（1994）通过评估 PPS 实施后平均 Medicare 支付费用随时间的变化率和医院成本的相应变化，分析了医院利润率下降的压力来源。3 个变化影响了成本：医院购买商品和服务的成本变化（工资、供应等），医院的生产率变化（降低成本的变化），以及患者构成的变化。他们在 PPS 推出后的十年里，计算了医院“外源性”成本（总的来说，医院无法控制的成本）的逐年变化。他们估计这些费用变化在每年 5.6%~9.0% 之间，与此同时，Medicare 对医院的支付结构每年增加 0~5%，平均每年约 3%。随之而来的对医院的“挤压”导致了之前所描述的利润率下降。

医院的一种可能的反应是降低“治疗强度”，不仅通过降低住院率，还通过减少治疗中的其他举措（如物理治疗的频率、实验室检测的频率等）。ProPAC（1989）及 Hodgkin 和 McGuire（1994）的研究均表明，Medicare 患者的医疗强度明显下降，实际上在 PPS 逐步引入之初就开始下降，这显然是对 PPS 全面发挥作用的一种降低成本的措施。

如前所述,医院利润率的下降压力在 1991 年有所好转,从 1991 年到 1997 年,医院恢复了相当可观的按病例付费时期。随着 PPS 排挤的全面展开,美国医疗行业的运营效率得到了提高。从 PPS 实施开始到 1991 年,每个 Medicare 病例的成本一直呈稳步上升趋势,直到 1990 年代初,每个病例的成本突然下降,实际上略有下降。Medicare 报销方案未能跟上这一趋势的变化,费用继续沿着以前的路径攀升。结果是 Medicare 案例的利润率提高,并在 1997 年达到 17% 的峰值。

这种丰厚的盈利能力,再加上 Medicare 信托基金(未来几年为支付联邦 Medicare 而设立的基金)不断恶化的财政状况,导致美国国会以 1997 年的 BBA 作为回应(后面内容会单独讨论)。在这一点上,我们可以这样说,BBA"重新夺回"了美国医院在 Medicare 信托基金(Medicare Trust Fund)的优越性,并在短短几年内将许多美国医院的营业利润率拉回赤字。

全国各地的医院入院率都在下降,从 PPS 实施之前的大约 72%(全国平均水平)下降到低于 65%。表 12.1 和表 12.2 列出了基本数据。它们代表了损失下降(包括 Medicare 和 65 岁以下患者)和住院人数变化的综合影响。许多观察人士认为,在 PPS 时代,医院会利用"诱导需求"这一概念作为工具和动机,加速收治患者(或者至少尝试让医护人员配合收治患者)。然而,正如第 9 章中的医院行为模型所显示的,在非预期行为世界中,这一领域的行为较难预测。随着 Medicare 的总体支付水平相对于成本下降[如 Hodgkin 和 McGuire(1994)所证明的那样],面对这些受限的支付,一些医院可以选择减少入院和降低质量(第 15 章,在围绕图 15.5 的讨论中,更详细地讨论了 DRG 作为约束性价格控制时的这个问题)。事实上,CMS 的数据显示,Medicare 在引入 PPS 后,患者的收治遵循与 Medicare 服务水平基本相同的模式,但 PPS 效应存在一年的延迟。1984 年入院人数下降了大约 6%,1985 年下降了大约 10%,然后稳定在新的水平上。

表 12.1 PPS 对经济的影响

	医院就业年变化率 /%		医院入住率 /%	
年份	总全职等效[a]	住院全职等效[a]	占用率	变化率
1980	4.7	4.5	75.9	1.9
1981	5.4	5.1	75.8	–0.1
1982	3.7	3.4	74.6	–1.6
1983[b]	1.4	0.8	72.2	–3.2
1984[c]	–2.3	3.5	66.6	–7.8
1985	–2.3	4.3	63.6	–4.5
1986[d]	0.3	1.4	63.4	–0.3
1987	0.7	–0.7	64.1	1.1
1988	1.1	0.7	64.5	0.6

注:[a]FTE,全职等效;[b]适当的 TEFRA 规则;[c]PPS 分阶段开始;[d]PPS 分阶段完成。

来源:ProPAC(1989)。

65 岁以下人口同时转向日间手术加速了这两种趋势。表 12.2 显示了按规模分类的住院人数的下降。规模大小和住院人数的减少之间存在强烈的关系，患者属性对是否住院有影响，有些类型的疾病是可以不需要住院而由日间手术等替代的。规模较小的医院通常开展相对简单的医疗服务，因此，这类医院更容易受到 ASC 类组织的竞争。尽管 PPS 系统可能在一定程度上促进了 ASC 的增长，但很明显，小规模的医院面临的经济困难可能来自 PPS 以外的其他方面。

表 12.2　住院的变化，1983—1985 年

床位数	百分比变动
<50	–22.0
50~99	–17.1
100~199	–11.4
200~299	–8.4
300~399	–5.1
400~499	–5.8
500+	–2.7

来源：Schieber 和 Poullier（1989），表 3.3。

由于医院的大部分成本在短期内是固定的（见第 8 章），这些需求的下降必然需要医院做出反应。医院采取的应对措施之一是降低成本。如表 12.1 所示，1984 年，即 PPS 实行的首个年份，医院的雇用人数开始下降，随后全职人员的就业率保持相对稳定。这与纽约州医院面临最强大的收入监管压力的研究（Thorpe 和 Phelps，1990）非常一致。

外部金融市场也作出了反应。由于医院一般不能发行股权融资（非营利性医院没有股东），债券融资仍然是这些医院迄今最重要的融资方式。从 1983 年开始，债券评级（资本市场对借款医院财务稳定性的衡量）急剧恶化。300 多只债券的评级被下调，而在此期间只有 60 只债券的评级有所提高（ProPAC，1989 年，图 4.5）。

1997 年平衡预算法案[20]

如前所述，政府行动和医院反应的循环几乎从一开始就代表了 Medicare 成本控制的过程。最初的医院报销机制（全额报销）导致费用增长远远超出 1965 年实施 Medicare 时的预期，导致 70 年代的价格控制，以及最后在 20 世纪 80 年代初出现了 PPS 制度（极大地改变了医院的激励结构）。20 世纪 80 年代，医院适应了这一变化，缩短了住院时间，并在全国大多数医院实施了一系列重大的成本削减计划。这些项目的累积效应最终在 1991 年开始显现，当时 Medicare 患者的营业利润率螺旋下降的局面结束了。在这十年的其余时间里，每个病例的费用保持不变或略有下降，但 Medicare 报销费用继续以以前的速度增长。结果，医院的利润率再次飙升至非常高的水平，引发了国会的又一次反应，这一次是 1997 年的《平衡预算法案》（Balanced Budget Act，BBA）（许多医疗行业参与者称之为糟糕透顶的法案）。

平衡预算法案的基本特征是，从计划提高医院报销率，转变为在未来几年大幅降低报销

率,并在体系被大幅削减后,达到平衡。PPS 支付通常遵循成本指数(医院必须购买的“市场篮子”物品,包括劳动力、供应等)。BBA 特别指出,1998 年至 2002 年的加息幅度将会低于市场篮子,而在 2003 年则会恢复至市场篮子的水平 [21]。累积效应是 Medicare 制度下的一组住院费用的医院付款,比原本可能的低 5.6%。由于许多美国医院的总体“利润率”只有几个百分点,很明显,大幅削减薪酬可能会对医院的盈利能力甚至生存能力产生重大影响。Medicare 的目标是在 5 年内节省 1 120 亿美元(此后将从较低的基数中减少支出),当然这一目标直接来自为 Medicare 患者提供服务的医院的收入流。在增长方面,目标是将 Medicare 总支出的年增长率从 8.8%(预期的基线估计)削减到 5.6%。事实上,从 1998 年开始,年增长率仅为 3.9%,部分原因是 CMS 降低了支付率,部分原因是医院采取了其他削减成本的措施。

很明显,BBA 导致的付款减少大大增加了美国许多医院的财务问题。作为回应,国会于 1999 年修订了《平衡预算改进法案》(Balanced Budget Refi nement Act,BBRA),将 2000—2002 年期间的支出增加 110 亿美元。恢复的费用约为 BBA 规定的最初收入减少的 10%。

医生预期支付

预期支付在降低医院成本方面的成功引发了一个不可避免的问题:为什么只有医院?事实上,国会在启动 Medicare 医院支付的 PPS 时就预见到了这一问题,同时批准了一系列研究,研究其他类型卫生保健的潜在收益,尤其是医生支付。它在 1986 年授权成立医师薪酬审查委员会(Physician Payment Review Commission,PPRC),提供关于改变 Medicare 支付医生的方式的建议。

以资源为基础的相对价值标准

1988 年末,哈佛大学公共卫生学院(Harvard University's School of Public Health)进行了第一项大型研究,确定一种新型的医生服务酬金偿付系统,即以资源为基础的相对价值标准(Resource-Based Relative Values,RBRVS)[22]。这是一项相当复杂的工作;医生活动的标准编码系统,即现行的程序术语(Current Procedural Terminology,CPT),在当时大约要为 7 000 多项服务制定相对价值。哈佛大学的研究实际上收集了 372 个这样的服务数据,并将这些发现外推到其余的数据中。

RBRVS 与最初由加州医学协会开发的加州相对价值系统(California relative value system,简称 California RVS)有一些相似之处,该系统曾被广泛使用多年,直到被联邦贸易委员会(Federal Trade Commission,FTC)禁止 [23]。加州的 RVS 描述了单一专业内手术的相对价值,但它故意避免进行跨专业比较。RBRVS 研究则特意进行了跨专业比较。RBRVS 研究使用的方法基本逻辑是产生所谓的“按医生的投入给予对等的报酬”,或者说是根据医生工作的时间和工作的复杂性,给他们对等的报酬,不论当下的任务是神经外科手术、精神科会诊还是疣切除。

该研究区分了“侵入性手术”和“评估与管理”(evaluation and management,E/M),这与外科医生和内科医生的执业方式(不完全)相对应。该研究的作者将他们付出的相对价值转化为实际的美元费用。假设长期向患者提供的服务组合不变,在保持 Medicare 支出总额不变,模拟此方式支付的影响。结果相当惊人,许多外科手术的费用将下降三分之一到二分之一。"认知"(E/M)服务(评估与管理)费用以相当的百分比增长。根据模拟,Medicare 在评估和管理服务上的总支出将增加 56%,而侵入性手术的总支出将下降 42%。实验室费用将下降 5%,用于成像(Xx 射线、CT 扫描、MRI 扫描等)的费用将下降 30%(Hsiao、Braun、Kelly 和 Becker,1988;Hsiao、Braun、Yntema 和 Becker,1988)。

既然 RBRVS 已经全面实施(自 1996 年以来),几项研究似乎表明了该制度对医生收入的实际影响。实际情况和预测的差不多,从 1991 年(RBRVS 开始的前一年)到 1997 年(RBRVS 完全实施后的那一年),Medicare 的平均支付率累计增长了 36%,而哈佛的研究在实施前的估计是 39%。尽管手术密集型专科医生的人数在下降,但他们的情况并不像最初预测的那么糟糕,部分原因是他们在 RBRVS 实施阶段成功游说,获得了特殊待遇。例如,心胸外科医生的平均 Medicare 支付率累计下降 9.3%,而预计下降 35%。眼科医生的 Medicare 平均支付率下降了 18.4%,而预测的下降为 25%(Iglehart,1999)。

关于 RBRVS,仍有许多最有趣和重要的经济问题没有得到回答,这些问题涉及:①短期和长期医疗干预措施组合的变化;②长期专业培训模式的变化。当然,这些问题的答案在一定程度上取决于私立保险公司的保险计划。他们采用一种与 Medicare 的 RBRVS 类似或相同的支付方案,将强化 Medicare 的影响,尤其是对医生长期专业选择的影响[24]。

按病种付费(医师 DRG)

RBRVS 确实没有进入"预期"支付的领域,因为它基本上仍然是按服务付费的。你也可以考虑用类似 DRG 的系统为医生服务付费。然而,这样一个系统的复杂性是可想而知的。

DRG 支付对医院护理"有用",有下面 3 个主要原因:①事件是明确的,开始(入院)和结束(出院);②只有一个经济代理人(医院)提供 DRG 支付的医疗服务;③ DRG 系统能够解释医院成本总体变化的一个重要部分。如果没有这些因素,PPS 操作起来就会困难得多,而且可能根本就不可行。我们依次考虑其中每一个的作用。

明确定义的事件

明确定义的住院事件的开始和结束似乎对于运作一个类似 DRG 的系统至关重要。在门诊诊疗中,特别是对慢性病患者,不存在类似事件的定义。因此,以 DRG 基础的 PPS 似乎不可行。医生提供住院治疗的患者中使用这样的系统仍然是可能的,但是由于门诊无法明确定义事件,因此,门诊 DRG 似乎完全不切实际。

多个经济主体

第二种复杂性出现在当一个疾病发作时,由一个以上的医生照顾患者,通常发生在医院内外。运行 DRG 系统的唯一有意义的方法是不管有多少医生参与治疗,每个疾病只让一名医生获得支付。否则,相比于按服务付费而言就没有任何有意义的改变。这一事实引发了新的担忧，即哪位医生获得 DRG 报酬。这非常重要，实际上，其中一位医生将成为治疗的“主承包商”，而其他医生将成为“分包商”。这种选择可能会影响，例如，对于某些疾病，是“保守”治疗还是外科治疗。允许患者指定谁是“主承包医生”是给患者提供了最大的自主权，也可能是法律上唯一允许的选择，因为 Medicare 的福利最初是给患者的，而不是给任何医生的。

潜在的组内成本异质性

Medicare DRG 支付在医院住院患者设置中实施得相当好，部分原因是 DRG 系统没有离开医院，在治疗患者的成本上面临的主要是组内差异（前面描述的大量 DRG 和“离群值”系统处理了这个问题）。组内减少患者的疾病变异性使该制度在政治上可行，因为它有一种表面上的有效性。但是，完全不知道的是，谁有能力组织一个类似的医生支付系统。在某种程度上，定义这样一个系统的复杂性甚至阻止了研究人员研究这个问题。讨论的第一个问题是缺乏一个明确的时间框架来界定“治疗组”——可能是最主要的麻烦来源。

基于时间的支付（均摊）

另一种支付计划是使用完全预先性的医生支付，不管患者的情况如何——按照人头付费系统。当然，按人头付费系统并不新鲜。预付费团体业务计划已经使用这些安排几十年了。但这些计划和以医生为基础的 Medicare 收费系统之间仍然存在巨大的差距。尽管按人头付费在许多方面为控制成本提供了最有力的激励，但它也给个别供应商带来了巨大的财务风险（至少在纯粹的财务风险方面）。预付费团体通过招募大量的个人和家庭来绕过这个问题——每个计划有数万到数十万的参加者。根据该顺序，每个计划的参加者，大数法则开始保护该计划的总体费用差异，因为每个成员的费用差异随着参加者人数的下降而下降（有关统计数字的讨论，请参阅第 10 章附录 C）。然而，对于单个医生执业，注册人数只有数百人，按人头付费给医生造成的财务风险是相当大的（一个“纯粹的”按人头付费计划会让初级保健医生承担患者的所有医疗费用，或至少是所有非住院费用的风险）。某种程度的风险似乎是不可避免的，无论是通过保险安排、组建大量医生团队，或是（最可能是在 Medicare 制度内）通过某种止损条款来限制按人头付费计划涉及的每名患者或医生的总体风险。

在此，我们应该回顾 A 部分的 DRG 计划，因为它适用于医院，已经包括了为医院每次入院提供的“止损”条款。如果任何患者的住院时长超过了一定的界限（每个 DRG 不同），则该患者就被宣布为“离群值”，医院得到与旧的 Medicare 方法相似的费用，也就是说，是以个人为基础的。对于任何成功的内科医生按人头付费似乎也是不可避免的。平衡这种风险与对医生的适当激励是 Medicare 政策制定中尚未采取的一步。实际上，在 Medicare 中对医生薪酬使用按人头付费的提议，通常是针对保险计划而不是针对个别医生。

当然，Medicare Advantage（Medicare C 部分）是建立在 Medicare 按人头付费的基础上。C 部分计划显示出良好的风险调整措施以避免出现选择问题的重要性，首先是无风险调整（和相对健康的人参加 Medicare C 部分），然后进行初步调整，将健康计划脱离市场，最后（2004 年）修订后的调整机制提出以推动健康计划和增加参保人（见图 12.2 和它的讨论）。

复杂的支付体系中最新增加的是 PPACA——责任制医疗组织（accountable care organization,ACO)(第 15 章在讨论质量相关的付款机制时会有一个更完整的关于 ACO 的讨论)。简短地说 PPACA 鼓励(但不要求)不同的医疗机构包括家庭医生、医院、养老院等自愿组织起来成为一个协同合作的整体,与管理结构签订合作协议,为指定人群提供医疗服务。ACO 允许以 FFS 模式持续支付;同时,当医疗费用低于 Medicare 患者治疗标准时,还可以提供“共享结余”费用。PPACA 鼓励 ACO 采用一种不同的融资模式,在这种模式下,不同的医疗机构(医院、养老院等)的收入综合为 ACO 收入来源,在这一点上,该模式非常类似于按人头收费模式(如前所述)。

12.5 医疗救助计划项目 Medicaid

介绍

1965 年,Medicaid 与 Medicare 立法一起颁布,但是 Medicaid 与 Medicare 有着完全不同的目的和结构。它不是作为一个单一的联邦项目,而是作为一个州 - 联邦合作伙伴关系,每个州在联邦指导方针内设计自己的项目,并由联邦政府分担项目成本。人均收入较低的州享受了更大的联邦补贴份额,联邦补贴份额从 50% 到 75% 不等。

Medicare 对 65 岁以上的人口全部有资格参与,与 Medicare 不同的是,Medicaid 则在参与资格上对收入有限制[25];它是针对穷人的医疗保险计划。参加资格通常取决于联邦人口普查局(Bureau of the Census)每年公布的、各州使用的适用于不同规模家庭的联邦贫困线的倍数。

Medicaid 覆盖了几乎所有类型的医疗服务,而且重要的是,它覆盖了 Medicare 不覆盖的部分。最重要的区别是长期(养老院)护理,Medicare 只覆盖有限时期的住院后恢复。Medicaid 为符合条件的公民无限期地提供长期护理。

各州 Medicaid 在许多方面都有所不同,比如谁有资格(根据 FPL 收入乘数的定义),哪些服务包括在内(尽管联邦指导方针设定了最低标准),以及提供者如何获得补偿。报销方面很重要,因为预算控制的努力已经导致许多州向 Medicaid 的提供者提供非常低的费用,从而往往限制了 Medicaid 的参保者的选择范围。

谁会获得保险

医疗补助立法要求,一个州内任何有资格获得收入援助的人也有资格获得 Medicaid。Medicaid 将每个州的“强制性”资格总结如下[26]:

- 符合 1996 年 7 月 16 日开始实施的“扶养子女家庭援助计划”(Aid to Families with Dependent Children,AFDC)的要求的家庭。
- 如果一个家庭的收入超过 FPL 的 133%,并且少于 6 个孩子。
- 为家庭收入超过 FPL 133% 的孕妇提供产科服务。
- 大多数州的附加保障收入(SSI)的受益者。
- 根据《社会保障法》第四章的规定,接受收养 / 寄养的人。
- 特别受保护的群体(通常是那些因工作收入或社会保障福利增加而失去现金援助的

个人,但他们可能会保留一段时间的医疗补助)。

- 1983 年 9 月 30 日出生的未满 19 岁的儿童,其家庭收入低于 FPL。

很多州都有更慷慨的贫困定义。与较高的百分比(例如,FPL 的 250%)相比,较低的百分比(例如,FPL 的 133%)会导致一个州内符合条件的人更少。对于不同群体(婴儿、幼儿、年长的孩子),各个州可以选择不同的比例。最高比例的目前为马里兰州、佛蒙特州和哥伦比亚特区,是 FPL 的 300%,之后为明尼苏达州、威斯康星州、罗德岛,是 FPL 的 250%~275%。最低的比例是对婴儿,为 FPL 的 133%~150%,而对许多州的大龄儿童,只是 FPL 的 100%,在西部地区更加突出[27]。

在任何一个特定的州,如果人均收入(per capita income,PCI)较低,参加 Medicaid 的人口比例将明显上升(在其他条件相同的情况下),但这些州的登记规则也往往不那么慷慨,这将把事情推向相反的方向。在全国范围内,20% 的人口通常在任何时候都参加了 Medicaid,各州参加 Medicaid 的比例从 11%~12% 的低水平到 27%~29% 的高水平不等[28]。

覆盖什么,如何覆盖?

联邦法规要求 Medicaid 涵盖标准的卫生保健服务,包括住院和门诊,以及广泛的预防活动(疫苗接种和筛查检查),产前护理,实验室和诊断成像,为成年人提供的养老院服务,和特定的其他服务。大多数州计划覆盖的范围超出了最低限度的服务,通常还包括处方药、假肢装置、验光师服务、康复服务、儿童疗养院服务以及一系列广泛的诊断服务。

一些 Medicaid 服务需要分摊费用[29]。不能分担任何费用的项目包括孕妇、18 岁以下儿童、医院或养老院的患者的项目,他们将把大部分收入用于机构护理,以及使用紧急和计划生育服务的个人。

它是如何筹资的?

联邦医疗救助比例(Federal Medical Assistance Percentage,FMAP)主要资助 Medicaid。该计划将各州的平均 PCI 与全国的进行比较,每年使用一个预先确定的公式计算来决定。根据法律,该比率不能低于 PCI 的 50% 或高于 83%。近年来,12 个州仅获得 50%,平均约为 60%,最高约为 77%[30]。如前所述,联邦政府承担的儿童 Medicare 计划的费用较高,全国平均约为 70%。

各州关于项目慷慨程度的决定(参保资格规则、服务范围和提供者补偿)是基于收入和价格的影响,例如个人消费者的预算决定。有更多 PCI 的州倾向于有更慷慨的项目,但也面临更高的 Medicaid 项目的价格,因为创建 FMAP 的规则导致联邦份额更低。之前对 Medicaid 州计划规则的分析表明,收入效应总体上主导价格效应,因此,PCI 较高的州往往有更宽松的参保资格和更高比例的人口符合 Medicaid(Grannemann,1980)。

Medicaid 在 PPACA 的扩展

PPACA 的有一部分还涉及 Medicaid——扩大 Medicaid 的适用范围,让更多的公民获得医疗保险。在美国最高法院的一项裁决禁止强制扩大 Medicaid 后,31 个州自愿扩大了它们的计划(所有这些州都得到了联邦政府的支持),使 Medicaid 的参保总人数增加了约 1 400 万人(其中约 1 100 万人以前没有加入 Medicaid)。如果随后的废除 / 替换法案取消了医疗补助扩展补贴,这一群体将甚至面临失去保险的风险。

提供者如何获得补偿,对可及性的影响

Medicaid 支付给大多数医疗服务提供者的钱很少。美国医院协会发表了一份分析报告,显示了报销率与医院费用的比率(见图 12.5)。这些数据显示,多年来,Medicare 的报销比例一直在 100% 上下浮动,但平均水平仅略低于 100%。私人支付者(当然主要是那些拥有私人保险的人)支付的比例远远高于 100%,在图表上的这些年里,他们平均支付的比例约为 125%。根据美国医院协会的计算,Medicaid 与 Medicare 和私人保险形成了鲜明对比,支付 80%~95% 的医疗费用,多年来平均为 90% 左右。

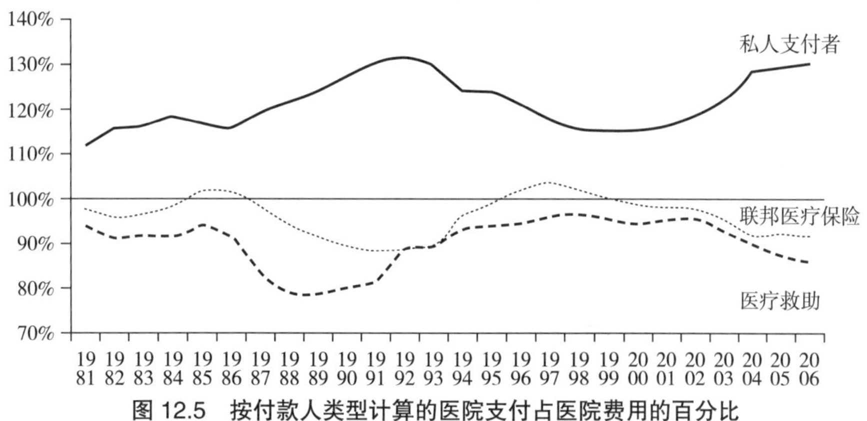

图 12.5 按付款人类型计算的医院支付占医院费用的百分比

注:*Medicaid 包括为治疗比例较大的医疗补助患者的医院支付不成比例的份额。

来源:American Hospital Association Trendwatch Chartbook 2008, chart 4.6, www.aha.org/research/reports/tw/chartbook/2008chartbook.shtml, last visited October 18, 2017。

医生的报酬似乎比医院的还要低(相对于 Medicare)。在最近的一项分析中,Decker(2007)比较了 Medicaid 医生的补偿率和与之可比的 Medicare 中的补偿率。她的研究表明,对于类似的医疗卫生服务,Medicaid 的平均比例只有 Medicare 的 65%(在她的样本中,这些年的比例从 55% 到 75% 不等)。

Decker 还展示了这些比率如何影响卫生保健的提供。平均而言,只有大约 40% 的医生在他们的诊疗中接受了 Medicaid 患者,而且他们这样做的比例直接随着 Medicaid 报销费用的慷慨程度而变化[31]。这些发现支持了对同一问题的早期研究(Sloan、Mitchell 和 Cromwell, 1978; Cohen, 1993; Showalter, 1997)。

此外,Decker(2007)发现,与其他保险的患者相比,Medicaid 患者看医生的时间更短(约 4 分钟,或平均每次看医生的时间少 20%)。最后,她证明了 Medicaid 的慷慨程度在我们预期的方向上影响了就诊时间:Medicaid 越接近 Medicare 的补偿,Medicaid 患者的就诊时间越长。

这些以及类似的结果支持服务提供者之间的普遍观念,Medicaid 给提供者的补偿非常

低，这反过来会影响享有 Medicaid 的低收入人群对卫生保健的可及性，无论是找到愿意治疗他们的医生还是医生花费在患者诊视期间的时长。

医疗服务受限的问题在医院中非常普遍，以至于 Medicaid 已经建立了一项额外的支付——不成比例的份额（DSH）支付——给那些为他们所在地区治疗数量异常庞大的 Medicaid 患者。一般来说，DSH 资金要么流向公立（郡）医院，要么流向以高于州平均水平的特定比例（例如，一个标准偏差）治疗 Medicaid 患者的医院。图 12.5 中的数据包括支付给医院的 DSH 费用；如果没有这些资金（全国每年平均约 160 亿美元），Medicaid 对医院的补偿率甚至会更低。

医疗补助管理式医疗

Medicaid 在患者接受治疗的方式（也就是医生被支付的方式）上有了另一个重大的转变——从原来的 Medicaid 的（低报酬的）FFS 结构，转变为管理式医疗组织（Medicaid managed care organization，MCO）。在这些安排中，州 Medicaid 与管理式医疗服务提供者签订合同，以满足该州 Medicaid 参保者的部分或全部医疗需求。

目前，美国 75% 的 Medicaid 受益人都已登记，他们中的大多数参加了综合管理式医疗组织，一些参加了只提供基本初级保健服务的初级保健病例管理计划（primary-care case management，PCCM），还有一些参加了提供其他有限服务的预付医疗计划（prepaid health plan，PHP）。一些受益人参加了不止一个计划，因此所有这些计划类型的总人数（总数约为 7 500 万）比 Medicaid 的总人数（约为 5 500 万）高出三分之一。

医疗补助如何支付长期医疗费用?

Medicaid 在政府保险计划中是独一无二的，因为它支付养老院的长期护理费用。近年来，Medicaid 为 LTC 在美国支付了近一半的费用。事实上，LTC 占了 Medicaid 总支出的五分之一以上。

当我们回顾美国的生存数据时，大多数接受医疗补助 LTC 资助的人都是女性，这应该不足为奇。女性的平均寿命比男性长 5 年左右，我们的社会倾向于让女性嫁给比她们年长几岁的男性，这就造成了一个预期的 5~7 年的“守寡期”。因为独自生活作为人们最终选择 LTC 的一个关键原因，并且幸存的寡妇往往通过时间的推移财产减少，这些因素的组合导致以下观察现状：四分之三的养老院居住者是女性，而在最年长的组别（85 岁以上），超过 80% 是女性[32]。

和 Medicaid 的其他方面一样，LTC 项目也有收入和资产资格测试。几乎所有使用这个项目的人都是老年人，依靠退休收入生活（通常处于较低水平），但他们通常拥有大量资产，最常见的是房屋净值和其他个人财产。因为这个项目有收入和资产的限制，这个特性创造了一个复杂的猫捉老鼠的游戏，在这个游戏中，个人（通常与财务规划人员和律师协商）寻求处理资产（通常是孩子），以使自己有资格获得 Medicaid[33]。作为回应，Medicaid 制定了“回溯”规则，认为在 Medicaid 申请的特定时间内转移的资产仍然属于个人申请人。2005 年的赤字削减法案将“回溯”期从 3 年延长到了 5 年。

12.6 结语

自 1966 年建立以来，Medicare 的结构经历了一系列重要的变化。大部分的变化都是为了通过 CMS 和州政府控制 Medicare 和 Medicaid 费用支出。

1983 年，医院成为 Medicare 成本控制的目标，引进了基于 DRG 的固定费率支付的 PPS 付费系统。这种支付制度大大减少了医院的住院时长（考虑到经济上的刺激，这是可以预见的）。入院率也直线下降，可能是由于全国范围内新技术的平行增长（导致更多的日间手术）。住院人数的下降主要影响到那些倾向于进行相对简单的手术的小医院，这些技术也是 ASC 最容易进行的手术。

Medicare 最近的一个变化再次集中在医生的报酬上。自 1992 年 1 月实施以来，Medicare 转向了一种基于“工作努力”研究的新的费用 - 进度支付系统，其正式名称为“基于资源的相对价值系统”。在这种制度下，所谓的认知服务（之于患者的思考和交流）的报酬将显著增加，而程序（手术和特定诊断测试）的费用将显著下降。这种向医生支付费用的制度，特别是在私人保险公司采用这种制度的情况下，可能会极大地改变美国卫生保健制度的面貌。

Medicare 最近的其他变化再次改变了消费者（福利）方面的计划结构。1997 年的改革极大地扩展了 Medicare 参保者使用私人医疗保险计划（HMO，PPOs 等）作为替代 Medicare 的 FFS 系统的方式。在这个改良后的系统中，Medicare 每月按人头付费，并为参保者提供卫生保健。

2006 年，最新的 Medicare 改革将 D 部分加入了福利结构，允许参保者在联邦指导方针下购买处方药保险计划。该计划为低收入家庭提供保费补贴，以提高他们 Medicare 的参保率。

本章还简要探讨了 Medicaid 的错综复杂之处，即为低收入家庭和个人提供医疗保险的联邦 - 州合作计划。联邦法规严格限制了各州向参保者收取分摊费用的能力，增加了利用压力，因为卫生保健基本上是免费的。为了控制预算，各州通常会以大大低于私人保险或 Medicare 的价格向医疗服务提供者支付费用，从而抑制医疗服务提供者参与 Medicaid 患者的治疗，从而实际上用提供者配额代替了价格配额（由于医疗服务提供者不参与）。

我们还看到了联邦融资规则如何与州收入水平相互作用，因此，收入较高的州往往有更慷慨的计划，即使随着州 PCI 的增加，联邦政府在项目成本中所占的份额按公式下降。

12.7 《健康经济学手册》中的相关章节

Volume 1 Chapter 14, “Risk Adjustment in Competitive Health Plan Markets” by Wyn and P. M. M. Van de Ven and Randall P. Ellis

Chapter 15, “Government Purchasing of Health Services” by Martin Chalkley and James M. Malcomson

Chapter 17, “Long-Term Care” by Edward C. Norton

12.8 问题

1. 这个问题考虑的是，当一些短期住院患者在 DRG 系统生效同时离开医院，Medicare

患者平均长期住院时间（LOS）下降的意义。

假设在1982年，两组同等规模的Medicare患者，平均住院天数为10天。短期停留组（白内障等）平均住院时间为两天。

a. 长期停留组的平均LOS是多少？

现在假设5年后Medicare的总平均天数下降到8.5天，并且前几年所有的短期住院患者现在都在日间手术中心（ASC）接受手术。

b. 长期居住群体的LOS相对下降了多少？要找到这个问题的答案，请将你对这个问题的答案与本问题（a）部分8.5天的LOS进行比较。

c. 如果只有一半的短期患者在后来的时间中接受了ASC的手术，你的答案会如何改变？

2. 随着未来付款系统的发展，使用按病种付费（DRG）系统作为医院支付方式对医院使用有什么影响？这对患者的健康结果有什么影响？（提示：相关的标语是"病得更重、更快"。）

3. 最初的Medicare计划的哪一个特点最有可能导致经济学家说"Medicare是一种糟糕的保险"？（提示：考虑一下Medicare覆盖的哪些方面会造成较高的财务风险。）

4. 人们为补充Medicare而购买的私人保险最常见的是包括起付线，最不常见的是"高端"风险（见表12.1）。这种保险模式是否与第10章所述的保险需求模型相吻合？我们应该从中得出什么结论呢？

5. 描述Medicare计划中的"平衡账单"，并讨论它如何影响Medicare参保者所面临的财务风险。

6. Medicare计划下支付医生服务费用的新方法增加了"认知服务"（考虑与咨询）的费用，减少了"程序"（手术和侵入性诊断测试）的费用。

a. 您认为对骨科手术、老年医学和儿科住院医师培训的需求会发生什么变化？

b. 你认为在医院使用会有什么效果？

7. 随着PPS的引入和1997年平衡预算法案对医院支出的程序性削减，美国医院的"利润率"大幅下降。因为美国的医院（一般来说）都是非营利性组织，你认为如何应对Medicare患者减少的资金来源？在你的答案中讨论改变医院服务范围、改变一般护理质量和改变医院运作效率的可能性。为什么你认为其中任何一个（或全部）可能是改变的领域？

8. 1984年引入的医院预付制度为缩短住院时间提供了明显的激励。尽管如此，你如何解释1980年至1983年住院人数的急剧上升，以及随后出现在图12.4b中的1984年的急剧下降？

注释

[1] 虽然多年来CMS在创建关于卫生保健系统的报告十分缓慢，CMS现在有一个主动的和活跃的在线统计报告系统，地址为（截止发稿日期）www.cms.hhs.gov/home/rsds.asp，可以产生足够的数据来处理即使是最复杂的分析。许多有用的摘要数据，通常在大约两年内更新，可以通过这个网站获得。例如，在2017年，大多数数据表最新的到2015年。

[2] 自20世纪30年代富兰克林·罗斯福（Franklin Roosevelt）执政以来，一些人积极寻求一项全面的国民医疗保险（national health insurance，NHI）计划。美国最接近这一目标的时间可能是在1948—1952年的杜鲁门政府时期，但全民医疗保险的支持者在当时并不成功，他们的政治优势在战后艾森豪威尔政府繁荣

时期(1953—1960 年)逐渐消失。随后,在尼克松、卡特和克林顿总统执政期间,都曾试图实现全民医疗保险,但都没有成功。这个问题也是 2008 年总统大选的焦点。因此,2010 年的 PPACA 可以被视为这方面一系列政策努力中的一个。

3 病情发作从患者入院时开始,到患者出院时结束。如果患者在出院后一周内再次入院,Medicare 规则认为这是相同的疾病。这可以防止医生和患者利用 Medicare 系统来消除共同支付,例如,在一个患者 59 天后出院,第二天再把他或她叫出来。

4 1997 年的 BBA 法案将这个项目命名为 Medicare+Choice(通常是 M+C),它正式成为 Medicare 的 C 部分(超出了 A 部分的医院保险和 B 部分的医生保险计划)。在 2003 年的立法中,这个名字又一次被改成了现在的 Medicare Advantage。

5 资料来源:http://kff.org/medicare/issue-brief/whats-in-and-whats-out-medicare-advantage-marketentries-and-exits-for-2016,最后一次访问时间为 2017 年 4 月 30 日。

6 CHIP 是 1997 年 BBA 法案的一部分。

7 因此,使用之前的资格准入规则将 CHIP 计划延长 3 年的折中立法最终在 2007 年底被通过和签署。

8 FPL 随着家庭规模的变化而变化,水平由美国人口普查局(U.S. Bureau of The Census)每年设定。2012 年,一个人的准线水平约为 1.09 万美元,随着家庭规模扩大到 4 人,这个数字大约会翻一番,而 9 口之家的准线又会翻一番。

9 更准确地说,这个规则是取药品成本的 5%、待制药的 3.25 美元和其他每张处方的 8.25 美元三者中的较大者。

10 这些限制每年随着 Medicare 计划的平均成本的变化而变化。

11 商业连线,2005 年 8 月 29 日,“尽管有相同的受益,但显著的差异仍然存在于 Medigap 的保费中。”

12 联邦政府实行前一年 10 月开始的财政年度。因此,1984 财政年度是 PPS 系统的第一年,尽管它开始于 1983 年秋季。这个系统在解释时间序列数据时引入了一些混乱的可能性,因为有些显示日历年(PPS 在 1983 年最后一个季度生效),有些显示财政年,这些“纯粹”是为了评估 PPS。

13 Medicare 是根据“费用与收费之比”(ratio of costs to charges applied to charges,RCCAC)公式支付的,该公式构成了实际支付的基础。然而,关键的想法是,使用的每一项物品或服务都会导致医院额外收费。

14 在 1984 财政年度,25% 的医院费用是根据国家(PPS)标准支付的,剩下的是根据政府规定调整的医院特定年度的费用。在 1985 年财政年度,50% 的医院和 50% 的 PPS,在第二年,这一比例上升到 75/25。到 1987 年 11 月,即 1988 财政年度开始七周后,该系统已完全采用 PPS 系统。

15 与 DRG 内患者的平均住院时间相比,住院时间极长的患者出现例外。这些患者成为了“局外人”,在某一点之后,医院开始被按照旧的按服务付费系统类似的方式支付费用以继续提供医疗服务。虽然从医院的角度来看,这个离群值系统是 DRG 系统的一个重要组成部分,但它代表了一个我们不需要在这里关注的复杂情形。

16 实际上,即使医院在 DRG 系统下“做得很好”,它仍然可以通过减少 LOS 和辅助费用来赚更多的钱。这些“利润”将使医院能够推进其他目标。

17 数据来源于《临终关怀的事实与统计》,2010 年 11 月,美国临终关怀协会。

18 回想一下,医院不能从令患者出院中获得经济上的好处,然后重新将患者召回并收取新的 DRG 款项,如果在 7 天内发生重新入院,将被视为同一病程,因此医院没有收到新的 DRG 款项。

19 许多观察人士将 PPS 系统描述为一种严格的监管,将其比作价格控制。另一些人则将其视为大买家与其供应商之间的任何其他“合同”。显然,政府的力量使 PPS 不同于私人合同,但这种安排与正常的合同安排仍有许多共同之处,也许比它与"监管"制度的共同之处更多。也许最重要的是,PPS系统不会直接改变医院与其他保险公司或患者的关系。

20 回想一下,这项立法还创建了Medicare的C部分和CHIP,如前所述。

21 BBA对市场篮子的偏差设定如下:1998,0;1999年,-1.9%;2000年,-1.8%;2001年,-1.1%;2002年,-1.0%。对于以后的年份,0。

22 这项研究结果的摘要刊登在1988年9月29日的《新英格兰医学杂志》上,相当详细的内容刊登在1988年10月28日的《美国医学协会杂志》上,并且完整的刊登了这期杂志。哈佛大学关于RBRVS研究的最终报告每份要消耗4令纸。

23 联邦贸易委员会禁止使用RVS系统,因为它认为RVS系统有助于医生在价格上的串通。争论的焦点在于,争论的焦点是医生们必须就一个单一的数字达成一致——即每个RVS单元的美元价值——然后他们就有了一整套他们达成一致的价格。这个论证的逻辑是不完整的;使用RVS也简化了消费者的搜索问题,因为它允许通过了解RVS到美元的转换系数来全面了解任何医生的定价结构。

24 当RBRVS实施时,Medicare慷慨地创建了一个关于诱导需求重要性的自然实验。第7章的最后一节讨论了一些使用这种自然实验的关键研究,特别是Nguyen和Derrick(1997)和Yip(1998)的研究。两项研究都发现了需求诱导的证据。

25 Medicare没有与收入相关的资格,而CHIP有这样的限制,并且Medicare的D部分根据收入提供帮助支付处方药保险费。自2006年以来,Medicare已经有了与收入相关的B部分保费。

26 请访问www.medicaid.gov/medicaid/eligibility/点击链接查看国家项目信息。

27 www.statehealthfacts.org/comparemaptable.jsp?ind=203&cat=4提供了每个州的当前信息。

28 加州是最高的,有29%的人口参加了Medicaid(这里称为MediCal),紧随其后的是哥伦比亚特区、新墨西哥州和密西西比州。加州(一个相对高收入的州)和密西西比州(一个非常低收入的州)的比较显示了在选择项目覆盖范围时"需要"和"资源"的平衡。

29 例如,纽约的费用分摊计划,每次门诊收费3美元,私人医生不收费,急诊3美元,X线检查1美元,实验室检查0.5美元,顶级药物3美元,仿制药1美元,最后一天住院25美元。

30 1997年的BBA为哥伦比亚特区创造了70%的固定比率,而阿拉斯加得到了特殊的考虑,因为在那个州的生活成本不寻常的高,这扭曲了PCI数字。

31 在医学院及其附属机构经营的地区,医学院"诊所"往往成为主要的保健提供者。医学院的教职工在Medicaid的患者中占了不小的比例。此外,特别是由于法律禁止急诊室拒绝为患者提供治疗,附近没有医学院的地区的Medicaid患者可以向急诊室寻求"常规"治疗。

32 数据来源于《健康》(*Health*),2007,表104。

33 国家Medicaid的资产评估不包括住房在内,所以一个标准的机制是将资产转换为住房价值(例如,通过偿还房屋抵押贷款)。对于好奇的读者,你可以尝试在互联网上搜索"医疗补助资产保护律师",你可以从法律行业中取样。使用谷歌进行搜索,发现有230万条关于这些术语的回复。

(李尚乐 陈楚 译)

第 13 章

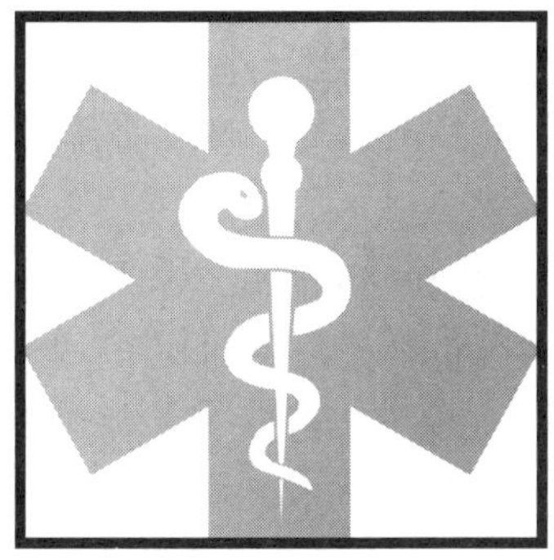

医疗事故

学习目标

1. 学习美国法律体系中责任法和侵权法的基本概念。
2. 了解责任法体系的基本目的:威慑和赔偿。
3. 探索责任相关的汉德公式的基本概念。
4. 评估防御性医疗在应对责任法中的重要性。
5. 了解医疗事故保险是如何改变法律的威慑作用。
6. 了解当前法律体系对伤害行为的实际威慑程度。
7. 讨论大规模的医疗法律体系改革及其利弊。

本书先前的章节已经提及医疗事故法律体系的重要作用。在这一章中,我们将探讨这一体系的结构,并学习医疗事故法如何影响患者和服务提供者。目前,这些作用和影响尚不清楚,并且这个问题在很多领域里引起了很大的争议。包括本文在内的任何一个论述,都不可避免地会冒犯医疗事故法和/或医疗服务相关的部分从业者,因为卫生保健体系和医疗法律体系的大多数参与者在这个问题上都持有强烈的观点,而且往往是相互对立的。或许只有涉及医疗事故法改革的问题才会像美国卫生政策争论中的成本控制问题一样受到公众的关注。正如我们将要看到的，即便是这两类问题，它们也不是完全独立的，因为许多人把我们卫生保健体系的费用增长归咎于医疗法律风险的升高和法律体系相关费用的增加。

13.1　美国法律体系的背景

医疗事故是一个法律概念，与医疗实践关系不大，更多涉及人身伤害法、合同法，在极少数情况下会涉及刑法。因此，在我们学习医疗事故、医疗事故保险及两者的影响之前，我们必须回顾一下美国的法律体系。

首个具有法律重要性的问题来自美国宪法，因为宪法没有为联邦政府保留与医疗事故相关的法律。因此，在默认情况下，这一部分法律由各州自行制定，这意味着我们需要考虑的不是一部医疗事故法，而是 50 部。每个州各自制定医疗事故法的方方面面，它们同样还管控着医生、护士、医院和所有其他医疗服务提供者获取执照的方式[1]。尽管大多数州的法律都有类似的演变发展方式，但它们之间仍存在着重要的差异。正是这些差异的存在使得我们可以分析这些法律对医疗事故发生率、防御性医疗的成本以及医疗事故保险费用的影响，我们将在本章详细探讨这些问题。

图 13.1 展示了各州法律体系中涉及医疗事故的重要组成部分。这个图看起来像标准的生物分类图，但是在这里“生物分界”代表的是“刑法”和“民法”，而不是“植物”和“动物”。除极少数情况外，医疗事故相关法律都属于民法的范畴。在民法中，主要有 3 个分支涉及医疗事故，包括侵权法、合同法以及监管保险业的法律。

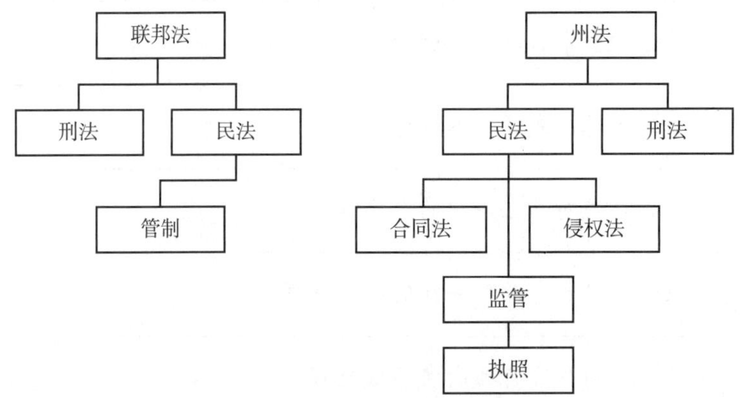

图 13.1　影响医疗事故的法律体系

侵权法

侵权法提供了界定医疗事故的基本工具[2]。人身伤害是侵权行为的众多形式之一，该法律为当事人就人身伤害索赔发起诉讼提供了依据[3]。在侵权法中，原告（plaintiff）向法院提出诉讼，称被告（defendant）对他造成了损害。诉讼中详细说明被告的行为以及这些行为对原告造成的损害，并要求补救（relief）。在医疗事故诉讼中，最常见的补救形式是赔偿经济损失，赔偿数额是诉讼中规定的金额。有时补救形式还包括法院向被告下达的命令——例如，要求被告终止伤害行为（“禁止令”）。

医疗事故案件的关键问题是过失问题（negligence）的一种[4]。许多医疗事件都有不好的结果——例如，患者病情没有改善、发生恶化或者死亡。法律承认，无论医生、医院、护士和其他医疗专业人员采取了何种措施，很多情况仍然会发生。简而言之，当且仅当原告所受的伤害是可以预防的，并且有理由认为被告应当采取措施阻止伤害的发生，法律才会认为原告受到被告的过失伤害。随后我们会详细解读这一概念。

有些医疗事故诉讼的原因不在于伤害是否发生（或是否可以预防），而在于医生（或其他医疗服务提供者）是否适当地警示了原告其所接受的治疗可能存在的风险。这些案件的根源在于合同法，其所涵盖的一系列活动都涉及“知情同意”的问题。简单来说，除非获得患者同意，否则医生不得对患者进行手术（不然从法律的角度来看，医生就是在攻击患者，这是一种人身攻击和殴打行为）。要使患者的知情同意具有法律效应，法律要求患者对可能涉及的风险有充分的了解。无法证实医生的确提供了足够的信息以构成知情同意，这样的情况已经导致许多诉讼的发生。因此，医生，尤其是那些进行特定“治疗操作”（如外科手术）的医生，会花费大量时间记录他们如何告知患者相应的风险，并且（几乎无一例外地）让患者签署一份描述相关风险的声明[5]。框 13.1 描述了一个关于知情同意的虚构法律事件，也涉及了其他的法律教训。

框 13.1　一个关于知情同意的虚构事件

知情同意的问题在一些医疗事故诉讼中非常重要。正如正文所指出的，一些医生在获得患者手术同意前，花了相当大的精力来记录他们“告知”患者的信息。下面这个案件揭示了知情同意的问题如何影响特定庭审中双方采取的策略。这一案件涉及一位医生，X 医生，他多次为患者进行背部手术，且手术结果不理想较为常见。X 医生已经被许多患者成功地起诉，事实上，镇上的一位原告律师显然从与这位医生有关的诉讼中获得了可观的收入。

每一个医疗事故案件都是相互独立的，所以即使一个医生因为同一个手术在近年内败诉了 20 起案件，这些案件信息也不能作为证据纳入第 21 起案件。在 X 医生的一起案件中，他自己的证词使得他过去的败诉史（以及患者的预后不良）成为了证据。这一具体案件涉及知情同意的问题。庭审过程中的对话是这样的（这些并不来自庭审记录）：

原告律师：那么，X 医生，你是否告知了原告这种手术相应的风险？

X 医生：是的，就像我一直以来做的一样。

从法律策略的角度来看，这一回应虽然只有几个字但包含了太多信息（这也说明了为什么律师建议他们的当事人尽可能简短地回答不友好的问题，不要擅自透露更多的信息）。后半句话引出了关于 X 医生惯用做法的问题，使得其他接受过同样手术的患者得以成为本案的证据。

接下来，一连串 X 医生曾经的患者出现在证人席上，为原告出庭作证。这些患者都处于不同的疼痛阶段、有永久性的损伤，有的甚至已经无法行走。原告律师随后的问题是这样的：

原告律师：X 医生为你做过背部手术吗？

证人：是的。

原告律师：在手术之前，X 医生是否告知你手术可能存在的风险？

显然，问题的答案已经无关紧要。原告律师成功地将一连串 X 医生曾经的患者带到法庭上。他们的出现就已经表明 X 医生在这个手术上通常取得非常糟糕的结果。如果没有涉及知情同意的问题，原告律师将永远无法将这些曾经的患者带到这起案件中。当然，这也导致 X 医生需要在知情同意这一关键问题上作出相当冗长的回答。

患者以医疗事故为由提起的诉讼可能会也可能不会以庭审告终，而庭审可能包括也可能不包括陪审团。被告或原告都可以坚持要求陪审团参加，但如果双方都同意放弃这一权利，庭审可以仅由法官审理案件并做出全部判决。双方均可聘请律师向法庭陈述案情并提供法律顾问。在医疗事故案件、医疗过失问题、治疗的因果关联问题以及原告所遭受的损伤程度等方面，双方都可以聘请专家证人为案件作证[6]。其他“事实证人”可以就已发生的事件作证，但只有专家才能就这些事件提出意见。正如我们将看到的那样，这个过程消耗了大量的资源，因此，即使是原告胜诉，他们所得到的赔偿通常也远少于案件总资源投入的一半。

在这个国家，包括医疗事故案件在内的大多数诉讼都不是以庭审告终。相反，案件在开庭前就已经和解，被告往往不向原告支付任何费用（在这种情况下，我们通常说原告放弃了诉讼）。一项关于医疗事故保险结案的研究发现，超过一半的案件是在没有向原告支付任何费用的情况下和解的（Danzon 和 Lillard，1982）。

Gould（1973）首次探讨了庭前和解的逻辑。他指出，在侵权案件中，由于庭审的成本问题，只要双方当事人就原告胜诉的可能性达成一致，就很可能出现和解。如果双方一致认为原告的胜诉概率很高，那么被告将同意赔付一笔接近诉讼要求的金额。如果双方都认为原告的证据不充足，但有一定的胜诉机会，他们会协商一笔小得多的金额进行和解，从而使原告可以很高兴地从一个“小”案件中获得部分利益，而被告则很高兴能从赔付高昂费用的潜在风险中脱身。这些案件和解的逻辑与我们在第 10 章中讨论的购买保险的逻辑非常相似（关于提前和解的动机将在后续章节中进一步讨论，这涉及和解的经济意义以及在法律领域树立声誉的价值）。

Danzon 和 Lillard（1982）的研究发现，与进入庭审预计赔付的金额相比，和解的金额平均为最大预计赔付的四分之三。他们还发现相较于经过庭审的案件，庭前和解的案件获得的赔偿要少得多；在涉及严重伤害的案件中，更大的利害关系使得原告和被告都不愿和解。Danzon（1983）认为“自私的理性主义（即纯粹的经济动机）很大程度上解释了医疗事故索赔的平均结果”（第 54 页）。当然，这一解释仍然给法院判决失误、不同的动机（包括报复、预谋和故意刁难）以及原告和 / 或被告在个案中采用的次优策略留下了相当大的余地。

每个州的侵权法都规定了原告可以对卫生保健提供者提起医疗事故诉讼的一般条款。这些法律条款规定了什么构成过失行为；诉讼时效（受到伤害后仍可提起诉讼的时间）；法律允许的证据性质；现如今，许多州还规定了原告受到某些形式的伤害时可获得的赔偿金额[7]。当然，就像法院系统内部积压的案件一样，这些法律也在一定程度上影响了当事人对庭前和解的倾向。

另一类相关的法律对各州的保险监管进行了规定。医院、医生、牙医、足部护理师、护士、心理医生以及其他卫生保健服务提供者在试图为人们治愈伤害和疾病时都面临着相关的财务风险。侵权法规定这些卫生保健服务提供者必须在该法范围内执业，这给它们带来了财务风险。这些服务提供者在不收取任何额外费用的情况下，都有各自的效用函数。如果效用函数使得个体呈现风险规避的特征(正如我们通常在经济分析中所假定的那样),那么他们就会寻求相应的保险来防范法律所带来的风险。风险至少有两种出现形式。其一,所有的服务提供者都知道,他们有可能会因为错误的认知、马虎或疲劳而出现过失行为。其二,法院系统的不完善带来了额外的风险;患者有时可能会遭受不良医疗结果,但不是由服务提供者的过失行为造成的。即便如此,患者并不总是能够区分过失行为造成的伤害和其他原因造成的伤害,他们可能会因为伤害本身而提起诉讼。一个不完善的法院系统允许一部分这类患者获得赔偿,即使并未发生某种“纯粹”意义上的过失行为。这方面的风险(离奇的法院系统)在许多医疗工作者的脑海中留下了深刻的印象。本书的每一位读者可能都读过或亲身经历过一些医疗事故诉讼,这些诉讼以许多标准来看都是毫无道理的。服务提供者非常害怕这种风险——事实上,也许是病态的——这对他们购买医疗事故保险是一种强烈的激励。

有几项研究试图衡量实际过失案件与非过失案件各自进入法律系统的比率。Bovjberg(1995)利用一家大型医疗事故保险公司的数据,估计当时的医疗事故索赔发生率为每年每100 名医生 15 起,低于 1986 年每 100 名医生 17 起的峰值水平(这种减少被广泛认为是各州医疗事故法中侵权法改革的结果)。由于美国经济中每位医生约有 360 名患者,这意味美国每年每 2 400 名患者中就有 1 名提出过失行为索赔。

真正的过失伤害事件、非过失不良事件以及患者未受伤害的事件在案件中的占比如何? Farber 和 White(1991)通过独立审查员评估了样本医院一系列索赔案件,结论显示:其中 35% 的案件存在过失行为,42% 的案件不存在过失行为,剩余 23% 的案件他们无法依据医疗记录做出判定。这些索赔案件都是由原告提出的索赔。法院系统对存在过失行为和不存在过失行为案件的反应是不同的。在 Farber 和 White 所判定的过失案件中,三分之二(66%)的原告获得了赔偿,平均索赔金额略高于 20 万美元。对于非过失案件,法院仅在16% 的案件中准许赔偿,平均赔偿金额略低于 4.2 万美元。

与侵权法一样,联邦政府将保险监管权留给了各州,因此 50 个州都分别对医疗事故保险进行了规定。有些州实际上是直接向医生和医院提供此类保险,而另外一些州则对保险公司收取的保险费进行监管。各州所采取的不同规定提供了另一个“研究平台”,用于探究保险监管对保险费率和医疗事故的影响,以及保险成本对于保险提供方市场参与度的影响。

刑法

最后,我们指出刑法在医疗事故中也起到一定的作用。刑事案件与民事案件有两个重要区别。首先,有罪的被告除了必须支付罚款外,还可能被判入狱,而民事案件则不能导致这种结果。其次,只有政府可以对个人提起刑事指控,而政府角色由地方检察官和各级政府的相关人员来担任。在医疗事件中,最常见的刑事指控来源涉及财务问题(欺诈),通常是针对政府保险提供者,例如老年医疗保险(Medicare)和医疗补助保险(Medicaid)。对于真正的医疗问题,医生有时会存在极其恶劣的行为,以至于州政府会对其提出刑事过失指控。当医生终止患者的生命支持或协助患者自杀时,偶尔会以杀人罪的名义被起诉到法院[8]。

13.2 过失法的经济逻辑

我们做了那些本不应该做的事，却没有做本应该做的事。

（忏悔祷告）

我们为什么要制定过失法？定义过失（以及损害赔偿责任）的法律有两个明显的目的：一是补偿受害者（“公平”），二是以有效的方式阻止人们伤害他人（Danzon，1985b）。注意定义中很重要的一个限定——以有效的方式。人们可以考虑设法阻止一个人可能对另一个人造成的所有伤害，但（正如我们将看到）这样做的成本将高得令人望而却步。考虑到预防每一种可能伤害的成本，一个没有伤害的世界在经济上显然不是最优的。然而，在任何对过失法的整体分析中，这两个目标都处于重要地位。如果过失法不能帮助我们很好地完成其中任何一个目标，那或许就该考虑其他的法律体系[9]。

现在，我们来分析过失法及其在医疗事故中的应用。过失是指医疗服务提供者对患者造成了本可以避免的伤害。在典型的过失案件中，为了从被告那里获得赔偿，原告不仅需要证明他或她受到了伤害，还需要证明某些医疗服务提供者（为了方便起见，以下简称“医生”）的行为对伤害负有责任。此外，原告还必须证明医生的行为不符合“合理”的医疗服务标准。

很多情况下，医疗服务的相关标准源于“当地习惯”，因此在许多医疗事故案件中，需要通过其他医生的证词来建立当地习惯的医疗标准。简而言之，如果医生的行为在很大程度上偏离了当地标准，就可以推断过失的发生。这套判断标准现在已经不再适用了，取而代之的是更具“全国性”的标准，这反映了医学信息通过期刊、继续医学教育研讨会、国家和地区医学会议等方式广泛传播，所有这些都为医生提供了关于现代诊断和治疗方法的“最新”信息。有趣的是，正如过去几十年“医疗差异化”文献中所记载的那样，过去“当地化”的医疗标准准确地反映了不同“文化”关于各类医疗措施的正确使用方式存在广泛认知差异的现实（参见第3章中关于各地区医疗实践差异的讨论以帮助你回顾这一现象）。鉴于我们很容易就能观察到医疗过程中广泛存在的差异，那么也可以相对容易地从某个地方找到一位愿意（实事求是地）作证的医生，证明其所在社区的医疗习惯与另一个社区的医生所采取的措施有所差异。由于是以“当地”医疗习惯为标准，原告律师显然不可能采取这样的策略。反之，要求专家必须来自当地社区则不利于原告论证被告存在过失行为，因为这实际上是要求医生出庭指证他们自己的熟人或朋友[10]。

医疗事故法对于过失行为的具体定义（例如，与当地医疗习惯比较）仅是更普适方法的一个例子。过失法在其最一般的结构中给出了一个令人信服的具有经济逻辑的标准。这一标准，最早由Learned Hand法官提出[11]，构成了界定过失行为的“经典”基础。根据汉德公式，当医生未能采取措施预防伤害，且平均而言预防伤害的成本低于伤害本身的成本时，过失就发生了。这一定义与经济学家在成本效益分析中使用的方法十分类似。

更一般地说，假设 p= 在没有医生干预的情况下发生某种伤害的概率，D= 发生这种伤害所导致的损伤金额，C= 预防这种伤害的成本。那么当 $C<p \times D$ 时，汉德公式就断定过失发生了。

这条写成数学不等式的公式表明医生拥有是/否的选择权（采取或不采取一定的预防措施）。当涉及“采取多少措施”及“多久采取一次措施”的选择时，这一公式的逻辑同样成立。

在这种情况下，可以关注伤害发生的可能性和 / 或受伤程度，从增量成本和增量效应的角度解读公式[12]。当医生没有采取“足够”的措施来预防伤害时，就存在过失行为，在这里“足够”的定义专指相较于增量收益的增量成本。

这一法律的公式化有强大的经济逻辑支持，它将行为的责任推给了最了解恰当医疗方式的人——医生。实际上，它告诉医生“如果你采取的行为方式使得伤害的社会成本降到最低，你就永远不会对患者造成过失伤害”。理性行事的医生总是建议他们的患者采用经济学家给出的可以达到资源有效利用的方式治疗。同样，出于显而易见的原因，理性的患者也总会接受这样的建议。

还要注意的是，从概念上来说，汉德公式阻止医生采取“无用”的措施，事实上，也阻止他们进行“过多的”医疗干预。从广义上来说，汉德公式指出，如果一项预防性干预的成本超过了收益，那么该措施就是不合理的。然而，在实践中，极少会以这种方式运用汉德公式。（例如）患者几乎不会因为做了无用的手术而起诉医生。这类案件极少出现的原因很复杂，但至少在一定程度上取决于这样一种观念，即患者允许医生进行手术（“同意”）。因此，这类情况通常取决于是否真的是“知情”同意。此外，患者必须证明自己受到了伤害；除非证实治疗导致了不良后果，否则法院不会判予损害赔偿。除了极少数情况，法院不会准予赔偿治疗过程本身的成本。

13.3　司法错误、防御性医疗和“硬汉形象”

在一个拥有完美运作的法院的世界里，按照汉德公式行事的医生永远不会在医疗事故诉讼中败诉。可惜的是，法律体系并不完美[13]。法院和医生一样，也会犯疏漏和不正确作为的错误。医生们常常感觉，法院仅仅因为出现不良结果就做出有利于原告的判决，而不是基于过失行为的发生。

Farber 和 White（1991）以一种有趣的方式阐述了司法错误的问题。他们估计，遭受过失伤害的患者中有 66% 被法院判予了损害赔偿，而那些遭受非过失伤害的患者中只有 16% 获得了赔偿。将这些数据与过失和非过失伤害的比例相结合（见注释 13），我们可以估计，77% 的医疗事故赔偿是针对那些实际遭受过失伤害的患者。同样，考虑到赔偿金额的差异（过失伤害案件平均 20.5 万美元，非过失伤害案件平均 4.2 万美元），大约 94% 的赔偿给予了那些遭受过失伤害的患者，只有 6% 的赔偿是给遭受非过失伤害的患者。

尽管证据表明，判决和赔偿金在很大程度上偏向于那些遭受过失伤害的患者，但许多医生却声称他们采取了“防御性医疗”来防范这种风险。也就是说，他们采取的医疗手段是以防止诉讼为目的，而不是他们所认为的以改善患者的健康为目的。

“防御性医疗”很难衡量，或者说不可能衡量。鉴于医生在使用各种干预手段时的行为差异很大，很可能相当一部分的医生认为某种措施“在医学上是不恰当的”，但是事实上，如果仔细地运用汉德公式，该措施是恰当的。在这种情况下，过失法实际上会通过“强迫”医生做他们通常不会做的事情（比如进行诊断试验）来改善患者的健康。如果对那些医生进行调查，他们会将这类措施表述为“防御性医疗”，并感叹这些措施给患者增加的花销。然而，在汉德公式的逻辑下，采取这些措施可以降低总成本，所以患者的情况实际上得到了改善。因此，从概念上来说，过失法有助于抵消医疗习惯差异带来的麻烦。

Danzon(1990)研究了医疗事故索赔申请率不同的地区间医疗服务模式的差异(回想一下,对于医疗事故而言,我们有50个不同的环境,在某种程度上为这类研究设立了一个自然实验)。她发现,诸如X线检查、实验室检测之类的标准"防御性医疗"措施的使用率与患者起诉倾向的衡量指标并不相关。

Kessler和McClellan(1996)以各州不同的侵权法改革作为分析基础,就"防御性医疗"对医疗成本和医疗结局的影响进行了一项有趣的研究。他们研究了1984—1990年因心脏供血不足(缺血性心脏病)而导致心脏病发作(急性心肌梗死)或胸痛的老年医疗保险(Medicare)患者,这期间许多州出台了侵权法改革。他们以入院发生后1年的总住院费用作为治疗强度的衡量指标,以死亡率和再入院率作为结局的衡量指标(再入院往往意味着首次住院治疗不彻底)。结果如何呢?他们发现,在侵权法改革后,治疗强度有所下降,但两种结局指标都没有显著变化[14]。他们的结论是事故法的压力导致医生采取了那些并不会改善患者治疗结果的措施(即防御性医疗)。

在一份对现有证据的大型评述中,美国国会技术评估处(Office of Technology Assessment, OTA,1994)试图通过4种不同的研究方法来确定防御性医疗的程度。这些方法包括:①医师调查;②"文本患者"临床情景研究(即,向医生提供某一特定患者的病情描述、检测值等信息,并询问医生会推荐哪些治疗方案);③将医疗手段选择与医疗事故责任风险进行关联的统计分析;④案例分析。OTA还探究了医学教育在培养医生对防御性医疗态度方面的作用。

在仔细回顾现有研究后(包括几十个医师调查研究、案例研究——也开展了自己的临床情景研究来补充现有文献,以及已有的统计学分析——哈佛医疗事故研究(Harvard Medical Malpractice Study,1990),我们将在后面的小节中进一步讨论),OTA的结论是,"只有相对较少的一部分诊断措施——不到百分之八——是在医生有意识关注医疗责任风险的情况下进行的"(1994,p. 74)。

关于诉讼的博弈论问题

医生们通常抱怨说医疗事故庭审就是一种昂贵的俄罗斯轮盘赌,原告们提出离谱的索赔要求,寻求和解索要相对较小数额的赔偿,偶尔会走上法庭,通过说服富有同情心的陪审团来帮助他们赢取高额的赔偿,即使实际上并没有发生过失行为。在许多医生看来,医疗事故法律体系比所谓的"不完善"更为糟糕,因为它允许对没有过错的医生进行合法"敲诈"。

"敲诈"思想的实质来源于对问题的博弈论分析。每个面临医疗事故诉讼的医生都要承担辩护的代价,不仅包括聘请律师的经济开支,还包括自己准备案件和出庭的时间。大多数医生都有医疗事故保险,保险不仅涵盖了赔偿给原告的费用,还包括了用于辩护的法律费用。然而,他们自己的时间和努力(以及与事故相关的精神痛苦)却并不在保险范围内。因此,每个医生或多或少都有在庭审前提早和解的动机,即使只是为了避免庭审带来的法律成本和个人成本。

在博弈论中,当一个人反复玩同样的"游戏"时,他通常会赢得"强硬"玩家的名声。如果原告律师知道医生(和医院)有这样的名声,他就不会有兴趣随意提起诉讼。然而,没有一个医生有足够的动机花时间和精力来建立这样的名声,因为他们能够利用这种投资为他们带来回报的机会很小。在这类博弈中,特别是当法庭偶尔会在没有过失行为的情况下对原告做出错误判决时，提前和解对于每个医生来说往往是更为明智的选择。

因此，对于医学界而言，努力树立一个"强硬"的形象从很多方面来说都具有公共效益。在面对原告的随意诉讼时，每位医生都会从"强硬"的立场中受益，但没有哪位医生有动力帮助建立这样的名声。

然而，"诉讼博弈"的一个重要参与者确实有动机建立这样的声誉：为医生提供医疗事故保险的保险公司。这些公司经常会指导（至少会建议）医疗事故诉讼的辩护，有时他们还有决定何时进行和解的合同权利。保险公司建立"强硬"名声的能力可能是医疗事故保险销售通常高度集中的原因之一（一个地区仅有极少的公司）。如果任何一家保险公司能够在与原告律师的谈判中建立起"强硬"的名声，它将创造出一种竞争优势，使其能够主导市场。

13.4　医疗事故保险

几乎所有医院和医生都有医疗事故保险。该保险用于支付医疗事故案件的辩护费用和受保人需要承担的任何损害赔偿。对于每个医生而言，保险金额不尽相同，但通常的赔付金额在 100 万美元左右，"基本险"总额在 300 万美元左右。也就是说，对于单次判决保险最多能覆盖 100 万美元，同时在合同有效期内出险总额为 300 万美元（除了偶尔出现的新案例外，很少有超过 100 万美元的医疗事故判决书，并且这类案件通常有多名被告——一家医院和多个医生——共同承担赔偿）。

医生购买这种保险的原因与个人购买健康保险的原因完全相同——都是为了减少与财务风险相关的不确定性。医院通常也会购买责任险，因为他们同样也要对患者受到的伤害负责，即便伤害的发生与医院的雇员无关，完全是由医生的过失导致的[15]。

一项关于医师执业开支的调查（AMA，2003）收集了医疗事故保险费用的数据，作为医师执业成本评估的一部分。总的来说，报告的保费平均为 1.8 万美元，从儿科的 1.2 万美元到妇产科的 3.9 万美元不等。这些费用约占整个执业收入的 4%，从儿科的 2% 到妇产科的 7% 不等。

最近一项针对医疗事故保险费用的调查（Medical Economics，2009）发现，全国初级保健医生的平均保费约为每年 1.25 万美元，而妇产科医生则为每年 4.5 万美元（比 2007 年减少了 1 万美元）。虽然很少有准确的数据，但保险业出版物一直宣称标准的医疗事故保险费用近年来都保持不变，即单次出险 100 万美元 / 总出险额 300 万美元，某些保险总出险额达到 500 万美元。

13.5　关于实际威慑作用的证据

医疗事故法律体系是否能真的威慑过失行为？这个问题是关于医疗事故法改革争论的核心。如果现有法律体系没有任何威慑作用，那么改革似乎更为可取，因为我们显然可以采用其他的制度以更低的成本达到补偿受害人的目的，如采用无过失保险制度。

要真正起到威慑的作用，有几件事必须做到。首先，受伤的患者必须对医疗服务提供者提起诉讼。如果患者没有起诉医生，那么就不可能产生威慑作用。其次，医生必须承担其错误导致的经济损失。保险可能会抵消法律体系所产生的威慑作用，这取决于保险针对不同医生的定价政策。

受伤的人会提起诉讼吗？

受伤的人是否真的会提起诉讼，这个问题在现实中很难回答。要回答这一问题，首先必须找到一群遭受过失伤害的人，然后确定他们是否提起诉讼。要不然，就必须找到一些可比的方法，用于估计遭受过失伤害的患者数目以及提起诉讼的数目。目前已有两项独立的研究进行了这项工作，他们使用类似的方法得出了非常相似的结论。

第一项研究在加利福尼亚州开展（加州是医疗事故案件及判例的温床）。这项研究（Mills 等，1977）考察了 1974 年的住院医疗情况。加州医学协会（California Medical Association，CMA）和加州医院协会（California Hospital Association，CHA）聘请医学专家研究了分布在加州各地的 23 家医院的医疗记录，聘请医疗法律专家找寻过失伤害的证据记录。他们得出结论，大约每 125 名患者中就有 1 人在住院期间遭受过失伤害。依据这一样本，他们估算了 1974 年全州发生了多少起过失伤害事件，然后他们将这个估算与住院相关的实际诉讼数量相比较（伤害发生后立即起诉或在未来四年内起诉都被计入到调查结果）。

对于那些想要看到医疗事故法律体系具有显著威慑作用的人来说，结果有些令人沮丧。加州的研究估计，不到十分之一的伤者会提起诉讼。在那些起诉的人中（记住，这些人是 CMA 和 CHA 的专家认为遭受过失伤害的患者），只有不到一半的人真正获得了赔偿。如果将专家的判断当作“金标准”，这意味着大量存在偏袒于医院和医生的司法错误。25 个遭受过失伤害的患者中只有一个得到了赔偿！这可能还高估了实际状况，因为几乎可以肯定还有其他受伤的患者，医院工作人员没有将这些事件记录在医疗记录中，因此未能被 CMA/CHA 专家发现。同时，该研究也完全忽略了那些发生在医生办公室而不是医院的医疗事故（虽然这些事故引起的诉讼会被计算在诉讼总数内）。

自从这项研究开展以来，医疗事故诉讼率急剧上升。相较于 CMA 开展研究的 1978 年，1985 年医疗事故诉讼率已经翻了一番（Danzon，1985a）。即便如此，也最多只有五分之一遭受过失伤害的患者会提起诉讼。

利用 1984 年纽约州医院的数据，1989 年开展的一项研究得出了非常相似的结果（哈佛医疗事故研究，1990；Brennan 等，1991）。研究者从纽约州的 51 家医院中抽取了 3 万多条医疗记录。他们发现（正如先前加州的研究一样）遭受过失伤害的患者中只有一小部分提出了索赔。

具体来说，研究人员在其中一部分研究中估计了每患者医疗事故率，在另一部分的研究中估计了每患者医疗事故索赔率。他们估计 3.7% 的住院患者发生了不良事件，其中略超过四分之一是由过失行为导致的（根据专家对医疗记录的审查进行定义）。大多数不良事件造成的问题持续时间在 6 个月内，但有 13.6% 导致死亡，2.6% 导致终身残疾。过失发生率随着患者年龄和不良事件严重程度迅速增加。例如，不到四分之一的“低严重性”事件是由于过失导致的，但三分之一导致永久残疾的事件和一半的导致死亡的不良事件是由过失治疗造成的。最后，研究人员发现，不良事件发生率和医疗过失发生率在不同医学专科间差异显著。表 13.1 展示了他们的研究结果[16]。

表 13.1　不同临床专科不良事件和医疗过失发生率

专科	不良事件发生率 /%	医疗过失比例 /%	医疗过失发生率[a]/%
骨科	4.1	22.4	0.9
泌尿外科	4.9	19.4	1.0
神经外科	9.9	35.6	3.5
胸外科和心脏外科	10.8	23.0	2.5
血管外科	16.1	18.0	2.9
产科	1.5	38.3	0.6
新生儿科	0.6	25.8	0.2
普通外科	7.0	28.0	2.0
普通内科	3.6	30.9	1.1
其他	3.0	19.7	0.6

注：[a] 不良事件发生率与医疗过失比例的乘积。

来源：Brennan 等（1991），表 4。

结合这两个证据可以估计出实际事故索赔率。利用多个关于起诉数量的估计值（由于法律程序具有分散的性质，并且只有庭审结束的案件才被明确“计入”，这一指标的估计并不容易），这项研究得出，受伤患者人数约为提起诉讼患者人数的 8 倍，约为得到赔偿的患者人数的 15 倍（比例从 8∶1 变化为 15∶1 的原因是并非所有受伤患者都能胜诉或达成和解）。

纽约州的研究还试图了解哪些类型的伤害不会以诉讼告终。研究人员汇集了那些有“可靠”证据表明存在过失行为的案件，并将受伤程度分为 1（不严重）到 5 级（导致社会功能至少降低 50% 的残疾），最严重的情况（死亡）定为 6 级。他们的结论表明那些没有提出索赔的人往往是伤势较轻的患者（通常在 6 个月内自行痊愈），或者是预期寿命所剩无几的老年人。

为什么患者很少提起诉讼？这一问题蕴含的经济学原理一定程度上给出了答案。如果伤害导致的后果很小，那么法院判予的赔偿也会很低。如果向法院提起诉讼的行为包含任何重要的固定成本（例如四处奔波挑选一名律师），那么小额的索赔往往会被患者所舍弃。事实上，哈佛大学的研究将 80% 的伤害归类为只有暂时性的后果，或许这类伤害更多显现的是身体的自愈能力，而不是医疗服务的有效性。起诉的倾向似乎随着伤害严重程度的增加而增加，这与“固定成本”的思想一致。对于轻微损伤，13 个患者中大约有 1 个会提起诉讼，而对于永久性损伤，每 6 名患者就有 1 个提起诉讼。

医生和医疗服务提供者常常抱怨的是，无论过失行为是否存在，只要在治疗过程中出现任何不良后果，患者就会提起诉讼。CMA/CHA 的研究强烈反驳了这一观点。在这 23 家样本医院中每找到一起过失伤害事件，研究者都能找到超过五起不应算作医疗事故的非过失“意外事件”。如果这些非过失事件中有很大比例的患者提起诉讼，这类诉讼的数量都将远超过过失伤害诉讼。

当然，由于加州研究的设计问题，我们无法确定这些遭受非过失伤害的患者中有多少人提起了诉讼(或许由于另一种司法错误的发生,还赢得了诉讼)。在加州观察到的与 1974 年住院医疗相关的诉讼中肯定包含了一些“假阳性”诉讼——患者并未遭受过失伤害,但仍提起了诉讼。

White(1994)回顾了包括上述研究在内的多个研究后得出结论,总的来看,所有遭受过失伤害的患者中有 2.6% 提出了索赔,遭受非过失伤害的患者中有 1% 提出了索赔,此外有非常少的(0.1%)未受伤的患者提出了索赔。

关于事故法的威慑作用如何,我们仍然没有确凿的证据。我们知道的是(从加州和纽约州的研究中)只有一小部分受伤的患者会提起诉讼,因此,从逻辑上来讲,这告诉我们事故法所产生的威慑作用被严重削弱了。然而,关于威慑作用大小的直接证据仍然难以找寻。

医疗质量和过失诉讼风险

一项关于医疗质量和医疗事故诉讼之间关联性的研究从另一个角度来研究威慑问题。疗养院为研究医疗质量和医疗事故之间的关系提供了一个有用的研究平台,其原因在于已经有很多针对于疗养院的质量衡量指标,其中很多指标都是衡量实际的结局(比如褥疮或者坠床),而不是仅仅对“过程”进行衡量,后者通常被视作医疗质量的代理变量。Studdert 等(2011)将针对 1 465 家疗养院(1998—2006 年期间)的侵权索赔与十个衡量疗养院质量的指标联系在一起。

最常见的过失索赔类型分为 5 个类别:坠床(27% 的索赔),压疮和褥疮(16%),脱水和营养不良(8%),身体或语言虐待(5%),以及用药错误(4%)。这 5 类几乎占了所有索赔的 60%。研究中对疗养院质量的衡量来源于两类数据:一是疗养院质量指标最小数据集(Minimum Data Set,MDS),二是政府调查数据(机构的失职记录,并根据后果严重程度进行分级)。质量指标(来自衡量疗养院质量指标的“最小数据集”)包括发生骨折、坠床、体重减轻、脱水、压疮及使用身体约束的患者的比例。通过数据分析,与索赔有关联的指标只有两个——体重减轻和压疮,疗养院中这两类事件的发生率与侵权索赔的频率有强关联性。其他指标——骨折、坠床、脱水和使用约束措施——未显示出与索赔频率的关联。对于政府数据而言,“总失职记录”发生率与侵权索赔的频率相关,同时,严重失职记录发生率与侵权索赔频率也有关联,但(令人奇怪的是)后者对索赔率的影响弱于“总失职记录”发生率对索赔率的影响。

这项研究也提供了一种新的方法用于研究诉讼环境对疗养院被起诉率的影响。该研究按照州内疗养院(总体来看)被起诉的频率,将各州分为“高”诉讼风险和“低”诉讼风险两类。研究结果表明,诉讼环境对疗养院被诉率的影响远强于医疗质量对其的影响。相较于高诉风险环境中的高质量疗养院,低风险环境中的低质量疗养院被起诉的概率要小得多。相反,高诉讼风险环境中质量最好的疗养院比起低风险环境中质量最差的疗养院更容易被起诉。一家疗养院被起诉的概率更多地取决于该州法律体系的特征,而不是机构的医疗质量。

对于那些希望医疗事故法体系能够帮助社会提高医疗质量的人来说,这些结果令人沮丧。尽管质量最好的疗养院被起诉的频率低于质量最差的疗养院。但被起诉风险更多取决于各州诉讼环境这一事实告诉我们,侵权法体系的“监管”效应似乎已被各州的法律和经济环境中普遍好讼的氛围所掩盖。

医疗事故保险和威慑作用

对于那些试图评估责任法在防止伤害过程中所起作用的人来说，医疗事故保险提出了一个有趣而重要的难题。个人医疗服务提供者（尤其是医生，但也包括医院）购买医疗事故保险的动机似乎相当明显。出于风险规避，当法院允许原告对被告提起诉讼时，财务风险显然为人们寻求保险提供了经济动机。然而，正如医疗保险增强了患者寻求更多医疗服务的动机，医疗事故保险可能会削弱医生谨慎对待患者的动机。这种影响的程度取决于保险公司的经营方式，包括他们如何选择他们的“客户”（即允许哪些医生参保），使用医生的哪些信息来确定保费，以及他们采取的“降低风险”措施的数量。

首先，假设根据过失伤害患者的倾向只能将医生分为两类。将过失伤害的概率设为 p_L 和 p_H（L 和 H 分别代表低风险和高风险），为了简单起见，假定医生伤害患者时，他们均造成同样程度的伤害（D）。因此，对于低风险和高风险的医生，他们预期造成伤害的程度分别为 p_LD 和 p_HD。最后，假设存在某种成本为 C 的伤害防范措施，足以让任何的高风险医生降低风险转变为低风险医生（意味着除了风险防范采取的措施外，两类医生完全等价），同时，根据汉德公式，如果未采取这种措施，就意味着过失行为的发生（参照前文汉德公式关于过失的定义）。

现在我们可以看到保险公司定价行为的影响。如果保险公司能够提前识别高风险和低风险医生，并根据他们预期造成的伤害来收取保费，那么每个医生都会选择采取风险防范措施，从而既降低了医疗事故保险花费，又减轻了造成伤害的程度。在这种情况下，医疗事故保险完全不会妨碍法律体系的激励作用。

现在反过来假设不管医生过失伤害的风险有多高，保险公司对所有医生都收取相同的保费。如果一定比例的医生（s）决定花钱成为低风险医生，那么每个医生支付的保费将是 $R=[sp_L+(1-s)p_H]D$。事实证明，在很大一部分情况下，这种“统一费率”的保险收费方式会影响，甚至完全消除医生进行伤害防范的经济动机，至少对于最直接、最显而易见的那类动机的确如此（框 13.2 展示了为何会发生这种情况）。因此，在我们构建的案例中，虽然过失法要求医生对伤害承担责任，但这种“统一费率”的保险收费方式可能会导致所有医生都选择不进行风险防范，使得 s 趋近于零，由此造成每个医生的保费都由 p_LD 提高到 p_HD。

框 13.2　医生是否应该费心去防范风险？博弈论的应用

一个简单的博弈论模型表明，当医生群体足够大，且所有医生都支付相同的医疗事故保险费（“统一费率”）时，没有医生会出于理性采取任何高昂的措施来防止患者受伤。为了展示这一经济博弈是如何运作的，我们可以定义医生通过采取措施减少过失伤害发生而获得的收益，然后证明对于足够大的医生群体（或足够昂贵的伤害防范措施），无论其他医生如何选择，对个体而言，不采取任何防范措施的策略都优于其他选择。在这种情况下，医生的理性行为会促使他们不采取任何防范措施。

首先假定保险池中有20名完全相同的医生，在他们采取适当防范措施的情况下（成本均为C），伤害将造成100美元的损失。如果没有进行防范，对每个医生来说伤害都将造成200美元的损失。因此，参照汉德公式，只要C低于100美元，每个医生就应该投入C的成本用于伤害防范。

现在考虑所有医生缴纳相同医疗事故保险费的情况下，将钱用于伤害防范所带来的收益问题。图A展示了相应的结果。每个单元格中的第一个数表示A医生的成本（医疗事故保险及采取防范措施的总成本），第二个数表示其他医生的成本。

从A医生的角度来考虑这个问题。如果其他医生都采取了防范措施，那么在$C>5$的情况下，A医生成本最低的选择就是“不采取防范措施”（$100+C$与105相比较）。在其他医生均不采取措施的情况下结论也是如此（$195+C$与200相比较）。因此无论其他医生的选择如何，A医生当且仅当在$C<5$的情况下才会“采取防范措施”。很容易证明，当其他医生中的一部分人选择采取防范措施时，结果同样如此。关于这个问题的实证研究，参见Kessler和McClellan（1996）。

图A

		所有其他医生	
		采取措施	不采取措施
A医生	采取措施	$100+C$ $100+C$	$195+C$ 195
	不采取措施	105 $105+C$	200 200

显然，这与无保险情况下的动机非常不同。事实上，医生采取防范措施的动机已被减弱了，他们不会采取成本为100美元（或低一些）的防范措施，仅会采取成本等于或低于5美元的措施。“100美元/20=5美元”与结论的关联并不是巧合。保险池中的20名医生使得彼此的动机降低了20倍。同样的，我们很容易发现如果让保险池中有100名而不是20名医生，医生采取措施的动机会变得更糟。在这种情况下，只有当$C<1$时，医生个体才会采取措施。当保险池涵盖的人群变得非常大时，医生采取高昂防范措施的动机就近乎消失殆尽了。

不同专科的保费差异确实很大，因为医生的科室信息很容易被保险公司获取。每个保险公司都根据医生的执业类型对医生进行评级，这是一种特定的经验评级形式。框13.3中的表B展示了全国各地不同专科通常缴纳的保费。另一种方法是通过分析特定地区的保费来考察专科的影响。这种方法控制法律体系“保持不变”，并能够更清晰地显示专科对于医疗事故保险费和医疗事故索赔成本的具体影响（对后者的影响为推论所得）。

框13.3 医疗事故保险费用

医疗事故保险费用如何？问题的答案就像医学专业本身一样五花八门，不同专科、不同地区、不同年份的保费差别很大。过去15年间，保费大幅增长，并在医疗事故“高发”期内呈爆炸式增长。表A中的（间断的）时间序列数据展示了这一情况。

表 A

年份 / 年	平均保费 / 美元	间隔期间年均增长率 /%
1974	1 300	-
1976	3 000	52.0
1981	3 650	4.0
1983	4 170	7.0
1986	8 040	25.0
1987	9 630	20.0
1988	10 950	14.0
1992	13 425	5.2
2000	18 000	3.7

不同专科的保费差异非常大。例如，表 B 展示了 2000 年医生们报告的平均保费，最后一列为各专科保费的中位数与医生整体保费中位数的比值。这些比值在长时间内都保持相当的稳定。

表 B　医疗事故保险费（千美元）

专科	医疗事故保险费（每人）	与总体的比值
所有专科	18	1
全科 / 家庭医生	14	0.78
内科	14	0.78
外科	24	1.33
儿科	12	0.67
放射科	19	1.06
妇产科	39	2.17
其他	12	0.67

注：2000 年保费数据。
来源：AMA（2003）。

这些中位数数据掩盖了巨大的差异，其中一部分差异可用州际差异和城乡差异来解释。例如，考虑保费中位数处于两种极端的两个专科——神经外科和儿科，这两个专科保费的分布见表 C（1988 年数据）。显然，神经外科医生的保费集中在较高的区间，而儿科医生的保费集中在较低的区间。两个专科的保费分布范围都很宽，但几乎没有重叠。

表 C　购买保险的医生百分比

保险费 / 美元	神经外科 /%	儿科 /%
高于 50 000	34	1

续表

保险费 / 美元	神经外科 /%	儿科 /%
40 000~50 000	25	-
30 000~40 000	20	1
20 000~30 000	9	2
15 000~20 000	4	4
10 000~15 000	5	11
8 000~10 000	-	13
6 000~8 000	2	13
4 000~6 000	1	29
2 000~4 000	-	20
低于 2 000	-	6

将框 13.3 中有关保费水平的数据与哈佛大学关于纽约州过失事件发生率的研究相结合，为研究医疗事故责任险提供了一个有趣的视角。图 13.2 展示了两部分数据均涉及的医学专科的情况。可以看到，对于这 4 个专科（内科、普通外科、心血管外科和神经外科），平均医疗事故保险费与估算的医院过失行为发生率之间近乎完美关联（这些数据表明 1988 年每增加一起过失事件，保费就增加 150 万美元）。对这些专科而言，只要每次理赔成本相同，那么医疗事故保险的定价似乎就如人们所期望的一样符合竞争性市场的规律。

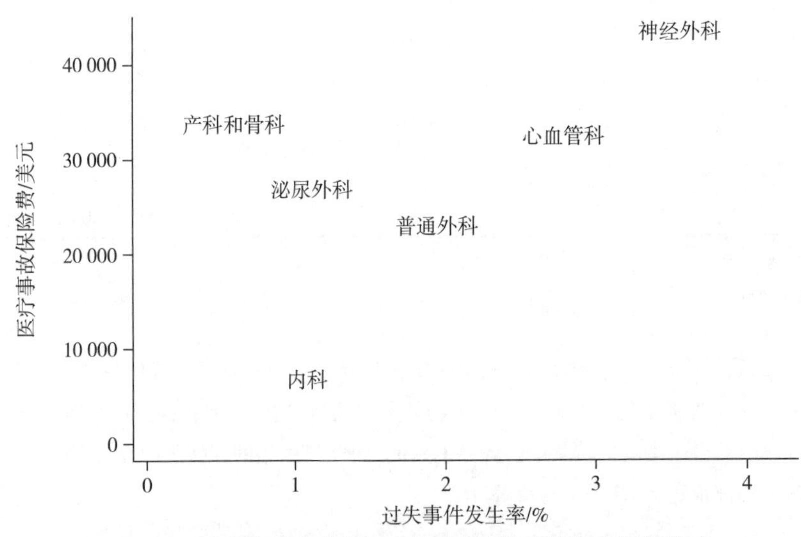

图 13.2　过失事件发生率与平均医疗事故保险费之间的关系

对于另外 3 个专科（产科、泌尿外科和骨科），保险费远远高于“系统性”关联所预计的水平。这可能在一定程度上解释了为什么产科医生特别关注医疗事故法律体系的“有效性”。婴儿受伤的高可见性与相关亲属的过激情绪使得产科医生相较于其他医生更容易成为医疗诉讼和索赔的对象。几乎可以肯定的是,高额的保险费也源于此。这与 Sloan 等(1993)对佛罗里达州医疗事故诉讼的研究结果一致。他们发现,在发生产科伤害的案件中,原告的起诉动机通常是“查明真相、寻求报复或防止医生伤害他人”,而不是寻求赔偿[17]。

在一项关于医疗事故的重要研究中,Rolph(1981)发现在预测未来医疗事故成本方面,保险公司所掌握(但很少使用)的信息与他们所使用的信息(医学专科)同样有用。这项研究表明,在保持专科不变的情况下,先前赔偿记录与(医生的)专科信息对医生索赔金额差异性的解释程度差不多。例如,Ⅶ类医生(如神经外科医生)的平均索赔金额大约是Ⅰ类医生(例如,家庭全科医生)的 7 倍。Ⅶ类医生所支付的保费反映了这些成本信息。然而,结果同样表明,在过去 4 年中那些保费最高的医生(控制专科不变!)支付的平均金额也大概是保费最低的医生的 7 倍。或许更应该注意的是,保险公司通常不会使用过去的赔偿记录为相同专科的不同医生设定保费。对于某一专科而言,保险公司实行的是类似“统一费率”的措施,该专科的每一位医生都支付相同的保费,即便他们在未来面临的索赔金额并不相同。

为什么保险公司通常不使用医生以往的赔偿记录来设定医疗事故保险费仍然是一个谜。这种做法显然会降低医生采取适当、安全的治疗措施的积极性(参见框 13.2)。

即使各个保险公司不采用“经验费率”定价(即假定过去的风险可以预测未来的风险,并据此收费),行业内另一个常见做法也可能导致类似的结果。一些保险公司只接受“低风险”医生参保,另一些则允许任何医生参保(框 13.4 讨论了这一现象)。然而,有些州通过制定州立医疗事故保险计划并向所有医生出售保险,使得这种基于市场的经验费率并不奏效。显然,如果风险最低的医生都能够从私立保险公司购得医疗事故保险,那么州立保险计划就将聚集于相当数量的低风险医生。除非州立保险计划能够对保险进行合理定价,否则保险费用的总体分布就不能恰当地反映风险大小,那么谨慎行医的激励机制就会变得模糊不清,甚至消失。

为什么各州要实施这样的计划?原因之一是为了防止医生离开本州去其他州执业,基于“医生短缺”的状况,各州需要尽一切努力留住医生。但讽刺的是,我们马上就将看到,让一些医生退出执业可能是对医疗事故保险费来说最好的事情。

框 13.4 面向不同风险的保险公司(即使公司不采用“经验费率”,市场也会采用)

即使单个保险公司不采用经验费率对他们的保险进行定价,市场也可能导致同样的结果。也就是说,每个公司可能对它的每个客户收取相同价格的保费,但不同的公司允许参保的客户群体风险等级各不相同。尽管没有一家公司对不同风险类型的客户采取差异收费,但这很容易导致高风险客户支付更高的费率和低风险客户支付更低的费率。“低风险”的客户可以货比三家,选择最合适的费率,而“高风险”的客户最终会汇聚在那些接纳高风险客户的公司,同时费率必然会反映出市场这一筛选行为。

这种现象在汽车保险中很常见。去看一下电话簿的黄页,你会找到很好的证据。例如,在纽约罗彻斯特的电话簿上,有这样一则广告:

无限制的保险服务

不拒绝任何人参保

任何年龄的司机均可购买

我们的业务涵盖：

酒后驾车

交通事故

取消政策

行车违规

相反，看一下同一黄页上的另一则广告：

你的保费是否过高？

商业保险和个人保险

优先费率 金融保险

驾驶员费率 专业规划

如果你今年40岁，从来没有行车违规或发生交通事故，你会选择哪一家公司参保？要是你今年18岁，上个月才发生过酒后驾车记录呢？如果你需要为一辆2008年的雪佛兰轿车购买碰撞险，起付线为250美元，你认为哪家公司的保险费最低？

有些州甚至要求汽车保险公司向每位客户收取相同的保费。如果一家公司希望规避这一规定，它会成立四五家名字相似但费率不同的公司作为它的参保业务组合。当一个潜在的客户找到一个代理商时，代理商会确认客户属于哪一个风险类型，然后将其"分配"给相应业务的保险公司。当然，"独立"保险代理商（那些销售多家公司的保险，而不是仅销售一家公司产品的代理商）同样有机会这样做，就算其代理的所有公司都没有建立前述的业务组合，这一"分配"行为也可以发生。

13.6 医疗事故赔偿："闪电"还是"定点清扫"

许多医生、一些患者，甚至可能还有一些律师都认为医疗事故索赔完全就是心血来潮，随机地"打击"医疗服务提供者（就像天上的闪电一样），而且与医疗服务质量毫不相关。美国医学会的一位高级官员总结了这一观点，称：

> 被起诉的医生并不是不称职，而是正处于事业巅峰期的医生，他把前沿的药物用在病重的患者身上，其结果不确定性非常高。所有医生所有制的保险公司都证明了这一点：存在多次被起诉记录的医生数量并不多。
>
> （J. S. Todd 博士，引自 Holzman，1988）

另一种观点——事实上就是威慑理论中包含的观点——认为侵权索赔是对医生经济意义上不当行为（由汉德公式定义）的惩罚，如果一个医生一直出现这样的行为，我们应该看到针对该医生的多次索赔。

现有的几项研究已经在这个问题上提供了有力的证据。索赔的对象并不是随机的，而是集中在某一些医生身上。一项关于南加州索赔记录的研究发现，有过索赔记录的医生相较于其他医生在后续被成功索赔的概率会高得多。更准确地说，在8 000多名投保的医生中，有46名（占总数的0.6%）被索赔了四次或以上，他们被索赔的次数占总索赔次数的10%，赔偿金额占总索赔额的30%。如果所有医生被"闪电击中"的概率相等，那么这一研究结果出现的概率微乎其微，这反驳了不同时期的索赔之间毫无关联这一观点（Rolph，1981）。需注意的是，刚才引用 Todd 博士的观点与这些结果并不冲突——也就是说，在南加州的研究中仅有很少部分的"累犯"（被多次起诉）存在，但这些（很少的）累犯的赔偿额却占了总赔偿额的很大部分！

不同时期的索赔之间可能存在关联，但这是否意味着被多次起诉的医生所提供的医疗服务质量更差？后来的一项研究（Sloan 等，1989）分析了佛罗里达州内针对医生的诉讼索赔，发现其与常用的质量指标关系不大。取得资格证的医生相较于那些没有取得资格证的同行有更多的索赔经历，而不是更少。研究人员发现，医学院排名高低、是美国医学院还是国外医学院[18]以及是独自执业还是团体执业等因素对诉讼经历数量都没有一致的影响。他们的研究表明，那些经常被起诉的医生更有可能向州医学考核委员会投诉。

因此，总体上证据有些零散，但仍有一些清楚的结论。如果医疗事故诉讼与"闪电"类似，即便在考虑医生的专业选择后，它很明显是以高于正常的频率在打击一小部分医生。我们可以得出的结论是，要么这些医生的医疗质量非常糟糕，要么他们与患者相处的方式会招致诉讼，而这与他们的医疗质量是无关的。与此同时，诸如医师资格证等常用的质量指标似乎并不能帮助我们发现这类医生。

13.7　侵权法改革

从 20 世纪 70 年代的医疗事故"危机"开始，各州立法者们就一直承受着改革医疗事故法律的压力。其中一部分压力显然来自那些支付赔偿金的医生（只要他们没办法将这些成本以更高医疗费的形式转嫁给患者，就有这样做的动机）。侵权法改革已经逐渐削减了原告获取高额赔偿金的机会。一个常见的变化就是将"非经济"损害赔偿金（例如，"疼痛和痛苦"索赔）限制在 25 万美元或与之相当的金额。近年来，许多州都实行了这一改革。对于改革生效后进行判决的案件来说，这样的限制可能（并且已经）被原告和他们的律师视为违宪行为。各州的上诉法院和最高法院在这个问题上的意见存在分歧。包括加州，路易斯安那州和内布拉斯加州在内的一些州，只要州政府能够给出改革的合理依据，就承认赔偿限额的合宪性。包括佛罗里达州、得克萨斯州、伊利诺伊州、俄亥俄州和新罕布什尔州在内的其他九个州则已经撤销了这类限制。大部分州过去针对"疼痛和痛苦"的最高赔偿额都在 25 万 ~50 万美元之间。新罕布什尔州法律因其 87.5 万美元的赔偿上限备受关注，该法律随后在 1991 年被废止（华尔街日报，1991 年 3 月 14 日）。

侵权法改革的其他部分更多是针对原告律师的。法律行业的普遍做法是让原告律师从根本上成为侵权索赔案的一个股权合伙人，他们以案件胜诉后分得一部分赔偿金的方式承接诉讼案件，而不是以按小时收取劳务费的方式。从纯经济学角度来说，这种"胜诉分成"体系有一些积极的作用。首先，它可以防止无意义索赔的发生，因为即使仅是提出索赔，律师也要面临大量的固定成本，如果法院不判予任何赔偿，他们将得不到任何报酬。

但是，胜诉分成体系也降低了律师承接低收入群体案件的积极性，因为许多医疗事故索赔金是用误工费为基础计算的。例如，一项关于意外致死索赔的研究发现误工费与法院判决的实际赔偿额间有很强的关联性（Perkins、Phelps 和 Parente，1990）。因此，一些人担心现有的医疗事故法律体系外加胜诉分成体系将低收入群体"拒之门外"，使他们无法获得赔偿。

由于原告获得的赔偿金是公开可见的——通常以一比二的比例与律师分成(三分之一给律师,三分之二给原告)——这使得公众对原告律师酬金体系非常反感。例如,1975 年加州具有跨时代意义的医疗事故法律改革对律师酬金进行了限制,即赔偿金 5 万美元以内的部分可获取 40%,超出部分的获取比例则下调到 15%。因此,加州和其他地方的原告律师现在面临着随着赔偿金额的增加而边际收益降低的问题,这既降低了律师提起大型诉讼的动机,也降低了他们收集证据以提高赔偿金额的积极性。

另一种赔付方式在某些特定案件中特别重要,即遭受永久性损伤的患者所要求的"结构给付"。以婴儿出生脑损伤案件为例,在采用前述赔付方式时,赔偿金可能反映的是婴儿预计的终身护理费用。采用结构给付方式时,只要婴儿还活着,赔偿就会一直持续下去。因为这类婴儿通常死得很早,有时候出生几年就死了,采取结构给付就会终止赔偿,因此赔偿总额会比一次性赔付低得多。弗吉尼亚州最近的侵权法改革中已经将针对某些患者的结构性给付方式强制纳入法律。

这些侵权法改革对医疗事故保险费和赔偿金的影响直到最近才被研究证实,部分原因在于直到目前才积累了足够多的统计学证据来衡量这些改革的影响。然而,结论似乎表明至少有一部分改革会产生实质性的影响。表 13.2 展示了医疗事故索赔额随时间变化的现有数据。在动荡的 20 世纪 80 年代,即侵权法改革最活跃的时期,可以很容易看出改革对中位赔偿额、最高赔偿额和赔偿额高于 100 万美元案件数量的影响。

表 13.2　医疗事故案件中陪审团裁定的赔偿额

年份 / 年	平均赔偿额 / 千美元	中位赔偿额 / 千美元	最高赔偿额 / 千美元	高于 100 万美元案件数量
1983	888	260	25 000	69
1984	649	200	27 000	71
1985	1 179	400	12 700	79
1986	1 428	803	15 800	92
1987	924	610	13 000	62
1988	732	400	8 100	54
1996		473		
1997		500		
1998		700		
1999		713		
2000		1 000		
2001		1 000		
2002		1 011		

来源:1983—1988 年数据:陪审团判决调查公司(Jury Verdict Research)数据,被华尔街日报引用;1996—2002 年数据:2004 年 4 月 1 日陪审团判决调查公司新闻发布内容。

遗憾的是，现有数据（陪审团判决调查公司零星发布的数据，该公司收集相关数据并将它出售给有关群体）并未涵盖 1988 年到 1996 年这段时间。尽管存在八年的间断期，但中位赔偿额（所有数据均于 2004 年报道）似乎没有上升多少（1996 年为 47.3 万美元，1988 年为 40 万美元）。然而，从 1998 年开始，中位赔偿额出现了另一次激增，中位赔偿额翻了一番，连续三年达到 100 万美元（最近年份报告的数据）。尽管中位赔偿额因此超过了 100 万美元，不过我们仍需要注意的是从 1986（中位赔偿额的峰值年份）到 2002 年 CPI 增长了 65%，所以 2002 年"真实"的中位赔偿额大约是 1986 年峰值时期的四分之三。未来只有依靠更多的后续数据，我们才能理解 20 世纪 80 年代和 90 年代侵权法改革所产生的长期效应到底如何。

为了评估这些改革的总体效应，我们还可以关注其对医疗事故保险费用的影响，因为这些数据最终反映的是保险公司的风险变化。有一项研究（Zuckerman、Bovbjerg 和 Sloan，1990）采用多元回归的方法研究了 1974—1986 年期间的医疗事故保险费用（注意，研究数据并没有包括表 13.2 中赔偿额出现大幅下降的年份）。这项研究纳入了所有 50 个州的数据，从而可以利用不同州之间侵权法改革实施进程中的巨大差异。事实上，这相当于研究者让各州立法者为他们开展实验性研究。

研究者不仅分析了侵权法改革的影响，还分析了其他因素的影响，例如某地区的人均辩护律师数。他们发现侵权法改革中最重要的变化在于对医生责任进行了限制（例如疼痛和痛苦索赔额的限制）和对伤害发生后原告的起诉年限进行了限制（诉讼时效或对"诉讼准备期"的限制）。

医疗事故保险费与每千人律师数并不相关，这使得原告律师推动医疗事故成本激增这个看法站不住脚。有趣的是，保险费用与人均医师数呈显著的负相关性。这一结果可能反映了医学专科的作用。我们知道每千人医师数增加时，相应的专科种类通常也会增加（参见第 7 章关于医生执业地点决策的讨论）。如果是这样的话，医疗事故保险费用与人均医师数之间的负相关关系间接证明了专科训练有利于减少伤害的发生。尽管关于这一问题的直接研究表明专科训练对医生被起诉的倾向性并没有影响（Sloan 等，1989，使用佛罗里达州的数据）。

保费和赔偿额的大幅减少似乎反驳了"反医疗事故法"人士的观点，他们声称医疗事故法律系统应该对过去几十年内医疗成本的"所有"增长负责。从很多方面来讲，这种说法显然是不正确的，因为保险范围的扩大、人均收入的增加（具体论述参见第 16 章）以及医疗技术供应的增加明显产生了重要的作用。然而，这些数据确实为这一问题提供了一个直白而重要的检验。在医疗事故赔偿金和保险费大幅下降的时期（具体见表 13.2），我们并没有看到医疗费用的相应降低。正如法律谚语所说的，事实自证。

13.8 侵权法改革能多大程度降低医疗费用

关于侵权法改革对整体医疗费用的潜在影响，有人提出了一些振奋人心的说法，其主要依据是如果能够成功进行侵权法改革，就可以消除医疗事故法所带来的一系列"防御性医疗"活动（主要是实验室检测和影像检查）。例如，一项政府研究显示，通过侵权法改革可以使总医疗费用降低 4.5~9 个百分点，同时，通过降低老年医疗保险和医疗补助保险费用，美国纳税人可以每年节省 240 亿 ~480 亿美元（美国卫生与公共服务部，2002）。许多研究都从具体的方面探讨了这一问题，例如衡量侵权法改革对某个领域的影响，譬如心脏外科手术。

衡量侵权法改革对医疗费用的总体影响是很困难的。然而,有一项研究另辟蹊径,从州级层面分析了1998—2006年间医疗保险计划所收取保险费用的数据,比较实施侵权法改革的州与未实施改革的州之间存在的差异,并利用改革进行的时间来推断因果关系。他们的研究发现为评估过去30年侵权法改革的效果提供了坚实的基础(Avraham、Dafny和Schanzenbach,2012)。

他们评估了5项标准侵权法改革的效果:①设置惩罚性赔偿上限(除补偿性赔偿外用以惩罚被告的过失行为);②平行来源规则,即在估计赔偿金时允许考虑原告自身的医疗保险;③连带责任改革,将各方(例如,医院,医生,救护公司等)的赔偿额限定在各自应分担的损害赔偿范围内(如果没有这些法律,任何被告都可能承担全部的损害责任,即"深口袋"被告);④设置非经济损失赔偿上限(疼痛和痛苦,生活享乐的损失)。他们通过分析从改革实行到保费出现变化所需的时间,来估计侵权法改革完全发挥作用所需的时间。

他们的研究结果表明,最具效果的改革是设置惩罚性赔偿上限,其后依次是平行来源规则、非经济损失赔偿上限和连带责任改革。他们同时发现,这些改革累计使保费降低了2.1个百分点,但累计的下降程度小于各项改革降低保费的效果之和。

与前人的研究类似,Avraham等也试图了解这些改革在医疗服务领域与健康维护组织中是否有不同的效果。健康维护组织在控制医疗事故费用方面有一些独特之处,它一方面会控制医疗事故发生率的大小,另一方面也会控制"防御性医疗"使用率,以免造成医疗费用的增长。为了研究这一问题,他们分别分析了常规医疗保险和健康维护组织在保费方面对改革的反应。前文所讨论的结果(降低2.1%)仅适用于常规医疗服务领域。在健康维护组织中,他们发现侵权法改革对保费并没有影响。他们的结论是健康维护组织的保费并没有对侵权法改革做出反应(与常规医疗保险不同),这表明健康维护组织在改革前已经挤掉了留在常规医疗服务领域中的防御性医疗部分。

13.9 最为明显的侵权法改革

长期以来偶尔会被考虑的、最激进的侵权法改革将完全废止目前的侵权法体系,以"无过失"保险计划来补偿在医疗事故中受伤的人。在21世纪绝大部分时间里,工伤赔偿这一常见模式都运作良好,而且得到了工人和企业的积极响应。在工伤赔偿的方式下,不需要确定过失行为。相反,"无过失体系"会对受伤程度作出判断,保险公司再据此进行赔付。尽管这一法律体系并未完全杜绝"专家对决"(在某些案件中,关于损伤程度仍然存在大量的争议)的情况,但由于过失问题已不存在了,所以在这种情况下,法律体系用于过失界定的"开销"远比其他情形低得多(参见Shavell,1980)。

显然,无过失责任体系完全打消了人们采取损害预防措施的直接经济学动机。这种动机与保险体系下每个医生支付相同保费的情形相似(见框13.2)。然而,如果现有法律制度对过失行为几乎或完全没有威慑作用,那么无过失保险计划带来的经济损失将会非常小。

Danzon(1985a)通过一些数据计算表明,就算医疗事故法律体系存在种种问题,但它只要能阻止20%左右在该法律体系不存在的情况下将会发生的伤害,那么在社会成本框架下都是"有利可图"的。遗憾的是,我们还没有很好的证据来说明(考虑到与之相关的研究存在的问题,这些证据可能永远也得不到),到底有多少伤害的减少是出于对医疗事故索赔风险的规避。

疫苗伤害:无过失还是侵权法体系

1986 年,美国国会通过了一项法律来建立疫苗伤害补偿制度,即疫苗伤害赔偿计划(Vaccine Injury Compensation Program, VICP)[19]。该计划基本是由一个无过失补偿制度构成,在美国每注射一支疫苗(包含在该计划内的)将收取 0.75 美元的费用用于该计划的实施。法律原则上也不允许原告使用侵权法体系来进行疫苗伤害相关索赔,而是要求他们使用 VICP 的行政裁决体系。

一对父母声称女儿由于接种疫苗而受到伤害(自闭症),他们就先前的判决向美国最高法院提出上诉。争论的问题在于美国法律(基本上将事故法从过失体系转变为无过失体系)是否能够在法律上禁止原告提起诉讼。最高法院支持这项法律,多数派的裁定声称:"疫苗制造商从销售额中资助了一个非正式且高效的疫苗伤害补偿计划。作为交换,他们可以避免高昂的侵权诉讼和偶尔发生的不合理的陪审团裁决。"[20]

这一裁定似乎具有普适性,从而为各州或者整个美国打开了一扇法律之门,使其从一个基于过失的侵权法体系完全转变为基于无过失规则的法律体系。有效激励伤害规避行为(侵权法体系的主要目的)、管理成本和对受害者的合理补偿三者之间的平衡仍是广义医疗事故议题所关心的问题。在疫苗伤害领域,最高法院支持法律从侵权法体系转变为无过失体系,同时禁止个人绕过法律采用侵权法体系进行诉讼。

13.10 结语

制定过失法的目的有两个:威慑过失行为的发生,以及补偿过失行为的受害者。过失行为的正式定义与成本效益分析类似,对于服务提供者而言,如果患者受到伤害,且防止伤害发生的成本低于伤害本身的预计成本(统计学意义上讲),那么就可以将其行为定义为过失行为。

现行的过失法体系当且仅当其具有实际的威慑作用时才有意义,因为该体系对受害者的赔偿很差,估计每 15~25 个遭受过失伤害的患者中只有 1 个实际得到了赔偿。

在目前的侵权法体系下,有几股强大的力量阻碍了威慑作用的成功生效。一是很少有患者在受伤时会提起诉讼,二是医疗事故保险削弱了服务提供者谨慎执业的动机,因为保险费用并不能很好反映个人被起诉的倾向。尽管如此,仍没有明确的证据来说明侵权法体系到底产生了多大程度的威慑作用,同时改用另一种法律体系的方案也尚未令人信服。

13.11 《健康经济学手册》中的相关章节

Volume 1 Chapter 26, "Liability for Medical Malpractice" by Patricia M. Danzon

13.12 问题

1. "在目前的医疗事故法律体系下,没有足够的诉讼量"。讨论这一观点。

2. “医疗事故保险的主要目的是为那些因医疗事故而受伤的人提供经济救助,并且其出色地完成了这一目标”。讨论这一观点。

3. 阐述汉德公式,并讨论其后蕴含的经济学逻辑。

4. 联邦法院体系在医疗事故法中所起的主要作用是什么?

5. 医疗事故保险对医疗事故发生率有什么作用(如果有的话)? 医疗事故保险的定价对此有影响吗?

6. 许多医生声称医疗事故保险体系是完全随机的,好医生和坏医生被起诉的倾向都是一样的? 你知道支持或是驳斥这一观点的证据吗?

7. 讨论无过失体系和过失法体系对于医疗过程所导致的伤害和疾病的补偿的优点和缺点。2011 年最高法院对于 VICP 的裁决是否充分说明了这一问题,或者你认为疫苗是否与其他医疗服务存在明显差异,因此该裁决并不具有指导意义。

注释

[1] 联邦政府仅对联邦麻醉品法管控的药物直接颁发使用许可。

[2] 显而易见的是,许多医学词汇源自希腊语,而大多是法律词汇源于自拉丁语。侵权(tort)这一词语来源于拉丁词汇 *tortum*,意思是“扭曲的,歪曲的”。在此处更好的翻译应该是“弄错(made wrong)”。另一个词语 *tortuous* 也源于同一个词,那些接触过法律体系的人可能会感觉,这个词的意思更好代表了诸如医疗事故法之类的法律系统中发生的事情,就像一个错综复杂的迷宫一样。

[3] 上诉(to litigate)这一短语意思是将争议提交给法庭。这个词也来源于拉丁词语 *litigare*,意思是“争论,争吵”。

[4] 这个词来源于拉丁词语 *negligere*,意思是“疏忽”(to neglect)。另一个词 *negligee* 也以此为词根,英语从法语中吸纳了这一词语,尽管这个词在法语中指的是女士穿着的质地轻薄的睡衣(轻薄到可以忽略)。

[5] 一些医生会记录他们向患者描述风险的过程,随后将这一记录放入患者的病案中。

[6] 悲观者曾说过世界上只有 3 种人——说谎者、该死的说谎者和专家证人,这个顺序是依据他们撒谎的倾向排列的。

[7] 许多州现在会设置赔偿上限额,如因伤导致“疼痛和痛苦”的赔偿上限。由于疼痛和痛苦具有高度主观性,并且法院偶尔会判决巨额的赔偿金,因此这类赔偿在 20 世纪 60—80 年代的医疗事故危机中存在广泛的争论,许多州的立法机构都特别为此类损伤设置了赔偿上限。

[8] 在这一法律领域最突显的人是 Jack Kevorkian 博士,他曾协助全国 130 名晚期患者自杀。他曾在多次受审中为自己辩护并被判决为无罪(过失杀人)。1999 年,他最终在密歇根州被判二级谋杀罪,在这一案件中(与先前的干预不同),他实际上亲手操作了控制装置向一名卢加雷氏病患者进行致死性注射,这名患者在尝试自杀时由于肌肉力量不足而未成功。大约在判决开始的四个月前,Kevorkian 在全国电视节目(60 Minutes)上播放了这一事件的录像,估计有 1 500 万的观众目睹了 Kevorkian 操作那个结束患者生命的装置。

[9] 替代的方案包含“无过失”保险体系,就像一些州对汽车保险做法一样。还包括“严格责任”制度,在这种情况下,无论是否存在过失行为,服务提供者都需要对任何损害进行赔偿。工伤补偿制度是后一种体系的一个例子。

[10] Kessel(1958)认为医生不愿意相互指证是医学界普遍采取的一种谋取私利的策略,这种策略的代价是牺

牲患者的利益。

[11] 很难想象有什么人的名字(Learned Hand)可以更适合一位法官。你可以想象一下,用“学识渊博(learned)”的手书写(hand)出“正确的”法律意见。

[12] 应用微积分的方法来理解“社会成本”函数 $SC=(p \times D)+C$,符号参照正文定义。问题在于如何最小化社会成本。如果随着 C 的上升 p 和 D 都会下降(也就是说“预防性”或“安全性”措施能发挥一定作用),那么我们可以求取 SC 对 C 的导数,并将结果设为零,以此获取最低社会成本点。也就是说 $Ddp/dC+pdD/dC+1=0$ 成立,或等价的 $-(Ddp/dC+pdD/dC)=1$ 成立(需要注意的是,如果预防措施会起作用,那么这些导数都是负值)。如果在最优点之前停止进行预防性措施,那么随着预防措施的进一步开展,社会成本仍可以继续下降,即 $dSC/dC<0$。参照汉德公式的逻辑,“过早”地停止预防措施将构成过失行为。

[13] 回顾 Farber 和 White(1991)的数据:在提起的诉讼中(研究者可以确定是否存在过失行为),有 35% 存在过失行为,42% 不存在过失行为,23% 无法归类。因此,在那些研究者能够进行明确分类的案件中,有 45% 是过失案件,有 55% 是非过失案件。

[14] 他们的研究设计非常棒。他们把进行侵权改革的州所发生的变化与未进行侵权改革的州在相应年份所发生变化进行比较,从而控制可能发生的医疗技术改革因素。

[15] 在此回顾一下医生与医院之间在通常情况下的关系。医院通常不是雇佣医生,而是授予他们“主治权利”。然而,法院普遍认为医院需要为医生所造成的伤害负责,部分原因在于医院自己的职工(例如护士,药剂师)有时会参与过失行为。而且不说别的,医院的董事会也需要为医生的质量承担最终的法律责任。

[16] 最近的相关研究分析了 1992 年犹他州和科罗拉多州不良事件和过失事件的发生情况(Thomas 等,2000)。该研究采用了和早期在加州和纽约州的研究相似的研究方法,随机抽取 15 000 条非精神病医院出院记录并对病案进行分析。他们发现两个州的不良事件发生率均为 2.9%,科罗拉多州与犹他州的过失事件发生率分别为 27.4% 和 32.6%。出现死亡的不良事件和过失事件分别占其中的 6.6% 和 8.8%。有将近一半(45%)的不良事件是由手术导致的,有五分之一是药物相关的。尽管该研究通过分析 1992 年病案得出的不良事件发生率与纽约州和加州的研究结果相似(在纳入更多数据的后续研究中,发生率都偏低),但是作者并未展开进一步研究,将这些不良事件发生率与起诉倾向相比较。

[17] 泌尿外科医生所面临的风险非常之高,这很容易理解。因为泌尿外科手术中的不良事件或过失事件通常会导致尿失禁和/或阳痿,这些事件必然会引起受害患者的注意。而骨科医生的情况则不那么容易理解。

[18] 许多医生认为美国以外的医学院培养的医生比美国本土医学院培养的医生质量低。

[19] 第 14 章更详细地讨论了这一项目。

[20] Bruesewitz v. Wyeth 案,美国最高法院,2011 年 2 月 22 日(第 15 页)。

(邓宇帆 陈婷 译)

第 14 章

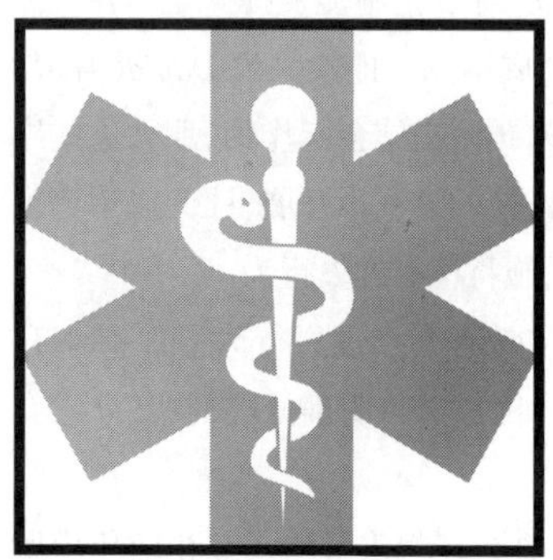

健康和卫生保健的外部性

学习目标

1. 了解外部性的定义，理解外部性与财产权的定义和执行之间的关系，以及交易成本在该问题中的作用。

2. 了解传染病所产生的多种外部性：
   - 2.1 群体免疫
   - 2.2 疫苗需求
   - 2.3 疫苗供给

3. 评估烟草使用所产生的外部性。

4. 学习信息如何创造外部性利益。

5. 评估基础研究作为一种正向外部性的重要性。

6. 理解国家血液供应所产生的外部性成本。

本章讨论健康和卫生保健系统所涉及的正向和负向外部性。我们将“外部性”定义为一个人的行为给其他人带来成本（或效益）的情况。我们生活中每天都会遇到外部性，比如交通拥堵，餐厅空气中飘浮的烟味，海滩上的外放音箱放着令人讨厌的音乐。它们都会产生外部性。同一事件对有些人来说可能是成本，对其他人来说则可能是效益。外放音箱就是一个很明显的例子。可能一个人非常享受附近音箱中播放的贝多芬第九交响曲,而另一个人则非常讨厌这首曲子。如果音箱主人换成播放爵士乐,这两个人的立场可能就完全调换了。但是大多数外部性没有这么明显的区分,它们要么一致地给他人带来效益,要么一致地给他人带来成本。

这本书后面的大多数内容,至少有一部分是关于外部性和外部性的处理方式。第 15 章的市场监管和第 13 章的法律体系讨论了我们社会所面临的并尝试解决的部分外部性问题。第 15 章也讨论了知识的产生和分配(生物医学研究)以及如何利用已有的医疗手段产生知识的方式。知识产生的过程至少有部分的外部性特征。

14.1　外部性、财产权和外部性的控制

关于外部性的详细讨论必须从讨论财产权开始,因为从各个方面来说,当财产权被充分界定时,外部性是不可能产生的;相反的,除了不可避免的情况,当财产权没有被充分界定或执行时,通常会产生外部性。

在英国法律体系中,财产权是指一个人可以占有、使用、转让一件"物品"的权利。这个物品可以是一小块土地(财产法的经典话题),一件私人物品(一顶帽子,一辆汽车),一系列想法(例如这本书的初稿),或者是一段乐谱(例如贝多芬第九交响曲)。当我们处理现有的物品(例如汽车)、发明或一系列新想法时,会产生重要的区别。涉及发明的法律分支(专利法和版权法)在健康和卫生保健方面具有相当重要的意义。

从经济学角度来看,财产法最重要的部分包括定义以下内容:

- 物主使用该物品的能力。
- 物主阻止他人使用该物品的能力。
- 物主转移物品所有权的能力。
- 物主对使用该物品的其他人及其使用所涉及的第三方的责任。

以下关于汽车的简单例子表明了上述财产特征的重要性。假设 Henry Ford 和 Marsha Ford 拥有一辆汽车,如果他们自己不用来通勤,那么这辆车对他们而言几乎没有价值。如果他们在法律上不能阻止别人使用这辆车,那么这辆车对他们而言也没有价值,因为反过来说,当他们自己想要用车时,它将永远不可用。如果他们不能把它卖给他人,这辆车对他们而言价值就会降低。利如,Fords 可能想要搬到曼哈顿,那这辆车就成了他们难以摆脱的负担。

责任法还规定了 Henry 和 Marsha 在将汽车借给他人使用时所需承担的责任。如果他们的朋友因为开这辆车时制动器失灵而受伤,他们需要对此负责吗? 如果因为朋友的疏忽驾驶伤害或杀死了其他人,Fords 是否负有责任? 如果他们需要对此负责,那么他们今后在决定是否让其他人使用汽车时也许会更加小心谨慎,甚至可能会采取其他措施来防止他人未经授权使用汽车(如果他们要对未经授权的人所造成的损害负责的话)[1]。

新想法的产生或新设备的发明也面临着同样的问题,专利法和版权法保护着发明人的权利。专利或版权赋予发明者使用该想法的权利,最重要的是,禁止他人在未经许可的情况下使用该想法。发明者也可以出售该专利,或者将其"租赁"给他人——也就是说,允许发明者用它来换取金钱。法律体系定义了这些权利,但财产所有者经常必须付出相当大的努力来执行这些权利。一辆停放在城市"错误"路段的汽车可能受法律上的排他性保护,但实

际上它很可能会被一个未经授权的人侵入、驾驶,甚至拆除零部件进行售卖。警报系统和车库在私人层面保证了财产权的执行,而警察和刑事司法系统则在公共层面保证了财产权的执行。

特别是在关于发明(专利和版权)的权利方面,如何阻止非法用户是一个难题。工业上,盗窃发明的事情经常发生。从 Apple iPad、Gucci 手提包到 Chanel 5 号香水,盗版产品比比皆是,这些产品的制造商花费了大量资源来发现和制止此类行为,通常是以私人诉讼要求盗版商家支付损害赔偿金的方式。对某些受版权保护的内容进行非法复制的行为似乎无法遏止。可能很少有学生和教授从没有违反过版权法,毕竟盗版的期刊文章或书籍如此普遍。很少有现代美国人完全没有听过盗版音乐的情况。在这种环境下,虽然法律对产权进行了界定,但对于版权所有者而言,其产权执行的成本太高,以至于无法有效地阻止盗版。

在上述关于财产的背景下,我们现在用一个大胆的假设开始讨论健康和卫生保健领域的外部性:当且仅当产权制度未能界定事件或对象的所有权和 / 或责任时,才会出现外部性。我们将通过多个例子看到,在卫生保健系统和其他影响我们健康的相关事务中,财产权和 / 或责任法失灵似乎是所有外部性的重要组成部分。这并不意味着这些问题的"解决方案"总是在于法律制度对财产和责任的界定。正如第 15 章所讨论的那样,监管通常是控制外部性的更好工具。经济学家也经常考虑用税收和 / 或补贴计划来控制外部性,这些概念也有助于阐明外部性的性质,即使问题的"解决方案"不涉及税收或补贴。然而,关注财产权的理念有助于我们更好地理解外部性。

14.2 传染病的外部性

传染病及其控制可能是解释健康和卫生保健外部性最经典的例子。一个人的行为(打喷嚏)会给其他人带来成本(增加患感冒的风险),而这个成本并没有被完全计算在前者的行为中。这些行为包括最简单的(携带手帕),成本高一些的(购买和使用减少打喷嚏的减充血药),甚至是成本更高的(回家休息,丢掉一天的薪水)。

普通感冒为财产权和责任法失灵提供了一个看起来可笑但发人深省的例子。如果你向空中打喷嚏(没人拥有这片天空),则会给他人带来额外的风险。同时,法律也可能会要求你对你给他人造成的健康损害负责,因此,如果他们在你这里感冒了,他们可以以损失工作时间为理由起诉你。

如果明确界定了财产权和责任,而且执行成本微乎其微,那么人们会改变打喷嚏的行为。例如,假设根据法律(和其他所有与法律类似的政策性文件),你附近 0.6m 的空间归你所有。那么,除非获得他人允许,否则我们不仅会保持至少 1.2m 的距离,而且如果你朝别人的空间打喷嚏,他们可以要求损害赔偿。

Coase(1960)在一项分析中发现,不管是我们每人都拥有 0.6m 的空间,还是所有空间都归他人所有,只要交易成本足够低,同样都会出现打喷嚏行为[2]。在这种情况下,交易成本压倒了所有其他考虑因素。如果你不得不起诉在你附近打喷嚏的每一个人,那么你将没有时间进行其他活动。

在打喷嚏的例子中,社会风俗和"礼节"是社会最佳的控制机制。这些机制运行得很好,因为大多数那些可能会被你传染感冒的人都有机会再次见到你,你会对打喷嚏行为进行选择，因为你知道如果你反复地让他们利益受损，他们会对你进行报复。这种报复可能包括在社交场合将你拒之门外，在他们感冒时故意传染给你，甚至降低你的工作报酬（如果老板多次被你传染感冒的话）。著名的黄金法则规定了这种情况下的适当行为。令人惊讶的是，这种规则在生物学意义上甚至似乎具有良好的“生存”特征[3]。

有时，这些社会控制机制会失效。例如，相较于在教室或办公室里，在拥挤的公交车上控制打喷嚏的动机更小，即便你在这种情况下更容易把感冒传染给其他人。显而易见的原因是，你几乎没有机会再次见到车上的其他任何一个人，因此他们没有机会对你进行报复。在某些国家（例如日本），社会习俗占据了上风。因此，人们在感冒时会戴上口罩，以降低打喷嚏的传染性。这种社会习俗在日本这样的人口稠密的社会中出现可能比在怀俄明州出现更有意义，因为怀俄明州的平均人口密度约为每平方英里（1 平方英里 =2.6 平方千米）5 个人和 13 头牛[4]。

更严重的传染病

与普通感冒相比，某些疾病的后果更严重，我们需要采取更昂贵的措施来应对它们。这种类型的疾病也突出了财产权和执法成本的重要性（框 14.1 讨论了最近一种重要的传染病）。

有些疾病（如痢疾）很容易通过水系传播。著名的“阿斯彭炎”病例发生在科罗拉多州的度假小镇阿斯彭，那里的游客和当地人都患有常见和严重的肠道疾病。对该病病因的研究最终确定，该镇的自来水管道和污水管道相互平行地穿过该镇的大部分地区，它们既相互断裂，又相互交叉污染。一个方向（从污水管道到自来水管道）的污染比另一个方向（从自来水管道到污水管道）的污染后果更严重。然而，自来水供水系统的所有者（即本案中的城镇）承担的潜在责任促使他们迅速地查找和修复断裂的水管[5]。

框 14.1　埃博拉

最近，世界上发生了两次令全球公共卫生界十分关注的重大病毒暴发。首先是西非的埃博拉疫情，该疾病此前曾有小规模的暴发，但在 2015 年底突然暴发为致命性的重大疫情。在几内亚、利比里亚和塞拉利昂这 3 个国家，世界卫生组织（WHO）报告了 28 616 例病例和 11 310 例死亡，病死率为 40%。尽管疫苗已经开发了十多年，但由于先前的死亡总数相对较低，因此疫苗研发不受重视。许多国家制定了该地区的旅行禁令，“恐惧因素”在数月里主导了公众有关该病的辩论。最近的埃博拉疫情在 2016 年有所平息，主要原因是对这些受疫情影响的地区实行了旅行限制，以及（重要的）当地丧葬习俗发生了变化，传统丧葬习俗强调死者的家人 / 朋友要与死者身体进行接触，这进一步造成了疾病传播。

此后不久，又出现了来源完全不同且具有威胁性的新型流行病，即在中美洲和南美洲出现的通过蚊子传播的寨卡病毒。与埃博拉病毒不同，寨卡病毒对受感染的成年人没有特别大的损害，但这种病毒对孕妇和胎儿的损害很大。寨卡病毒现已传播到美国南部（全部由蚊子传播），并且这种病毒威胁似乎注定要持续相当长一段时间。与埃博拉病毒一样，目前没有针对寨卡病毒的疫苗，也没有已知的特效治疗方法。目前防止疾病扩散的主要措施还是通过传统的手段（例如，在沼泽地喷洒药物）来消灭蚊子，以及用新技术手段改变雄性蚊子的基因病来最终影响蚊子的自然繁殖。

20 世纪 50 年代,小儿麻痹症的流行使人们的行为发生了巨大的变化。在 Salk 和 Sabin 疫苗问世之前,甚至在人们还没有完全了解由病毒导致的脊髓灰质炎之前,人们就已经知道这种疾病可以在人与人之间传播,尽管当时并不清楚该病确切的传播载体。在 20 世纪 50 年代小儿麻痹症流行高峰期,常见的应对措施是关闭公共游泳池。其中一些是通过法规(县卫生行政部门的命令)执行的,而另一些则是游泳池业主"自愿"的行动,他们可能要对此疾病的传播负责。

疫苗和疫苗政策

对于某些传染性疾病,科学家发现了可以使人们更不易感染疾病的疫苗,通常可以完全消除疫苗接种者的感染风险(这种疫苗的发现是一个单独的外部性问题,本章后面的部分将对此进行探讨)。疫苗和传染性疾病的特性为研究外部性提供了有利条件。

例如,假设一个岛上有 1 000 名居民正面临某种传染病风险,这种传染病可能是由一个度假者从其他地方带到该岛的:将这个人称为零号患者[6]。与零号患者接触过的每个人 j 都有 π_{j0} 的概率被零号患者传染该疾病,这取决于疾病的毒力和接触的性质。每个患此病的人 j 也有概率 π_{ji} 将其传播给另一个人 i。有些人可能对该疾病具有"天然免疫力"(例如,由于先前的接触而形成的抗体系统),因此他们感染和传播该疾病的可能性为零[7]。我们假设感染该疾病的经济成本为 C(包括治疗成本、工作损失、痛苦等)。个体 i 的期望成本为 $C\sum_{j\neq i}\pi_{ij}=C\pi_i$,其中 π_i 是第 i 个人患病的概率,即 $\pi_i=\sum_{j\neq i}\pi_{ij}$。成本规避形成了每个人对疫苗接种的支付意愿(willingness to pay,WTP)。如果人们的个人成本不同,那么从社会层面来看,疫苗接种的 WTP 图将看起来像(并且是)从上向下倾斜的需求曲线,即将每个人的需求曲线相加后得到的需求曲线。(请参阅第 4 章中有关图 4.7 的讨论,以提醒自己这种"水平聚合"是如何计算的。)

我们将疫苗接种成本称为 Cv。如果疾病的可期望成本超过接种疫苗的成本(包括时间,旅行,费用,疫苗接种过程的痛苦以及疫苗的潜在副作用),那么每个人都会理性地选择接种疫苗。

这个问题反映了两点。首先是提出了群体免疫的概念。如果社会中任何其他人都具有免疫力(例如,如果他们已经接种过疫苗),那么第 i 个人从任何接种过的第 k 人中感染疾病的机会就会降到 $\pi_{ki}=0$。在极端情况下,如果社会中的其他人都已经接种了疫苗,那么最后一个人永远不必担心,因为这第 i 个人患病的机会(π_i)已经降为零了。从外部性的角度来说,群体免疫为第 i 个人创造了正外部性。

其次,我们可以换个角度看问题,如果给第 i 个人接种疫苗,将会产生何种个人和社会效益。在保持其他接种疫苗的人数不变的情况下,当 $C_v<C\pi_i$ 时,第 i 个人将选择接种疫苗。但是,社会收益增加量会比第 i 个人的个人收益增加量大,因为第 i 个人一旦接种疫苗后,将为群体中的其他人带来群体免疫力。确切地说,整个社会的净收益为 $C\pi_i$ 加上 $C\sum_{j\neq i}\pi_{ij}$,因为第 j 个人从第 i 个人那里染病的机会从 π_{ij} 降至零。每个人接种疫苗的 WTP 为 $C\pi_i$,社会 WTP 为 $C\pi_i$ 加上他们对群体免疫的贡献。它们之间的差异 $C\sum_{j\neq i}\pi_{ij}$ 即为外部效益。图 14.1 显示了个人和加总的社会 WTP 曲线,它们随社会中疫苗接种者比例的变化而变化。疫苗接种成本 C_v 在此图中以直线显示,因为(假设)每次疫苗接种的成本不会随疫苗接种者的比例而变化[8]。

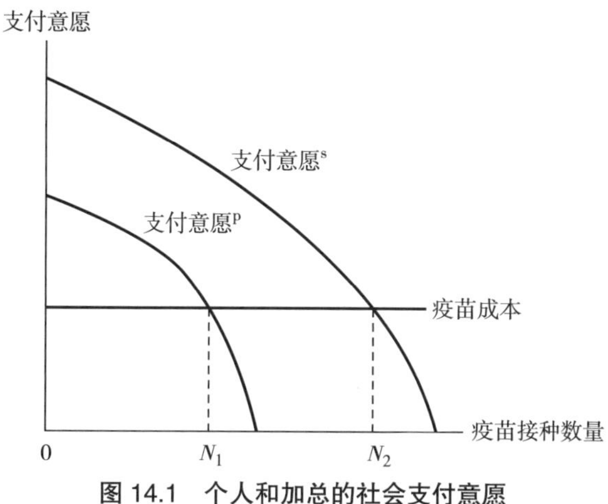

图 14.1 个人和加总的社会支付意愿

个人层面的决策会促使社会中 N_1 个个体去接种疫苗，在点 N_1 处，WTP^p 与 C_v 相等。如果接种人数超过了 N_2，那么成本 C_v 超过了疫苗的社会总支付意愿 WTP^s，此时不管从个人角度还是社会角度来看，第 i 个人接种疫苗都不合理。

当接种人数分布在 N_1 和 N_2 之间时，个人决策和社会决策在是否接种疫苗这个问题上存在冲突。个人决策会说"算了！"而社会决策则认为接种疫苗是有价值的。公共政策的问题在于，如何使足够多的人接种疫苗来达到 N_2 点，因为只靠个人决策只有 N_1 的人会去接种疫苗。

经济学家解决此类问题的方法往往是通过税收或者补贴。如图 14.1 所示，如果采用补贴的方法来达到 N_2% 接种率，那么需要将 WTP^p 需求曲线向下并向右外推直到相交于 N_2 点，然后从该需求曲线到 C_v 之间的差距即为需要发放的疫苗接种补贴。如图中所示，仅仅免费接种疫苗（即相对于个人来说 C_v=0）是不够的，因为曲线 WTP^p 与横轴的交点小于 N_2。

尽管"最优补贴"的概念对经济学家来说有确切的含义，但公共政策几乎从来不会用这种方法来提高疫苗接种率。有时候疫苗会在便利的地点免费提供（20 世纪 50 年代和 60 年代的脊髓灰质炎疫苗就是一个很好的例子），但这常常伴随着强制性。例如，学校通常要求学生在入学前接种一些疫苗。每一个入学的学生都要接受一系列标准的疫苗接种。海外旅行者（可能会接触到一些在国内不流行的疾病）必须出示某些疾病的疫苗接种证明，然后政府才会为他们签发前往这些有传染风险国家的护照。政府采取这些措施部分是为了保护旅行者，但更重要的是，以"公共卫生"的名义防止疾病传播给他人。

如同政府实施的每一个强制规定一样，有些人可能会被这样的办法所伤害。比如说，有些人的宗教信仰禁止他们使用药品。当政府强制要求这些人接种时，宗教信仰就会带来一定的成本。有些疫苗偶尔也有副作用，会对接种者产生影响。有时，这些副作用是致命的，例如美国总统亲自推广的流行性感冒疫苗计划中臭名昭著的猪流行性感冒疫苗（他在全国性的电视台上推行流行性感冒疫苗接种）。不幸的是，这种疫苗被证明对某些人群有一些不良的副作用[9]。"补贴"计划的优点之一是，它能促使那些承担最小成本的人接种疫苗，因为只有那些从接种疫苗中获得净正收益（包括补贴）的人才会对补贴做出反应[10]。但是，补贴会增加政府的"预算内"成本，而强制性措施只会造成"预算外"的个人成本。这一区别显然推动了许多政治决策。

疫苗供应的外部性

我们可以很容易地总结出疫苗需求产生公益性问题的原因。每一个接种传染病疫苗的人可以通过降低他人被感染的风险（群体免疫）为那些与他们接触的人带来好处。公共利益、成本、潜在的痛苦（在某些情况下）和可能出现不良副作用的风险（很少见，但确实存在）等因素促使人们进行干预，以校正疫苗的需方外部性。

近年来，我们逐渐认识到疫苗的供应也具有公共利益，因此，疫苗供方的问题应该与需方得到同等或更多关注。供方问题至少包括以下方面：

- 由于目标生物变异而造成的特殊财务风险；
- 大规模疫苗接种策略混淆了医疗法律责任；
- 生产线故障或供应不足（如军事储备）。

上述每个问题都为解决与疫苗供应相关的潜在问题提供了一些帮助。接下来让我们依次对这些问题进行讨论。

财务风险

正如第 15 章中所讨论的那样，药物的研发过程通常是昂贵的、耗时的、高度管制和具有风险性。很多药物在研发阶段就失败了，真正能够研发成功的药物仅有约 8%（Woodcock，2006）。药物的研发有很多风险。例如，人类免疫缺陷病毒（human immunodefi ciency virus，HIV）最突出的风险之一是目标生物体发生突变，但这种风险会发生在对活生物体起作用的任何药物（疫苗或抗生素）上。达尔文一个世纪之前对此进行了解释：生存在恶劣环境中的幸存者更适合繁衍后代，而且生存特征往往会世代积累。由于微生物（病毒和细菌）的寿命很短，所以这种达尔文式突变可以迅速发生。对于 HIV，突变使迄今为止大多数治疗和预防的尝试变得复杂。即使一种疫苗成功地对付了一代目标物种，它也可能无法对付下一代。这些突变给抗生素的药物研发带来了风险，而这种风险在大多数药物中是不存在的。

最后，需求是不确定的，特别是对于那种一过性疫苗，例如季节性的流行性感冒疫苗，目标生物体每年都在变化。如果早期报告显示这次季节性流行性感冒不会很严重，有些人就会选择不接种疫苗，销量的减少导致疫苗生产商从疫苗研发经费投入中获得较少的财务回报。

医疗法律风险

疫苗的一些特征使其特别容易受到医疗法律风险的影响。首先，从定义来说，疫苗是从原始目标生物体中发展而来的，这些生物体对人类健康是有害的。在疫苗研制过程中，一个重要的生物学“诀窍”是找到一种方法，改变目标生物，使其不再具有危险性（但仍能引起人体的免疫反应），或者通过找到“看起来像”病毒或细菌的替代生物成分触发人体的免疫反应[11]。

其次，对于传染性强并可能导致流行病的疾病，最佳的疫苗接种策略往往是在很短的时间内进行大规模疫苗接种。这种策略的好处是显而易见的，短期代价是可能失去关于不良反应的信息。在大多数药物被 FDA 批准用于人类使用后，会进行一段长期的“上市后监测”，在这种情况下，不良事件报告有助于追踪研究人员在药物临床试验阶段无法发现的副作用[12]。

然而，在预防高传染性疾病的疫苗方面，理想的情况是每个人几乎同时接种疫苗。这就消除了在更长时间内发现不良副作用的可能性。因此，当副作用真的出现时，自然会导致人们对制造商的集体诉讼。由于认识到这种风险存在，许多公司已经退出了疫苗生产领域[13]。

生产线风险

疫苗生产通常需要进行生物物质的“酿造”，这通常是一个脆弱的过程。近年来，流行性感冒疫苗的短缺时有发生，因为当某些因素影响了本就不多的疫苗制造厂的生产步骤中某一环节时，就会导致未能产生预期的免疫反应。因此，将疫苗生产分散在多个生产地点甚至是多家公司之间具有一定的优势，但正如 Danzon 和 Pereira（2005）指出的那样，疫苗研发的自然规模经济似乎更倾向于单一供应商市场。因此，找到一种分配生产的方法（从而降低供应失败的社会风险）是另一种形式的供方外部性。

14.3 外部性问题的解决方案

疫苗伤害补偿计划

疫苗伤害赔偿计划（Vaccine Injury Compensation Program，VICP）始于 1986 年，旨在通过减少疫苗制造商因过失引发的人身伤害诉讼而面临的财务风险，帮助鼓励美国的疫苗生产和销售。该计划于 1988 年 10 月开始实施，并且它有两个相互关联的目标。首先，VICP 建立了一个无过错补偿制度，对那些接种了特定疫苗后出现特定伤害或疾病的人进行补偿。这一制度的设计要比通常的侵权制度（如第 13 章所述）成本更低、对抗性更小、速度更快。VICP 还降低了疫苗生产商的大部分诉讼风险，从而（希望）实现第二个目标：稳定和加强疫苗供应[14]。

VICP 支付受伤害者的所有相关医疗费用，其中疼痛和痛苦费用最高可达 25 万美元，疫苗相关死亡费用最高可达 25 万美元。自 1988 年 10 月法律生效起，受伤害者必须通过联邦的相关程序申请赔偿，尽管他们可能拒绝该计划提出的赔偿，转而通过正常的法律程序起诉。根据美国司法部（Department of Justice，DOJ）的声明，很少有人在拒绝赔偿后诉诸侵权制度（疫苗损害赔偿司，2006 年）。

通过 VICP 接种的每剂疫苗（即法律中列出的特定疫苗）收费 0.75 美元。这些资金进入一个由美国卫生和公共服务部管理的特别信托基金，DOJ 为政府管理法律程序（以确保防止欺诈索赔）。根据 DOJ 的报告，在该计划实施的头十年中，平均赔偿金约为 75 万美元，截至 2011 年，它已向 2 700 多人提供了超过 22 亿美元的赔偿金。

长期需求支持

医学研究所（Institute of Medicine，IOM）（2003）的报告提出了 6 个稳定疫苗需求（加上“继续做同样的事情”）的替代计划[15]。其中 4 个计划依靠不同的方法，通过各种联邦或联邦 - 州计划来扩大和稳定需求，例如扩展儿童疫苗计划（Vaccines for Children，VFC）[16]，从而纳入其他符合条件的人群，为经济上处于不利地位的人口提供疫苗优惠券，或联邦政府广泛地采购和供应被推荐的疫苗。IOM 的报告最终提出了一种办法，该办法强制要求在所有医疗保险计划（包括私人和公共）中支付疫苗费用，并为经济上处于不利地位的人群增加了一个优惠券制度。根据疾病预防控制中心免疫实践咨询委员会的建议，一项名为 PPACA 的计划禁止任何常规疫苗的共同支付。

这些替代方案只能通过确保对产品的稳定需求来间接影响疫苗的供应。其中最有力的一条是强制要求医疗保险覆盖疫苗接种，这将为疫苗供应商提供最广泛的市场和最有力的保证。当然，这些提议也有助于解决需方的外部性问题。

其他选择

将 VICP 和 IOM 推荐的这些“需求支持”结合起来，可以在很大程度上稳定疫苗供应，但仍存在一些问题。正如 Grabowski（2005）所指出的，IOM 的提议仍然给疫苗生产商留下了跨期风险，因为疫苗研发可能需要数年时间才能上市。Grabowski 还提到了一个政治风险，即疫苗可能不在批准的产品清单中，或者至少不完全包括在内[17]。根本问题是，当前政府无法约束未来政府采取行动。在某些情况下（例如疟疾疫苗），可以通过建立托管安排或其他“预承诺”战略来解决这一问题，从而可靠地向疫苗制造商保证他们希望的未来收入来源，以便致力于研发。

解决剩余的供方外部性可能需要不同的机制。Grabowski（2005）提出了药物研发的联邦 - 私人伙伴关系用于帮助降低供应商风险。Bioshield 项目（2004 年颁布）通过建立炭疽疫苗的政府储备来拉动需求，国家卫生研究院（National Institutes of Health，NIH）通过支持各种生物恐怖主义相关风险研究来推动疫苗的生产。Bioshield 项目的另一个重要特点是，它授权政府在预期的 FDA 批准时间前 8 年内可以预先采购药物。这解决了研发成本与最终产品销售之间的时间滞后问题。

《孤儿药法》（Orphan Drug Act）（详见第 15 章）通过对制药企业的税收优惠和简化临床试验和审批流程，来鼓励制药企业为小众市场药物开发。虽然孤儿药物小规模的临床试验研究可能对于更广泛使用的疫苗而言不具有借鉴性，但税收抵免和其他简化审批流程有可能提高长期疫苗供应的可靠性。

最后，通过要求疫苗在多个地方（同一家公司内或通过法定许可认证的其他公司）生产来换取税收抵免和 / 或研发支持等，可以降低疫苗生产失败的风险。

14.4 国际化问题：扩大外部性影响范围

尽管先前顺便提到过，但传染病问题现在已具有国际性的特点，既包含自然发生的疾病，也包括生物恐怖主义的危险。

国际疾病传播

在现代喷气式飞机时代，传染病在国际上的迅速传播已成为人们关注的问题。两次单独暴发的高致病性流行性感冒突显了这一风险：2003 年的严重急性呼吸系统综合征（severe acute respiratory syndrome，SARS）和目前人们所担忧的禽流行性感冒（通常称为“禽流感”）。

2003 年的 SARS 疫情表明了在喷气式飞机旅行时代人们对高度传染性和致命性疾病的一些潜在担忧和公众反应。在疫情高峰时期，SARS 在 27 个国家感染了 8 000 多人，至少有 5 例通过国际航班传播的病例被记录在案（Hollingsworth、Ferguson 和 Anderson，2006）。当时病死率估计在 5% 到 20% 之间，这样的病死率在此类传染病中很少见。最终的估计结果显示，病死率略低于 10%。

SARS 在中国出现时，国家在流行的中期强制所有出现疾病症状的患者住院或隔离。中国在 SARS 流行的高峰期，关闭了中小学 2 周，然后（几天后）关闭了许多公共场所（剧院等）。WHO 发布了旅行建议通知，禁止前往和离开“热点”地区（主要在远东，但包括多伦多）的非必要的旅行。该流行病在美国大学和学院的毕业季左右达到高峰，其中许多大学和学院都在考虑是否应禁止应届毕业生的家人参加毕业典礼，这是应对流行病的私下对策。2003 年 5 月，加州大学伯克利分校由于存在潜在的风险，暂时禁止学生进入热点地区，该禁令影响了约 500 名学生。

大多数主要的制药公司和 NIH 都立即开始研发针对 SARS 的疫苗，并在疾病暴发后的 1 年内（但是是在传播周期停止后）就研发出了原型疫苗。2012 年暴发的中东呼吸综合征（Middle East respiratory syndrome，MERS）疫情加强了针对这类更广泛病毒（称为冠状病毒）的疫苗研发工作。然而，截至 2017 年撰写本文时，尽管国际上已经为生产疫苗作出了大量努力，但尚无疫苗进行商业化生产。因此，目前唯一防治该疾病的方法与我们在 2003 年所使用的方法相同：检疫隔离和旅行限制。

根据数学模拟模型，旅行限制有可能限制 SARS 这类疾病的传播，但要想完全有效（而不是仅仅延缓疾病的传播），就必须对受疫情影响地区实施旅行禁令，不光是针对主要交通枢纽，而且必须是在所有地方都是如此（Hollingsworth、Ferguson 和 Anderson，2006 年）。

当然，旅行禁令的经济问题是要平衡禁止前往和离开热点地区的旅行所带来的价值损失（由于旅行禁令的阻碍）与预防疾病传播的有益价值。这个问题显然涉及许多潜在的价值冲突，包括（至少在自由国家中）自由旅行和避免无理搜查的权利。虽然，没有简单的办法可以在保护公众健康（一方面）与限制旅行自由和避免无理搜查（另一方面）之间取得平衡，但是可以将经济学和医学相结合，以确定政策中检疫隔离和旅行政策的基本参数。当发生下面 3 种情况之一时，旅行限制政策将更加严格：①病毒在人与人（或其他物种对人类）之间传播率很高；②疾病的致死率高；③治疗成本很高（即使该疾病致死率不高）。上述问题涉及生物学和生物医学领域，而这也是经济学领域无法很好阐释的问题，因此，在此类问题上想要制定明智的计划需要集合生物医学科学家、律师、伦理学家、政治学家、社会学家、人类学家以及乃至经济学家的力量。

禽流感的一些特殊特征引起了公共卫生官员的关注，并造成了与 2003 年 SARS 暴发相关的其他经济问题。禽流感主要限于禽类，许多野生鸟类携带这种病毒而不会造成伤害，但有时它会感染家禽（主要是鸡和鸭），并偶尔从那里传播给人类[18]。专家最担心的是人类和禽流感病毒的共存，病毒之间的遗传信息交换可能会产生一种新的毒株，它对人类具有高度的传染性和致死性。许多专家在描述这种跨物种转移的风险时使用了“何时，而不是是否”之类的提法。尽管所有现存的人类禽流感病例（在撰写本文时）都来自禽类到人类之间的传播,但是对于产生人类之间的病毒传播的担忧使禽流感成为公共卫生的重中之重。

在考虑应对禽流感的机制时,所有先前讨论的问题都会出现:寻找疫苗的基础研究,药物研发成本和时机,确保充足疫苗供应的机制,以及最终(在暴发时)通过采取检疫隔离和旅行禁令的政策来限制疾病传播。

14.5　烟草的外部性

另一个影响健康的重要外部性来自世界各地广泛使用的烟草产品,主要是香烟。烟草使用存在两种外部性。首先,烟雾本身对许多人来说是不愉快的,可能超过了吸烟者自己意识到的程度。对于花粉症和哮喘患者,任何刺激性物质,包括烟草的烟雾,都可能引起过敏反应,这种过敏反应至少令人不快,对于哮喘患者而言,甚至可能致命。但是,对于大多数被香烟,雪茄和烟斗烟"困扰"的人来说,难闻的气味是外部性最明显的表现,直到近些年,人们才意识到这一健康影响因素极其重要。

对这种外部性的反应有一项有趣的研究,即如何使用监管而不是依赖产权和市场进行应对。早在 1995 年(在加利福尼亚州)开始,并一直持续到现在,许多城市和州都制定了法规,限制了吸烟者在办公楼、餐厅、机场等"公共"建筑物(即那些对陌生人开放的公共通道)中的吸烟区域[19]。早些时候,这些规定要求餐厅(例如)提供禁止吸烟区,并为每个顾客提供吸烟与不吸烟座位的选择。现在,大多数地区完全禁止在公共场所吸烟。在有更严格规定的地区,如果建筑楼可能有他人出入,那么即使是"私人"办公楼也不能吸烟[20]。一些公司私下里已经超出了法律的要求,不仅完全禁止在公司内吸烟,而且还愿意为员工的戒烟计划买单。许多医院已经完全禁止患者、工作人员和来访者吸烟,不仅在医院内部,而且在周围地区也是如此。

在公共建筑中进行吸烟管制的逻辑直接源于进入这些建筑的"随机性"。试图利用餐馆中人们之间的协议(合同)来确定是否可以吸烟,这是非常荒谬的事情,而且没人会考虑采取完全"产权"的方法来解决这样一个问题,因为这将使达成协议的交易成本超过问题本身。类似地,即使餐馆老板想要在其餐馆中建立吸烟区和非吸烟区,他们也可能担心流失那些想要吸烟的顾客。(这是非合作博弈问题的另一个示例,第 13 章有关于医疗事故更详细讨论,框 13.2 专门讨论了该问题。)从吸烟者的观点来看,这种通过规章制度解决问题的方式看起来是严酷的。但是注意,以前允许自由吸烟的规则从非吸烟者的角度来看同样也是严酷的。

同样,美国国会于 1984 年制定了在飞行时间少于两小时的航班内禁止吸烟的规定。1988 年,美国国会将该禁令扩大到了所有国内航班,飞行时间超过六小时的航班除外(仅飞往夏威夷和阿拉斯加的航班)。2000 年 6 月,美国运输部禁止在进入和离开美国的国内外所有航班上吸烟,从而将 1988 年的国内吸烟禁令扩大到国际航班。

就航空旅行而言,普遍适用监管制度的逻辑似乎有些薄弱,因为市场似乎对是否可以在飞机上吸烟的问题做出了回应。的确,在关于这一问题的法规出台之前,一些航空公司私下里就禁止在所有航班上吸烟,从而为市场上偏爱非吸烟航班的顾客提供了"定制"服务。在航班量很大的城市配对市场中(例如在纽约和波士顿或纽约和华盛顿特区之间),人们可能会期望这种专业化的出现。但是,在它没有得到广泛应用之前,监管的方式很快席卷了整个市场。

现在,人们对香烟烟雾所引起的第二个更严重的外部性有了更加深入的了解,即当非吸烟者长时间待在吸烟者附近，非吸烟者的健康风险也会增加。过去几年中出现了一系列流行病学研究，这些研究表明，在至少有一名吸烟者的房屋中居住的非吸烟者罹患肺癌、心脏病和其他肺部疾病（例如肺气肿）的风险大大增加。实际上，有研究表明，与不吸烟者的狗相比，吸烟者的狗死于肺癌的风险也增加了 50%。

二手烟发病率和死亡率的大小尚未完全确定，但是随着证据的不断积累，吸烟远比人们之前的认识具有更为严重的外部性。1989 年的一项研究比较了与吸烟者同居的非吸烟者和与非吸烟者同居的非吸烟者的健康结局（Sandler 等，1989）。这项针对近 28 000 人的为期 12 年的研究发现，与吸烟者同居的非吸烟者的按年龄调整的死亡风险比与非吸烟者同居的非吸烟者高 15%~17%。然而，这样的研究必然低估了二手烟对健康的实际影响，因为它忽略了不吸烟者的在家以外暴露，而这往往会同时增加与吸烟者同居的非吸烟者和与非吸烟者同居的非吸烟者的健康风险[21]。

另外，一项病例对照研究调查了暴露于家庭二手烟的人的肺癌风险（Janerich 等，1990）。在儿童和青少年时期暴露于家庭二手烟 25 年或以上的“吸烟者年”，使该人之后患肺癌的风险增加了 1 倍（如果两个父母吸烟 15 年，则算作 30 个“吸烟者年”）。该研究估计，不吸烟者中，每 6 例肺癌中就有 1 例是由于儿童时期暴露于父母的二手烟引起的。

这些研究和其他研究不断地阐明这种特殊类型的外部性的作用。即使信息不完整，也可以肯定地说烟草消费肯定对家庭内部的人，也可能对其他环境中的人（如工作场所）造成了重要的健康外部性。我们可以像分析其他外部性一样分析这种行为的后果。

外部性私人税

有时责任法（请参阅第 13 章）代替立法措施来控制外部性。烟草引起疾病的案例就是一个很好的例子。在近半个世纪以来的主要公众干预下，烟草消费量大幅下降（请参阅后面有关图 14.3 的讨论）。烟草销售税稳定增长，许多广告宣传了有关吸烟风险的信息。

在这种情况下，吸烟者，前吸烟者或其家人对烟草公司提起了许多私人诉讼。其中大部分集中在“缺陷产品”的责任上，但每一个案件所适用的法律都是通过我们在第 13 章中讨论过与医疗事故相关的侵权法来确定的。这些诉讼通常在法院或在上诉中败诉，烟草公司常用的辩护理由主要是吸烟危害是众所周知的，特别是联邦政府强制要求烟草制品和广告上张贴警告标签之后。

当各州政府开始起诉烟草公司，要求其弥补治疗患有烟草相关疾病的医疗补助患者的费用，法律环境发生了重大转变。1998 年，州政府在法庭上连续取得几次成功诉讼，导致每个州政府与主要卷烟制造商达成了一项重要的和解协议[22]。在该协议中，各州政府承诺不再针对健康相关费用提起诉讼。作为交换，烟草公司承诺向各州支付近 0.25 万亿美元的款项。当然，这些付款的成本将成为制造香烟的生产成本的一部分，这反过来又会抬高烟草的价格，就像立法规定的税收一样[23]。

14.6 信息的外部性

烟酒消费等话题提出了信息经济学的一个重要问题。众所周知，生产知识可以创造有益的外部性，因为与生产知识的边际成本相比，传播知识的边际成本很小。一旦产生了知识，按照逻辑推理，知识就应该得到广泛的传播，并且只有在传播的边际成本最终与增加的收益一样时才受到限制。此外，在知识产权的功能不健全的社会中，知识本身的生产可能太少，从而使政府在知识补贴和/或生产中发挥很大作用。

另一个问题是如何对饮酒和吸烟进行外部性的分类。例如，假定人们决定从事危害自身健康的行为（如吸烟或饮酒）时，已经考虑到了风险，那么饮酒死亡应该"视为"一种外部性，还是应将其视为纯粹的个人成本？

纯经济模型认为消费者充分了解消费任何商品的风险和利益，并据此作出决定。人们对烟草或酒精的需求曲线会自动包含这些风险。如果这是真的，旨在减少吸烟和饮酒的政府干预的逻辑完全取决于这些活动所造成的外部损害。

思考这个问题的另一种方式是，这些活动的所谓私人成本至少有一部分是外部性。例如，考虑充分知情的消费者对烟草或酒精的假设需求曲线。现在，将该需求曲线与消费者的需求曲线进行对比，除了对该活动的风险一无所知外，该消费者的需求曲线与其相同（提出一个极端的例子）。显然，"不知情的消费者"的需求曲线将表现出（在每个数量上）更高的支付意愿，也就是说，需求曲线将向外移动。无论如何，不知情的消费者将比具有完全相同的口味和环境的完全知情的消费者消费更多。图14.2展示了此问题。

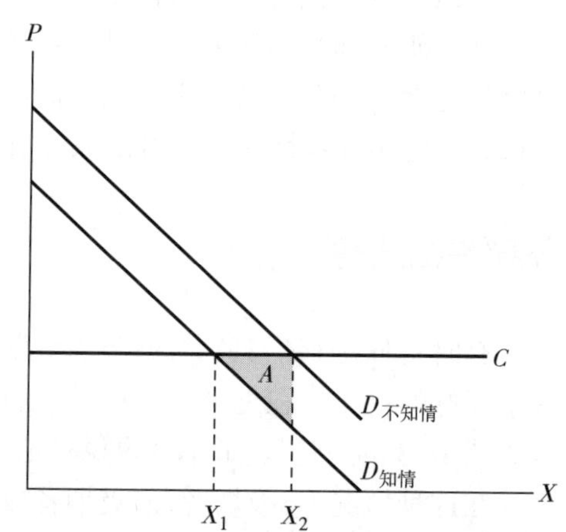

图14.2 知情者与不知情者的需求曲线

由于缺乏信息而导致的福利损失在图14.2中显示为三角形区域A。不知情的消费者以X_2的比率消费，但如果被充分告知，则只会消费X_1。充分知情的消费者的需求曲线和成本线C之间的虚线区域以X_1和X_2为边界，表示超出最佳消费的支出。在整个人口中加起来的诸如三角形A之类的福利三角形代表了将所有人从不知情的需求曲线转移到充分知情的需求曲线所必需的信息的最大可能值。（请注意，当信息导致需求曲线向外而不是向内移动时，也会产生类似的逻辑。）

以烟草为例，可以说近半个世纪以来产生的信息只产生了这种行为的改变。令人震惊的事件是1964年美国外科医生（Luther Terry，MD）发表了一项关于吸烟对健康的危害的重要研究（普外科吸烟与健康咨询委员会，1964年）。在那之前，吸烟率从1900年起一直稳定增长。由于这项研究最初的结果——"仅仅是"发布新信息——以及随后公共政策和个人对烟草使用态度的许多变化，吸烟率便开始稳步下降，并一直持续到今天。图14.3显示了美国的人均实际香烟消费量随时间的变化趋势。如果没有开展宣传运动，对吸烟率的预测显示出稳定的上升趋势（Warner，1989）。2010年的香烟消费量已降至1965年外科医生研究报告发布前高峰水平的三分之一。如今，减少吸烟量正在带来健康红利，这在一定程度上使肥胖症在迅速上升至美国主要的死亡原因"排行榜第一位"，下一项使用最新数据的研究发表时，其效果很可能会超过烟草。（有关死亡的真正原因的讨论，请参阅第2章）。

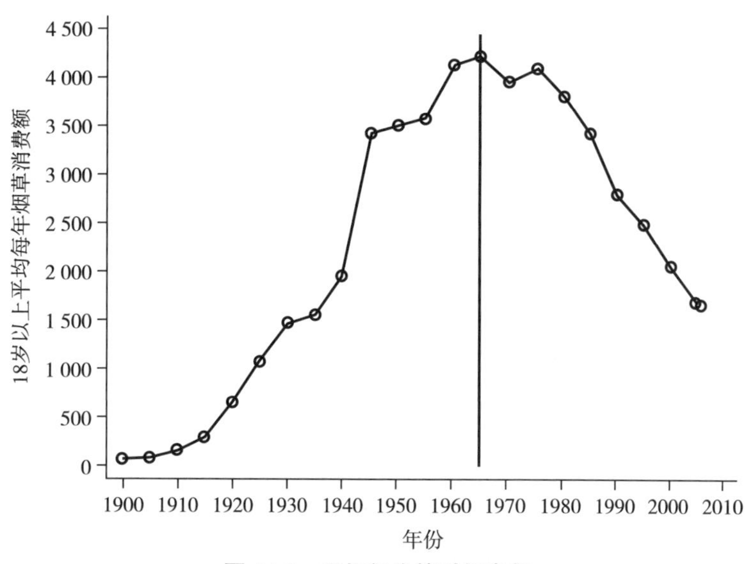

图 14.3 吸烟行为的时间变化

来源:Data through 1988 from Warner(1989);subsequent data from Economic Research Service(2007)

为了评估从这些信息中获得的经济收益,我们可以很容易地应用图 14.2 所示的模型,估计从知情的消费者那里获得的年收益。

还要注意的是,信息一旦产生,就会产生大量的收益,其现值必须与产生信息的成本相抵消。如果信息的寿命很长,则可以通过使用"永久性"计算来近似长期收益流的现值。为此,需要将年收益除以利率。因此,例如,如果贴现率是 5%,则信息的永久价值是年收益的 20 倍。

14.7 研究的外部性

大多数经济学家(以及许多其他研究者)都认为"基础研究"的产生是一个充满外部性的问题。研究成果的产生通常很昂贵,但是它向其他个体传播的成本相对较低,特别是与进行相同研究的其他潜在研究个体再做一遍的成本相比。如本章开头所述,很难建立思想的产权,除非这些思想嵌入特定产品(可以申请专利)或手稿(可以拥有版权)中。许多思想具有巨大的经济效益,但无法获得任何法律保护。正因为如此,在这种情况下,发明研究的经济动力被削弱了。

一个重要的例子是各种医疗干预措施如何"起作用"的相关知识的产生。如第 3 章所述,许多医疗干预措施的使用普遍存在的差异性模式,而差异性会造成巨大的福利损失(请参阅第 5 章)。研究这种现象另一种方法是关注随机临床试验投资的成本效益(cost-effectiveness,CE)——直接研究将医疗服务转化为健康产出的生产函数的项目——以同样的方式,人们可以测量各种医疗干预措施本身的 CE。回想一下先前的讨论,CE 研究分析了采取医疗干预措施后获得的健康年数[以质量调整生命年(quality-adjusted life-year,QALY)衡量]和该干预措施的额外成本。增加的成本除以的增加的 QALY 所得的比率就可以描述干预措施的 CE。

一位来自加拿大的医师 / 经济学家使用 CE 标准分析了通过随机临床试验获得的新知

识是否是一项良好的投资。在这项研究中,Detsky(1989,1990)建模分析了一项研究发现一种新疗法比旧疗法更好的可能性(结合了新疗法更好的程度和研究的样本量);探讨了如果新疗法确实更好,那么使用新疗法增加的生命年及其实施率如何。Detsky表明,各种大型(且昂贵)的临床试验如果按照提高每个生命年来计算,其平均成本非常低。尽管许多医疗干预措施本身的CE比率为数万美元或数十万美元,但Detsky发现,临床研究显示用CE比率来衡量不同干预措施的效能,低至2~3美元每生命年,高至400~700美元每生命年。所有这些CE比率都比美国现行的几乎所有实际医疗干预措施都好得多(表3.1列举了一些例子)。与Phelps和Parente(1990)所采取的方法不同,这个研究告诉我们,我们在各种医学干预措施的临床疗效研究上仍存在严重的投资不足。

14.8 医疗有效性研究缺乏的原因

Detsky对临床试验CE比率的研究以及Phelps和Parente对医学实践中变异性的研究都为美国大力增加临床研究量提供了有力的支持。这个结果提出了一个单独而重要的问题,那就是为什么美国(乃至大多数现代社会)对这类研究的投资不足。这个问题的答案似乎在于与此类研究相关的激励和产权问题[有关该问题更完整讨论的请参阅Phelps(1992)]。

首先考虑对药品有效性和安全性进行研究的动机。制药公司知道,如果能够发明出一种能够治愈以前无法治愈的疾病的"神奇药物",那么它就可以申请专利并以盈利的方式销售该药物,这不仅可以收回这种药物的生产成本,而且可以收回该药物的研发成本。因此,专利制度的法律保护是产生新知识的重要环节。(另请参见第15章中对有关制药行业的某些监管如何改变这些研究激励的讨论。)

相比之下,我们思考一下那些研究治疗疾病有效方式但其成果不是药品或医疗设备等产品的研究的经济收益。例如,了解一种手术干预是否优于另一种,或者使用频率/药物剂量的组合是否优于另一种[24]。在这种情况下,因为没有可以申请专利的"产品",所以研究哪种方法更好或更差的经济收益很小,做此类研究的唯一收获是医生在著名医学杂志上发表研究成果带来的声望。当医生在医学院学习时,他们的晋升和任期取决于他们是否有能力进行好的研究并发表在著名的期刊上,其经济激励程度会稍高一些,但仍远不及成功发明专利药品的激励程度。因此,医学有效性研究不足与产生此类信息的经济激励(或缺乏激励)直接有关。

14.9 输血诱发的艾滋病和肝炎

卫生保健系统中的另一个重要外部性来自通过输血传播危险的和/或致命的疾病。输血政策在生物学和公共政策方面都非常复杂,尽管(自1985年4月以来一直如此)已经有筛查测试用于检测捐献血液中的HIV抗体(HIV抗体是人体感染了最终能导致艾滋病的病毒的标识),但是这个问题仍然是最重要的。输血引起疾病的问题仍然存在,原因有:①艾滋病检测不完善,因为某些人献血时虽已感染但抗体水平还未到可检测的水平;②其他疾病例如肝炎,如果未被检测到进入血液供应系统会造成重大健康问题。

在产权和责任的背景下思考血液供应政策由来已久,而艾滋病问题只是让我们再次想起之前提出的问题。英国学者 Richard Titmuss（1972）早在这方面做了重要工作，他认为一个国家的血液供应在很多方面来说都是其道德品质的关键指标。他坚决反对使用商业血液供应，这是当时美国全血的主要来源，并寻求促进完全自愿（无偿）的献血。许多人主张自愿供应，理由是这种供应方式更安全；Titmuss 也基于道德提出了这一论点。

Titmuss 的观点触及了美国经济学界的痛处。大量关于 Titmuss 论点的评论出现了，包括 Reuben Kessel（1974；"经典"芝加哥学派），Armein Alchien（1973），以及随后的两位政治信仰迥异的诺贝尔奖获得者，Kenneth J. Arrow（1972）和 Robert Solow（1971）都给予了回应，后者的评论甚至在 Titmuss 的书正式出版之前发表[25]。

争论的实质来源于 Kessel 对 Titmuss 最初的回复。Kessel 断言，美国血液供应的真正问题不是过度商业化，而是缺乏商业化。讨论紧密围绕财产权法的"责任"方面问题，对于捐献的血液，捐献者不会对血液造成的损害（如果有的话）承担任何责任，而且事实上，供应机构（最主要的是美国红十字会及其附属机构）也不会承担任何责任。Kessel 认为，由于不用承担责任，收集和分发血液的机构担心血液安全性的动机太小，因此通过血液供应导致的感染太多。

血液安全问题正好是产权制度与外部性之间的关系的一个现象。如 Kessel 和其他许多人所论证的那样，如果产权完整，那么血液供应商（如音响和汽车的制造商）将有最有力的动机来保证其产品的质量，宣传有关质量的信息，并且（另一方面）采取一切必要措施，以防范血液在他们管理下被污染时所承担法律责任。

法律制度没有赋予血液系统产权（和责任），因此外部性仍然存在。降低输血相关医源性疾病发生率的措施仍有待采取，但当前的法律和组织激励措施导致这些措施被忽略。最突出的是，更严格的供体筛查和排除可以减少输血引起的疾病，这是有巨大潜力的措施（Eckert，Eckert 和 Wallace，1985 年）。

我们应该注意到，血库机构的利他动机并没有受这一论点的攻击。事实上，与血液安全和供应有关的复杂问题为机构宗旨提供了丰富写照，并显示出这种宗旨有时必须以冲突告终。就血液供应和安全而言，之所以会产生冲突，是因为血库组织既希望鼓励献血者，又希望为患者提供安全的血液。为了达到"鼓励捐献者"的目标，即使献血者的血液已经"感染"了先前的疾病，血库不愿将他们排除在外。由于这些相互冲突的目标，即使是一个利他主义组织最终也将患者置于危险之中；关键问题在于如何平衡二者关系。当然，改变法律结构将改变市场参与者的选择。然而，在目前的法律激励机制和结构下，一些献血者给其他人造成了严重的甚至可能致命的健康危害，并且在他们自己的行动中并未完全考虑这些成本，从而造成了另一种外部性。

在美国，新的献血者筛选方案和更精确的血液实验室检测已将受感染的血液供应的发生率降低到了 HIV 和丙型肝炎病毒（hepatitis C virus，HCV）的人群感染率的 2% 左右。隶属于 NIH 的国家心肺和血液研究所（National Heart，Lung and Blood Institute，NHLBI）表示，目前，HIV 和 HCV 的输血风险已降至约两百万分之一。专家指出通过改进的实验室测试，HCV 感染率约为每 200 万单位血液分之一。美国每年的输血使用量约为 1 600 万单位，由此得出的结论是，预期的输血感染率约为每年 8 人。输血造成的艾滋病毒感染下降得更多。根据 2010 年疾病预防控制中心（CDC）的一份报告，自 2002 年以来，美国首例输血获得性 HIV 病例出现在 2008 年[26]。

即使现代实验室检测已几乎根除了美国的问题，输血传播感染(transfusion-transmitted infection，TTI)的外部性在世界上许多国家仍然存在。这种外部性问题的严重程度与各国的总体发展程度密切相关。WHO 以人类发展指数(Human Development Index，HDI)综合量表对国家进行分类，并根据预期寿命、识字率、教育程度和生活水平将各国分为"非常高""很高""中等"和"低"4 个发展程度。在一份有关献血感染率的报告中，他们发现 HDI 分类与血液感染率之间存在密切联系。结果见表 14.1。在任何情况下，在人类发展指数较低的情况下，问题的严重程度都会恶化。

表 14.1 最高献血感染率在不同人类发展指数分组(HDI)中的分布

感染类型	高人类发展水平(43 个国家)	中等人类发展水平(67 个国家)	低人类发展水平(21 个国家)
人类免疫缺陷病毒	0.7	6.0	11.0
乙型病毒性肝炎	5.5	23.7	16.2
丙型病毒性肝炎	1.0	7.5	12.0
梅毒	2.1	10.0	8.2

注：在低人类发展水平国家，艾滋病和乙型肝炎最低患病率分别为 0.04 和 1.10，除此之外其国家的其他疾病的最低患病率均为 0。

来源：Global Database on Blood Safety 2004-2005，表 6(WHO，2008)。

回到本节的最初主题，WHO 指出有偿献血的程度与血液感染率之间存在高度正相关关系，强烈建议各国建立全自愿的血液供应体系。因此，由 Titmuss、Kessel、Arrow 和 Solow(如前所述)发起的讨论在当今世界中仍然具有重要意义，特别是对于 WHO 计算得出的 HDI 较低的欠发达国家来说。

14.10 结语

当个体 A 的行为给他人(个体 B，C，……)带来成本(或收益)，且个体 A 的个人决策并未考虑这些成本(或收益)时，外部性就产生了。在几乎所有情况下(也许是所有情况下)，由于我们的法律体系未能定义财产权并因此无法充分界定法律责任，会产生这些外部性。影响健康的外部因素有很多，包括(微不足道地)感冒时打喷嚏，(更重要的是)接种传染病疫苗，酒后驾驶，吸烟和献血等。这些示例展示了我们可能考虑的影响健康的外部性的不同类型，但这并没有包括所有的外部性类型。

14.11 《健康经济学手册》中的相关章节

Volume 1 Chapter 29, "The Economics of Smoking" by Frank J. Chaloupka and Kenneth E. Warner

Chapter 30, "Alcohol" by Philip J. Cook and Michael J. Moore

Chapter 31, "Prevention" by Donald S. Kenkel

14.12 问题

1. 外部性的关键经济特征是什么？发生外部性时最有可能出现什么法律问题？

2. 许多人批评美国的血液供应系统“太商业化”，并且倾向于采用一种更加利他的方法来进行血液收集和分配。问题是捐献的血液中是否含有可能使输血者患病（例如肝炎或艾滋病）的病毒。来自芝加哥的经济学家 Reuben Kessel 提出相反的意见，即血液供应的问题在于商业化不足。更高程度的商业化如何改善美国血液供应的安全性？采用这种方法是否有风险？

3. “群体免疫”描述了针对传染性疾病的疫苗接种所产生的有益的外部性。请准确描述群体免疫力。什么样的公共政策可能导致适当的疫苗接种量？哪些因素会影响你提出的政策实现其目标的能力？（提示：考虑交易成本。）

4. 许多外部性都具有一定的“私密性”。在这样一个尺度上，0 是纯私人的，而 1 则是纯外部性的，根据“外部性”程度对吸烟的以下后果进行排名，并讨论答案背后的逻辑。在你的回答中，请广泛考虑保险机制和“财务”外部性的可能性。（注意：没有完全“正确”答案。）

a. 吸烟者患肺病。

b. 吸烟者的配偶和子女患心脏病。

c. 饭店或商用飞机排放到空中的烟。

d. 私人飞机或汽车排放到空中的烟。

5. 使用图 14.2 和图 14.3 的概念和数据，假设香烟的需求弹性为 –0.5，每包价格为 2 美元（每根烟 10 美分），估计 2010 年（图 14.3 所示的最后一年）的人均年度福利收益。假设实际消费为每人 3000 根香烟，预计消费（在无信息的情况下）为每人 6 000 根香烟。

6. 为简单起见，假设烟草公司是以垄断者的身份定价的。使用标准垄断定价模型，在给定需求曲线和生产成本的情况下，确定最优的垄断价格，数量和利润。现在提高生产成本，正如 1998 年烟草公司与州政府达成的大规模和解所付出的代价。

a. 在将和解金纳入其成本之后，确定烟草公司新的价格，数量和利润。

b. 和解费用是否是会大到使烟草公司破产？

附录：生命的价值

事实证明，“生命的价值”对健康经济学乃至某些情况下的健康与安全监管产生了重要影响。生命的价值其实是一个误称，原因有两个。第一，我们所有人最终都会死亡，因此预防过早死亡的价值可能是一个更恰当的说法。第二，很少有人面对一个人的生命价值究竟有多大这种问题，或者说，至少人们永远无法衡量这一价值。

经济学家没有试图衡量逐个衡量生命的价值，而是转向了一个相关的问题，即人们愿意为自己死亡概率的小幅度降低付出多少代价（Viscusi，1978）。如此一来，就会有不同的想法。例如，如果 1 000 个人中每个人都发生可以使死亡概率降低 1/1 000 的某种事情，那么从统计学上讲，我们可以挽救一条生命（1 000 个人中每人的死亡概率降低了 1/1 000）。因此，这 1 000 人愿意为降低死亡风险而支付的总金额就从统计上反映一个被挽救的生命的价值。

按照这种方法，经济学家已经通过几种渠道来估计生命的价值。首先，人们可以想到劳动力市场中的某些工作比其他工作具有更高的风险,但是在其他方面,这些工作在体力,心理技能,培训等方面有相似的要求。经济学家使用回归模型来估计不同职业的工资率,解释变量包括年龄,文化程度等,并将其作为在职职业风险的衡量指标。在职风险和工资率之间的关系提供了一种衡量人们为了接受额外风险需要多少额外补偿的方法。

例如 Moore 和 Viscusi(1988a)的研究。在他们研究的样本中,平均小时工资约为 7 美元,相当于年薪(假设每年工作 2 000 小时)为 14 000 美元。(数据来自 1982 年对个人收入,职业,教育等方面的研究。)对于每个人的职业,研究者将来自美国劳工统计局(the U.S. Bureau of Labor Statistics,BLS)和国家职业健康与安全局(National Institute of Occupational Safety and Health,NIOSH)的两个来源的数据进行了匹配。NIOSH 数据中的平均致死率略低于每 100 000 个全职等效年 8 人,而 BLS 数据中的平均致死率是每 100 000 个全职等效年 5 人。出于多种原因,Moore 和 Viscusi 更喜欢 NIOSH 数据。他们的估计显示,每 100 000 名工人每增加 1 名死亡(例如,每 100 000 名工人死亡从 8 人至 9 人),则小时工资会增加约 2.7 美分。相当于每人每年面对这一风险的价值为 54 美元,或者相应地(总计 100 000 名工人)在 1982 年的统计寿命价值为 540 万美元。

解决这个问题的其他方法却产生截然不同的结果。如 Moore 和 Viscusi(1988a)所示,仅仅是换成 BLS 的测量指标就会导致生命的估计值下降一半。另一种方法着眼于不同类型的行为来尝试分析相同的东西(例如,人们将为汽车增加的安全性支付多少费用),并且在某些情况下完全背离了与市场相关的措施。例如,一项研究调查了法庭上的非正常死亡案例,以确定当一个人的行为导致另一人死亡时在民事审判中的赔偿额度(Perkins,Phelps 和 Parente,1990)。其他人则研究了政府决定实施各种安全和管理计划所体现的隐含生命价值(Graham and Vopel,1981)。

即使在单一类型的研究中[例如 Moore 和 Viscusi 的劳动力市场研究(1988a,1988b)],估计结果也存在很大差异。尝试采用不同方法(例如,比较劳动力市场研究与法院裁决)可以得出更广泛的估计值。我们目前只能说的是,为“生命”确定一个货币价值这个问题具有相当重要的意义,但是现在得到的估计值存在很大的分歧。一个人可以轻易地找到一些可信的研究,但这些研究在对生命价值的估计有高达 10 倍的分歧。正如健康经济学中许多实证问题一样,这一问题需要进一步的研究。

支付意愿还是接受意愿?

这种方法受到批评的原因有几个。一是它假定人们准确地知道职业风险情况。最新的行为经济学文献表明,人们对概率的估计很差(Kahneman,2011 年)。二是“框架”的问题(同样来自行为经济学的文献)。根据不同的参照系,人们对问题的回答也不同。“生命价值”研究实际上代表了接受风险的意愿(willingness to accept,WTA)(因为他们自愿进入有风险的职业)。从概念上讲,理想的衡量标准是为降低风险的支付意愿(willingness to pay,WTP)。不幸的是,这些问题差异很大。一篇综述比较了同一经济部门的 WTP 和 WTA 的估计值(例如环境价值),发现 WTA 估计值远大于相应的 WTP 估计值,平均比率为 7.2 : 1(Horowitz and McConnell,2002)。最近的一项分析聚焦于健康和安全领域,发现 WTA 与 WTP 的比率为 5.1 : 1(Tuncel 和 Hammitt,2014 年)。由于这些职业风险研究已经对统计生命值作出了最高的公开估计值，因此 WTA 对预期 WTP 的明显高估使我们对这些估计值的效用产生了相当大的怀疑。

注释

[1] 这个想法并非没有实质意义。例如，游泳池业主有时会需要对溺水事故负责，即使他们已经用围栏把游泳池围起来了。这些游泳池被视为“有吸引力的麻烦事”，特殊的保护标准适用于此类财产的所有人。

[2] Coase 具有里程碑意义的文章《社会成本问题》彻底改变了经济和法律对外部性的思考。Coase 因这项工作而获得 1991 年诺贝尔经济学奖。一个主要的概念，其主要的思想，即科斯定理，认为如果交易成本很小，那么无论财产权如何分配，社会中的“外部性”成本相同。他以农民在铁轨旁的田地和火车在铁轨上运行时产生的火花为例。如果将产权分配给农民，农民将起诉铁路导致其所有者安装正确数量的火花塞，即预期的边际损害等于预防的边际成本。如果您将产权分配给铁路，那么农民将“贿赂”铁路所有者安装阻火器，直到边际收益等于边际成本。

许多读者错误地将 Coase 解释为：从效率考虑，财产权的分配“无关紧要”。Coase 主要工作重点是：①在考虑分配产权时应慎重考虑交易成本；②在交易成本较大时，即使产权完整，问题也不会消失。

[3] 更准确地说，计算机模拟实验表明，在重复互动的博弈中，合作策略与对叛逃者的严厉惩罚几乎支配着任何其他策略。在这种类型的策略中，你要“合作”，直到你的伙伴在一场博弈中从合作策略中“叛逃”为止。您立即惩罚叛逃的伙伴，然后回到合作策略，直到伙伴再次叛逃。在合作游戏中，具有不同策略的玩家会相互竞争，这种针锋相对的策略几乎胜过所有其他策略，包括一些专门用来击败针锋相对策略的策略。有关这些想法的精彩讨论，请参阅 Axelrod（1984）。

[4] 更准确地说，2016 年怀俄明州的最新农业普查显示奶牛数量为 129 万头，即每平方英里 5 头。同年人口为 586 107 人，即每平方英里 6.0 人。

[5] Berton Roueche 在 *Eleven Blue Men*（1965）一书描述了传染病检测的一些有趣事件。

[6] 在北美，HIV 的传播遵循一条清晰的路径，即从一个被公共卫生部门称为零号患者的人开始传播。

[7] 大多数病毒性疾病都具有此特征。有时，我们很有可能知道自己是否患有某种疾病。腮腺炎就是一个很好的例子。在其他情况下，我们可能不知道我们是否患有某疾病。例如，许多人感染了脊髓灰质炎病毒，并在一场类似于流行性感冒的小病后完全康复，但后来他们获得了自然免疫。

[8] 如果存在疫苗接种的规模经济，例如通过学校疫苗接种计划，则 C_v 线将下降。同样，如果存在规模不经济的情况，例如，由于生产疫苗所需的某些投入物的供应有限，那么 C_v 线将会上升。

[9] 由于该项目的问题，有人打趣地说，公共卫生官员向美国人民出售了一头“戳中的猪”。

[10] “完全志愿”军事力量与强制征兵制背后的思想是基于相同的逻辑。

[11] 最近开发的能引起宫颈癌的人乳头瘤病毒（human papilloma virus，HPV）的疫苗是遵循后一种策略的案例。疫苗中的病毒样颗粒会触发免疫反应，即使它实际上并不是引起癌症的病毒的一部分。

[12] 这个问题使我们想起了大数定律的力量。即使是大型的临床试验，也永远不会累积与最终服用该药物一样多的受试者，而且通常实际患者比随机试验中的受试者人数超出许多数量级。因此，在上市后监测低频不良事件的能力必然比在临床试验中更强。

[13] 1967 年至 2004 年之间，美国疫苗供应公司的数量从 26 家减少到 5 家（Iglehart，2005 年）。目前，美国有大量的公司供应疫苗，但市场由少数公司主导。有关详细信息，请参见 www.cdc.gov/vaccines/terms/usvaccines.html。上次访问时间为 2017 年 9 月 27 日。

14 然而，一些侵权风险仍然存在，因为个人可以拒绝和解提议并起诉疫苗生产商。回想一下第 13 章中有关 2011 年美国最高法院裁决的讨论，该裁决支持 VCIP 对使用侵权制度寻求疫苗相关伤害赔偿的人的限制。

15 有人引用 Albert Einstein 的话说："精神错乱的定义是继续做同样的事情，并期待不同的结果。"

16 该项目使用政府资金购买疫苗，以向未投保或投保不足的儿童免费提供疫苗。现在，VFC 项目购买了大约一半常规用于幼儿的疫苗。

17 用于宫颈癌的 HPV 疫苗的案例表明，政治风险成为一个严重的问题。宫颈癌是由病毒引起的，通过性接触传播。因此可以通过给男性和女性接种疫苗来减少疾病传播。但是在疫苗发布后，这件事变得政治化，因为①针对年轻女孩和②男性的疫苗接种问题涉及性乱交。2011 年共和党总统初选竞选活动中，强制要求得克萨斯州学校（由 Richard Perry 负责）11 岁女孩接种该疫苗成为当时的热点话题。

18 包括野生候鸟在内的主要携带者加剧了这一问题。对候鸟实施全球旅行禁令的代价相当昂贵。10 口径散弹枪（极其熟练的使用者）的供应似乎是一个重要的限制因素。

19 https://en.wikipedia.org/wiki/List_of_smoking_bans_in_the_United_States.

20 这些规定在一些企业中形成了一个全新的社交网络，即在办公楼入口处聚会的员工到外面吸烟。他们还创造了一些有趣的委婉语，比如人们说他们"出去呼吸新鲜空气"，而实际上他们是出去抽烟。

21 为了了解为什么这会导致低估实际健康效果，请考虑以下假设情况：假设所有不吸烟者由于在工作场所、餐厅等场所吸收二手烟导致健康风险增加了 10%，与完全没有二手烟接触相比，与吸烟者生活在一起的健康风险增加了 20%。那么，由于暴露于烟雾增加的健康风险是 32%（$1.2 \times 1.1=1.32$），但表观效果仅增加了 20%。

22 46 个州以 2 060 亿美元的价格签署了最初的协议；其余 4 个州分别以 400 亿美元的价格达成协议。

23 在关于这一解决办法的政治辩论中，一些人指出，根据烟草公司目前的盈利能力，向各州承诺的和解金超过了烟草公司利润流的现值，因此得出结论，和解将迫使烟草公司倒闭。本章末尾的问题 6 要求对此问题进行分析，并且（如果回答正确）应该证明这一推理中的谬误。

24 在外科手术中，这种困境是很常见的，几乎无一例外，这些问题都是基于哪种干预是"侵入性更小"的，而不是仔细研究患者的实际成本和结果。外科手术进退两难的例子包括选择有创还是经尿道前列腺切除（男性），进行阴道子宫切除还是腹部子宫切除（女性）等。新的外科手术工具已使许多手术的侵入性减少了很多，包括膝关节和肩关节的关节镜手术和腹腔镜胆囊切除手术。有时，微创手术的改善效果是如此明显，以至于没有人花时间做一个好的随机试验。但是，这种"明显"的改善有时会产生误导，而且会花上数年或数十年的时间，仔细的研究才能最终证明实际上根本没有"明显"的改进。

在非手术干预中，这个问题通常更加微妙。例如，现在一些医生提倡糖尿病患者使用非常频繁的小剂量胰岛素注射（与患者在一天中的频繁进行的血糖测试严格匹配），而不是按照以前的常规方法每天注射几次较大剂量的胰岛素。

25 经济学家 Ross Eckert 和管理学教授 Edward Wallace 在一场书面辩论中对这个话题进行了深入讨论。参见确保更安全的血液供应：两种观点（Eckert 和 Wallace，1985 年）。

26 www.cdc.gov/mmwr/preview/mmwrhtml/mm5941a3.htm?s_cid=mm5941a3_w，2011 年 10 月 1 日访问。

（陈楠 林小军 译）

第15章

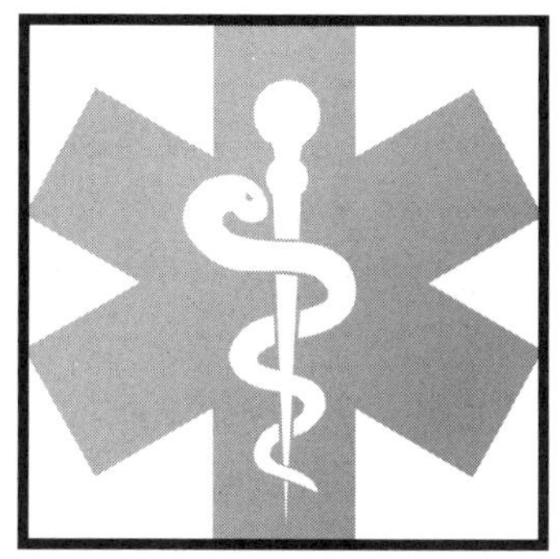

管理市场:管制、质量认证和技术变革

学习目标

1. 了解管制在控制市场功能中的作用。

2. 将质量认证的经济收益与医疗专业人员的准入成本进行比较。

3. 掌握证明需求定律的经济逻辑,并学习它们如何改善或扭曲市场表现。

4. 运用经济学模型阐明价格控制对与医疗服务相关的数量、质量和价格的影响:
   - 4.1 医院和医生的医疗费用定价规则;
   - 4.2 支付绩效(以及相关的风险调整问题)。

5. 采用各种步骤,将新医疗技术引入市场:
   - 5.1 发明(和专利保护);
   - 5.2 美国食品药品管理局要求的测试和批准;
   - 5.3 纳入保险计划,允许受益;
   - 5.4 提供者和消费者的采用(以及鼓励这种采用的广告)。

本章考虑了卫生保健市场的两个相关方面:整体管制范围(包括价格、准入和质量控制),和关于卫生保健政策和管制中一个主要问题的单独讨论,即技术变革的管理。本章的第一部分论述了各种影响管制的价格、数量和质量的规定。最后一部分将药品和设备行业作为一个特殊而重要的案例来论述。

回顾美国卫生保健体系在过去半个世纪中所经历的管制范围,显然,无数的管制干预来自两个相关的目的之一:控制新产品进入市场(例如药物和医疗器械)或以某种方式管理政治制度导致的市场运作的重大失灵[1]。"市场失灵"可能属于价格控制的范畴,以应对不断上升的医疗成本[有人可能会说,这是保险覆盖范围不断扩大甚至是因为主要卫生保健提供者的非营利性(not-for-profit,NFP)的后果]。为了应对这些问题,我们的社会经历了多种形式的价格控制和准入限制("需求认证法")。

市场失灵引起的问题还包括卫生保健的质量,以及卫生保健消费者无法有效判断质量。考虑到这些问题,通过向卫生服务提供者(医生、牙医、护士、治疗师、药剂师等)发放许可证,以及要求在新药和医疗设备在该国上市之前进行大规模测试,对质量进行了持续的管制。

这两个管制领域在以下意义上结合在一起:当一项新的药物或医疗设备(或使用现有技术的新治疗策略)被开发出来时,卫生保健系统必须决定如何以及何时支付这些服务费用(这些服务费用几乎总是会增加治疗的总成本)。大型的政府机构(Medicare 和 Medicaid、退伍军人事务部、军队卫生保健提供者)和众多的私人保险公司以及个人计划,现在都面临着这些决定,他们都必须决定何时以及如何支付新的服务费用。

15.1 管制分类

图 15.1 包括卫生保健部门可能管制的领域。它将"投入"与最终产品市场分离开来,并将管制可能应用的 4 个独立的领域分隔开来:价格、数量、新提供者的准入以及质量。虽然这个示意图并非详尽无遗,但它涵盖了地方、州和联邦管制影响美国卫生保健系统的主要领域。如图 15.1 所示,某些类型的管制实际上在多个领域都有效果。例如,许可证既影响各种类型"劳动力"(每一种劳动力都是最终产品生产的投入)的市场准入,也影响质量。医疗保险为医院和医生服务付费的方式被认为是价格控制的最佳方式,本章后面的部分将对此进行讨论。需求认证(certificate of need,CON)规则影响新提供者的市场准入,并限制现有提供者的投入量[2]。因此,分别讨论每种管制类型而不是图 15.1 中的每个"单元"更有意义。图 15.1 中所示的管制以及接下来的讨论并不是全面的,而是回顾一些主要的管制形式以及与之相关的经济问题。

	价格	数量	准入	质量
投入	工资控制,反垄断	CON	许可证,CON	许可证,自愿性"委员会"
产品	医疗保险计划 反垄断法	处方药	FDA	卫生部门 侵权法 FDA 同行审查 医疗保险计划质量规则

图 15.1 卫生保健管制领域。CON,需求认证;FDA,疾病预防控制中心

15.2 许可证

专业人员许可证已有很长的历史，几乎早于其他任何形式的管制。专业人员许可证的概念大约起源于欧洲的各种公会，因为它们试图利用国家的权力为自己牟取利益。关于许可证的争论仍然是由这个历史背景引起的。例如，许可证的支持者（通常是某个领域的现有从业者）称赞它保护公民不受欺诈或不安全的卫生保健服务的侵害。许可证的反对者谴责整个概念是一种限制准入和竞争的工具。与电影《星球大战》中的神秘“力量”一样，许可证有“好的一面”（提高质量），也有“不好的一面”（限制准入和竞争）。

我们通常认为，许可证应用于提供卫生保健的劳动力投入，但很少适用于生产卫生服务最终产品的组织（公司）[3]。在卫生保健领域，几乎所有许可证都来自各州而不是联邦政府[4]。许可证涵盖不同职业，从医师、牙医、心理医生，到护士、药剂师、理疗师、社会工作者和牙科保健师。实际上，所有个人的许可证都被限制在某些经济领域，在这些领域中，最终产品是服务而不是物品，这表明消费者之间不能交换服务是许可证逻辑中的重要组成部分[5]。

将许可证作为一项提高安全和质量的规定提出，将包括以下前提条件：

- 个人（例如医生、护士）投入的质量存在重大差异。
- 至少有部分低质量的投入会转化为不良结果的最终产品。
- 生产最终产品的公司的管理人员不能或不希望衡量他们雇用的劳动力投入的质量。（侵权责任使公司对由员工造成的损害承担责任，因此管理人员不愿衡量劳动力投入质量，仅仅是因为侵权制度未能为产品质量和安全提供充分的激励措施。）
- 消费者缺乏有关产品质量的完整信息。
- 产品不能轻易更换（这是针对个人的“服务”）和/或使用有缺陷的产品或服务会危害消费者。

消费者不能准确感知产品质量的想法具有合理的统计基础，因为即使在“有能力的”提供者中，结果的变化也可能产生。健康（H）是由卫生保健（m）产生的随机（v）结局，即 $H=g(m)+v$。用简单的话来说，有时人们即使得到很少或很差的卫生保健也会好转，有时人们即使获得最好的卫生保健也会恶化或死亡。v 表示这些“随机”结局，生产函数 $g(m)$ 表示卫生保健的系统效果。卫生保健（m）是各种投入的组合，例如医生（D）和资金（K），因此 $m=m(D,K)$。最后，医生的质量可能会有所不同，因此 $D=D^*+u$，其中 D^* 是医生的平均质量，u 是医生的随机质量。因此，m 的质量会随着 u 而变化，最终结局也会随着健康生产中的随机部分 v 而变化。

消费者试图推断医生的“好坏”，但是系统中的各种“噪声”使得推断问题变得更加复杂。“好”的健康结局能保证医生“好”吗？（不能，医生可能只是很幸运。）“不好”的健康结局能保证医生“不好”吗？（不能，尽管得到了最好的卫生保健，也可能出现反常现象。）在某些情况下，消费者必须尝试从数量非常有限的事件中获取信息，而且在作出选择之前可能几乎没有可用的信息。（例如，你能对一个外科医生切除阑尾的能力取多少次样？）从统计学的角度来说，问题在于当一个人试图推断出 u 的大小（医生的“好坏”），随机部分 v 发出的噪声可能会掩盖关于 u 的信号。如果 v 的方差比 u 的方差大，那么一位患者即使经历了一系列遭遇，也几乎不可能推断出一位医生的质量的任何信息[6]。

至少在概念上，许可证可以提供两种有关质量的信息。第一，它可以证明持证人对相关知识有充分的掌握，能够通过对该内容的考试（例如，它不测试外科医生的手的灵活性，但它可以测试医生关于手术适应证的知识，以及当手术切口感染时应遵循的适当程序）。第二，许可证发放机构可以收集医生个人的不良结果信息（无论医生在哪家医生公司工作或在哪家医院实习）。这为执照颁发机构提供了更大的潜在事件样本，从概念上讲，它可以帮助识别单个医生的能力，远快于任何单个患者（或医生单位）的能力。

以前，大多数州的许可证颁发机构几乎完全依赖于第一种质量指标，医生从医学院毕业时通过了考试，则终生有效[7]。吊销许可证是相当罕见的，通常发生在与我们通常认为的与医疗质量无关的事件中。先前的研究（例如 Morrison 和 Wickersham，1998 年；Clay 和 Conaster，2003 年）发现了导致实际吊销名单的三大原因：①医生的非法用药或开药；②虚假记账；③医务人员与其患者发生性关系。因为“质量不好”而吊销的情况很少见。

自愿性质量认证

大多数具有许可证要求的卫生保健领域也都有自愿性的质量指标。对于许多提供者来说，这些都是私人的质量认证组织，通常在他们的头衔中带有“大学”或“委员会”的字样。这些组织有两个功能。首先，他们将其专业中的某些培训项目指定为“已批准”，其次，对申请人进行笔试和口试以获取质量证明。通常，在有资格参加考试（在术语中称为“委员会成员”）之前，医生必须完成一个认证的培训计划，从而成为“委员会成员”。培训课程是“教学”医院所提供的医学、外科、儿科等方面的“住院医师培训”。其中一些亚专科课程需要住院医师培训以外的专业培训。因此，举例来说，一个人可以在 3 年的住院医师资格培训后成为儿科委员会的合格成员，但要想在新生儿学（照顾生病的新生儿）方面取得亚专科资格，还需要在亚专科领域（也在批准的地点）进行额外的 3 年“培训”。专科培训通常只在与医学院紧密结合的医院进行，住院医师培训通常在地理位置和组织结构上都远离医学院的医院中进行。

与强制性许可相比，自愿性质量认证具有一些明显的优势。首先，自愿性“委员会”抑制竞争更加困难，因为它不受国家的强制支配。其次，委员会已经制定了不同程度的质量指标，为市场提供了比单一质量许可证更多的质量信息（当然，强制性许可也提供了有关质量的更具体的信息，但实际上，人们只知道提供者已获得许可）。

最初的自愿性认证组织和现在每个州的许可委员会都要求通过持续的继续医学教育（Continuing Medical Education，CME）来进行重新认证，各州的情况有很大的不同（20 世纪 70 年代出现 CME 要求之前，许可证是医生的一项一次性考试）。除一个州外，其他州现在都要求 CME 进行重新认证。许多州要求每年平均 20~30 个小时的 CME，最高要求每年 50 个小时的 CME（有时以 2 年或 3 年为间隔）。CME 学分来自各种各样的活动，包括参加医院的“大查房”，参加以 CME 为重点的研讨会，撰写和回顾医学文献，以及其他相关的活动。提供者的质量由一个自愿性组织，继续医学教育评审委员会（Accreditation Council for Continuing Medical Education，ACCME）进行认证。

一旦一个组织获得了高质量的市场声誉，它就有强烈的动机来提升自己和成员。在其他领域，企业的特许经营权（例如麦当劳的汉堡包、迈达斯松饼和 21 世纪房地产经纪人）为其组成成分提供质量认证和全国性广告。专业委员会提供一种可与之相媲美的质量认证，并广泛推广，比如让患者能够确定某个医生是否获得了“专业委员会的认证”[8]。

就像强制性许可一样，专业委员会与自愿性认证都有自己的问题。第一个问题与认证机构的质量有关。也就是说，个别患者可能很难理解认证的真正含义。例如，美国内科学委员会是一个典型的"专业委员会"，但是美国内科医师学会（American College of Physicians，ACP）提供了另一种质量认证，对许多患者来说，美国医学会（American Medical Association，AMA）的会员也有类似的含义。如果有的话，哪一个意味着更高的质量标准[9]？这个问题也会扩散到其他领域。例如，至少有 4 个独立的国家组织（国家水下教练协会、专业潜水教练协会、美国加拿大水下教练协会和更专业的美国国际潜水协会）提供潜水教练自愿性认证。

第二个问题是，认证机构是否有能力从事实上而不是法律上来限制专业准入。一个组织如果在质量认证方面获得了非常强大的市场地位，就可以获得事实上限制准入的能力。一些不同的医学专业委员会可能通过限制全国各地批准的住院医生职位数量来实现这一目标（学员必须完成专业委员会批准的实习期，然后才能参加委员会考试）。因此，限制批准的住院医师实习人数为限制特定专业的从业人员提供了一种方便的手段。受到美国联邦贸易委员会（Federal Trade Commission）审查的专业委员会积极否认任何限制准入的作用，但当他们限制培训职位的数量时，他们自动提供了一个事实上的准入限制，至少在专业委员会作为质量认证机构已经获得足够强大的市场声誉的情况下是这样的。

一些证据表明，一些专业委员会已经实现了对准入的有效限制，尤其是在外科及其亚专科，以及最近在放射学、病理科和麻醉学。这些专业有两个共同的特点。首先，从业人员获得专业认证的经济回报非常大。在第 7 章中提出的关于专业化回归的证据为这一现象提供了基础。特别令人感兴趣的是，从 20 世纪 60 年代初[Sloan（1975）研究了市场]到 20 世纪 80 年代[Marder 和 Wilke（1991）进行了类似的计算]，外科专业的经济回报一直持续。由于 1994 年的医生报酬改革试图（至少在一定程度上成功了）增加"认知"医学的每小时报酬，减少"以程序为基础"的医疗专业的报酬，这些经济回报可能发生了变化。

组织质量认证

前面的讨论集中在个人卫生保健提供者的质量认证上：医生、牙医和护士等。对于医院、诊所、疗养院甚至医学院都有重要的质量认证。许可证在这里也起作用，因为每个州都给这些组织颁发许可证。这种许可证通常局限于防火安全、食品制备过程等，很少涉足"医疗质量"领域。除了国家机构许可证的要求，CMS 还对养老院和为 Medicaid 和 Medicare 患者服务的熟练护理机构保持定期的质量控制程序，包括定期（每年或更频繁）的检查。这些检查观察居民的护理过程、防火安全、食品储存和准备，以及保护居民免受虐待。视察程序包括对该机构的居民抽样进行访问。养老院在任何时候都必须满足超过 150 管理标准[10]。与个人提供者一样，自愿性认证已被证明在更大程度上是质量的保证。

医院的自愿性认证通过几个小组进行。联合委员会是为医院和其他医疗机构提供认证的非营利机构，任何一家医院都可以向联合委员会申请认证[11]。这一认证侧重于医院的各种活动，其结果是向医院提交有关其现场检查的具体报告，报告中注明了医院表现中的具体"缺陷"。这一过程侧重于组织结构和医院的运作过程，但不试图衡量结果（如患者存活率、感染率、再入院率）。来自联合委员会的认证对医院来说很重要，因为许多保险计划限制了他们支付给认证医院的费用。Medicare 允许联合委员会的批准，以替代特定的 Medicare 批准,尽管通常认为获得联合委员会的批准比 Medicare 的批准更“容易”。

就连医学院也有一个认证项目,美国医学院校协会(American Association of Medical Colleges,AAMC),其作用与专业委员会对住院医师培训的作用相同。与其他认证机构一样,认证的重要性部分取决于外界对学校质量的认知,部分取决于其他团体(包括政府)如何将私人认证纳入其自身的质量控制机制中。例如,要获得大多数州颁发的执照,医生必须从一所被批准的医学院毕业(作为一个先决条件),而被各州批准的学校名单几乎普遍参考了 AAMC 的批准名单。因此,就像 Medicare 将医院的认证过程委托给联合委员会一样,许多州政府也将批准医学院的过程委托给 AAMC。这是一种隐性或显性的管制权力下放,明显模糊了私人自愿性认证和强制性国家许可之间的界限。

质量认证和消费者搜索

当我们考虑卫生保健市场的质量认证时,另一个重要的问题出现了。认证如何影响消费者寻找低价提供者的动机?在许多市场中,低价意味着低质量(通常是正确的)。当质量在本质上难以衡量时,卖方可能会通过提高价格来发出虚假的“高质量”信号,这种策略可能只有在消费者与卖方接触相对较少的情况下才会奏效(我们不认为这种策略对杂货商和理发师会像对度假胜地和离婚律师一样有效)。对医疗服务提供者提供质量“保证”实际上可能会促进(医疗服务)最终产品市场的竞争,即使它会抑制进入要素市场(医师劳动力市场)。第 7 章讨论的市场价格和消费者搜索的模型显示了在本质上是垄断竞争的市场中,搜索的重要性,这个模型似乎很适合医疗服务市场(如医生、牙医)。然而,如果消费者不能很好地衡量质量,他们可能不太愿意寻找价格较低的提供者。因此,像许可证一样为质量建立一个基准,或像自愿性认证一样为质量分级,可以使真正的产品市场具有更大的竞争性。

15.3　质量测量

我们在第 4 章和第 5 章中已经看到,消费者可以并且确实使用质量信息来选择他们的提供者。卫生保健市场有 3 类质量数据:提供者能力认证(许可证);理想方案的依从性(例如,疫苗接种计划的遵守,接受流感疫苗注射的患者的百分比);以及实际结果信息(例如,复杂手术的患者死亡率)。直到最近,只有第一个(许可证)进入了管制领域。后两者通常是由一些组织或代理提供给公众的,然后消费者可以自由地对这些信息作出反应。然而,新的关于责任医疗组织(accountable care organization,ACO)的 PPACA 规定将把提供者付款与成本节约和卫生保健质量联系起来。

最直接的质量衡量标准(如果可用)会实际评估患者的健康结局。患者确实会对这些数据做出反应。例如,我们知道,在获得相关信息后,患者会转到死亡率较低的冠状动脉搭桥术(coronary artery bypass grafting,CABG)的心脏外科医生那里去(Mukamel 和 Mushlin,1998 年)。

不幸的是,就像任何结局信息一样——CABG 死亡率很高,并且信息收集和分析很复杂——最大的复杂性在于不同提供者可能会治疗混杂的合并症。享有卓越声誉的医生和医院(例如学术医疗中心)可能通过直接选择患者或从初级保健医生那里获得一组发病率异常高的患者。例如,在体外循环心脏手术中,常见合并症包括肥胖症、糖尿病、充血性心力衰竭和慢性阻塞性肺疾病(后者通常来自抽烟)。我们应该预料到,对这类患者进行手术可能比不那么复杂的患者会有更高的死亡率。在 CABG 手术领域,需要齐心协力从原始死亡率转向一套更复杂的、根据患者风险进行调整的评级(Hannan 等,2006)。

医院、疗养院和保险计划现已拥有国家“评级机构”,这些机构为他们提供质量评级。就疗养院而言(Studdert 等,2011),消费者可以直接衡量和使用实际结局,包括跌落发生率、骨折发生率、褥疮发生率和约束装置使用率的数据。

因为就医患者的异质性和不同的合并症发生率,医院和健康保险的测量有一个更复杂的问题。虽然我们确实选择了结局指标(大多都是各种手术造成的住院死亡率),但所选择的几组数据只涵盖了美国医院接收的一小部分患者,而且通常只测量最极端的质量结局——死亡。

联邦政府的医疗保险和医疗补助服务中心(Center for Medicare and Medicaid Services,CMS)维护着一个在线数据集——医院对比(Hospital Compare)[12]——它有所有 Medicare 医院的 4 个领域的数据:①直接结局指标,测量 30 天内的病例特异性死亡率或住院再入院率(通常被视为某种类型问题的指标);②过程指标,其中大多数涉及在正确的时间使用正确的药物等;③患者满意度调查,以与患者沟通为主;④影像使用率,其目的完全在于抑制影像研究的过度使用。

对于疗养院来说,质量指标通常包括直接的结局指标(如褥疮率、营养不良或脱水率、跌倒和骨折率等)。CMS 通过其疗养院质量计划(Nursing Home Quality Initiative,NHQI)收集和维护最广泛的数据集——最小数据集(Minimum Data Set,MDS)。该数据集[13]包含了丰富的质量指标,包括检验结果和结局数据。

对于管理式护理组织,主要质量指标是由私人(NFP)国家质量保证中心(National Center for Quality Assurance,NCQA)收集和分发的健康功效数据和信息集(Health Effectiveness Data and Information Set,HEDIS)。HEDIS 分数几乎是完全基于过程,主要是在这些健康保险的注册者接受各种筛选测试、疫苗接种(根据协议)、流感疫苗的比率,以及各类服务(福利范围)的可及性,如牙科保健、酒精和药物依赖治疗、精神卫生保健、健康保健、产前和产后保健,以及一些特定疾病(如糖尿病、心脏病)患者的特定治疗率的具体指标。HEDIS 中新增的措施包括对成人体质指数的评估以及对儿童和成人的体重、营养和体育活动的评议。

门诊服务质量

CMS 引入了一套新的门诊医疗质量衡量标准,这是首次以好于简单过程衡量标准的方式评估医生办公室设置中的质量问题。此前的指标侧重于患者疫苗接种率和其他“过程”指标等方面。新的指标侧重于坚持慢性病管理,这是改善健康和降低成本的一个非常重要的问题。这些指标是与被称为国家质量论坛(National Quality Forum,NQF)的私人组织(NFP)合作开发,它们测量了在以下特定条件下的实际药物依从性[14]:

- 冠心病患者的他汀类药物依从性;
- 植入支架的个体的抗血小板治疗依从性;
- 对于糖尿病患者:糖尿病控制药物、他汀类药物和高血压控制药物的依从性;

- 定期使用血液稀释剂华法林的患者(如房颤)的血液检测;
- 精神分裂症患者的抗精神病药物依从性;
- 双相情感障碍患者的情绪稳定剂依从性;
- 高血糖(正常或严重)患者的血糖(血糖水平)控制。

这是非常重要的举措。回顾表 2.5,我们可以看到,心脏病、糖尿病和卒中是导致死亡的重要因素。我们也知道一些慢性疾病的并发症,如心脏病、卒中、糖尿病和慢性阻塞性疾病肺病,合起来占了美国卫生保健费用的很大一部分。这项 CMS 的质量评估议程还(首次)包括精神疾病管理中的两个主要问题。

15.4 根据结果支付:PPACA 中的 ACO

PPACA 提出了一种基于成本控制和质量改进付费的新型组织形式(分几年实施)。在对 ACO 的开创性讨论中(McClellan 等,2010),ACO 将包含 4 个关键要素:①严重依赖初级卫生保健;②在质量和总人均成本方面负有集体责任;③为特定人群中的患者提供全程护理的单一组织或由提供者领导的组织组成的联合体。

CMS 已在许多领域建立了一系列的质量指标,其中许多实际上以一种非常雄心勃勃的方式来衡量患者的结局[15]。这些规则于 2012 年首次生效,每年进行修改,并且(在适当情况下)"及格分数"将随着时间的流逝将变得越来越严格。这些指标包括:

患者护理人员的经验。与信息流动和沟通有关的七项指标,都是基于对患者体验的标准化衡量,即对消费者关于卫生保健提供者和卫生系统的评估(Consumer Assessment of Healthcare Providers and Systems,CAHPS)[16]。

服务协调性。16 项指标,包括几项与保健过程有关的指标(住院后 30 天的随访、药物和解协议等),风险标准化再入院率的指标(总体上质量较差),以及许多衡量适用于"门诊敏感"条件(在门诊服务良好的情况下可以帮助预防住院)的住院率的指标。这些"门诊敏感"条件的一些例子包括糖尿病并发症、慢性阻塞性肺疾病(chronic obstructive pulmonary disease,COPD)、充血性心力衰竭、脱水、肺炎和尿路感染。

这些指标还可以衡量使用临床决策支持的,使用电子处方系统(可以减少处方错误)的,符合鼓励使用电子病历(也旨在改善患者的安全和护理提供商之间的协调)的经济和临床医疗卫生信息技术(Health Information and Technology for Economic and Clinical Health,HITECH)法案要求的初级保健提供者(primary-care providers,PCP)的百分比。

患者安全。这些指标衡量了卫生保健获得性(医源性)疾病的发生率,例如由于手术后残留异物、输血不相容、掉落和创伤,以及从治疗中获得的血液和尿路感染、空气栓塞、严重的溃疡(通常是卧床不起的患者)和许多危及患者健康或安全的其他术后事件。

预防保健。八项指标着重衡量适当的筛查(例如乳腺 X 线摄影、结肠直肠癌筛查)、体重管理、心脏病患者胆固醇管理、抑郁症筛查以及烟草使用和戒烟干预。

风险人群和脆弱的老年人。31 项指标重点关注针对特定疾病患者的各种治疗方法的正确使用,尤其是糖尿病、心力衰竭、冠状动脉疾病和高血压。回想一下,这些慢性病患者产生了美国医疗总费用的很大一部分,因此对这些患者的妥善管理是 Medicare 和(通过 ACO 质量标准)全国卫生保健提供者的优先事项。

与以前的许多质量测量方法不同,这些指标包含很多对患者实际健康结局的测量,以及对过程的测量(特别是在“高风险人群类别”中,人们普遍认为坚持治疗方案可以改善患者预后并降低护理成本)。

第 16 章对 ACO 的一般范围和他们将面临的激励机制进行了更深入的讨论。

15.5 “需求认证”法

几十年来,美国卫生保健市场一直存在一种完全不同类型的管制,即通过限制新“资本”设施的建设来限制医院的总使用量。这些规定禁止未经政府事先批准建设新的病床容量(通常还禁止在医院增加任何“昂贵”的设备)。这些法律的设计者试图确定一个特定的地理区域“需要”多少张病床(以及可能需要多少磁共振成像(MRI)设备等),然后只有在现有供应不能满足需求时才允许进行新的建设。由于这种底层逻辑,这些规则被称为需求认证(CON)法[17]。

类似 CON 的计划已经存在了很多年,但是直到 1974 年,他们才具备了咨询功能(只有少数地方例外)。1974 年,《国家卫生规划和资源开发法》(National Health Planning and Resources Development Act)将卫生规划的概念制度化,向规划机构提供联邦资金支持,并(为使法律更有效力)将 Medicare 资金支付限制在相关规划批准的机构中。

1986 年,罗纳德·里根(Ronald Reagan)总统废除了要求各州使用 CON 程序的 1974 年法案。从那时起,大约四分之一的州已完全取消了 CON 法,尽管大约四分之三的州仍然保持某种形式的 CON[18]。最常见的管制类型集中在长期护理(疗养院)机构(38 个州),其次是急诊病床(28 个州)、日间手术中心(28 个州)、开胸手术机构(27 个州)和心脏导管实验室。受管制实体的名单包括只有一个州管制了准入的行为健康和分娩中心。

那些继续积极使用 CON 法的州现在更多地关注门诊机构[最主要的是日间手术中心(ambulatory surgery center,ASC)而不是医院本身,但一般分析同样适用于其他类型的机构,并且如果这些中心的某些特定输入受到限制,则同样会发生失真。例如,如果 CON 法试图控制 ASC 手术室的数量,那么逻辑上他们将保持更长的营业时间以作替换(用劳动力代替资本),以此最大化生产量。目前还没有研究分析这类 ASC 的结果。

CON 的基本经济问题

CON 试图估计医疗机构的“需求”并控制准入,以达到消除多余的资本投资的目的,从而使该行业更有效地运作。不足为奇的是,CON 法最受关注的领域是疗养院。在疗养院,每个州通过国家的 Medicaid 的费用份额都有很大的经济利益。

假定的过度投资可以在第 7 章介绍的医院垄断竞争模型的背景下理解(同样的情况也适用于养老院、门诊保健机构,以及诸如心脏直视手术、导管实验室和移植中心等以医院为基础的项目)。例如,对图 9.2 的讨论显示了一个行业准入不完整的医院市场。在这种情况下,每家医院对特定质量的需求曲线在两个点上穿过了相同质量的医疗服务的平均成本曲线。

如果行业是完全准入的(就像在不受约束的垄断竞争环境中),每家医院的需求曲线就会向左移动,直到与 *AC* 曲线只在左侧的点相切。图 15.2 显示了这种情况。在这个图中,标

为 E_C 的 EE 曲线表示该“完全准入”的位置。AC 曲线和需求曲线的相切明显出现在 AC 最小值以上的点。标为 E_M 的 EE 曲线显示了没有准入的情况（“垄断”）。

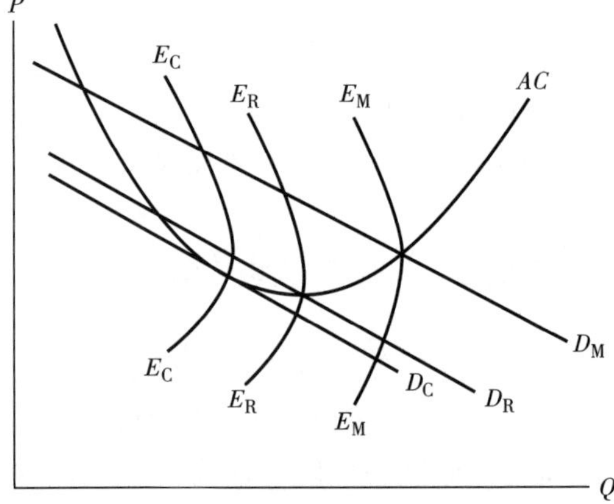

图 15.2　为避免产能过剩而进行的垄断、竞争和理想管制

CON 管制的希望和目标是在每种质量的最低 AC 或接近最低 AC 的生产点（U 形成本曲线的底部）停止进入。如果 CON 可以成功实现这一雄心勃勃的目标，那么它们确实可以防止“过量准入”并降低生产成本。标为 E_R 的 EE 曲线显示出这种“圣杯（长期以来梦寐以求的东西）”的结果。

不幸的是，对 CON 影响的分析并非如此简单。如果 CON 限制了希望提供更多服务（例如，医院病床或导管室）而不是通常允许的资本资源量的医院的资本投资，医院可以选择将相同的资本投入用于其他资源（例如，更多的护理服务）来治疗更多的患者。

图 15.3 显示了在一个简单的世界中这种替换的后果，在这个世界中，只有两种资源（医院的病床和护士）用于产生“治疗”。如果 CON 将医院可以使用的床位数量限制在某个固定水平（图 15.3 中的 B_R），但是医院希望将 Q_3 作为产出水平，这种约束实际上会导致成本上升。（在产出水平 Q_1 和 Q_2，约束不具有约束力，因为医院会通过自身的成本最小化行为，使用比 B_R 更少的床位。）为了产出 Q_3，医院更愿意使用 B^* 床位和 N^* 护士的组合，但 $B^*>B_R$，因此医院必须以低效的方式用护士替代床位。生产函数等产量曲线表示，从技术上讲，医院可以同时使用 B_R 床位和 N_R 护士来产出 Q_3，但总成本（预算线 I_R）高于不受约束的预算（I_3）。

图 15.4 显示了这如何影响医院的成本结构。对于限制床位的产出（例如图 15.3 中的 Q_3），成本曲线位于不受约束的 AC 曲线的上方。图 15.4 中的虚线成本曲线显示了 CON 约束对产生低效生产选择的影响。

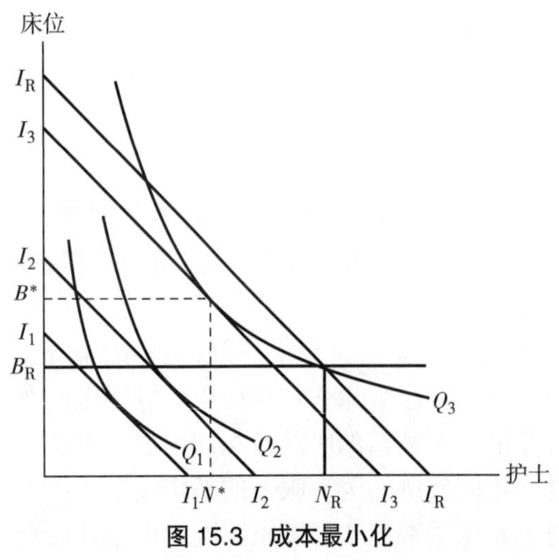

图 15.3　成本最小化

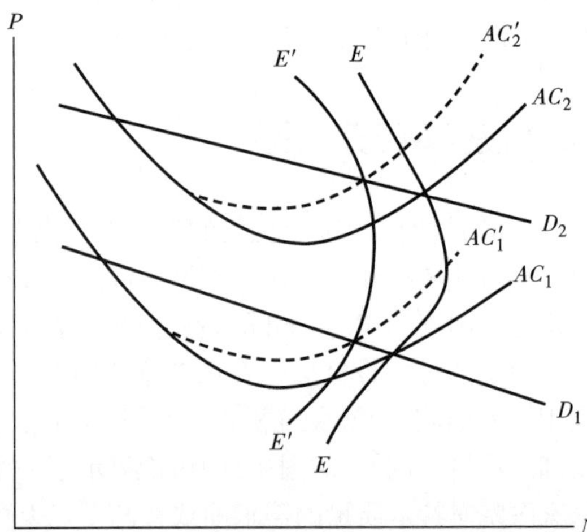

图 15.4　不同质量等级的原始成本曲线和修改后的成本曲线

因此,CON 法的最终结果必定是模棱两可的。限制垄断竞争环境的准入有可能降低该行业的平均生产成本,如图 15.2 所示。然而,无论何时约束,生产过程中造成的扭曲必然会增加生产成本,因为 CON 必须禁止准入。

CON 效应的实证研究

在 1974 年立法后不久,出现了一系列研究,要求 CON 评估他们对平均医疗费用的实际影响。Salkever 和 Bice(1976)使用了各个州采用 CON 法的不同时间长度来评估成本增长率的影响。这项研究发现,床位增加受到限制,“其他成本”的增长速度快于不受管制的市场(如图 15.3 和图 15.4 所示),其结果是,长期施行 CON 的州的成本增长率略高于其他州。

Sloan 和 Steinwald(1980)进行了类似的研究,(毫无意外地)发现类似的结果。他们的研究还特别评估了护理人员规模的增加,发现护理人员的增加与床位容量的限制同时发生(如图 15.3 和图 15.4 所示)。

15.6 价格控制

每个价格由一个分子(美元)和一个分母(“数量”)组成:美元 / 磅,美元 / 住院天数,美元 / 住院时间,美元 / 门诊就诊,美元 / 医疗年。虽然这个概念看起来那样简单,但每个价格至少有一个方面(通常更多)是不确定的,因此在建立价格控制时可以进行调整。“美元”部分相对容易测量[19]。数量通常是一个不同的问题,因为它可以调整质量(从而调整生产成本)。任何一个看过美国医疗政策演变的人都知道,卫生保健提供者有一种不可思议的能力,能够调整事情来应对价格控制。

图 15.5 显示了 NFP 提供者可以调整质量而管制者不能在管制中完全指定质量时的基本经济问题[20]。面板(a)显示了如第 9 章所示的医院的 *EE* 曲线。面板(b)显示了医院决策者的效用函数,其市场约束是 *FF* 曲线,即面板(a)*EE* 曲线的不同形式。在没有价格控制的情况下,理想的产出应该是服务强度(质量)S^* 的 N^* 单位的服务。

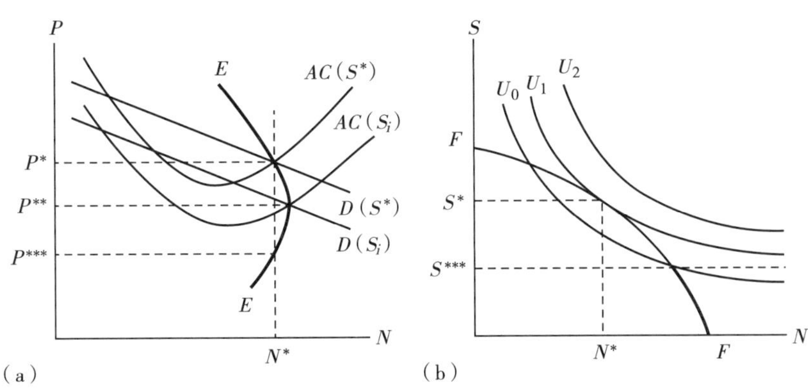

图 15.5 (a)不同产出质量的需求和成本曲线;(b)服务强度(S)和产出数量(N)的各种组合的“决策者”偏好函数

现在假设管制机构规定了 P^* 或更高的最高价格。这不会影响医院,因为它可以继续以 P^* 的价格生产 N^*。用管制的语言来说,价格控制没有约束力。

如果将价格控制在 P^{**},则医院将选择该价格下的 EE 曲线上的数量价格点,这将产生较低的护理质量(较低的 S),但较高的产出(N)。如果价格控制设置在 P^{***},产量将沿着 EE 曲线返回到 N^*,但质量会低得多。

其关键思想是,当面临有约束力的价格控制时,NFP 医院将调整护理质量,使其在约束范围内,沿着 EE 曲线移动,在约束范围内找到最佳解决方案。这个约束删除了面板(b)中 FF 曲线上的一些选项,只留下 FF 曲线右下角的粗体部分(例如,控制设置在 P^{***})作为 NFP 医院的合法选择。医院决策者的效用从原来的无约束 U_1 下降到较低的水平 U_0。

价格控制对不同的医院有不同的影响。图 15.6 显示了两家成本结构不同的医院。A 医院是一所相对昂贵的医院,将不得不降低其价格(和质量)以符合价格控制 P_{DRG} 的要求。但是,由于医院 B 已经以低于 P_{DRG} 的价格(P_B^*)运行,他们无需采取任何措施来遵守价格控制规则。因此,我们可以期望看到对价格控制的不同反应,例如 Medicare 诊断相关组(Diagnostically Related Groups,DRG)规则,这取决于价格控制是高于还是低于医院当时设置的价格。Thorpe 和 Phelps(1990)在对纽约州价格控制的研究中发现了这种现象。

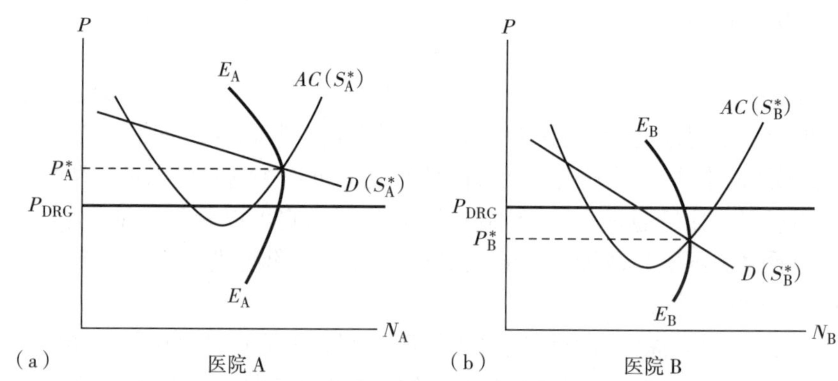

图 15.6 对两家原型医院的影响,一家价格高,另一家价格低

有时,价格控制将许多不同的服务捆绑在一起。Medicare DRG 将曾经提供的许多"单项"服务(每项服务单独计费)打包成一个"住院"包。按人头付费(与传统的 HMO 一样)将许多可能的医疗干预措施捆绑在一起,形成一个大的集合:登记人在未来一个月(或一年)所需的所有医疗护理。这种捆绑,通常是为了激励卫生保健的高效生产,也会产生改变和扭曲其他方面行为的激励。以下章节将讨论一些具体的 Medicare 定价管制及其后果。

15.7 Medicare 价格控制

医院定价

原始定价

Medicare 最初的定价结构可以视为一种价格控制,因为 CMS 的前身,医疗财政管理局

(Health Care Finance Administration,HCFA),规定了医院治疗 Medicare 患者的价格。当时的 Medicare 是按"菜单点菜"付款的,就像医院几十年来一直向客户(和他们的保险公司)收费一样。用于治疗患者的每一项单独的项目最后都在患者的账单上,这个价格变成了患者的"费用"。Medicare 计算了在一个复杂的系统下支付的费用,这个被称为成本费用比(ratio of cost to charges applied to charges,RCCAC)。它要求每一家医院估计其服务收费与生产这些服务的估计费用的总比率[21]。这个成本费用比(ratio of costs to charges,RCC)适用于医院账单上的每一项费用(因此,RCC 适用于费用,或 RCCAC)。医院为每个有 Medicare 的患者患者支付相应的费用。

预付制改革

预付制的出现改变了这一切。Medicare 开始向医院付款(如第 12 章所述)。当医院以一种昂贵的方式(如开放心脏手术)治疗患者时,DRG 协议支付给医院更多的费用,而以简单方式(如疝气修补或修复断腿)治疗时则支付较少的费用。医院调整的"利润率"是什么?

第 12 章中的讨论提到了其中两个。最明显的是,因为医院是按次收费而不是按单收费,所以他们有强烈的动机缩短住院时间,并迅速这样做(见表 12.1 和相关讨论)。这种支付计划引发了相关的担忧,即医院可能会让病情越重的患者越快出院,但有证据表明,并没有系统性地发生不良健康结局(以再入院率和 90 天死亡率衡量)。

另外两个方面的调整也出现了,这两个例子都说明了当卖家面对价格控制时会发生什么。这两项额外的调整都涉及"风险调整"机制,在本例中是 DRG 方法,即对患者进行分类,从而指定医院治疗患者将获得的 DRG 付款。

首先,最容易测量的调整机制被称为"DRG 取巧行为"。Medicare 将住院情况划分为一系列离散的"组"(单独的 DRG),他们面临着明显的两难境地:组数量太少(例如,医疗和手术患者在两个 DRG 的极端值)会造成过多的组内异质性,因此强烈激励医院筛选出患病患者并仅治疗相对低成本的。另一种极端,数千种根据合并症将每一种可能的治疗方法细分为不同的复杂阶段的 DRG,管理的复杂性会使医院不堪重负。Medicare 以实际数字为基础(回想一下,现在接近 1 000),在复杂性(一件坏事)和群体内部异质性(另一件坏事,但原因各不相同)之间取得平衡。然而,在已经建立的 DRG 中总会有近亲,医院可能会从中选择一个作为患者的分组(因此也会有 DRG 付款)。医院显然有一种动机去选择 DRG(那些可能适合的),从而从 Medicare 中获得最高的报酬。

毫不奇怪的是,软件行业迅速崛起将帮助医院顺利改变他们的 DRG 模式。有时,两个 DRG 之间的区别是一种简单的合并症,例如发热或糖尿病。关键是要在医学记录中找到这种合并中存在的迹象,(如果找到的话)证明支付更高的 DRG 是合理的。

实施 DRG 系统后,许多报告估计了 DRG 取巧行为的程度(Steinwald 和 Dummit,1988;Carter、Newhouse 和 Relles,1990,1991)。研究显示,病例混合指数(case mix index,CMI)以及所有 Medicare 患者的疾病严重程度,平均每年增长约 3%。仔细的分析(包括重新收集大量患者的病历)发现,上述年变化有大约一半反映的是真正的患者严重程度增加,而另一半则主要体现了由编码软件改进带来的更好的疾病编码(Carter、Newhouse 和 Relles,1990)。

新的支付机制产生的第二个方面是许多医院领导观察到的(尽管DRG系统的总体精度很高),一些DRG的支付相对较好(与医院的实际成本相比),而另一些则相对较差。精明的医院领导(行政、医务人员和受托人)发现了这些机会,并设法将他们住院治疗的重点从不太理想的DRG转移到了具有更高收益/成本影响的DRG。这样做的后果之一是,医疗中心为了吸引那些有特殊疾病的患者而大幅增加了对患者的广告宣传。心脏手术似乎是许多医院的普遍"赢家"[22]。

卫生服务捆绑付费

CMS的另一个重大变化是"创新中心",即医疗保险和医疗补助创新(Center for Medicare and Medicaid Innovation,CMMI)[23]。他们已经开始为院后质量改善进行捆绑付费,这与DRGs在院中的捆绑支付非常相似。改善卫生服务的捆绑付费(Bundled Payments for Care Improvement,BPCI)是重点这项工作。参与医院可以从48种不同的"卫生服务项目"中选择,其中大多数包含一些DRG类别。这些实验涉及的项目包括心脏病、骨科和胃肠外科的主要领域,以及各种疾病,如糖尿病或急性心肌梗死(心脏病)等。

- 模型1:医院同意降低标准DRG系统的费用,但要重新设计护理流程以降低成本,至少要保证质量。他们是允许以"收益分享"的方式与已注册的医生分享储蓄。
- 模型2:疾病的发作从急性住院扩展到急性后护理和相关服务,最长可达90天。
- 模型3:卫生服务的开始是进入急性期后的卫生机构(熟练的护理机构、康复机构、长期护理医院或家庭保健机构)。

在模型1~3中,医生是在标准的Medicare费用结构下使用基于资源的相对价值系统(RBRVS)支付时间表获得报酬的。

- 模型4:CMS向医院支付一笔预期费用,包括医院疾病发作期间(住院期间)的所有服务,医院从捆绑支付中向所有医生和其他独立专业人员支付费用。这显然要求医院及其主治医师就这些付款的基础达成协议。

这些实验的结果在撰写本文时尚未完成。请注意,模型4最接近于纯粹的"按人头付费"模式,因为它将医院成本和医生报酬捆绑在一起。

Medicare医师定价

1993年制定的Medicare RBRVS定价规则主要提高了各种"认知"活动(谈话和思考)的报酬,减少了"过程"的付费。因为大多数医生只从其中一个方面获得职业收入(内科医生大多从事认知活动,外科医生大多从手术中获得收入),所以短期内很少有机会让许多医生用认知活动来替代手术活动。

由于这些补偿差异的出现(尤其是私人健康保险计划也采用了这些差异),回归认知专业的比例通常会上升,而基于过程的专业的比例会下降。从长远来看,保持所有其他因素不变,这应该会改变医生从培训中选择的专业组合,以及伴随而来的市场变化,这是我们通常预期的供应变化。

Medicaid 付费

正如在第 12 章中简要讨论过的,Medicaid 在美国卫生保健提供者中臭名昭著,因为与其他保险公司的付款或实际提供卫生保健的成本相比,它支付的费用较低。两个新兴的现象显示了市场对这些人为的低价格的反应:医疗质量的变化和退出市场。

在一次简单的就诊中,最明显的医疗质量指标是医生与患者相处的时间。当它缩小时,医生和患者之间有意义的信息交流的机会也随之缩小,从而增加了漏诊的机会,降低了患者对自己病情的了解和满意度。对许多患者来说,与医生相处的时间是满意度的主要决定因素[24]。因此,医疗补助计划无法规定看病的质量(具体来说,就是与患者相处的时间),这就为医生创造了一种规避价格控制的方式。

许多医生采取的另一种方法就是拒绝治疗 Medicaid 患者。换句话说,他们"退出"了 Medicaid 市场。

按人头付费

按人头付费是将服务捆绑为单笔支付的极端做法。DRG 将医院治疗捆绑为完整的"住院治疗事件"。按人头付费将医疗分成时间单位(通常为 1 年)。正如 DRG 难以在一次住院中列举所有可能的复杂性,按人头付费更不能列举患者可能给卫生保健系统带来的各种疾病事件的复杂性。

按人头付费有两个强大的诱导:①选择相对健康的患者;②降低治疗费用。在很多方面,这两种诱导的核心是用于执行"风险调整"的方法(即,根据计算每位登记患者的病情严重程度,调整付款金额)。

大量研究表明,HMOs 倾向于选择相对健康的患者。第 12 章在医疗保险 HMO 登记(C 部分,或医疗保险优势)中直接讨论了这一点。C 部分的经验也说明了风险调整方法的重要性。当涉及到年龄 / 性别(和最初一样)时,它会因为选择而多付钱。随后的一种方法报酬过低,导致大量退出该计划。一种更新的方法解决了这个问题,导致提供者迅速重新加入,注册人数大幅增加。这一切都是提供者对固定价格和风险调整方法的反应。

因为治疗患者一年的收入是固定的,但是费用会随着治疗的增加而增加(Woodward 和 Warren-Boulton,1984)。提供者必须为患者提供更高的整体效用水平,同时降低成本,降低治疗强度(例如,按服务收费,即 fee-for-service,FFS),从而降低了限制治疗强度的能力。

第 7 章的需求诱导一节讨论了儿科门诊的随机对照试验(Hickson、Altmeier 和 Perrin,1987 年)。实验表明,在这种情况下,治疗固定患者并获得固定报酬的医生(这种情况相当于按人头付费),不但提供的治疗少于按照 FFS 付费的医生,而且提供的儿保服务也低于美国儿科学会发布的标准。

医院总额预付

近半个世纪以来,加拿大支付卫生保健的方式与美国截然不同。当他们在 1973 年转向"Medicare"模式,为医院和医生服务提供几乎全面的覆盖时,他们也改变了医院和医生的收费方式。每个医院都收到了由省级 Medicare 计划分配的年度预算，该预算基于一系列因素，包括规模、接受治疗的人口的性质和病例的复杂程度（因此区分初级、二级和三级医院）。在这一时期开始时，美国和加拿大的人均 GDP 用于卫生保健的比例大致相同（当时约为 7.5%）。从那以后，美国增长到 18% 左右，而加拿大仅增长到其人均 GDP 的 10.2%。

在加拿大，他们还通过一个中央费用设定系统来控制医生的支付，在这个系统中，医生协会与他们的省级 Medicare 计划协商费用。就像在美国一样，医生按次计费，但收费水平低得多。例如，加拿大骨科医生的年收入不到美国的一半，初级保健医生的薪酬大约是美国同类医生的三分之二（Laugensen 和 Glied，2011）。

对美国和加拿大医院资助机制进行有趣的比较将很快成为可能。2014 年，加拿大在三个省推出了一项实验性的支付系统，即基于活动的资助计划，与 Medicare DRG 系统非常相似，但整个系统只有一个付款人（加拿大 Medicare）。

数十年来，马里兰州一直享有 Medicare 的豁免，可以将 Medicare 支付给医院的款项与私人保险计划支付给医院的款项合并在一个“全付款人”（all payer）体系中，创建自己的类似 DRG 的支付方式，对所有付款人一视同仁。现在（从 2014 年开始），一项修订后的 Medicare 豁免的新实验将其转化为每家医院的全球预算体系，就像长期存在的加拿大体系一样。为了在未来保持豁免，马里兰州必须实现一系列困难的基准目标，包括：

- 提高质量目标，例如再入院率和医院获得性事件（感染、跌倒等）；
- 5 年节省 3.3 亿美元（与并行计算的标准 Medicare 支付水平相比）；
- 将人均医院费用增长限制在该州人均国内生产总值的 10 年平均增长水平以内（目标是 3.58%）。这将确保医疗总支出中的比例不会随时间而上升。

该实验的早期结果既显示了成功，也显示了一些风险。从 2014 年到 2015 年，医院成本增长低于美国平均水平，该项目已经实现了节约医院成本的目标。马里兰州还监测全州的医疗总成本，以衡量非医院成本。在 2015 年，很明显医院以更高的比率将更多的患者转到熟练的护理机构和其他院后机构，提高了它们的利用率，抵消了一些医院的节余。总的节余（包括 2016 年部分时间）为 4.39 亿美元的医院成本，但 1.1 亿美元的非医院利用率的增加抵消了部分。使用类似于讨论限制某些类型的医院投入的 CON 法的分析，完全可以预料到这种替代[25]。

这两个政策实验将很快允许在两个不同的“全支付者”系统中比较 DRG 制和总额预付制，一个是在加拿大（他们的 Medicare 计划是唯一的支付人），另一个是在马里兰（他们新的全支付者总额预算系统）。这可以提供一个重要的机会来了解这些支付方式在两种不同的经济和政治环境下是如何运作的。

按质量付费（pay for quality，P4Q）和共享 ACO 的节余

在 PPACA 的鼓励下，新的 ACO 结构创建了两个新的支付特征。第一，要获得服务的全额报酬，ACO 必须满足一系列（越来越严格的）质量衡量标准，如前面有关质量测量的部分所述。第二，ACO 模型鼓励保险计划（例如 Medicare）和医疗服务提供者团体之间的“共同节余”。简而言之，如果特定人群的总医疗费用低于传统医疗模式中可比较的群体（例如，Medicare 的 A 部分和 B 部分），ACO 将与提供者和投保人协商分享节余。但如果医疗总费用低于预定标准，他们继续接受 FFS 模式付费，则接受“回扣”检查。

如果 ACO 不是一个完全集成的交付系统（例如员工模型 HMO），则此模型存在一些缺陷。如果 ACO 主要由医师小组（PCP 或与专科小组合并）组成，但不包括所有的医疗，则很可能出现这个问题（ACO 模型允许提供者的多种“包”）。例如，假设一个初级保健小组制定了一项治疗糖尿病患者的计划，该计划每年为住院治疗节省了 100 万美元，但却花费了内科小组 50 万美元，用于额外的实验室检查、为糖尿病患者提供咨询的新人员和额外的就医。如果共享节余模式没有以某种方式包含医院成本节约，这种假设的情况将导致不采取成本节约计划的决定，即使在医疗总成本和患者福利方面都是可取的。

由于这些原因，ACO 倡导者希望看到从 ACO 的 FFS 共享节余的模式过渡到这样一种模式，即提供者组织（可能是医师提供者以及家庭保健、疗养院护理及相关“辅助”服务）都按照总额预付制获得报酬，以照顾预定的人群。这听起来很像按人头付费模式。主要区别在于 ACO 打算对付费水平进行“风险调整”，这样付费机制就不会阻碍异常患病人群的治疗。

按绩效付费（pay for performance，P4P）

我们发现商界对于在卫生保健领域建立竞争的想法，与迄今存在的完全不同，甚至超越了 P4Q 的概念。这种方法（按绩效付费，即 P4P）的目标是为大型专业医疗程序创建区域性（甚至是国家级）的卓越中心。支持这种方法的人认为，与可衡量的结果（例如心脏手术的死亡率）成比例地支付费用将导致医疗质量的显著改善，并降低获得这些质量改善的价格。

正如我们在其他受控价格环境中所看到的，P4P 的关键在于使用的风险调整方法。“结局”不仅取决于医疗质量，也取决于在任何医疗中心接受治疗的患者的状况。

使用医疗生产函数的语言（来自第 3 章），假设医疗结局的质量的定义是 QL=q（Patient，Doctor）+e，其中 e 为随机误差项（患者或医生无法控制的因素）。患者有一些外人无法观察到的随机特征（合并症），但通常至少部分可以被治疗他们的医生观察到。这些特征从皮肤苍白到患者对症状的关注程度不同。医生具有患者无法观察到的随机特征，但可以使用足够大的样本（针对每个提供者）和患者的结局来估计。例如，使用昂贵的治疗方法或将患者转到他们拥有的其他医疗机构，如治疗或诊断影像服务。

试图使用统计方法来估计“医生”成分的问题是患者成分和“随机运气”（误差项）带来的“噪音”。对实际医院数据的仔细分析表明，这一过程涉及太多的随机变量，难以仔细评估单个医院的质量（更不用说医生了）。

有两个分析说明了这个问题。第一项分析中，Park 等（1990）评估了急性心肌梗死（acute myocardial infarction，AMI）和充血性心力衰竭患者死亡的纯随机性、护理质量和患者病情严重程度的贡献效果。他们比较了这些条件下高死亡率的医院，并根据年龄、种族和性别进行了调整，即所谓的目标医院，在这些条件下，每 100 个病例的死亡率比非目标医院的平均死亡率高 5 到 10.9。这些结果并不预示着使 P4P 良好工作所需要的措施。Park 等发现 56%~82% 的差异完全是随机产生的，并得出结论：“根据管理数据和单年死亡率确定提供低医疗质量的医院是不太可能的，基于时间周期大于 1 年的目标可能更好。”

第二项分析（Hofer 和 Hayward，1996）也考虑了死亡率。作者使用了单个 DRG 水平的医院数据，并假设（乐观地和反事实地）DRG 中不存在组内异质性。他们发现，在任何的两年时间段内，作为一个（具有较差死亡率的）“离群值”（离群值指的是死亡率最差的 5% 的医院）对未来几年的结局几乎没有预测能力。例如，对于 AMI，Hofer 和 Hayward（1996）发现只有 24% 离群值会在以后的年份中作为离群值出现。超过四分之三的医院被贴上了质量差的标签，但它们的死亡率实际上与统计数据上可靠的平均值相差不大。

更好的统计分析无法解决此类问题。它们反映了医疗领域潜在的可变性。存在太多的真实随机变异性，使许多医疗和外科治疗不能很好地推断提供医疗服务的质量。如果不能测量更多的患者疾病特征，即使在相同的 DRG 中，人们也无法从比较病例死亡率中知道些什么。

使情况更加复杂的是，结局质量不那么明显。心脏治疗（搭桥手术、心脏病发作、充血性心力衰竭）和许多癌症的病例死亡率是一个明显而重要的结果。

许多慢性病的治疗很复杂。例如，如何评价糖尿病患者的治疗质量？使用住院率？（这些都是罕见的事件，因为在任何特定年份，实际住院的糖尿病患者相对较少，但相关数据可以从保险索赔中获得。）通过医疗并发症发生率，如压疮、视力减退或心脏病？（同样，这些情况在糖尿病患者中发生的比例相对较小，而且根据现有数据很难测量。）如 Porter 和 Teisberg（2006）等 P4P 的支持者断言，对于某些医疗程序来说，良好的风险调整措施是可用的（他们在他们的书中引用了 7 个），而将它们应用于许多其他重要的医疗治疗是一件简单的事情。不幸的是，对潜在统计问题的评估表明情况并非如此。

如果一个真正的 P4P 定价系统是由（比如说）Medicare 或 Medicaid 实施的，那么就会出现一个更困难的问题。例如，P4P 的提供商将开始选出可能有不良结果的患者（我们知道，由于已知的选择，提供商通常可以找到这样做的方法，因为健康人群进入了 HMO）。心脏病患者的体重、吸烟史、合并症如糖尿病、家族史（如遗传组成）、身体状况、推荐治疗的依从性，以及除疾病过程的潜在严重性之外的许多其他难以观察的特征有助于患者生存。类似的因素也能影响癌症的存活率。如果不直接查看每个正在分析结果的患者的病历，这些数据都很难测量。虽然可以出于研究目的进行数据测量，但通过定期测量来评估市场（或国家）中每个供应商的表现，似乎是当前技术无法实现的[26]。如果患者对结局的影响是不可测量的，但是不利的健康结局对提供者不利，那么选出这些患者（医生和医院设法避免治疗他们）似乎是不可避免的。

按结果付费（pay for results，P4R）

英国国民健康服务（British National Health Service，BNHS）出现了一种新的付费方式。它提出了一种全新的定价方式，例如对药品进行定价，但在该技术也可以应用于其他选定的干预措施（Garber 和 McClellan，2007）。这方面的一个例子是强生公司（Johnson and Johnson，J&J）销售的一种治疗多发性骨髓瘤的新药。这种非常昂贵的药物每剂只对大约 40% 的患者有效，而且 BNHS 最初拒绝为它提供保险。强生公司的反应是为那些对治疗没有反应的患者提供免费服务——这是 P4P 的终极目标。这个百分之百的退款保证创造了与相应的价格降低相比，非常不同的激励，特别是当治疗本身对每个患者来说是昂贵的。药品的大部分成本用于研发，而一剂药的生产和销售成本往往微不足道。通过简单的降价（对于这种药物，意味着降价 60%），制造商仍然有动机将药物的使用最大化。有了治疗失败的退款保证，制造商有强烈的动机来教育医生在治疗即将失败时避免使用药物。

管理这种方法有很大的困难。首先，结局必须是清晰、明确，且易于独立观察员判断。患者在其他致命情况下的存活就是这样一个结局。结局的确定不能被操纵，而且正如 Garber 和 McClellan 所指出的那样，这种方法在患者特征和 / 或其他治疗方法不混淆结局时的效果最好。

15.8 药物和设备：卫生保健的新浪潮

回顾第一章的表 1.5 到表 1.8 中列出的趋势，处方药（和医疗“设备”，虽然没有在这些表中列出）的相对财政重要性在过去四分之一世纪中明显增加。的确，尽管人们可以毫无顾虑地说，在那段时间里，用于改善健康的技术大大增加了，但人们也可以推测（可能是准确的，尽管只有时间才能证明），未来 25 年的变化可能远远超过这些变化。

尽管这似乎是一种粗略的概括，但医学上具有里程碑意义的发明却少之又少。X 射线的发现及其在医学诊断中的应用无疑是这些里程碑事件之一。但在许多方面，甚至 X 射线设备已被其他诊断设备（MRI、PET 成像和超声）所取代。20 世纪人类寿命显著延长可能是因为抗生素的发现和开发。

第二次世界大战之前，医生们几乎没有对抗传染病的办法，（回溯了几个世纪）传染病导致整个国家的大部分人口残疾或死亡的情况并不少见[27]。抗生素（用于治疗细菌感染）和疫苗（用于激发人体对病毒和其他疾病的抵抗力）的发现，消除了许多传染病的威胁。但除此之外，主要的医学进展更多的是在外科领域，而不是药物。

在外科手术中，第一个重大发现可能是麻醉患者（并在手术过程中支持他们的重要功能）的能力，使得长时间的复杂手术成为可能。（在使用麻醉剂之前，手术仅限于几种干预措施，包括截肢、剖宫产和有限的腹部手术。）麻醉和抗生素的结合为外科手术治疗或改善身体各器官系统疾病的持续发展打开了大门。

随着传染病风险的降低，人类疾病和死亡的原因转移到其他疾病过程中，这些过程（在某种意义上）已经被传染病对人类生活的破坏所掩盖。随着寿命的延长，心脏病、癌症和卒中的发病率也随之增加。癌症的治疗方法多种多样，包括手术（切除原发肿瘤）、放疗（杀死原发和继发肿瘤）和化疗。化疗是第二次世界大战后出现的一类重要的新药物。事实上，1955 年国家癌症研究所的成立导致了第一次系统地筛选化学制剂对癌细胞的影响。因此，与癌症作斗争的化疗是 20 世纪的第二个主要治疗手段（除了抗生素和疫苗之外）。

但是，直到最近，药物发明更多的是一个发现过程，而不是一个系统的过程。事实上，大多数著名的药物和设备发明都是偶然的结果：X 线和青霉素预防感染的能力的发现提供了经典的例子。我们许多现代药物的发现都归功于来自世界各地（通过反复试验）的“民间医学”，他们的治疗师已发现了各种物质改善各种医疗条件的力量。早在 1785 年，用于治疗心脏病的药物洋地黄就直接来自植物洋地黄对“水肿”（腿水肿意味着心脏衰竭）的疗效的观察。

对洋地黄在治疗由心肌无力泵血而引起的心力衰竭中的作用的进一步认识，充分证明了药物发现的科学基础的进展。使用洋地黄的进步很可能只是记录了治疗各种疾病的各种药物的随意使用。现代生物化学已使人们对洋地黄的作用机制有了更深的了解。它改变了心肌中钠和钾的化学交换,增加了心肌中钙离子的浓度(预期的结果),进而改变了心肌的功能。

这一发现导致了新的药物种类的产生,这些药物对人体控制动脉的大小和僵硬程度起作用,是导致心脏虚弱、高血压(导致心力衰竭和卒中)和其他疾病的因素,并减少心脏的工作量。

增加的化学药剂有许多衍生物。首先,它通常减少了手术的需要,因为这些药物可以治疗疾病达到相同或更好的效果,但副作用更少,而且通常成本更低。(这反过来导致医院的使用率下降,这一趋势在最近几十年也出现了。)药物治疗的一些重要结果包括以下手术的消除:①胃溃疡的手术(和胃食管反流使用相同或相关药物);②溶解胆管或输尿管中的结石;③甲状腺肿大;④溶解血块;⑤冠状动脉斑块的清除。

其次,新药的发现极大地扩展了可治疗的疾病范围。以前无法治疗的疾病突然变得可以治疗了,改善了人类健康,但也扩大了医疗支出。例如,就在过去十年左右,治疗(如果没有治愈的话)已经可以用于治疗诸如多发性硬化症、多种癌症、心脏病、卒中和常见的恼人的疾病,如花粉热。已经有多种疾病的治疗方法(虽然不能治愈),如多发性硬化症、多种癌症、心脏病、卒中,以及常见和烦人的疾病,例如"花粉热"[28]。

治疗性药物疗效的提高与治疗性药物的支出相匹配。其原因包括:①药物开发和测试的费用增加;②治疗疾病的数量增加;③人口老龄化的需要。

医疗设备也出现了类似增长,其中最重要的可能是 MRI。它使用强大的磁力使细胞发出信号,当 MRI 机器中的测量设备捕捉到这些信号时,就可以非常清晰地重建三维人体图像。这项技术的应用不仅在疾病和损伤的诊断方面取得了巨大的进步,而且通过对所观察到的生理变化和医学症状之间的关系提供新的见解,提高了医学知识。其他成像设备包括计算机断层扫描(CT)扫描仪和新出现的正电子发射断层扫描(PET)扫描仪,它可以观察活体内部的生理过程(新陈代谢、血液流动等)。尽管直到最近才有研究证实,PET 扫描仪现在已被用于癌症的诊断和分期(举个例子)[29]。

药物治疗和医学诊断的前景如何?许多科学家声称,我们即将在药物治疗方面取得许多突破,这些突破将使过去的发现相比之下显得粗糙,就像 18 世纪发现的洋地黄被 20 世纪对药物生理机制的更好理解所取代一样。这一说法的主要来源是人类基因组计划(Human Genome Project)所积累的海量信息,该计划着手对人类基因的整个结构进行排序(见框 15.1)。这个项目完成得比预定的时间要早得多,主要的工作是由国家卫生研究院(National Institutes of Health,NIH)直接进行的,国家卫生研究院资助的研究实验室和独立于政府资助的私营公司进行。

框 15.1　人类基因组计划

什么是人类基因组计划(HGP)?为什么它对人类健康的未来如此重要?人类基因组(定义我们人类的遗传密码)包含了大量的基因,编码的信息告诉每个身体的每个细胞在什么时候、在什么情况下做什么。它是极其复杂的人体的编程信息。理解这一准则为找到治愈疾病和重建因受伤、时间和疾病而遭受破坏的人体的方法提供了巨大的希望。

HGP 已经实现了其既定目标,即提供整个人类基因结构的"序列"[*]。许多科学家相信,每种人类疾病都有遗传基础,直接或通过改变人体对外部刺激(病毒、细菌、毒素等)的反应。因此,来自 HGP 和后续研究的遗传信息将为疾病诊断(或疾病高危人群的识别)提供新的方法,并在许多情况下创造基于基因的治疗方法来治愈疾病。

目前,每项测试的基因测试费用为数百至数千美元,但随着科学家和工程师找到方法使检测更加常规,以及规模经济进入检测行业,这种检测的成本肯定会下降。

基因疗法通过改变人类卵子和精子的遗传内容("细菌"疗法),实际上改变了个体的遗传结构,无论是对个体("体细胞"疗法)还是对其后代。目前,将修改过的基因传递给人类最常见的方法是将修改过的基因封装到一种"感染"患者的病毒中,使有缺陷的基因被正确的基因取代。随着"感染"的扩散,整个人都可以治愈遗传畸形,从而治愈遗传病。

基因研究的另一个分支,药物遗传学,研究个体的基因组成如何改变对不同药物的反应。药物遗传学的研究目标包括:根据个人情况调整药物剂量,提高疫苗的安全性和有效性,提高诊断能力[†],甚至根据患者的遗传结构调整药物。这种类型的研究还应大大减少未能达到预期结果的药物的数量,并减少或消除开发具有重大副作用的药物的尝试,从而可能降低总体上的药物和卫生保健的总成本。

HGP 的公共投资主要由美国国立卫生研究院(2003 年项目结束时为 38 亿美元)和能源部(根据其研究辐射对人体影响的章程,到 2003 年为 10 亿美元)提供。在研究人类基因组方面也有大量的私人投资,最引人注目的是 Celera Genomics 公司和 Incyte。

尽管该方法备受争议,但美国的专利制度允许个体基因组信息被授予专利,从申请专利之日起 20 年内,对这些信息的使用享有垄断权(参见本章关于专利和药物发明的相关讨论)。截至 2001 年,美国专利和贸易局已经收到了 300 多万个基因片段和数千个部分或完整基因的申请。为单个基因申请专利的能力直接源于 1980 年美国最高法院标志性案件,Diamond v. Chakrabarty,该案件授予了一种消化石油的微生物的专利权。现行的专利法认为,基因信息可以像其他任何发明一样被授予专利:它必须通过新颖、有用、不明显的测试,并被充分描述以供他人复制(专利法的最后一项规定导致一些发明人不为他们的发明申请专利,因为这个过程的披露允许其他人从事相关的工作,即使没有这个过程,也允许他们在专利过期后复制和使用这些工作)。

2009 年,一项针对美国专利商标局、Myriad Genetics 和犹他大学研究基金会的诉讼[‡]被提起,这些机构持有控制肿瘤生长的 *BRCA1* 和 *BRCA2* 基因的专利。这些基因的突变与女性乳腺癌和卵巢癌密切相关。该诉讼指控人类基因专利违反第一修正案和专利法,因为基因是自然的产物,因此不能获得专利。2010 年 3 月 29 日,纽约联邦法院裁定,关于 BRCA1 和 BRCA2 基因的专利无效。在最后一步,2013 年 6 月,美国最高法院一致裁定,作为自然产物的基因不能获得专利。然而,这项裁决确实规定了基因工程材料可以获得专利保护,因为这些新的工程产品在自然界中并不存在。这项最终裁决打开了使用人类基因组信息的大门,而无需向第一方支付版税来分离特定的遗传信息。

---

[*] www.genome.gov/10001772/all-about-the--human-genome-project-hgp/

[†] 有时医生可以根据对某种药物没有反应做出诊断。当存在两种不同的诊断时,给其中一种药物就能告诉医生这个人得了什么病,不管他或她是否被治愈了。

[‡] Molecular Pathology et al. v. U.S. Patent and Trademark Office et al.(2009)

有关单个基因的作用和功能的信息的发展导致了可能进行药物治疗的 3 个主要领域。第一,通过了解各种基因的作用,科学家可以更多地了解疾病过程,从而更有效地“靶向”药物治疗。第二,通过改变(例如)病毒的遗传结构,科学家可以“植入”新的基因来取代有缺陷的基因。因此,“基因疗法”实际上是把人体内有缺陷的基因拿出来,用正确的基因拷贝替换它们。这实际上可以治愈许多遗传性疾病(其列表太长,甚至无法在此进行总结)。第三,基因治疗可以刺激特定位置特定类型细胞的生长,使身体各种损伤自愈。这些可能性使人们普遍乐观地认为,我们很快将有能力“治愈”诸如严重的脊髓损伤之类的事情,恢复因运动损伤或疾病过程而受损的关节功能,并逆转许多曾被认为是正常“衰老”的症状。

除了新药开发,关于个体遗传结构的信息也将使医生通过了解不同基因型的人对不同药物的反应来选择特定的药物(当有多种药物可用于治疗某种疾病时)。这种“个体化药物”可以潜在地提高许多疾病的治愈率,同时也为那些对现有药物没有反应的人指明了新药物的发展方向。

为了提供背景知识来了解药物开发在过去的发展过程以及将来的发展情况,现在,我们可以对新药发明和测试的过程以及在美国(以及全世界)进行药物(和装置)开发的法律进行描述和分析。

药品如何进入市场

处方药有多重要? 衡量其成本的标准方法(包括在第 1 章的表格中)是使用制药业的“零销售额”作为衡量标准。据统计,美国的处方药几乎占所有卫生保健支出的 10%。但 2014 年的新数据显示,这大大低估了医药产品行业的规模。研究表明,在过去的十年里,非零售销售额已经达到零售销售额的 40%。因此,处方药行业实际上比之前数据显示的要大 29%[30]。例如,2016 年报告的 3 300 亿美元的处方药支出总额为 4 240 亿美元,占总医疗费用的 13.3%,个人医疗费用的 15.6%。“失踪”处方药被卖给医院、养老院、家庭医疗机构和类似的医疗服务提供者,但是 CMS 会计系统已经把它们作为医院、养老院和家庭医疗机构总开支的一部分。但是,在我们的卫生保健系统中,处方药几乎是六分之一,消耗了这个国家近 3% 的国内生产总值。从这个角度来看,我们现在可以理解控制美国药品(“drugs”)准入的复杂管制结构。

几乎在每一种情况下,一种新的药物(药物,但不要与致幻药和非法药物混淆)或医疗设备的开发都遵循一条漫长而复杂的道路。研究通常从美国或外国大学进行的一些非常基础的科学研究开始,(在美国)通常利用美国国立卫生研究院的支持,通过一个非常有竞争力的项目来支持基础研究。在这项工作中,研究人员建议进行一项专门的研究,NIH(美国国立卫生研究院)的资助(或不资助)完全基于它的科学价值。在这项研究者发起的工作中,科学和最终应用之间的联系有时只是明显的,而且往往与某种特定的药物关系不大。(美国国立卫生研究院也有更有针对性的研究项目,但大部分 NIH 资助的研究资金是通过研究者发起的项目获得的。)美国国立卫生研究院还在其位于华盛顿特区和其他地方的实验室进行大量的内部研究。

随着研究的进展,商业应用将变得显而易见。在这种情况下,进行研究的大学通常会为研究申请专利,然后将其商业化(通常是与制药公司合作)。在 1980 年,美国改变了关于专利申请程序的规定,现在强烈鼓励大学为药物和相关发明申请专利,并允许工业使用已批准的专利[31]。

制药公司在他们自己的专用实验室里进行重大研究,通常比美国国家卫生研究院资助的研究更有“应用”价值,而且通常是基于早期的“基础”研究。据估计,制药公司的研究成本约占其总销售收入的 20%。其中一些研究是非常“基础”的,但更典型的应用是在研究和最终产品之间有一个更清晰的路径。制药公司获得使用在大学进行的基础研究的权利,并继续发展,直到有一种适销对路的药物。制药行业协会的报告显示,制药公司每评估一种进入临床试验的化合物,就会评估约 1 000 种化合物。这些早期评估包括实验室和动物研究。

一旦药物从该过程中出现,将有望治愈人类疾病。它经历了严格的临床研究过程,受到美国食品药品管理局(Food and Drug Administration,FDA)的严格管制。其规则要求测试(在大多数情况下)必须具有高度的统计可靠性,证明药物是安全有效的(即它确实有效)[32]。

FDA 药物测试

所有进入美国市场的新药都必须得到 FDA 的批准。这个批准过程的基本时间线如图 15.7 所示。

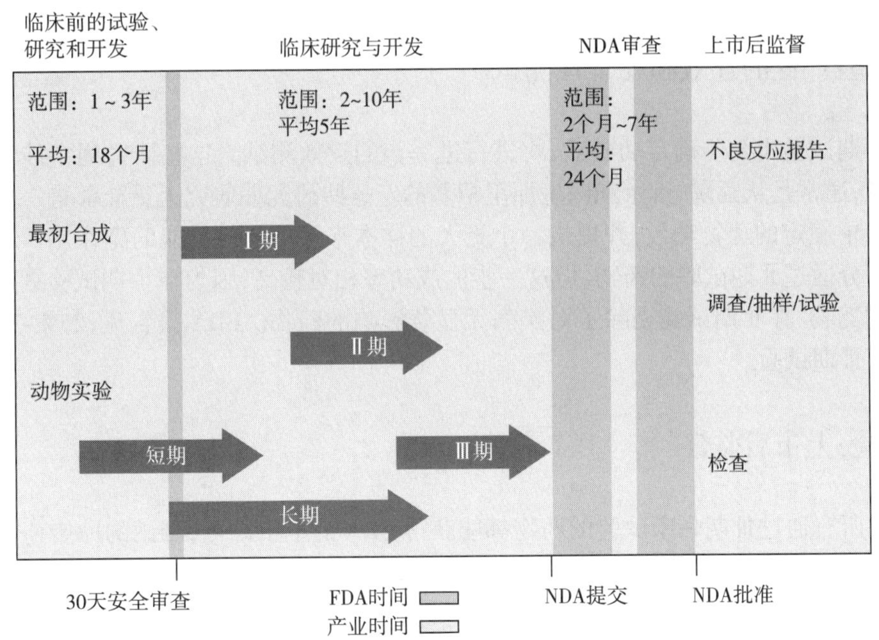

图 15.7 新药开发时间表。NDA,新药申请(new drug application)

来源:美国 FDA(1995)。

I 期试验:初始安全测试

在成功的动物实验之后,毫无疑问,I 期试验是在人体上测试新药的第一步。其主要目标是确定所涉及的安全问题。在这些研究中,药物是在严格控制的医学实验室条件下给志愿者患者服用的,主要目的是确定人体对这些药物的反应。这些研究通常使用 20~100 名患者,需要几个月的时间,并导致大约 30% 的测试药物由于安全原因被丢弃。通过了Ⅰ期试验的药物将继续进行人体试验的下一步。

Ⅱ期试验:初始疗效测试

在Ⅰ期试验至少初步证明了药物安全性之后,Ⅱ期试验就开始了。它通常涉及更多的患者,通常是数百名,(在评估短期安全性时)主要涉及对药物疗效的研究。这些研究总是随机对照试验(有关研究设计的详细信息请参见框 3.1)。

证明疗效的要求是在一次高度公开且具有争议的美国参议院听证会(由参议员埃斯特·凯弗弗主持)之后提出的。听证会强调,(当时)在美国市场上销售的许多药物实际上对开出这些药物的疾病没有任何疗效。Ⅱ期试验的临床试验通常以患者为中心,对他们的疾病进行药物治疗,并简单地尝试确定疾病是否对药物有良好的反应。通常,这个时候会给予不同的剂量,以找到疾病反应良好的最低剂量。从Ⅰ期试验到Ⅱ期试验的测试药物中,通常只有不到一半能通过Ⅱ期试验(因为约有 70% 的测试药物经过测试通过Ⅰ期试验,其中一半通过Ⅱ期试验,大约三分之一的原始测试药物通过Ⅱ期试验进入Ⅲ期试验)。

Ⅲ期试验:广泛的疗效和安全性测试

在Ⅱ期试验中初步确定功效后,将进行进一步的疗效测试。这些研究通常涉及成百上千的患者,通常是从医院、诊所和医生那里招募的。这些研究使研究人员能够进一步确认在Ⅱ期试验中确定的药物功效,并提供一个更大的样本来评估任何可能的副作用。Ⅲ期试验剔除了部分通过Ⅱ期试验的药物,但这一步的成功率相对较高,因为在Ⅰ期试验剔除了有明显危害的药物,在Ⅱ期试验剔除了对疾病无显著影响的药物。FDA 报告说,25%~30% 的药物通过了Ⅲ期试验。

Ⅳ期试验:上市后监督

并非所有通过Ⅲ期临床试验的药物都能获得 FDA 的上市许可,测试的原始药物中只有大约 20% 得到了上市批准。随后是数年的"上市后监督",医生和药剂师被要求向 FDA 提交与服用该药有关的任何不良事件。FDA 将分析这些数据,有时会根据这一阶段的信息从市场上撤回某种药物[33]。

保险在引进新技术中的作用

在现代卫生保健领域,新技术在进入普遍使用之前要跨越许多障碍。如前所述,新的医疗药物或设备常从实验室开始,有时是工业实验室,有时是研究型大学(后者通常由 NIH 资助)。基础科学的结果演变成原型，然后进入之前讨论的安全和疗效测试阶段。如果他们顺利通过了前面的过程，那么在新产品和医学界成功采用之间仍然存在两个障碍：获得保险覆盖和提供者的“接受”。

一旦一种产品被批准使用，药品和设备公司就有无数方法来创造“接受”（向医生和患者宣传)。因此，“最后”两个步骤中最重要的是保险覆盖。其中最重要的是 Medicare，因为许多私人保险公司会向他们咨询承保范围决策的建议。

对于药物而言，成功的关键在于将其纳入药物保险处方中，也就是医疗保险药物清单。在针对同一种基本疾病的药物中，获得较低的“等级”（较便宜）排名会更好，因为消费者自付费用较少，但进入医保覆盖名单是关键。一旦这种药物获得了这种地位，保险公司就会为它买单，医生也可以开这种药。

CMS 有一个 Medicare 覆盖范围中心，国家医疗保险覆盖决策（National Coverage Decision, NCD）[34]，由它做出重要的覆盖范围决定。为了协助该过程，CMS 会定期召集 Medicare 证据开发和承保咨询委员会（Medicare Evidence Development and Coverage Advisory Committee, MEDCAC）[35]，负责监督有关药物疗效的科学证据的收集，并向 CMS 建议覆盖（或不覆盖）该药物。

“成本”一词并没有正式进入 Medicare 覆盖范围的讨论。覆盖率确定过程的观察者报告说，成本间接地进入了讨论，“大额”项目比低成本项目受到更严格的科学审查，但成本从来不是正式的标准。因此，NCD 没有采用正式的成本效益（CE）分析。1965 年最初的 Medicare 法案规定，只有在“合理和必要”的情况下，治疗才应包括在内，但没有对这些条款的适用提供指 [36]。

Medicare 的做法与英国和欧洲大陆许多国家的标准做法形成了鲜明对比。在后者，CE 分析正式进入了覆盖决策。例如，在英国，国家卫生与临床优化研究所（National Institute for Health and Clinical Excellence, NICE）定期向 BNHS 提出关于覆盖范围确定的建议。这些建议虽然不具有约束力，但在 BNHS 的决定中具有相当大的作用。隐含的标准是，对广大人群而言，每质量调整生命年（QALY）成本低于 3 万欧元（按当前汇率约为 4 万美元）的治疗将获得有利的覆盖决定，但更昂贵的治疗往往不能获得有利的覆盖决定（Garber 和 McClellan, 2007）。

处方药

美国的法律禁止消费者直接购买许多药物（几乎比其他任何国家都多)。相反，患者必须获得医生的处方，也就是字面上的“医生处方单”，处方允许药剂师（零售商）将药物分发给患者。许多其他药物仍然在“非处方药”（over-the-counter, OTC）市场，消费者可以直接购买。处方药和非处方药有时很难区分。许多药物是 OTC，因为当 FTC 成立时，它们已经在市场上存在了很长时间，很难将它们拉回处方状态（阿司匹林可能是最突出的例子)。另一些药物批为 OTC，是因为所有现有的证据表明，即使服用非常大的剂量，它们的相关副作用也非常少，但如果过量服用某些 OTC 药物（包括无处不在的阿司匹林)，可能会相对危险。一些药物在经过一段时间的使用后从处方药转变为非处方药（许多抗组胺药物如苯海拉明非处方药属于这一类)。有些药以两种剂量出售，大剂量作为处方药，小剂量作为 OTC。

合法垄断

美国宪法(第 1 条第 8 款)赋予国会授予发明使用专有权的权力,这是美国专利法的基础。其目的是"通过在有限的时间内向发明者保证其各自发明的专有权,以促进科学和实用艺术的进步。"美国的第一个专利(制作肥料的方法)由乔治·华盛顿总统签署。

在美国,专利的基本期限是 20 年[37],但是 1984 年的《哈奇·瓦克斯曼法》(Hatch-Waxman Act)针对药物开发将期限延长了 5 年,因为 FDA 批准过程中需要大量时间进行药物测试。同一部法律还创造了一个加速将仿制药推向市场的过程(无需证明原专利中批准的药物的安全性),下一节将对此进行更多讨论。Scherer(2000)指出了专利的重要性,因为药物开发的成本非常高(他估计每种药物的平均成本在 2.5 亿到 4 亿美元之间)。由于 FDA 的批准需要药物化学成分的精确细节,所以在没有专利保护的情况下很容易被复制。

在专利支持期内,(人们应该预料到)药品的价格会根据药品在市场上的增值而变化。在对药品定价的分析中,Lu 和 Comanor(1998)考察了自 1978 年起的十年中引进的 148 种新药的定价。其中超过 90% 的药物与市场上现有的具有类似疗效的药物竞争,因此 Lu 和 Comanor 使用 FDA 评估来描述与现有药物相比,每种药物的治疗效果如何。有适度临床改进的新药(约占其中的八分之三)的价格(平均)略高于现有竞争对手的两倍;那些有重要收益的公司(大约 10% 的新进入者)的定价是竞争对手的三倍(平均);而那些被 FDA 定性为疗效甚微或没有疗效的药物,其定价与竞争对手大致相同。其基本结果可以概括如下:具有专利保护的药品定价与市场承受能力一样高。

在美国销售的大多数药品也都在世界其他地方销售,制造此类药品的市场确实是国际性的。许多观察家指出,美国新药的价格超过了其他国家相同药物的价格。这种差异部分来自我们非常活跃的侵权法制度(见第 13 章)。Manning(1997)发现,美国和加拿大同药品价格的差异约有一半来自美国较高的法律威胁所导致的成本差异。其余的差异有不同原因,但最引人注目的可能是处方药在健康保险中的覆盖率本身已经比较高而且还在不断增加(模糊了消费者进行价格敏感比较的动机),以及加拿大卫生保健机构的更集中的特点,这个特点允许更多的中央"批量"购买。

仿制药竞争

合法垄断期结束后,竞争对手可以自由生产相同的化学药品作为"仿制药",并与原始品牌药品竞争销售。大约 90% 的美国处方都是由仿制药(如果有)提供的,通常比品牌药的成本要低得多。

FDA 可以通过 1983 年制定的《罕见病药物法》(Orphan Drug Act)的规定,延长市场保护期限。该法案旨在鼓励生产治疗罕见病(该法定义为在美国影响不到 20 万人的疾病)的药物。该法案为 FDA 要求的安全性和疗效测试提供了支持,并且与美国专利法无关,可以将专利期限延长至多 7 年。FDA 通过拒绝批准竞争产品来履行对罕见病药生产商的承诺,直到承诺的市场排他性结束。FDA 的罕见病药计划说,在这个项目下,已经有 400 多种药物进入市场。其中许多实际上用于多种情况,有些已经变成总销售额超过 10 亿美元的"重磅炸弹"药品。近年来,超过 40%FDA 批准的药物已经通过了罕见病药物计划(Daniel 等,2016)。

在法律方面，政府计划（例如 Medicaid）要求使用仿制药物（如果有）。许多私人保险计划也是如此。常见的处方药保险安排包括 3 个层次。例如，消费者可能为仿制药每月支付 5 美元的共付额，为“中档”品牌药每月支付 20 美元，为更昂贵的品牌药每月支付 30 美元。对消费者及其医生的激励驱使他们尽可能使用仿制药或中档药。

即使合法垄断结束了（专利到期了），专利药品也常常比进入市场的同类药物的仿制药相比，仍保留了较高的利润。图 15.8 根据 Griliches 和 Cockburn（1995）的工作，提供了 Scherer（2000）所描述的这个问题的一个“不典型”的例子。1987 年，美国 Eli Lilly 公司以 Keflex 品牌出售了一种疗效好的头孢菌素类抗生素。如图 15.8 所示，在专利保护下，价格在几年的时间里缓慢攀升，从每 100 颗胶囊 55 美元上升到 65 美元。这一趋势在 1987 年 4 月专利到期后继续迅速发展，到那时仿制药的价格开始只有 Keflex 的一半，然后下降到（现在更高的）Keflexs 价格的 20%。仿制药的价格走势与我们通常预期的大致相同，因为多达 20 家公司销售了 Keflex 的仿制药。

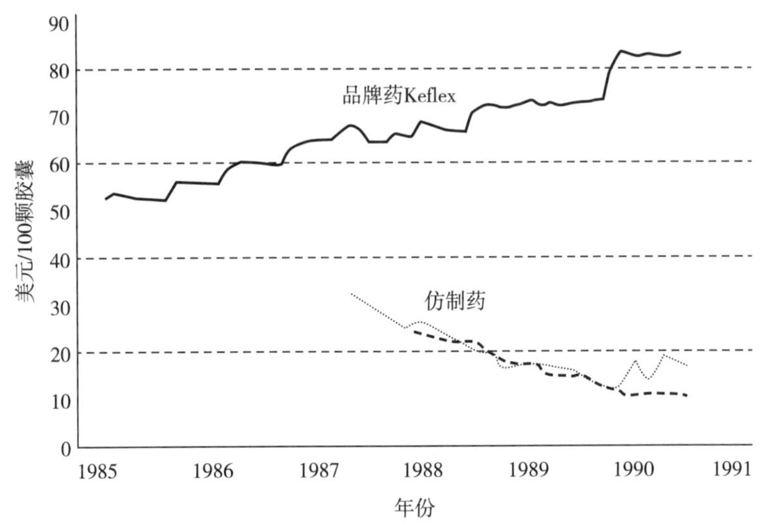

注意：对于非专利药，点状虚线显示了面向研发的公司的价格路径，而短横虚线显示了非专利药专家公司。

图 15.8　Keflex 价格

Keflex 价格的例子表明，即使在专利到期和仿制药竞争进入市场后，品牌处方药仍然以相对较高的价格销售。出现这种情况，（部分）医生和患者对一种药物的仿制药和品牌药的真正“对等”程度的信息不完全，部分是因为（由于保险覆盖范围很广）这个选择对患者或医生来说可能并不重要。如果患者的健康保险没有多个层次，医生和患者可能会忽略这种区别，但有多个层次的健康保险通常会导致医生和患者讨论是否使用品牌药（高成本）或仿制药（“首选”低成本），以及医生认为的每种选择的质量差异（如果有）。

随着更多的健康管理计划开展药物分级覆盖，品牌药 / 仿制药的安排将变得越来越普遍。例如，一个健康保险为仿制处方药提供保险（以相对较低的价格出售），每月 5 美元作为共付额。而为价格较高的品牌药物提供保险，每月 20 美元或 25 美元作为消费者的共付额。通过生产该药品的品牌药和仿制药版本，该公司能够进入这两个市场。因为其他制造商在专利过期后可以很容易地生产出仿制药，所以原始品牌的制造商在这个市场上坐以待毙是没有好处的。通过参与（制造仿制药），品牌药制造商可以比不参与更好，但无论如何，与专利提供合法垄断的竞争前时代相比，利润将会下降。

然而，品牌药 / 仿制药策略并不经常奏效。美国国会预算办公室（Congressional Budget Office）1998 年的一项研究考察了 112 种在专利到期时受到仿制药竞争的品牌药品。其中只有 13 种（约占药物的 10%）原厂生产的仿制药获得了超过 10% 的市场份额。在另外 98 个案例中，新加入者有效地利用他们的仿制药加入者抢占了市场。似乎发生的情况是（再次参见图 15.8 中 Keflex 示例），原品牌药物的市场份额要小得多，但售价却比同类仿制药高。当然，制药公司试图通过广告和使用"道德"制药公司作为描述词来宣传自己，以加强"品牌忠诚度"。我们接着讨论广告的问题，制药公司向谁"推销"他们的产品以及如何推销。

制药公司的销售努力

广告的目的通常是增加产品的销售量。它通过告知消费者该产品的可用性和特征（质量、价格等），并通过在产品和消费者已经喜欢的东西之间建立良好的联系来做到这一点。因此，著名的演员和体育明星经常出现在广告中，或在一定能唤起快乐的场景中向消费者展示广告（在酒吧里为啤酒广告而举办的快乐派对，在乡间驾车兜风，等等）。但是法律对处方药的限制使得制造商很难对他们的产品使用普通的广告技术。他们通常转而求助于"代理人"，也就是消费者卫生保健决策的顾问，即他们的医生。

多年来，药品广告一直采用两种方式来说服医生相信处方药的价值：在医学杂志上刊登广告，以及在医生办公室或医院里直接面对面的销售联系。最近，制药公司转向通过广播、有线电视或者互联网媒介，直接面向消费者的广告。制药公司到底在广告上花了多少钱还不太清楚。行业报告将 2004 年的宣传支出水平定为 277 亿 ~335 亿美元，但（来自加拿大）的独立分析师将这些报告进行了比较，并将相同（公开可用）的数据重新组合，得到 2004 年的估计值为 575 亿美元（Gagnon 和 Lexchin，2008 年）。这一总额（占同年美国总销售收入 2 354 亿美元的 24.4%）超过了同一家公司在研究上的支出（13.4%）。

制药行业近期发布的数据（2012 年）显示了品牌药品的总营销支出每年超过 300 亿美元，其中一半以上花费在拜访医生的"推销"上，另外 50 亿美元用于给医生提供免费样品（他们通常反过来给患者介绍药物），以及超过 30 亿美元的直接面向消费者（direct-to-consumer，DTC）广告，主要是电视广告[38]。估计有 72 000 名推销员代表，大约相当于执业医生数量的十分之一。

医学期刊广告：几乎所有的医学杂志都包含大量详细的药品广告，通常侧重于医学专业杂志相关的疾病治疗。例如，儿科学杂志刊登了有关儿童疾病药物和儿童用药剂量的广告。像 JAMA 和新英格兰医学杂志这样的综合杂志包含了一系列广泛的广告，包括治疗高血压、心脏病、抑郁症、胃病、过敏等疾病的药物。

联系医生面对面销售：多年来，制药公司的一项关键广告策略是与药品销售代表（男性和女性"推销员"）进行面对面的销售。这些销售代表前往医生办公室、医院和医学会议，说服医生为患者开出他们的品牌药物。尽管精确的估计很难做到，但最近的研究（Gagnon 和 Lexchin，2008）表明，销售人员提供的药品样品价值每年超过 200 亿美元，约占药品年度广告成本的 36%。

直接面向消费者的广告:最近一波处方药广告以 DTC 广告的形式出现,主要是通过广播电视。尽管估计差异很大,但总体来说 DTC 广告费用从 1991 年的 5 500 万美元增加到 2000 年的 20 多亿美元,并在 2005 年超过 42 亿美元(Donohue、Cevasco 和 Rosenthal,2007)。最近的一项分析(Alpert、Lakadwalla 和 Sood,2015)估计 DTC 广告费用为每年 40 亿美元。最新数据显示,2016 年的总额为 52 亿美元,增长超过每年 12%。关于制药公司实际在广告上花费多少的相互矛盾的估计也涉及到透明度的问题:没有可用的数据可以准确地描述制药行业在许多重要方面的行为。

共付优惠券

在面临仿制药竞争时,品牌药制造商的一项新策略有助于维持较高的价格,即提供"共付优惠券"以减少甚至消除处方药计划中收取的较高的共同付费。面对通用竞争 - 提供"共付优惠券"。这些计划在 DTC 广告中被广泛宣传,通常带有"挑逗"问题,例如"需要共付吗?"然后,制造商将提供"共付优惠券",以消除品牌药品的高共付额和防止药品的低共付额(有时每月 0 美元)之间的差距。这些安排增加了健康保险中所有消费者的成本,同时使共付优惠券的接收者受益,还提高了制药公司的盈利能力。对这些计划的最近一项分析显示了 3 个重要结果:①优惠券使名牌药的处方率提高 60% 以上;②这种做法对制药企业非常有利,其投资回报率为 4 : 1 至 6 : 1(Visante,2011);③它通过将消费者从低成本的仿制药转向高成本的品牌药,增加了处方药保险的成本(Daffney 等,2016)。据估计,有 23 种面临新仿制药竞争的药物采用了共付优惠券策略,比没有优惠券的情况下多花费了 17 亿美元(高估值和低估值的平均值)。这些费用直接转化为处方药保险更高的保费。根据联邦反回扣计划(Visante,2011)和一个州(马萨诸塞州)的规定,对于 Medicare D 部分,这种做法被认为是非法的,但对于不是 Medicare D 部分的消费者来说,这种做法仍然被广泛使用。

电子病历

电子病历(electronic medical record,EMR)不同于其他医疗技术,但在其对卫生保健的影响和管制方面值得探讨。EMR 技术本身不涉及治疗(因此不受例如 FDA 的管制),但它对患者的影响可能是非常大的。

美国国家科学院医学研究所产生了一系列报告,强调了美国卫生保健系统中可预防的医疗错误的频率和性质(IOM,1999 年),接着是一项关注可预防药物错误的研究(IOM,2006 年)。1999 年的报告("*To Err Is Human*")指出,每年有 44 000~98 000 人死于医源性疾病或伤害。

2006 年的报告估计,美国每年发生 150 多万起可预防的不良药物事件(adverse drug event,ADE),其中约一半发生在疗养院,另一半发生在住院和门诊[39]。报告指出,电子处方订购系统可作为减少可预防 ADE 的关键工具,包括由于处方上的笔迹不清晰[40]、药物 - 药物相互作用、用药剂量和用药时间间隔不正确等原因引起的 ADE。

广泛使用 EMR 技术可能带来的第二个好处是在"医学实践指南"领域的发展(从而减少医疗实践模式中不合理的变化)。大多数医学实践指南是使用"基于交易的"医疗索赔数据(Medicare、商业保险计划等)中包含的信息制定的。这些保险索赔记录提供了关于提供给患者的治疗的丰富的数据来源,但通常在确定患者的结局(创建良好指南的关键)和患者可能存在的干扰成功治疗的合并症方面相当稀少。EMR 中的数据提供了一种可能性,可以极大地丰富用于创建医疗实践指南的研究数据,从而在对患者的直接好处之外创建第二个好处(如减少药物错误)。

(从前面关于质量测量的 AMOs 讨论中)回想一下,AMO 的新 CMS 质量测量协议采用 AMO 医生使用电子病历的百分比作为特定质量指标。HITECH 新法(2010 年签署)为医生在四年期间内采用电子病历提供了奖励,每个提供者的奖励总计达 4.4 万美元。

电子病历技术规范

EMR 规范是与其包含的信息有关的问题。医疗内容记录受到 1996 年健康保险携带和责任法案(Health Insurance Portability and Accountability Act,HIPAA)的保护。第二篇为(纸质和数字)医疗记录安全以及涉及卫生保健的各种组织(保险承保人、提供者、药店等)之间的电子数字交换(EDI)交易制定了标准。

HIPAA 的主要医疗信息隐私功能要求卫生保健提供者根据要求向有关个人提供医疗记录的副本,并纠正个人发现的错误。它的规则还严格限制了医疗信息(记录、检测结果、处方、账单数据)的传播方式。首先,这些规则禁止传播任何未经个人授权就可以链接到某个人的记录信息。HIPAA 规则还要求对 EMR 采取非常严格的安全措施,以防止外部人员未经授权的访问。

管制"无漏洞"

在这一点上,似乎值得注意的是,(根据 FDA 法律)药物治疗和一般的"医疗干预措施"大不相同。有大量的法规对药物安全性和有效性进行规定,但相比之下,对于新"疗法"的宣传或之前使用过的治疗的评估来说,没有类似的相关规定。在这里,治疗既指外科手术程序,也指那些未包含在手术中的患者治疗"策略"。这就在知识的生产和新疗法创新进入市场的可能性上形成了一种奇怪的精神分裂症。一般的药物管制,尤其是 1984 年以前的规定,会抑制市场进入。然而,没有什么能阻止一种新的外科技术的进入。它扭曲了这些替代治疗形式的经济动机,可能使我们倾向于"过多的手术"而没有足够的药物治疗。这是一个与许多疾病高度相关的比较,这些疾病的范围很广,手术和非手术治疗都是可行的。

15.9 结语

管制遍及卫生保健部门,其中大部分是为了降低行业成本。这些管制试图限制该行业的准入和扩张(CON 法),并直接控制价格(Medicare 定价规则)。对这些规则的实证研究发现,直接的价格控制效果不错,但并不普遍。

许多管制也直接尝试改善治疗质量。FDA 控制药物和医疗设备安全性和有效性的规则,以及各种医护人员(医生、牙医、护士等)的许可证,就是明显的例子。在这两种情况下,私人提供信息(药品质量广告、"委员会"对提供者质量的许可证)提供了一种非强制性的替代方法，与强制性许可共存。在大多数（如果不是全部）情况下，私人认证提供了比强制性许可要求更高的质量标准的证据[41]。

许多管制活动，无论是为了控制成本还是提高质量，都有改变竞争性质的明显副作用，这主要是因为对竞争对手进入市场的隐性或显性影响。CON 法试图直接控制医院准入。FDA 的规定（直到 1984 年修订）在很大程度上限制了竞争，特别是在“仿制药”产品的准入方面。

其他试图控制成本的管制也会对医疗质量产生影响。价格控制对医疗质量的影响似乎很明显，因为 NFP 医院只能通过降低医疗质量才能对有约束力的价格控制做出有意义的反应（营利性医院可以在降低价格的同时保持质量，但如果面临有约束力的价格控制，可能不会这样做）。

对卫生保健部门的管制进行认真的经济分析仍然是重要的研究领域。本章考虑的每种管制都有可能提供一些社会效益，没有一项规定是毫无价值的。反过来，每一种都有可能通过对竞争、质量或其组合的影响而造成经济灾难。我们把对卫生保健部门管制的讨论留给通常经济学家的双重评价：“一方面，它们可能是好的，另一方面……”

15.10 《健康经济学手册》中的相关章节

Volume 1 Chapter 20, “The Industrial Organization of Health Care Markets” by David Dranove and Mark A. Satterthwaite

Chapter 25, “The Pharmaceutical Industry” by F. M. Scherer

Chapter 27, “Antitrust and Competition in Health Care Markets” by Martin Gaynor and William B. Vogt

Chapter 28, “Regulation of Prices and Investment in Hospitals in the U.S.” by David S. Salkever

15.11 问题

1. 以 5% 和 10% 的折扣率计算一种新药 17 年的年利润为 100 万美元的年金的现值。你可以使用在大多数商业数学课本中找到的“年金”表，也可以在电子表格或统计程序中生成年金表。

现在计算最后九年年金的现值，也就是 17 年年金的现值减去八年年金的现值。这种差异体现了由于 FDA 规定的八年（平均）检测而造成的利润损失。

2. 计算 5% 和 10% 的“永久性”垄断利润的现值。（提示：永久年金 1 美元的现值是 1 美元 /r，其中 r 是贴现率。）现在，计算“丢弃”前八年利润后的永续年金现值。将其与 17 年年金的现值进行比较。哪一个为发明创造了更大的动力——延期八年的永久年金还是 17 年年金？当你将贴现率从 5% 调整到 10% 时，答案会如何变化？

3. FDA 通过要求安全性和有效性的证据来规范药品在美国的销售。这对改善美国人的健康有什么影响？这会对美国人的健康有什么损害？

4.（从社会角度）讨论药物的 DTC 广告可能的收益和成本。

5. 关于医院管制，在第 9 章中建立的医院行为模型预测，DRG 支付对医院行为的影响在不同的医院之间会有所不同，因为该系统对所有医院的收费是相同的。面对 DRG 系统，哪些类型的医院可能会改变他们的行为，如果有的话，他们的改变会对医院的产出和质量产生什么影响？哪些类型的医院可能什么都不做？

6. 讨论“自由市场对医院来说有太多的准入机会，管制机构可以通过限制准入来改善社会福利。”

7. 讨论“许可证限制医生、药剂师和牙医等医疗服务提供者进入医疗行业。这只会使这些职业受益，而且还会使医生、牙医等更加昂贵，从而损害患者的利益。”

8. 你知道什么证据表明价格控制和 CON 法是否真的影响医院价格？

9. 如果制药公司的平均利润（收入超过成本）占销售额的 18%，这（大约）告诉了你这些公司产品的需求弹性的什么？（提示：回到垄断者的标记公式。你必须对制药公司的哪些成本是确定的，哪些是可变的做出一些假设。考虑到这一点，公式中的 MC 一词可能代表你考虑的平均可变成本。）

注释

[1] 传统经济管制的标准观点例如，诺贝尔奖得主乔治·斯蒂格勒（1971）所支持的观点认为，大多数管制之所以产生，是因为受管制的行业更喜欢这样，而不是不受管制的市场。然而，卫生保健的许多管制结构似乎有不同的目的和结果。

[2] CON 计划起源于 1964 年的纽约州，并于 1974 年成为联邦政府的强制要求，作为联邦建设资金援助的一项要求。1987 年，联邦政府终止了对医院的授权，同时联邦政府也停止了对医院的资助。从那以后，14 个州废除了他们的 CON，但其余的州继续这样做，现在集中在长期医疗机构和医生门诊（如日间手术中心）。

[3] 一个明显的例外是医院和疗养院的许可证。这种许可证通常仅限于明显的火灾和安全问题，与所提供的医疗质量几乎没有关系。

[4] 唯一重要的例外是开具麻醉药品的许可证，这是通过联邦政府对这些药品的控制而获得的。

[5] 我们不给农民发放许可证，尽管他们生产的食物对我们的生存至关重要，我们也不给制造汽车的人发放许可证。然而，我们给飞行员、出租车司机和理发师发放执照。

[6] 这就解释了为什么一些失去行医许可证的医生可以列出一份患者名单，即使在吊销行医许可证的过程中，这些患者也可以证明他们的非凡才能。

[7] 现在所有的州都有定期的重新检查

[8] 美国医学专业委员会，一个由 23 个专业委员会组成的联盟，有免费电话（1-866-ASK ABMS）和基于网站的系统允许患者确定一名医生是否由这 23 个委员会中的任何一个或另外的 50 个由 23 个初级委员会运作的亚专业委员会认证。

[9] ACP 有所有这些机构中最严格的复检规定，要求每 5 年检查一次。AMA 只需要支付会员费。

[10] 详见 www.medicare.gov/NursingHomeCompare/About/Inspection-Results.html。

[11] 想要了解更多关于这个组织的信息，请访问 www.jointcommission.org。

[12] www.medicare.gov/hospitalcompare/search.html?

[13] www.medicare.gov/nursinghomecompare/search.html?

[14] 详情请见 www.cms.gov/Medicare/Quality-Initiatives-Patient-Assessment Instruments/QualityMeasures/index.html?redirect=/qualitymeasures/03_electronicspecifi cations.asp，最后一次访问时 2017 年 5 月 1 日。

[15] 详见 www.cms.gov/Medicare/Medicare-Fee-for-Service-Payment/sharedsavingsprogram/Downloads/ACO-NarrativeMeasures-Specs.pdf。

[16] 详见 www.ahrq.gov/cahps/index.html。

[17] 经济学家 Paul Joskow(1981)的一本书详细研究了早期的 CON 和其他医院规章制度的历史。他提供了一个相对完整的 CON 的历史,并广泛地回顾了关于其有效性的文献。他对 CON 法的概念方法与本节中讨论的方法有所不同,但根据本书中使用的模型,他总结的许多经验证据也可以得到同样好的解释。

[18] 详见 www.ncsl.org/research/health/con-certifi cate-of-need-state-laws.aspx,最后一次访问是 2017 年 10 月 18 日。

[19] 但并非总是如此。有时候,在实际交易中,价格还会"附带支付"。然而,在考虑现代工业化社会的卫生保健价格控制时,我们通常可以忽略这些问题。

[20] 即使是像汽油这样简单的东西,其质量也很难确定。辛烷值当然是最重要的因素,但其他特性(洗涤剂、抗爆添加剂等)影响生产成本和燃料质量。然而,要详细说明一种复杂的医疗方法的所有相关特征,却要困难得多。

[21] 简单地说,可以将此看作是根据实际发生的费用来估算一年的医院运营成本。现在将这个总数与当年每位出院患者账单上列出的总费用进行比较。虽然支付机制实际上比这更复杂,但总成本与总费用的比率可以让人了解 RCC 会显示什么。通常情况下,这个数字低于 1.0,因为医院收取的服务费用高于生产成本。

[22] 举一个当地的例子,那些进入大罗彻斯特国际机场的人(当他们离开机场时)将被镇上两家大医院的大型照明广告轰炸,这些广告试图吸引心脏手术患者。这些广告(以及当地的电视、广播和报纸类似的广告)几乎从 DRG 支付系统开始就已经存在并不断增加。

[23] 请注意,这个缩写实际上包括"Medicaid",而医疗保险和医疗补助服务中心(CMS)的缩写似乎忘记了"Medicaid"是其使命的一部分。

[24] 回顾第 6 章关于医师助理(physician assistants,PA)在空军医疗诊所实验中作为初级保健提供者的讨论。私人助理接受的培训比内科医生少,但他们与患者相处的时间更多,对患者的满意度相同,提供的医疗质量(根据内科研究人员的排名)与内科医生同等。

[25] 详见 http://healthaff airs.org/blog/2017/01/31/marylands-all-payer-model-achievements-challenges-and-next-steps,最后一次访问是 2017 年 5 月 12 日。

[26] 电子医疗记录的广泛使用最终将使这一切变得更容易,请参阅本章后面关于电子医疗记录的部分。

[27] 例如,著名的黑死病(由老鼠携带的跳蚤传播的淋巴结鼠疫)共造成 1.37 亿人死亡,有时每年多达 200 万人,在 14 世纪,许多欧洲国家有三分之一到一半的人死亡。著名的儿童托儿所游戏"庆祝"这些事件:"围绕着罗西,一口袋花束,灰烬,灰烬,我们都倒下了!"城市里到处都是尸体,人们拿着一个口袋,里面装满了香喷喷的"花束"来中和气味,尸体的燃烧产生了一种永恒的灰霾。"我们都倒下了"预示着许多人最终死于瘟疫。

[28] 任何患有严重花粉热或哮喘的人都能从新型抗组胺药物中获得极大的益处,这种药物可在 12~24 小时内稳定缓解症状,显著减少副作用,最常见的是嗜睡。

[29] 因为癌细胞生长和分裂的速度比正常细胞快得多,所以它们以很高的速度"燃烧"葡萄糖,因此很容易出现在研究正常人类新陈代谢的 PET 扫描中。1998 年,Medicare 开始为癌症诊断的 PET 扫描支付费用。

[30] 详见 http://altarum.org/sites/default/files/uploaded-publication-files/Non-Retail%20Rx%20Data%20Brief.pdf,最后一次访问是 2017 年 5 月 12 日。

[31] 这种发展的历史相当耐人寻味。尽管从 20 世纪 50 年代开始,美国国立卫生研究院(NIH)投入了大量的研究经费,但由此获得的知识很少有商业开发。在早些时候的规则中,由联邦研究资助开发的创意获得

了专利,美国政府持有这项专利。到 1980 年,政府拥有超过 2.5 万项专利,其中只有 5% 被商业应用。

a) 1980 年通过的 Bayh-Dole 法案授权大学许可专利,并允许大学和个人发明家共享专利使用费。在大学内部使用这些收入的唯一限制是,它们必须用于科学研究和教育。

32 有关 FDA 流程的详细讨论,请参见 FDA 网站 www.fda.gov。

33 一个突出的停药例子是药物 Seldane,这是第一个现在广泛种植的非镇静抗组胺药物。1992 年,Seldane 退出市场,因为上市后的数据显示,同时服用 Seldane 和几种抗生素药物(包括常用处方药红霉素)的患者面临重大风险(此前未知)。肝病患者也有代谢 Seldane 的困难,并有严重并发症的风险。这两种药物的相互作用通常不会在Ⅱ期或Ⅲ期试验中遇到,因为有这种并发症的人通常会被排除在此类研究之外。该药于 1985 年推出,曾占据美国抗组胺药物市场的 80%。

34 Medicare 是由地区私人承包商管理的,如果没有 NCD 存在,他们也可以对当地的覆盖范围做出决定,但是 LCD 只针对相关地区。

35 原来的 Medicare 覆盖咨询委员会(Medicare Coverage Advisory Committee, MCAC)。标题的变化反映了 CMS 在强有力的科学证据基础上做出这些覆盖决定的日益强烈的要求。

36 和早期 Medicare 的大部分结构一样,这种语言遵循了当时可用的私人健康保险模式。尤其值得一提的是,联邦雇员们的安泰保险(Aetna's insurance)在描述将涵盖哪些服务时使用了相同的措辞。

37 到 1995 年 6 月,任期为 17 年,国会将其改为 20 年。

38 详见 www.pewtrusts.org/en/research-and-analysis/fact-sheets/2013/11/11/persuading-the-prescribers-pharmaceutical-industry-marketing-and-its-influence-on-physicians-and-patients,最后一次访问是 2017 年 5 月 12 日。

39 药物不良事件(adverse drug event, ADE)是由于药物治疗对患者造成的任何伤害。可预防的不良事件仅包括那些在适当的药物管理下不会发生的不良事件。例如,对一种以前不知道过敏的药物的过敏反应是无法预防的。过敏反应是可以预防的,但是,如果患者以前有过敏反应的药物。

40 据说,医学院要求学生学习书写混淆的课程。如果你认为这个想法在现实中没有根据,那么试着阅读下面几张由医疗服务人员为你手写的处方。

41 事实上,如果这不是真的,看起来会很奇怪,因为这意味着提供者将花费金钱和时间来提供对消费者毫无意义的质量认证。

(谭健霞 张豆豆 译)

第 16 章

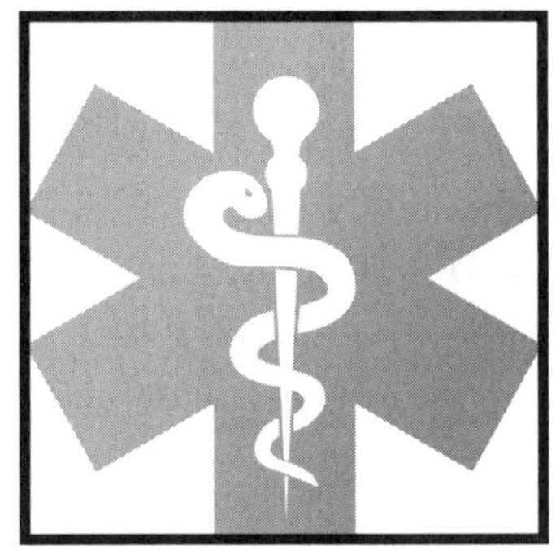

全民医保问题和国际卫生保健系统的比较

学习目标

1. 将教材中的材料运用于聚焦全民医保选择相关的重要问题:
   1.1 一个国家为何要选择全民医保?什么样的医疗服务应纳入全民医保?
   1.2 全民医保覆盖如何平衡经济风险保护和过度医疗引起的福利损失?政府提供的保险的筹资机制是什么?哪些筹资机制导致最小经济混乱?
   1.3 有哪些方法可以控制新技术引入国家卫生系统?这些新技术如何影响公众健康和经济福利?

---

2. 利用其他国家在上述问题中的选择来阐明美国所面临的医保选择。

---

3. 理解为什么美国在工业化国家中有最大的人均卫生费用投入,却没有最好的健康产出。

前面几章分析了美国卫生保健系统的运作方式,强调了消费者需求、保险覆盖范围、税收政策、医生、医院和政府监管等方面环环相扣的作用。公平地说,至少在第二次世界大战后,美国的卫生政策一直强调两个方面的平衡:医疗服务可及和费用控制。

通过与雇主有关的途径而大幅度增加的保险范围使两类人备受关注:退休人员和低收入人员。在 20 世纪 50 年代和 60 年代,医疗保障问题占主导地位,并在 1965 年达到顶峰,当时通过了老年医疗保险(Medicare)和医疗救助(Medicaid)的法律。20 世纪 70 年代,随着需求认证(CON)法、各州医院费率管制以及 Medicare 和 Medicaid 对医生和医院的支付机制越来越严格,费用控制问题开始出现。到 20 世纪 80 年代初,费用控制已成为卫生政策的主要问题。1983 年将整个 Medicare 对医院的支付方式(A 部分)从按医疗活动付费的方式转变为诊断相关的预付制方式，1992 年将针对医生的支付方式转变为以资源为基础的相对价值支付方式，这两种转变是体现政府关注单位费用和总费用的极佳例证。

正如第 1 章所写，美国卫生费用的增长几乎没有中断过。卫生费用占国内生产总值（GDP）比例从 1960 年的 5% 上升到 2015 年的 17.8%。在此期间，即使对总的消费者价格指数的巨大变化进行调整后，人均卫生费用也在稳步增加。按不变的人均美元计算，卫生总费用在 1960 年至 2015 年间增长了 9 倍以上（详细请参阅表 1.7 中的数据并进行讨论）。

与此同时，医疗服务可及性问题持续引起人们的关注。雇主相关的医疗保险计划普遍增加，65 岁以上人口普遍享有 Medicare，一百万多残疾人也在 Medicare 覆盖范围内，穷人普遍享有 Medicaid，数百万儿童通过儿童医疗保险计划（CHIP）享有医疗保险，尽管如此，美国仍有大量的人没有医疗保险。在 PPACA 出台之前，美国没有参加医疗保险的人数约为 5 000 万人，几乎每 6 人就有 1 个人未参保。该法出台后，未参保人数减少约一半。如果完全废止该法，那么参保人数将回到该法出台前的水平（框 16.1）。

框 16.1　谁没有参加医疗保险?

PPACA 在一定程度上成功地实现了其主要既定目标之一——尽可能地扩大医疗保险覆盖范围。截至 2017 年初，仍有不到 10% 的人口没有医疗保险，未参保人数减少了约一半。覆盖面的扩大分为 4 个部分：①增加了 32 个州（包括哥伦比亚特区）的 Medicaid 资格，从而扩大了覆盖范围规则。②通过 CMS 和一些州设立的“医疗保险交易所”进行购买。PPACA 通过这些交易为低收入家庭提供购买补贴。③通过就业团体扩大覆盖范围。一是由于“雇主授权”的规定，即雇主须为雇员提供保险，二是由于随着美国经济在 2009 年至 2011 年“大衰退”的废墟上凤凰涅槃而来的大量劳动力，大衰退是自 20 世纪 30 年代大萧条后最大的经济低谷。④ PPACA 要求那些有家庭保险的人（大部分来自雇主相关团体）可以让他们的孩子在 26 岁之前一直参保，这是该法最受欢迎的特点（民意调查得知）。

2014 年初，美国国会预算办公室发布了关于 2017 年的预测：在 2.79 亿非老年美国人（没有资格享受 Medicare 的人）中，估计有 2 900 万没有保险，如果没有 PPACA，估计有 5 600 万没有保险。因此，预计将有 2 700 万人获得保险，从而消除了全国一半的无保险人口。PPACA 实施后，估计 56% 的人将获得雇主资助的保险，8% 的人获得私人非团体保险，9% 的人通过“交易”获得保险，16% 的人通过 Medicaid 或 CHIP 获得保险，10% 的人仍然无保险。经验证，这些预测总体相当准确，2016 年的调查数据显示，65 岁以下的美国人中有 10.5% 没有医疗保险（2 850 万人）。

国会预算办公室对最初的《自由医疗法案》的估计显示，与执行 PPACA 后的医疗保险覆盖人数相比，将有 2 400 万人失去医疗保险，并减少 3 370 亿美元的联邦预算赤字。作为这本教科书的读者和健康经济学的学生，你的任务是评估从出版日期（2017 年年底）到你阅读这篇文章期间，医保覆盖范围实际上发生了什么变化。了解什么改变了，为什么会改变，这将有助于你了解美国的医疗保险市场是如何运作的。

对医疗服务可及性和总费用增加的双重担忧促使卫生政策分析人士和政治家考虑现有卫生保健系统的替代方案，包括全民医保。他们常常从其他国家寻找可替代的组织模式。正如对美国医疗体系的新闻和评论中经常报道的那样，在所有主要工业化国家中，美国是人均医疗费用最高的国家，但同时也是医保覆盖面最窄的国家。尽管美国比其他国家拥有更广泛、更深入的医疗技术和干预手段，但在预期寿命方面仍落后于许多较贫穷的国家。因此，不断有人呼吁我们重新思考如何组织我们的卫生保健系统。本章下一节的证据使人们对美国的卫生保健系统感到不安。在本章进行国际数据回顾后，我们将作出类似于走向“顶点”的努力，即探索本书全篇讨论的概念如何在国家卫生政策的背景下实现，这里的国家卫生政策就是“全民医保”，以及 2010 年 PPACA 是如何处理这些问题。

16.1　国际对比汇总

医疗开支

最近发布的关于 24 个经合组织国家的丰富数据集（OECD，2010）使得我们有机会直接探讨一些问题。图 16.1 显示了人均收入（以人均 GDP 衡量）和人均医疗费用之间的关系。这个图例标识了每个国家的名称，它也可以在图 16.2 到图 16.4 中使用。框 16.2 讨论如何正确计算国际收支。

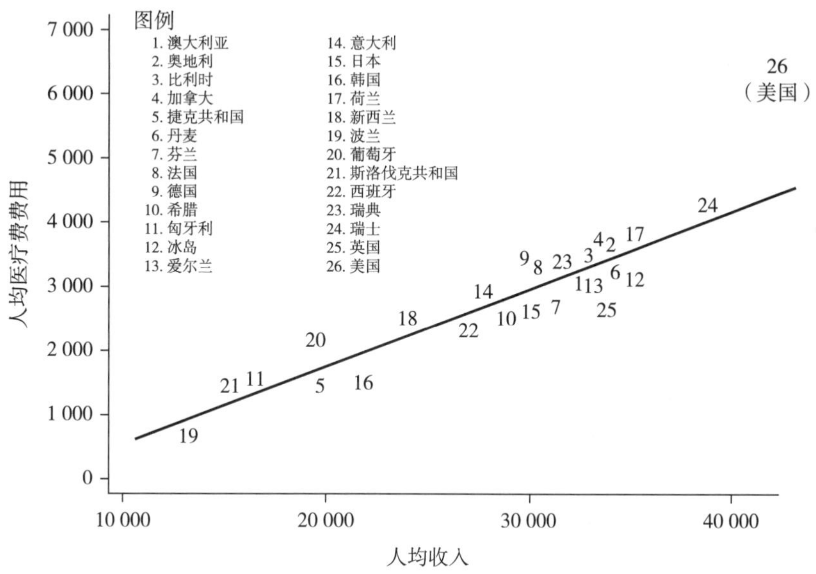

图 16.1　26 个国家的人均收入和医疗费用

框 16.2　国际经济对比

当进行国际支出比较，在选择将其他货币转换成美元（或其他通用单位）的汇率时，出现一个问题。例如，在 1971 年到 1999 年间（德国马克转变为欧元），德国马克与美元的汇率在 3.64 和 1.43 之间波动。在某个国家内，汇率并不重要，但当我们试图了解德国人是否比美国人的医疗支出“更多”，我们就必须把德国马克（或 1999 年后的欧元）转换为美元，汇率的变化使德国的卫生支出发生变化。例如，假设德国人平均每年在医疗上花费 5 000 马克，按照 1 美元兑 3.64 德国马克的汇率，这就是 1 374 美元。

按照 1 美元兑 1.43 德国马克的汇率，这就是 3 497 美元。

另一种体系使用“购买力平价”汇率，该体系通过将各国对于某一固定量商品的价格与经合组织的平均价格进行比较，从而使各国货币标准化。这一体系为国际支出提供了一个更为稳定的方式。从 1960 年到 1987 年，美国和德国之间的购买力平价换算率仅在 1 美元兑 3.37~2.47 德国马克之间变动，远远小于货币汇率的变动。

汇率问题导致了不同作者对美国人均卫生支出持有不同看法。Maxwell（1981）报告说，根据 1977 年的平均汇率，美国在 1977 年的人均医疗支出是世界第三（769 美元），排在德国（774 美元）和瑞典（928 美元）之后。按照经合组织购买力平价指数计算，1977 年德国人均支出略低于 600 美元，瑞典为 625 美元。这种情况下，美国轻松在人均医疗支出比较中获得第一名。

如今，多数分析人士在评估国家间差异时，更倾向于使用购买力平价指数，因为它与经济学家通常用来调整跨越时间和空间的支出数据的价格指数更为相似。本文中所有比较各国的数据都使用经合组织的购买力平价指数。

图 16.1 显示了人均收入和医疗费用之间明显的近乎线性的关系。该数据涉及许多不同大小的国家，卫生保健系统、政府形式、地理和气候特征以及人口的种族背景。穿过这些点（不包括美国）的回归线显示出了很高的拟合度，有一主流观点在这里仍成立：人均收入解释了各国医疗支出的大部分差异，以下是一个典型的估计方程：

人均医疗支出 =−544 　　+0.115（人均收入）
　　人均　　（t=2.13）（t=13.2）
　　　　　　N=25 　　R^2=0.883

如果从这个回归中计算出需求的收入弹性（如果需要，关于弹性内容请见框 4.1），估计的收入弹性是 1.15，这个结果与之前的研究结果非常相似。

在图 16.1 中（在统计模型中），由于美国在基于数据算出的回归线之上，因此图中有一个点存在异常巨大的医疗支出（一个“离群值”）。当用除美国以外的所有数据做回归线，并“预测”美国的医疗支出时，美国的异常值情况更是如此。通过这种计算方式，美国的医疗支出比预期的高出八分之三。

如果使用对数转换（收入的对数系数代表弹性），估计弹性为 1.27（不包括美国）和 1.35（包括美国）。占主导地位的统计问题是用来预测国家支出的方程中是否应包括美国。在这方面，其他国家的系统如此不同，以至于似乎没有特别的理由将美国排除在数据集之外。

分析这组数据中的国家，几乎不会发现可能有助于理解为什么一个国家的医疗支出会出奇的大或小的共同特征。社会化的卫生保健系统似乎收效甚微。英国通常卫生支出较小（回归线以下），瑞典的卫生支出异常大。日本的卫生支出异常小，但也不是很小，这是因为饮食习惯对一些外科手术（尤其是冠状动脉搭桥术和胆囊切除术）使用量的较大影响。正如 Newhouse（1977）指出，关于人均收入的信息解释了大量的数据变异，以至于几乎没有其他变量可以系统地影响因变量。尽管在卫生保健系统中存在明显的差异，但这种对比至少没有表明一种卫生保健系统的组织方法可能明显优于另一种方法。

健康产出

卫生分析人员面临的另一个主要问题是,医疗卫生支出的差异如何影响健康产出。这是一个我们无法明确回答的问题,但我们可以在数据中得到一些启发。这个问题显然很有趣,因为如果我们能回答这个问题,我们就会比现在更了解卫生保健的边际生产力。分析师们在试图判断这类问题时面临一个困难,即前一节所讲述的收入与医疗支出之间的高度相关性。我们觉得卫生保健会影响健康产出(有利影响),但我们也认为收入这第二个变量本身会影响健康产出——例如,通过影响人们消费的好的(和坏的)消费项目的数量影响健康产出。第三个变量,教育,可能对收入和健康产出都有积极的影响,这使我们更加困惑。

最后,如果我们将不同国家当前的卫生保健利用(或收入)与其成年人口的预期寿命进行比较,我们可能发现很小的关系,因为预期寿命受当前和过去的收入、消费模式和卫生保健利用的影响。一个更敏感的指标(因为它发生在“现在”)是婴儿死亡率,或(相应地)围生期死亡率。

由于人均收入和人均医疗支出之间的高度相关性,分析这两个变量对预期寿命或婴儿死亡率的影响,基本上可以得出相同的结论。图 16.2 显示人均医疗支出和男性预期寿命(女性预期寿命的数据也显示出类似的趋势;然而,女性通常寿命更长)。无论是否包括美国的数据点,这两种情况的统计关系都非常微弱。然而,当使用其他 25 个国家的数据时,美国显然处于最佳拟合回归线之下。

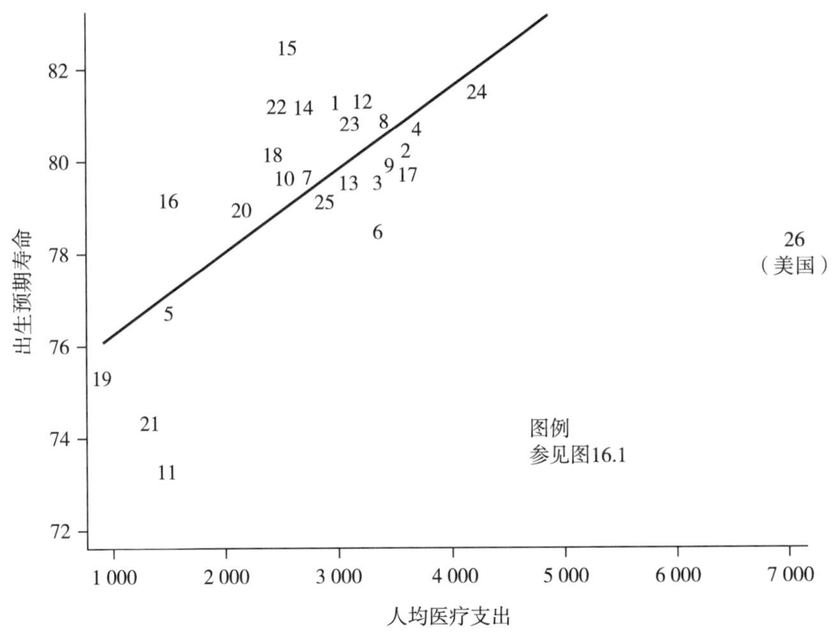

图 16.2 26 个国家的人均医疗支出和男性期望寿命

正如预期的那样,医疗支出与围生期死亡率之间的关系比预期寿命更为密切。图 16.3 显示人均医疗支出。如果将美国的数据点排除在估计值之外,则两者之间的统计关系略显

紧密,围生期死亡率的估计方程为:

围生期死亡率 =1.90 −0.000 076 5(人均医疗支出)

(t=6.53) (t=2.56)

N=24 R^2=0.22

从回归线判断,美国有较大的围生期死亡率。

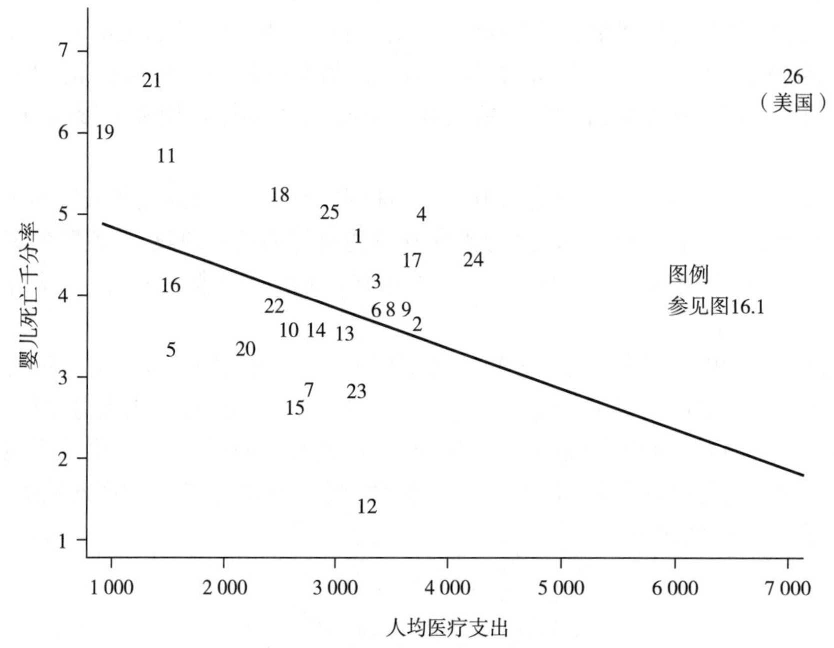

图 16.3 26 个国家婴儿死亡率和人均医疗支出的关系

有人可能会问,美国人的出生预期寿命是由美国医疗体系中相对较低的婴儿死亡率造成的吗?要回答这个问题,我们可以看看 25 岁时的预期寿命(因此排除了异常高的婴儿死亡率的影响)和人均医疗支出之间的关系。图 16.4 显示了这些结果。与其他国家的最佳拟合回归曲线相比,美国 25 岁的预期寿命仍然是一个表现不佳的离群值(如图 16.4 所示)。

这些数据清楚地表明,考虑到人均医疗支出和其他国家的人均医疗支出与围生期死亡率之间的关系,美国作为统计离群值,其围生期死亡率远远高于人们的预期。造成这种结果差异的原因目前仍未可知。

美国卫生保健系统的批评者认为,这些预期寿命和围生期数据佐证了美国卫生保健筹资安排做得不好,值得注意的是,几乎所有其他工业化国家具备全民医疗保险,卫生支出比美国少,但他们的健康产出更好。另一些人则认为,美国的卫生保健系统必须处理其他国家卫生系统无需处理的广泛存在的人群之间的异质性问题,即使用不同语言的不同民族背景的人,以及移民导致的大量婴儿死亡等。正如一位作者所写:"美国人口常被称为'大熔炉',很难与冰岛或日本的人口相比,因为它们的人口更同质……健康状况不佳在多大程度上反映了社会原因与卫生系统的不足……难以量化"(Davis,1989,第 105~106 页)。

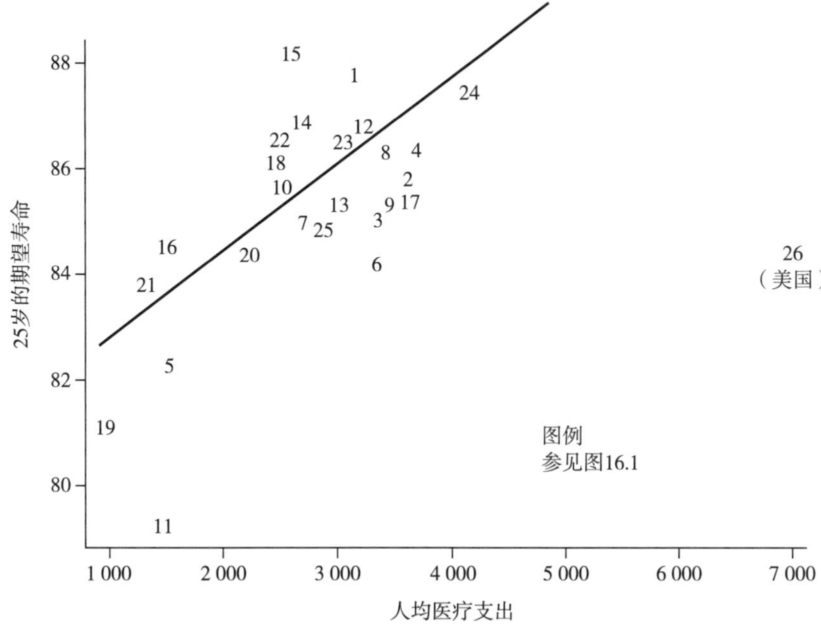

图 16.4　26 个国家 25 岁预期寿命和人均医疗支出的关系

16.2　费用增加与健康产出

通过这些国际比较数据，我们可以解决的最后一个问题是，美国卫生保健系统是否经历了异常巨大的费用增长和/或健康产出的变化。这与前一节中提出的问题不同。它的问题是，从国际角度来看，费用的变化和健康产出随时间的变化是否显得不同寻常。

Evans 等（1989）的一篇带有挑衅性的文章提出了挑战。他们认为，美国和加拿大的卫生保健系统在 1971 年非常相似，当时加拿大的医疗保险系统采用了全民医疗保险和预算控制，而在此期间，美国卫生保健支出的增长速度比加拿大快得多。我们在附录中关于加拿大系统的部分对这些支出比较进行了讨论（可以在网上找到）。Evans 和他的同事没有讨论健康产出。本节简要地（当然不是绝对地）讨论各国的成本增长和健康产出问题。

表 16.1 描述了 5 个国家年均人均卫生保健支出，表 16.2（上部分）显示了这些国家在我们可获取的时间段内的年支出率。表 16.2（下部分）将这些数据通过各国内部通货膨胀率修正后得到不断上涨的年度支出率，因此每个组成部分都显示了实际支出增长率。请注意，这些增长可能反映了卫生保健部门生产力的变化，与（医生、护士等）的市场力量变化相关的支付变化，或者两种变化都有。

表 16.1　人均医疗支出情况（美元）

	1960 年	1970 年	1980 年	1990 年	2004 年
加拿大	109	253	743	1 811	3 185
德国	98	216	811	1 522	3 043
日本	27	127	517	1 175	2 249

续表

	1960 年	1970 年	1980 年	1990 年	2004 年
英国	80	144	456	988	2 508
美国	143	346	1 063	2 600	6 102

来源：Program of the Organization for Economic Cooperation and Development Health Data (1990-1993)；CRS (2007) for later data。

表 16.2　人均医疗支出的年均增长率情况（%）

	1960—1970 年	1970—1980 年	1980—1990 年	1990—2004 年
加拿大	8.80	11.38	9.32	4.1
德国	8.25	14.14	6.49	5.1
日本	16.85	15.05	8.55	4.7
英国	6.01	12.21	8.05	6.9
美国	9.26	11.88	9.35	6.3
各国内部通货膨胀率修正后（%）				
加拿大	5.89	3.64	3.58	2.0
德国	5.33	8.71	3.71	3.1
日本	10.55	5.83	6.57	4.1
英国	2.01	–0.93	1.92	4.3
美国	6.35	4.47	4.53	3.6

来源：Program of the Organization for Economic Cooperation and Development Health Data (2005)。

表 16.2 第二部分的数据似乎——至少是部分地——反驳了 Evans 及其同事的总体观点，但数据确实显示出一种系统化的趋势。1960 年之后的每 10 年，加拿大的通货膨胀后医疗支出增幅都比美国小一点，年平均增长差异约为 1%。然而，即使是微小的差异，随着时间的推移，也会导致重大的变化。如果加拿大的医疗费用增长率与美国持平，那么 2015 年加拿大的人均医疗费用支出将比实际水平高出一半左右。

我们也可以把这种比较推广到其他国家。20 世纪 70 年代，德国的增幅远高于美国，但在之后几十年里，增幅与美国相当，甚至更低。英国的增长通常低于其他国家，而日本的增长通常更高，尽管随着时间的推移，增长速度在迅速下降。20 世纪 70 年代美国医疗支出增幅相对较低，这在很大程度上是由于美国在 1971 年至 1974 年实施了价格控制，随后又对 Medicare 实施了价格控制。

美国与其他发达国家的一个明显不同之处在于，它对医生的补偿相对较高。Zaccagnino (1994) 使用 OECD 的数据来比较一组拥有相同私人医生市场，但不同支付机制的工业化国家。他指出（见图 16.5）从 1975 年开始，美国医生具有最高的人均年均薪酬，并且其增长率也高于其他国家。Fuchs 和 Hahn (1990) 也有力地指出，卫生服务提供者薪酬是卫生支出水平及其增长率的重要组成部分。

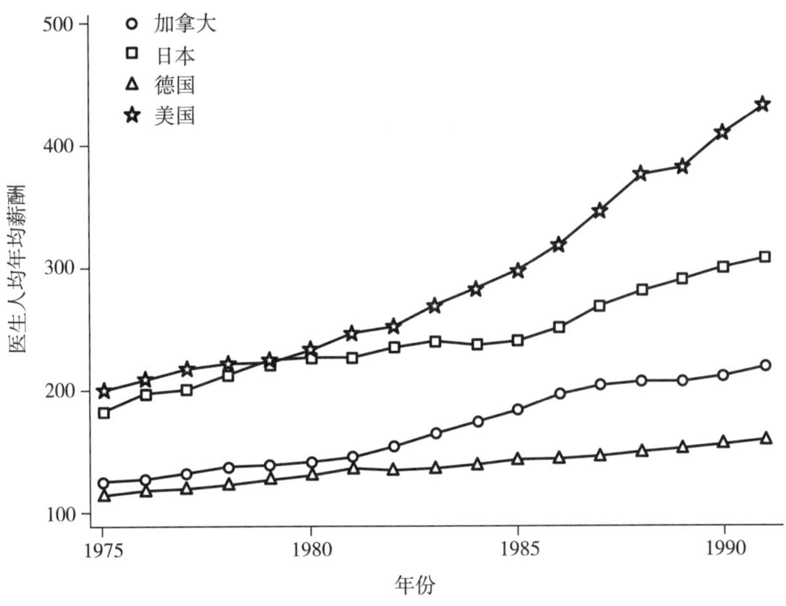

图 16.5　经通货膨胀调整过的医生人均年均薪酬

来源：Zaccagnino（1994）。

近期一项研究（同样使用 OECD 的数据）也显示了相同的趋势（CRS，2007）。CRS 研究计算了专科医生的平均年薪与人均 GDP 之比。在上榜的 21 个国家中，美国以 5.7 的比率排在第四位，其样本的平均值为 3.6。德国的这一比例非常低，为 2.7，而英国和加拿大的这一比例接近美国，分别为 4.9 和 5.1。美国是全科医生薪酬最高的国家（比例为 4.1，平均水平是 2.9）。

一项新的国际对比研究使用 2008 年的数据（Laugesen 和 Glied，2011），得出结论：美国医生薪酬（特别是私人保险计划中的医生）的比率比其他国家高是美国人均医生服务支出较高的主要原因。这项研究比较了初级保健诊所就诊和髋关节置换手术的医生薪酬（在所有情况下都通过购买力平价指数换算成美元）。

表 16.3 列出了他们的研究结果，包括初级保健诊所就诊和髋关节置换手术的情况（表中展示的是公共保险和私人保险支付的情况），以及人均初级保健诊所就诊率和每 100 000 人的人均髋关节置换手术率。在相互比较的 6 个国家中，美国初级保健诊所就诊频率最低，髋关节置换手术率排第四。但在美国，每次就诊（或每次手术）的费用要高得多，特别是由私人保险计划支付以及在向骨科医生支付髋关节置换手术费用时（注意，加拿大没有私人保险计划）。

表 16.3　2008 年 6 个国家的初级保健和骨科手术及其费用情况

国家	初级保健					
	公共保险支付的就诊费用 / 美元[a]	与美国的比值（公共）	私人保险支付的就诊费用 / 美元[a]	与美国的比值（私人）	人均就诊次数	与美国的比值
澳大利亚	34	0.57	45	0.34	6.1	1.61
加拿大	59	0.98	–[b]	–[b]	5.8	1.53

续表

国家	初级保健					
	公共保险支付的就诊费用 / 美元[a]	与美国的比值(公共)	私人保险支付的就诊费用 / 美元[a]	与美国的比值(私人)	人均就诊次数	与美国的比值
法国	32	0.53	34	0.26	7.0	1.84
德国	46	0.77	104	0.78	7.4	1.95
英国	66	1.10	129	0.97	5.1	1.34
美国	60	1.00	133	1.00	3.8	1.00
	骨科手术					
国家	公共保险支付的髋关节置换费用 / 美元[a]	与美国的比值(公共)	私人保险支付的髋关节置换费用 / 美元[a]	与美国的比值(私人)	每 100 000 人中的髋关节置换手术次数[a]	与美国的比值
澳大利亚	1 046	0.64	1 943	0.49	152.1	0.94
加拿大	652	0.40	-[b]	-[b]	119.7	0.74
法国	674	0.41	1 340	0.34	215.6	1.33
德国	1 251[c]	0.77	-[b]	-[b]	270.3	1.67
英国	1 181[c]	0.72	2 160	0.54	170.1	1.05
美国	1 634	1.00	3 996	1.00	161.9	1.00

注:所有费用均通过 2008 年全国消费者价格指数折算,购买力平价调整为美元。人均就诊和每 10 万人髋关节置换手术的数据是 2006 年的数据。

[a] 参见 Laugesen 和 Glied 的技术附录。2011 年的线上版本参见 http://content.healthaffairs.org/content/30/9/1647/suppl/DC1,末次访问是在 2017 年 10 月 18 日。

[b] 未获得该数据。

[c] 基于全球费用计算所得。

来源:Laugesen and Glied,2011。

表 16.4 显示了费用水平和就诊(或手术)的组合如何影响这 6 个国家的医生年收入。这些数据中有两点值得注意。第一,6 个国家中,骨科医生的年收入大约是初级保健医生的两倍(见表 16.4 的最后一列)。第二,英国医生的收入是美国初级保健医生收入的 50%~86%,骨科医生收入是美国的 35%(法国)~73%(英国)。

表 16.4 2008 年 6 个国家的医生数、收入和支出情况

国家	每 10 000 人中的医生数量	与美国的比值	税前净利润(2008 年的美元)	与美国的比值	每 1 000 人中付给医学博士的费用 / 美元	与美国的比值	从事初级保健的医学博士与骨科医学博士收入的比值
			初级保健医生				
澳大利亚	14	1.4	92 844	0.50	129 982	0.70	49
加拿大	10	1.0	125 104	0.67	125 104	0.67	60

续表

国家	每 10 000 人中的医生数量	与美国的比值	税前净利润(2008 年的美元)	与美国的比值	每 1 000 人中付给医学博士的费用 / 美元	与美国的比值	从事初级保健的医学博士与骨科医学博士收入的比值
法国	17	1.7	95 585	0.51	162 494	0.87	62
德国	10	1.0	131 809	0.71	131 809	0.71	65
英国	7	0.7	159 532	0.86	111 672	0.60	49
美国	10	1.0	186 582	1.00	186 582	1.00	42
骨科医生							
澳大利亚	0.45	0.68	187 609	0.42	8 442	0.29	-[a]
加拿大	0.32	0.48	208 634	0.47	6 676	0.23	-[a]
法国	0.34	0.52	154 380	0.35	5 249	0.18	-[a]
德国	0.44	0.67	202 771	0.46	8 922	0.31	-[a]
英国	0.28	0.42	324 138	0.73	9 076	0.31	-[a]
美国	0.66	1.00	442 450	1.00	29 202	1.00	-[a]

注:每 1 000 人中的医生收入是用医生密度乘以收入来计算,即(第 2 列)(第 4 列)/10。所有收入数据都换算成美元,并根据购买力平价进行了调整,然后使用美国消费者价格指数换算成 2008 年的美元。初级保健医生的密度数据来自 2008 年经济合作与发展组织的数据库。

[a] 不适用的数据。

来源:Laugesen and Glied,2011 年。

这项研究的作者认为(基于 6 个国家的比较),美国较高的医生服务费用主要来自费用水平,而不是来自实践费用(包括医疗事故成本)、患者看初级保健医生的实际频率或是骨科医生做了手术。

表 16.5 的数据显示了对应时期(1960—2000 年)的围生期死亡率,表 16.6 显示了这些数据每 10 年(1960—1990 年)围生期死亡率的年均下降。美国在 1960 年排名第二,是这些时期中最好的,1989 年排名最差。将表 16.5 与最近的数据(OECD 在 CRS 中引用,2007 年)相比,美国在经合组织国家中围生期死亡率仍然是最高的(在所有经合组织国家中排第三,围生期死亡率为 6.9‰,只较低于土耳其和墨西哥),平均围生期死亡率为 4.0‰。正如国际观察人士所预期的那样,日本的围生期死亡率最低,为 2.8‰。

表 16.5　围生期死亡率(%)

	1960 年	1970 年	1980 年	1989 年	2000 年
加拿大	2.84	2.18	1.09	0.79	0.6
德国	3.58	2.64	1.16	0.64	0.5
日本	3.73	2.03	1.11	0.57	0.4
英国	3.36	2.38	1.34	0.90	0.8
美国	2.86	2.30	1.32	0.96	0.7

来源:Schieber,Poullier,and Greenwald(1992,table 26).Data for 2000 extrapolated from various international data for the 1990s。

表 16.6 围生期死亡率的年均变化(%)

	1960—1970 年	1970—1980 年	1980—1989 年	全部
加拿大	–2.6	–6.7	–3.5	–4.3
德国	–3.0	–7.9	–6.4	–5.8
日本	–6.0	–7.3	–7.1	–6.3
英国	–3.4	–5.8	–4.3	–4.4
美国	–2.2	–5.5	–3.5	–3.7

来源:Schieber,Poullier,and Greenwald(1992)。

通过收集各种国际来源的数据,可以估计如表16.5最后一列所示的2000年围生期死亡率。这些数据表明,美国现在的围生期死亡率可能已经优越于英国。医疗技术的进步(尤其是新生儿重症监护),堕胎以及(尤其是在美国)吸烟产妇减少,是过去40年来这一关键健康产出稳步改善的原因。

在国家内部,即使支出的变化和围生期死亡率的变化之间存在关系,它也非常微弱。从这些表格所示的整个时期来看,年均支出的变化与围产儿死亡率的变化之间的相关性不大,但其结果完全是由日本的经验驱动的,日本历史上同时有较高的支出增长率和围生期护理的大幅度减少。考虑到日本战后人均收入的较大改变,很难利用这些数据。

这些数据表明了以下假设:美国的医疗支出比其他任何国家都要高,它比其他国家更接近“曲线的平坦”,表明在医疗上的额外支出不太可能导致健康产出的增加。暂时忽略日本的数据,美国战后卫生保健支出有增长加快,但围生期死亡率的下降更少。相比之下,日本的人均卫生保健投资起步较低,支出增幅最大,围生期死亡率降幅最大。如果与“曲线的平坦”形成合理性对比,我们完全可以将日本描述为处于“曲线的陡峭”处。

在分析卫生保健支出和健康产出时,我们仍然面临一个难题:更多的支出是否会增加健康产出?对比美国和日本的经验表明,如果你从很少的卫生保健开始,那么答案是肯定的;如果你从很多的卫生保健开始,那么答案是否定的。所有国家都以围生期死亡率和总预期寿命作为改善健康的衡量标准,支出增加了,健康改善了。我们仍然面临一个额外的难题:增加的健康收益是来自增加的医疗支出、总体收入的增加(这导致健康支出增加),还是来自增加的教育支出(教育既促进收入增加,也促进健康改善)?我们无法用经合组织提供的综合数据来回答这些问题。

16.3 患者保护和平价医疗法案

这本书的前几部分包含了关于PPACA(或简称《平价医疗法案》)的评论。作为下一节(全民健康保险问题)讨论的前奏,本节总结了PPACA的主要特征,并讨论了试图废除、取代或修复该法案的新立法可能会带来的后果。若把这个讨论放在历史的背景下,PPACA(在写这篇文章时)已经出台7年了,而此时,Medicare的演变还没有开始。美国Medicare已经诞生50年了,对最初的创始者来说现在几乎认不出来它的结构了。医院的费用现在是根据预先确定的病例进行支付。现在,医生的薪酬是由医疗保险和医疗补助服务中心(CMS)制定的价格表确定，该价格表根据医生的培训时间和强度对他们进行补偿，但不收取费用（与最初的计划相同）。D 部分现在涵盖了自愿登记补充计划中的处方药。作为公众保险计划，美国 Medicare 的基本结构发生了重大改变，增加了 C 部分（又名 Medicare 优惠计划），这将 Medicare 计划转化为自愿代金券制度，让公民选择“原始”医疗保险或者为了私人保健计划将其售出。近三分之一的医疗保险参保者现在使用私人部门的替代方案来代替政府计划。因此，PPACA 的演变也就不足为奇了。

PPACA 的主要目标

增加健康保险覆盖率

大多数人认为，PPACA 的主要目标是减少没有医疗保险的人数，并（在一个平行的目标中）减少所谓的“保险不足”的情况。PPACA 采用“贵金属”评级，定义了 4 类保险政策，这些“贵金属”评级会让人想起在奥运会和其他体育比赛中的奖牌：

白金牌：平均来说，至少能覆盖 90% 的预期成本。

黄金牌：平均来说，至少能覆盖 80% 的预期成本。

银牌：平均来说，至少能覆盖 70% 的预期成本。

铜牌：平均来说，至少能覆盖 60% 的预期成本。

PPACA 要求至少达到“铜牌”覆盖率。

PPACA 还定义了一套医疗计划必须包括的“基本福利”。部分基本福利提高了一些私人计划的成本，使其服从。这些基本福利主要是覆盖妇产，精神疾病，药物滥用事件和处方药物。强制覆盖特定的领域，一部分公众在道德或宗教（比如控制生育）方面不认可。

为了扩大覆盖面，PPACA 制定了一系列新的要求（“强制”），我们接下来会讨论这些。

雇主支付

要求雇主为其雇员（及其家庭，包括 26 岁及以下儿童）提供至少铜牌级别覆盖率的医疗保险。还要求员工能够“负担得起”，即个人保险费用不超过员工收入的某一百分比（2017 年略低于 10%）。例如，如果一个铜牌级别覆盖率的计划耗资 6 000 美元（约 2016 年个人铜牌级别的全国平均水平），员工的年薪为 30 000 美元，那么员工必须支付不超过 3 000 美元，雇主为了避免罚款，要支付剩余部分。

扩大医疗救助覆盖范围

PPACA 要求各州扩大其 Medicaid 计划的适用范围，以提高覆盖率，主要针对那些无法获得雇主提供的医疗保险的人。最初的法案规定，如果各州不将 Medicaid 计划覆盖范围扩大到规定的限度，它们将失去联邦成本分担基金。但美国最高法院裁定“州强制”是不合法的，并禁止联邦政府将资金转移到不符合规定的州。尘埃落定之后，32 个州扩大了他们的 Medicaid 覆盖范围，而 Medicaid 的覆盖人数占了未投保人减少总数的重要部分。

个人强制保险和健康保险交易

PPACA 的另一个有争议的部分是“个人强制保险”,即要求个人至少通过某种机制获得铜牌级别的健康保险计划。对许多人来说,这个要求是通过雇主团体的保险或 Medicaid 来满足的。对于其他人,PPACA 创建了一套“健康保险交易”,不仅促进了网上购买保险计划,而且还管理了一系列复杂的与收入相关的补助,以降低低收入家庭的健康保险计划成本。

为了帮助人们在非团体市场上获得保险,PPACA 使用了“健康保险交易”的概念。这一概念最初是 2006 年在州级计划中提出的,该计划包括“马萨诸塞州健康连接器”。PPACA 使州级保险计划和联邦系统(healthcare.gov)能够为无法获得州保险交易的人提供服务。这些交易有几个关键的职能:

- 在健康保险覆盖时间之前,他们征集符合各种“贵金属”标准的私人保险公司的报价,创建了一套供购买者比较的计划。
- 他们在联邦基金的支持下实施了一系列与收入相关的保险费补贴,来支持保险人。

PPACA 强制要求服从个人强制健康保险的工具是税收惩罚(由国税局对年度所得税表进行管理),没有购买保险的人将被要求在他们原本欠联邦政府的所得税中增加税收惩罚。为了该计划的实施,PPACA 的设计者使税收惩罚分阶段增加,直到 2016 年和 2017 年[7]才达到完整的水平。

税收惩罚有两种计算方法,家庭支付两种结果的大部分:

1. 每名成人 695 美元(儿童减半),总限额为 2 095 美元(3 名成人的费用)。
2. 占家庭收入的 2.5%,总体上限为铜牌计划的全国平均费用。

税收惩罚太小以致于无法达到预期的覆盖水平,且最不愿意覆盖那些最需要 PPACA 的人,却覆盖相对健康、低风险的人。考虑到这一点,2016 年全国范围内 30 岁单身人士参加铜牌计划的平均费用约为 3 100 美元。每个成人 695 美元的罚款只是计划平均成本的大约 22%,所以对这些人来说,支付罚款比参加保险要便宜得多。收入 2.5% 规则(请记住:不遵守该规则的人要支付 695 美元或收入的 2.5% 两者中较大的金额)只影响那些收入超过 27 800 美元的人,但与收入不超过 124 000 美元的单身人士支付 3 100 美元的平均保费相比,支付这一罚款仍然更便宜。在 30~40 岁的人群中,只有 20% 的人收入高于这一水平。因此,对大多数人来说,罚款远远低于保险费。

但这并不是故事的全部。回到第 10 章关于保险需求的讨论:保险对个人来说肯定是有价值的,所以选择更便宜的选项是解决问题的错误方法。人们确实想知道个人对疾病的预期(以及他们在有保险和没有保险的情况下会产生的相关医疗费用),因此他们所认为的就是保险的经济价值。然后,他们会比较这个感知价值和参加保险的成本与不遵守规令的惩罚。

我们知道这一切是如何解决的。第一,随着罚款的增加(从第一年 2014 年的 95 美元增加到 2016 年的 695 美元),保险覆盖人数稳步增加;因此,随着罚款的加重,更多的人选择参加保险。第二,正如前面所讨论的,对某些人来说,罚款远远低于保险费用。第三,即使在 2016 年参保人数达到峰值,65 岁以下人口中仍有约 10% 没有医疗保险。第四(也是最重要的),在同一时期,保险交易参保费用的增长速度超过了全部医疗费用的增长速度。

个人强制保险计划的最后一个缺陷:税收太低,相对健康的人的参保量低于保险公司的预计水平(当创建他们的进入交易市场的年度报价时),因此市场上的保险公司赔钱了。到2017 年,大量的保险计划都是从交易中提取资金,导致近 20% 的买家只有一个选择,近 40% 的买家只有一到两家商业性质的保险公司可供选择。如果罚金再高一些,就会有更多的低风险人群加入,保费也会逐年降低。读者可能会发现,第 10 章的"分离均衡"模型对思考这个模型很有用,对"强制社区评级"的讨论也很有用(见图 10.7~ 图 10.10 及相关讨论)。

禁止使用投保前已存在的疾病

PPACA 的另一个关键特征是完全禁止使用投保前已存在的疾病进行"保险承保"——即决定为保单提供保险范围和保险价格。尽管早些时候法律已经禁止许多使用投保前已存在的疾病,但直到 PPACA 出台前还是存在这种情况,(可能更重要)许多人担心这种可能性,因此阻碍了换工作和离开全职岗位去创业——这就是所谓的"岗位约束"和"创业约束"(框 10.2 有更深入的讨论)。这一禁令也为保险公司提供了唯一确定的方法来防止可能演变成"投保前已存在的疾病"的基因风险(Phelps 和 Parente,2017)。

找到降低医疗成本增长的方法

PPACA 也在寻找减少医疗费用增长的方法。前几章已经讨论了其关键工具——建立责任医疗组织(accountable care organization,ACO),以及通过医疗保险和医疗补助创新中心(Center for Medicare and Medicaid Innovation,CMMI)为医院和医生建立一系列与质量相关的支付机制。

16.4　关于国家卫生政策的总体思考

国家政策制定者面临的关键问题如下:

- 该制度是否应该实现全民覆盖?如果是,应如何实现?
- 政府应该如何通过政府项目支助该系统?
- 在任何全民计划中应包括哪些核心利益(利益范围和成本分担)?
- 如何控制费用?
- 如何引入新技术?

全民覆盖问题

为什么要担忧全民医保?

关于全民医保的争论集中在几个关键的观点上。一种观点认为医疗服务是一种"有价值的商品",所有公民都应该得到保障。这一概念背后的经济逻辑是,每个公民都可能从其他公民消费价值商品的能力中获得某种效用,从而使对商品的集体需求超过私人需求。

第二个观点是,那些没有保险的人会成为卫生保健系统的免费乘车人。该卫生保健系统具备许多途径为那些“出现”在卫生保健提供者面前的人们提供医疗服务，特别是在医院中，而且在急诊室中最为明显。有些人选择不买保险，结果需要支付费用时，他们却不支付医疗费用——这是众所周知的“免费乘车”（参见框 16.3，讨论人们如何在没有保险的情况下获得医疗服务）。当然，解决这个问题的一个办法是废除所有要求医院（和其他机构）治疗那些有需要但没有能力支付医疗费用者的法律，但是我们的社会似乎不愿意这样做（这使人们相信医疗是一个有价值的商品）。根据目前的安排，医院（和其他机构）必须提供这种服务，其费用计入向所有医保付费者收取的价格中。建立全民医保解决了这个问题，因为每个公民都能自动投保，从而消除了“免费乘车”的现象。

框 16.3 未参保人生病之后怎么办？

关于未参保人的一个永恒的话题是，当他们生病时如何获得治疗的确切机制。通常，这些人要么出现在医院诊所，要么在医院急诊室，最后结果经常是要住院。此时，医院要么将患者转到公立医院（如果可行的话），要么像慈善机构一样自行为其支付医疗费用，将费用作为坏账进行冲销。（医院似乎可以交替使用这两种方法，所以大多数研究这个问题的人把坏账和慈善关怀混为一谈。）因此，产生这样一种争论，我们无论如何都要为这种医疗买单，要么通过税收（以支持公立医院），要么通过参保人支付的更高医疗费用，所以为什么不直接向这些人提供保险呢？这样做不但可以降低那些目前未参保人的财务风险，而且可能不会使总账单上增加很多，因为医院服务的使用对保险覆盖范围相对不敏感（见第 5 章）。

未参保人继续依靠医院的仁慈来获得医疗服务的能力似乎很薄弱。特别是在医院部门竞争加剧的情况下（这在很大程度上是由于注重成本的保险计划行动），医院为未参保人的治疗提供交叉补贴的能力将会减弱。

无补偿医疗（慈善和坏账医疗的混合）仅占所有医院账单的 5%（Sloan、Valvon 和 Mullner，1986），但这 5% 在公立和教学医院分配不均衡。这个问题的解决方案是不一致的。在一次关于这个主题的会议上（参见 Sloan、Blumstein 和 Perrin，1986），几位发言者提出了各种首选策略，但几乎没有达成共识。只有全民健康保险计划才能解决这个问题。

当然，对于未参保人来说，另一个选择是完全避免医疗费用。在英联邦基金 1999 年对工人健康保险的全国调查中，四分之一的人表示他们“在需要的时候没有去看医生，或者因为费用原因没有开处方，或者因为费用原因跳过了体检或治疗”；也就是说，他们没有得到“需要的”医疗服务。只有 10% 的参保人“没有得到必要的医疗服务”，但是 37% 的未参保人“没有得到必要的医疗服务”。

也许关于全民保险最重要的观点是第 10 章提出的“市场失灵论”。基于此分析正确的基础上，一个具备全民医保的国家至少能够提高公民的平均健康水平，可能能够提高大部分公民的健康水平。关于图 10.9 的讨论显示了强制的“社区评级”是如何做到这一点的，至少在概念上做到。强制性全民医保具有许多相同的性质，可以帮助解决可能存在的市场失灵。

有了 PPACA，就产生了关于投保前已存在的疾病的第二个问题。由于 PPACA 禁止在确定医疗保险费、治疗覆盖范围、甚至治疗开始前的等待期时参考参保人投保前已存在的疾病，这使全民保险成为强制性的。如果没有强制要求所有的个人都要购买保险，许多理性的人会选择不买保险，等到有治疗必要性时才会购买保险。由于 PPACA 禁止参考投保前已存在的疾病，他们可以不用担心支付更高的保费，也不用担心被拒绝治疗。换句话说，保险作为风险分散机制的功能将会消失，保险市场将面临全面崩溃的风险。

有两个独立的原因支持现有条件禁令：①它解除了目前劳动力市场上的阻碍经济发展的岗位约束；②它是保障自身不受无法控制风险影响的唯一有效机制，这些风险主要是基因相关的疾病，后来演变为慢性疾病。

首先，岗位约束：在美国，约四分之三的全职工人及其家庭的医疗保险是由雇主团队提供的，大部分费用（名义上）是由雇主支付的。对于任何正在接受治疗的人来说，更换雇主都是非常危险的，因为即使在 1996 年出台《医疗保险可携带性与责任法案》（HIPAA）之后，保险公司仍可以拒绝保障任何在 6 个月内已诊断或治疗的疾病的参保人。因此，几乎任何慢性疾病都可以被拒之门外。即使一家新的保险公司可能承保，这是一个很大的风险，并会因此对劳动力市场的效率造成很大的影响。

《医疗保险可携带性与责任法案》出台之前的研究（Madrian，1994）表明，工作枷锁将自愿离职率从 16% 降低到 12%。最近的研究表明，这一问题尤其严重地集中在慢性病患者身上：2001 年的研究估计，由雇主提供保险的慢性病受保人的工作流动性比没有慢性病的员工的工作流动性低 40%（Stroupe、Kinney 和 Kneisner，2000）。众所周知，85% 的卫生保健支出出自至少患一种慢性疾病的人，慢性疾病是很常见的：45% 的工作年龄人群（18~65 岁）至少患一种慢性疾病，20% 的工作年龄人群患两种及以上慢性疾病，这在所有收入阶层都是一样的（Anderson，2011）。因此，与慢性疾病有关的岗位约束会严重拖累各个阶层的赚钱能力。

最新的数据还表明，当员工只能获得自己的雇主团队的保险时——“创业约束”，他们离职创办新公司的概率会降低三分之一（Fairlie、Kapur 和 Gates，2011）。因此，经济增长的核心力量消失了。

消除岗位约束和创业约束本身就为禁止投保前已存在的疾病的条款提供了基础，但存在一个更根本的问题：我们大多数人都携带着一个或多个基因定时炸弹，它们最终会暴发成一种活跃的（通常是慢性的）疾病。我们对人类基因组了解得越多，就越能理解我们患各种疾病的概率在多大程度上是由我们的遗传基因决定的。这些基因定时炸弹增加了我们罹患各种疾病的机会，因此为这些疾病的治疗造成了下游的金融风险。

许多遗传相关的疾病都涵盖在重要的健康风险类别中，但仍有许多不为人知。即使是表面上与行为相关的问题也与有遗传有联系，包括肥胖和尼古丁成瘾的倾向。当这些疾病真正出现时，排除投保前已存在的疾病的规定使他们中的许多人无法被保。

大多数理性的人都希望为这种可怕的风险投保。禁止参考投保人投保前已存在的疾病是目前唯一的能够完全补救的办法，并为这种风险提供了事实上的保险。没有任何一家保险公司能够单独做到这一点，因为任何一家公司在其他公司都仍在参考投保人投保前已存在的疾病的情况下，单方面忽略此项操作，都会面临严重的逆向选择成本。人们可以等到生病时，再购买或升级他们的保险。因此，所有保险公司必须共同行动，因此需要监管干预。否则，每家保险公司的“最佳选择”——限制现有条件的承保范围——将导致错误的市场结果。

一项过渡法规——要求雇主在没有查证雇员投保前已存在的疾病限制的情况下提供保险——仍然遗漏了四分之一的工作年龄人口和他们的家人，并且加剧了“创业约束”的问题。

最后,唯一可用的建议——"小心选择你的父母"——并没有帮助作用。

因此,禁止使用投保前已存在的疾病有两大理由:该禁止解除了创业约束(因此对我们的经济造成重大拖累),并且开放了一个有效的保险市场来防范基因相关疾病和无法投保的类似风险。

社会如何实现全民医保?

通常有3种机制可以实现全民医保。第一种机制是政府直接提供医疗服务(如英国)或医疗保险(如加拿大等)。

第二种机制是要求所有人购买医疗保险,以财政援助支持目标群体(美国大多数州对汽车责任保险采取了这种做法,尽管购买率远低于100%)。例如,德国和日本也将这些所谓的"个人强制保险"作为其卫生体系的核心,尽管几乎所有公民都希望在没有强制保险的情况下获得保险。

第三种机制是要求雇主为员工提供保险。在政治思想相当多样的美国,对于像Richard Nixon、Jimmy Carter和Bill Clinton等领导的政府以及参议员Edward Kennedy提出的建议来说,这种机制是提议全民医保的主要焦点。在美国,这些提议几乎总是与那些政府为缺乏强大劳动力关系者提供的保险有关。

最终版PPACA法案采用了这3种方法。政府提供的保险随着Medicaid资格的增加而小幅增加(达到联邦贫困线的133%),但并没有增加到政府提供保险的全部。最终版PPACA法案中提出了个人强制保险,本章前面的章节对此进行了详细讨论。最后,根据"要么玩,要么付钱"法规,雇主提供的保险是强制性的。

2009年,这个问题已经成为美国参议院长期辩论的焦点,他们考虑了各种选择。共和党控制的机构强烈支持"单一付款人"模型,即政府是唯一的保险公司(如加拿大等国家),但共和党控制的众议院驳斥了该选择,因为如果没有通过两院法案,"医疗改革"不会发生。妥协方案废除了政府的单一支付模式,取而代之的是基于市场的由雇主支付保险和个人的私人保险(由全州保险交易所监管)。

全民医保如何筹资?

政府提供保险的项目(如美国的Medicare和Medicaid)由税收提供资金。使用税收意味着,政府通过提供全民医保在公民之间重新分配财富,因为税收负担必然落在那些没在全民医保中的人身上。税收政策通常认为:所得税资金实行"渐进的"再分配。工资税(如美国的FICA税)将实行"递减"分配。消费税(如加拿大和大多数欧洲国家的增值税)对收入分配的影响将接近中性,既不是严重的递减,也不是渐进的。

个人强制保险(政府提供保险项目的替代品),至少没有其他并行的筹资机制,可能是一个不够完美的项目。因为对不同收入的人来说,保险成本(至少是相同覆盖率的成本)是相同的。基于此,许多个人强制保险支持者(例如,Pauly等,1991)还建议向低收入家庭提供税收抵免(从公民纳税义务中直接扣除美元),以帮助他们购买保险。强制对私人保险进行社区评级(参见围绕图10.9的讨论)有助于提高某些人群的保险负担能力,但它本身不一定能产生足够的动力使人们自愿购买来实现全民医保。

强制雇主为其雇员及其家庭购买保险——所谓预算外的为全民医保提供资金的方法（因为它不在政府预算之内）——被广泛认为相当于对雇员征收“人头税”。然而，大多数经济分析（包括那些针对由公司为工人和工人强制性福利而支付的社会保障税收的研究）表明，雇员最终通过减少工资的方式来支付相当一部分保险费用（Feldstein，1974；Gruber 和 Krueger，1991；Gruber，2000）。

如果雇主支付计划的财务成本最终转移回工人身上（大多数劳动力市场预计是这样；参见 Mitchell 和 Phelps，1976），低收入群体的收入将进一步下降，甚至低于没有个人强制保险的时候。另一种选择可能更不受欢迎，那就是他们将失去工作。对于那些工资处于或接近法定最低工资标准的人来说，这种情况尤其容易发生。对于这些人来说，雇主雇佣他们的成本（包括他们的保险费用）可能会很高，以至于公司会寻找其他方式来组织内部结构。雇用更少的人，让他们加班加点是可行的，因为不管一个人一周工作 20 小时还是 60 小时，保险费用都是一样的。关于国家强制医保的早期研究（Mitchell 和 Phelps，1976）表明，特别是在一些目前工资较低、保险覆盖范围很小的行业，失业问题可能相当严重。

无论政府项目选择哪种筹资机制——投资补助私人保险，雇主支付的保险，或是两者的结合——美国设计这样一种筹资机制来资助全民医保看起来都是不可能的，这种筹资机制不会给中高收入人群增加额外的税收负担，因为目前未参保人（参见框 16.1）都是那些收入低，或是兼职工作者。政府总是在强制性全民医保政策下补助这部分人群。

基于 PPACA 的成本，政府需要新的收入来源，收入的额度完全取决于法案中成本节约条款的效果（最重要的是 ACO 概念和降低医生和医院的支付率）。以下两种潜在收入来源自然抵消了某些支出：对不参加个人强制保险的人执行税收惩罚，对不提供保险的雇主执行惩罚（“要么玩，要么支付”）。第三个来源是对出售所谓“凯迪拉克”式的保险计划收取高额保费。该计划所需的任何额外费用将来自一般所得税收入（个人和公司）。

筹资的效率成本

任何为全民医保（或任何其他政府计划）筹资的方法都要付出代价。无论如何筹集资金（强制雇主提供的保险，所得税，工资税，增值税），人们总是通过改变他们的行为来减少他们的税收负担。所得税改变了人们在劳动力市场中工作的意愿。与购买市场产品相比，增值税改变了“自身”生产产品的动机，也增加了非法逃税（黑市场）的动机。在最低工资法的要求下，强制保险改变了公司雇佣员工的意愿，尤其是低收入者。各种筹资机制都会扭曲行为，因此产生经济成本。

Ballard 和 Goddeeris（1999）在一项关于资助全民医保的“一般均衡”的研究中发现，完全由政府提供的全民医保，为了给所有人提供医保而增加了税收，导致比直接成本多出 8% 的效率成本。个人强制保险和支持低收入家庭的税收抵免所带来的税收负担造成了该计划总成本 5.4% 的效率成本。

正如在此类计划中常见的情景，收入的再分配也良好地改变了特定人群的福祉。模型估计，收入最低的群体每户收入增加了约 500 美元，而收入最高的群体（收入在 5 万美元以上）每户损失了 1 300~3 100 美元的增税，具体数额取决于未出台的计划（均以 1991 年的美元计算)。

单一支付者模型

许多关于全民医保的讨论都围绕着一个特殊同时具有争议的“筹资”问题:该系统应该遵循“单一支付者”模式吗?美国卫生保险市场长期以来有许多参与者,包括营利性(FP)保险公司和非营利性(NFP)保险公司,FP、NFP和HMO的结合体,和其他保险和医疗服务提供商。事实上,如前所述,2009年的讨论导致美国2010年的PPACA卷入是否使用单一支付者模式的暴风争论中。这一想法被美国参议院的支持者最终放弃,因为反对意见将使其无法通过众议院的政治许可。但是,PPACA的所有部分将来都可能会被修改,对单一支付人模式的讨论仍然是有价值的。

单一支付者模式的支持者吹捧说,为所有的保险公司提供统一的保险索赔程序可以节省大笔费用。从1983年开始的一系列研究中,Woolhandler和Himmelstein(以及其他同事)计算了美国和加拿大卫生保健系统的不同管理成本,得出结论(在最近的一系列研究中):

> 1999年,美国的卫生管理费用总额至少为2 943亿美元,人均1 059美元,而加拿大的人均卫生管理费用为307美元,分别占美国卫生保健支出的31.0%和加拿大卫生保健支出的16.7%。加拿大的国家医疗保险计划的开销为1.3%。
>
> (Woolhandler、Campbell和Himmelstein,2003)

当然,这些管理成本不只是“浪费”。管理成本主要产生于具备“管理式医疗”职能的保险公司和提供者,这解决医疗保险的基本困境:如何在降低财务风险的同时,将增加医疗服务使用的可能性最小化到没有边际价值的临界点?保险公司雇佣员工来监督医生的治疗过程,医生和医院则雇佣人员与保险公司的“经理”进行互动。

判断解决方案是否只有转向单一支付者模式的困难在于,还没有分析清楚管理成本的组成部分。在保险方面,如果通过减少多家保险公司达到规模经济可以节约成本,那么合并或单一支付者模式是唯一的解决方案。如果在管理式医疗的情境下,这些成本确实代表了保险公司和提供者双方的“管理”,那么这些成本就会带来一些好处。然而,要消除它们,就需要找到替代管理式医疗的成本控制系统,或者承担增加的医疗支出的负担(具有讽刺意味的是,这似乎不是管理成本,但几乎肯定会超过管理式医疗的成本)。如果成本来自保险计划的多重性(以及保险公司的衍生成本),更好的计算机化过程是唯一的解决办法,除非美国公民集体突然决定他们愿意放弃保险计划多重选择的自由来达到更低的管理成本。

最后要记住,政府总是会以大量支出(所以才有税收)来资助单一支付者模式等政府运行的项目。筹资的效率成本(见前一节)详细说明了如何以及为什么会发生这种情况。管理成本的研究中从来没有包括这些成本,例如Wool handler、Himmelstein和同事的研究,但是这与研究者计算的管理成本一样真实和重要。对“负担”的充分核算应包括管理费用和因筹资而引起的价格扭曲。后续会讨论到的一个问题是新技术通过说明机制进入卫生保健市场。

全民医保应该涵盖哪些核心利益?

在美国,大多数关于全民医保的提案都定义了相当标准的覆盖服务,特别是那些通常在

“急性”医疗服务领域的私人医疗保险中覆盖的服务。这一覆盖范围通常包括所有疾病的住院治疗和医生服务,除了(有争议的问题)精神护理、药物滥用护理、计划生育和堕胎服务(争议的原因不统一)、生育治疗和(有少许争议的)选择性整容手术。

其他有争议的全民医疗保险是否应包括的问题:①长期护理(养老院、家庭护理等);②院外处方药;③牙科服务。每个问题的争论点不同。

在长期护理方面,关注点主要是护理的需求弹性。正如第 10 章所讲,对一项服务的需求越有弹性,就越不希望将该服务纳入保险范畴,因为在这种情况下,福利损失越多。疗养院和家庭照护的非市场替代品(即家人和朋友提供的照护)广泛存在,使人们担心此类服务的需求弹性相当大,可能会造成大量的福利损失。

对药品和牙科服务而言,问题主要是在潜在的风险差异(以及由此产生的费用)较小的情况下,是否应该提供保险服务的逻辑问题;对于牙科保健,人们还担心需求会对价格产生较大反应,从而使得为该服务提供保险会增加福利损失。为了回应这种担忧,一些私人牙科保险计划使用 50% 的共付额,而不是传统的 20%。(再次,回顾第 10 章保险需求的逻辑。)

除了保险范围的问题之外,还有患者在接受治疗时支付服务费用的程度问题。这包括起付线、共同支付和共同保险选择。例如,美国联邦医疗保险(Medicare)在 A 部分有每一家医院特定的起付线,B 部分在固定的起付线后有 20% 的共同保险(目前为每人每年 162 美元)。一般来说,共同支付的选择主要是成本控制,这是我们接下来要讨论的主题。(回顾第 4 章和第 5 章关于各种起付线和共同保险费率对医疗总使用量的影响。)

控制费用

在任何全民医保计划中,成本控制要做的首要选择就是:保险是依靠私人保险计划之间的竞争,还是依靠政府的力量。在任何一种情况下,消费者(患者)共同付费的选择都可能对全民项目的成本产生重要影响。竞争可以提供重要的成本控制机制,就像近年来在加州和其他州那样(见第 11 章的讨论)。

在政府强制控制范围内,可用的机制包括价格控制、资本进入限制(见第 15 章)或全局支付上限(类似于卫生保健系统的按人头付费;参见第 11 章关于人头税的讨论)。

新潮的成本控制方法包括强调预防保健和旨在消除“不必要的”或“不适当的”治疗的审查机制。尽管这些想法理论上有吸引力,但并没有达到效果。虽然改善了健康状况,但从长远来看,大多数预防服务实际上并没有省钱。它们能够而且往往确实以节约相对较低的每生命年成本来改善健康状况(Garber 和 Phelps,1997;Russell,1990),但是他们很少真正地省钱。至于识别和消除不必要的或不适当的治疗,这种治疗费用估计很高,这表明在不影响治疗结果的情况下有很多方式节省费用,但事实证明,在治疗前识别并提前预防这个种治疗的机制是未知的。

PPACA 从几个方面来处理成本控制问题。对于联邦资助的部分,该法案规定了 Medicare 可持续增长率(sustainable growth rate,SGR)的要求,国会预算办公室作为“仲裁人”来确定提供者支付的变化(以及其他可能产生的变化)是否达到了 SGR 的目标。

PPACA 也建立了许多独立专家组和咨询委员会,以提出未来节约成本的方法,这些方法从对提供者的价格控制到设计新的目前未使用过的提供者支付形式,包括为新研究提供的资源和替代支付模型的演示。

从2020年开始,独立支付咨询委员会将会每年提出建议,将Medicare支出控制在比名义人均GDP增长率多1个百分点以内。它还将对私人支付者提出非强制性的建议,希望私人保险公司在所有成本控制措施上与Medicare步调一致。

一般来说,PPACA相当依赖ACO的概念来节约成本。由于ACO仍在发展中,其节省的经费总额目前仍不明确。从长远来看,它们的有效性将取决于建立了多少个ACO(以及有多少人参加了这些组织),它们为降低成本(以及改善医疗质量)提供了哪些动力,以及(最终)它们如何选择采用新技术;这是我们下一个讨论的话题。

新技术的简介

在许多方面,卫生系统(全民或多元模式)引入新技术的过程是最重要的问题之一,然而这个问题却没有像某些明确的问题一样受到那么多的关注,如医保筹资机制,收益的范围,和覆盖范围的限制。

然而,回顾第1章的时间序列数据,可以非常清楚地看到,在美国过去半个世纪的卫生保健支出中,技术变化占了实际人均卫生保健支出增长的很大一部分。如果人口和物价不变(见表1.7),美国的医疗支出在过去半个世纪里增长了九倍多,复合实际人均年增长率超过4%。虽然可能部分由于相对价格的变化(比较表1.7和表1.8),但显而易见的是,技术变化推动医疗支出——或者更准确地说,新技术的采用速度推动着医疗支出的变化。对这些新技术的需求与收入有很强的正相关关系(参见图16.1的后续讨论)。

政策制定者倾向于关注(也许是痴迷于)增加的医疗支出,但完整的经济分析也会关注新技术的优势。第3章中Hall和Jones(2007)有力地表明,美国卫生保健系统的技术变革在延长寿命方面取得了非常显著的成果。

只关注卫生保健系统不断增加的成本,而不关注公共福利,肯定导致错误决策。当然,关键是要将现有治疗方法与从中受益最大的患者相匹配,在这方面,美国做得不太好。通过每人质量调整生命年成本(见第3章)的"广泛的边际"差异的对比,可以看出患者与治疗的正确匹配对于充分发挥医疗支出的价值多么重要。当然,患者与治疗的正确匹配需要对患者(见第4章和第5章)、服务提供者(尤其见第7章中对医生的讨论和第12章中对各种医疗保险支付改革的讨论)以及保险计划的参与(见第11章)进行适当的激励。

我们可以引入过多的新技术吗?

第15章对各种管制性定价方法的讨论涵盖了从基本的按服务项目付费制度向基于价值付费的制度转变的一些方法,包括CMMI中正在评估的新方法、各种类型的按人头定价和捆绑定价以及"按结果付费"方法。这就引起了关于动态效率的更广泛的问题——如何激励和资助技术创新。

"创新"的焦点是生物制药产品,激励创新的主要方法是使用专利来在特定时间内建立合法的垄断。对于制药产品,通常的20年专利保护时间延长了5年(考虑到FDA批准过程耽误的时间),根据《罕见病药物法》还可以延长更多时间。然而,这种方法没有考虑到医疗保险对市场的影响。如第 4 章所讲，保险覆盖范围的扩大使得医疗服务（包括处方药）需求的弹性降低，从而提高了最优垄断价格（回顾图 4.9 及其相关讨论，以及框 7.2 中关于垄断定价的讨论）。Garber、Jones 和 Romer（2006）建立模型得出结论，医保覆盖服务的最好的社会结局包括市场排他性持续时间的减少，和某种形式的价格管制，以抵消保险对平衡垄断价格的影响。他们总结道：

“如果没有垄断（集中的购买力）、价格控制和其他限制需求的手段，依赖于低消费者共同保险支付的医保体系会使垄断性的药品供应商比在其他情况下收取更高的产品价格，也可能因为创新得到过多回报。”

在某种程度上，这种平衡手段是设计医疗筹资体系时所面临的最重要的问题——愿景和可负担性之间的权衡。我们都希望以更低的成本拥有更健康的生活，但几乎不会有既降低成本又改善健康的新技术。在大多数情况下，它涉及权衡取舍，因此也涉及评估一个社会（及其中的个人）愿意为改善健康产出支付多少。这些问题需要完整的经济分析才能回答，但问题的答案最终取决于经济学以外的事情，比如说道德和政治问题。

16.5　终极难题

随着全球人口老龄化，每个现代社会都面临一个日益严峻的挑战：在老年人生命的最后几个月里，什么才是合理的照顾？美国最近的一项研究提供了一个具有煽动性的分析，即实际上，美国各地区间医疗支出的差异（数据来源于美联邦医疗保险）并没有对患者寿命产生显著影响（Fisher 等，2000）。这些结果表明，增加医疗资源不一定能延长寿命，因此，应该进一分析如何更好地照顾老龄化人口。在死亡前，可以选择临终关怀等服务代替“重症监护”，但这种选择更多地取决于社会价值观、道德、风俗和怎样看待医疗服务的作用，而不在于医疗保险覆盖等经济学问题——这可能是健康经济学得出的发人深省的结论。

16.6　总结

比较国际卫生保健系统可以为美国卫生保健系统的研究者提供有用信息（也可能没用）。卫生保健总支出与健康产出的关系分析表明，尽管各国卫生保健系统的结构存在很大差异，但也存在许多规律性。通过人均收入与支出之间的关系断定，从社会角度看，卫生保健是一种奢侈品（这与美国一项基于个人的横断面研究的结果完全矛盾，美国收入弹性非常小。在全国范围内，医疗保险应该在同等收入人群中保持公平，与国际间对比无关）。尽管美国人均医疗支出高于任何国家，但其中大部分（几乎全部，参见医疗支出和收入之间的对数关系）与其他国家的选择相当“一致”。鉴于各国卫生保健系统的广泛多样性，人均卫生保健开支和人均收入之间的密切关系更加值得注意。

更高的收入或额外的医疗支出（或两者都有）似乎可以改善健康产出，比如说婴儿死亡率和成人预期寿命。然而，在这些比较中，美国的健康产出看起来尤其不佳，因为美国的死亡率和预期寿命结果明显比一个具备相同收入和医疗支出的国家所预期的结果差。

仔细研究卫生保健系统也发现了许多其他方法来实现美国长期的卫生目标——例如，医疗服务可及性高，费用控制，等等。在各国间对激励机制在医疗服务的使用和提供进行研究十分具有开放性，因为不同国家选择的多样性使得该研究领域比在任何单一国家的研究都要丰富得多。

16.7 《健康经济学手册》中的相关章节

Volume 1　Chapter 1, "International Comparisons of Health Expenditures" by Ulf G. Gerdtham and Bengt Jönsson
Chapter 19, "Child Health Care in Developed Countries" by Janet Currie
Chapter 34, "Equity in Health Care Financing and Delivery" by Adam Wagstaff and Eddy van Doorslaer
Chapter 35, "Equity in Health" by Alan Williams and Richard Cookson

16.8 问题

1. 描述美国未参保人的"典型"特征，并讨论如何预测这个人不参保。

2. 第 10 章讨论了医疗保险中的"市场失灵"问题，这是由于保险公司不能正确判断购买医疗保险者的"类型"，及对其的反应。强制"全民医保"（要求每个人都从某种渠道具备医疗保险）能完全解决这个问题吗，还是需要其他的措施（如要求社区评级）？

3. 你认为为什么一些全民医保的提案要么排除牙科服务，要么将其限制在一定范围内，并且共同付费比提案中的医生医院服务的费用更高？

4. 用你的父母能够理解的语言来解释为什么强制雇主支付保险可能导致低收入员工永久失业。

5. 利用表 16.4 中的数据，计算美国和其他 5 个国家的初级保健医生对于骨科医生的相对密度（例如：澳大利亚每 1 万人拥有 14 名初级保健医生和 0.45 名骨科医生，因此相对密度为 14/0.45=31.1）。在这些国家中，美国的这个标准是什么？对初级保健医生和骨科医生的相对收入做同样的计算，并在图中表示出这些对子（在你的图表中，德国像往常一样表现突出吗？它应该这样）。从这 6 个国家的初级保健医生和骨科医生的相对薪资与其相对密度的关系中，你能推断出什么？

6. "美国的人均医疗费用比其他任何国家都要高，这证明美国的医疗体系是浪费的。"请思考这句话。

7. 通过医院使用情况的国际间比较，你知道哪些证据表明生活方式（例如，饮食结构）对发病率和医院使用情况有显著影响？（提示：思考饮食可能会产生影响的特定住院需求，如心脏病。）

8. 美国的卫生保健系统的人均成本比其他国家要高。这种差异在多大程度上可以用美国人的收入高于其他国家来解释？

注释

[1] CRS（2007）利用经合组织 2004 年的数据展示了非常相似的图表——图 2。他们没有提供使用早期数据的统计分析结果。

[2] 婴儿死亡率测量的是所有活产儿童中过早死亡的比例，围生期死亡率测量的是所有死产数加上婴儿死亡

数与所有活产婴儿数加上死产数的比值。各国的报告对活产的定义不同；比如有些国家只计算体重超过 0.5 或 1kg 的婴儿，而其他国家则计算所有体重的婴儿。围生期死亡率是一个更统一的衡量标准。

3 在这种情况下，统计模型认为“自然”数据优于对数数据。

4 最高的国家是澳大利亚、荷兰和比利时。

5 www.healthcare.gov/ 保险覆盖范围 / 市场保险公司的保险覆盖范围。

6 对政府来说，建立 healthcare.gov 的第一年近乎是一场灾难。之后的改变和调整大大提升了网站的功能。

7 www.healthcare.gov/ 费用 / 未被保险覆盖的费用。

8 http://kff.org/ 医改 / 问题简析 /2017 年现有及新成立的保险公司的可负担的医疗服务的原始数据。这些数据都是原始数据。

9 Hamilton 和 Hamilton（1993）通过对加拿大的分析表示，全民医保并不一定均等化获得医疗服务的机会。

10 本书采用了经济学家对累进和递减的定义。累进税指把纳税人收入中越来越大的比例当作收入增量。递减税指低收入纳税人的纳税收入比例高于高收入纳税人。美国通常采用累进税制度。通常认为社会保障税（FICA 税）是递减税，因为它对收入的固定比例征税，这个比例有一个上限（例如，2012 年对 110、100 美元以下工资的人征收 6.2% 的税，而对工资更高的人不征税）。美国的医疗保险税更加中立，对所有收入人群都征收 1.45% 的税（没有限额）。增值税（VAT）是人们消费商品和服务时所征的税，因此它与收入成正比。

（何月　林小军　译）

作者附言

对多数读者而言，关于健康经济学的正式学习在结束本书的阅读后就告一段落了。但对少数读者来说，对这一学科的长期钻研可能才刚刚开始。世界各地的经济学家都发现，健康经济学为拓展其他领域的经济学工具及经济学问题的研究提供了极佳的机会。不同研究领域的学者，涵盖不确定经济学、博弈论、成本函数估计、需求论及其建模、劳动经济学、产业组织学、计量经济学、公共财政税收政策及其他传统经济学领域，都将目光转向了健康经济学，结合自身的专业背景解决该领域内尚未解决的难题，并开展崭新而有趣的应用。事实上，任何一个健康经济学家都不能指望自己精通所有与健康经济学相关的专业领域。随着知识的扩展，其专业性必然会增加[记住 Adam Smith 的格言："劳动力分工受到市场范围的限制。"市场越来越大了！（知识扩展的越来越多了！）]。这种趋势是自然且合意的，因为在健康经济学领域，几乎没有什么研究"特别"到外行人无法从事并做出重要的贡献。读完本书的读者会痛苦地发现，还遗留了大量尚待解决的问题亟待研究的开展。更重要的是，我希望本书也指出了在健康经济学研究中，仔细审视特殊情况的重要性。对全新卫生保健制度进行仔细的建模、探究一些特殊制度为何仅在某些环境下存在，这些举措将大有裨益（在一些研究中，国际间的制度比较可能会产出丰厚的成果）。正如前言中所讲，我相信在从事卫生保健领域行为和制度相关研究时，仔细关注不确定性所造成影响，总会（即使不总是）带来可观的回报。

与过去的研究相比，硕果累累的健康经济学研究已逐渐深入到医疗问题的细节。生物学已经从对植物和动物的广泛分类发展到对器官系统，进而到细胞的研究，现在又发展到对分子的研究。物理学已经从研究物体发展到研究原子，现在又发展到研究亚原子粒子。经济学的研究也越来越深入。早期的健康经济学研究中的数据十分笼统——例如，48 个（或 50 个）州的人均年支出。相似研究的开展也可以基于个体层面收集的更加详细的数据，例如个人年度医疗支出。家庭调查研究和兰德医疗保险研究是这类研究最好的代表。类似地，对供方的研究也从笼统数据转向医院、医院内各部门、医生集团、医生个体和护士等方面的数据。

现在，我们可以而且应该使用更加细致的数据——例如，某一临床事件中患者的行为和供方相应的行为。举例来说，对医疗实践差异的研究强调了通过关注特定临床情景，更为广泛地理解研究对象行为的重要性。在健康经济学研究中迈出这一步后，我们将更好地理解那些目前令人困惑不解的行为。在我们成功地完成这些研究后，我们将能更深入地理解卫生保健系统中的宏观行为。目前的数据集和计算能力足以支撑这类研究，但能否收集到那些"小"问题的详细信息是研究是否能取得重要进展的先决条件。如此看来，健康经济学的新研究者们都应该熟悉统计学和计量经济学的方法，包括那些研究离散选择时所必需的方法。我还认为，至少对部分经济学家来说，与临床研究人员的合作将会带来越来越大的收获，因为他们熟知卫生保健过程中涉及的临床事件和制度。

对于那些暂别健康经济学学习的读者，我希望你所学将有助于你的工作或学习。对于另一部分读者,我希望这本书只是你深入钻研这个有趣领域的开始。

美国的卫生保健系统面临着三大挑战——事实上,世界上许多国家也是如此。这些挑战都不容易解决——所有容易解决的问题都已经被解决了。终有一日,对于这些难倒现今学者的问题,下一代健康经济学家都将找到相应的解决方案。三大挑战包括:

• 人口老龄化。许多国家已经认识到这一点,但很难找到相应的解决方案。使用新技术延长生命需要越来越高的成本。与此同时,由于劳动适龄人口与退休人口的比例逐渐不平衡,人口统计特征使得以工资为基础进行筹资的老年医疗保险(Medicare)越来越难以维持。人口老龄化的解决方案不仅会涉及经济学,还涉及哲学和伦理学领域,当然还有公共政策分析和政治领域。

• 新技术的发展浪潮——以生物制药领域为代表,还包括影像和"医疗设备"的技术发展,将有望改善健康,甚至治愈一些以前无法治愈或是(未能治愈)只能痛苦走向死亡的疾病。(作为一个社会)如何支持解决这些问题的研究,如何支付后续治疗的费用,将变得越来越重要。健康经济学的教授们认为,卫生保健支出的增长主要是由于技术变革。这并非毫无意义。自半个世纪前老年医疗保险制度建立以来,65 岁人群的期望寿命增加了 5 年多。因此,最后的问题是:我们希望在这条路上走多远?是否每一例可能的治愈都是可取的?能负担得起的吗?如果不是,我们该如何取舍?

• 在这些日益增多的问题中,我们的政治制度离协作越来越远,进入一种"赢家通吃"的心态,妥协被视为最大的政治过错。由此产生的政治紊乱带来了混乱的、难以掌控的局面及立法僵局。我们能找到新的领导人带领我们走上更好的道路吗?

也许你——一个从阅读本书开始探究这些问题的健康经济学学生——将成为下一代的领路人。如果这本书能如此,那将是我个人最大的成就。

Charles E. Phelps 博士
Gualala,CA
2017 年 5 月 20 日

(何月　译)

参考文献

AAMC, https://members.aamc.org/eweb/upload/2016_Debt_Fact_Card.pdf, last accessed September 18, 2017.

Aaron, H. J., and Schwartz, W. B., *The Painful Prescription: Rationing Hospital Care*, Washington, DC: The Brookings Institution, 1984.

Aber, M., and McCormick, C., "Risk Adjustment and the Health of the Medicare HMO Population," *Health Care Financing Review* 2000, Spring.

Adashi E. Y., and Kochner R. P., "Physician Self-referral: Regulation by Exceptions," *JAMA* 2015; 313(5):457–458.

AHIP, "Individual Health Insurance 2009: A Comprehensive Survey of Premiums, Availability, and Benefits," America's Health Insurance Programs Center for Policy and Research, Washington, DC, October 2009.

Alchien, A. A., *The Economics of Charity: Essays on the Comparative Economics of Giving and Selling, with Applications to Blood*, London: Institute of Economic Affairs, 1973.

Alpert, A., Lakdawalla, D., and Sood, N., "Prescription Drug Advertising and Drug Utilization: The Role of Medicare Part D," NBER Working Paper No. 21714, November 2015.

AMA (American Medical Association), *Physician Socioeconomic Statistics*, Chicago, IL: American Medical Association, 1994.

AMA, Center for Health Policy Research, *Physician Socioeconomic Statistics 2003 Edition: Profiles for Detailed Specialties, Selected States and Practice Arrangements*, ed. J. D. Wassenaar and S. L. Thran, Chicago, IL: AMA Press, 2003.

AMA, "International Medical Graduates in American Medicine: Contemporary Challenges and Opportunities," Position Paper by the AMA-IMG Section Governing Council, January 2010.

AMA, *AMA CPT 2017 Professional*, Chicago, IL: American Medical Association, 2017.

Anderson, G., *Chronic Care: Making the Case for Ongoing Care*, Robert Wood Johnson Foundation, 2010, at www.rwjf.org/en/library/research/2010/01/chronic-care.html, last accessed October 18, 2017.

Anderson, O. W., *Blue Cross Since 1929: Accountability and the Public Trust*, Cambridge, MA: Ballinger Publishing Company, 1975.

Arrow, K. J., "Uncertainty and the Welfare Economics of Medical Care," *American Economic Review* 1963; 53(5):941–973.

Arrow, K. J., "Gifts and Exchanges," *Philosophy and Public Affairs* 1972; 1:343–362.

Auster, R., and Oaxaca, R., "Identification of Supplier-Induced Demand in the Health Care Sector," *Journal of Human Resources* 1981; 16:124–133.

Avraham, R., Dafney, L. S., and Schanzenbach, M. M., "The Impact of Tort Reform on Employer-Based Health Insurance Premiums," *Journal of Law, Economics and Organization* 2012; 28(4):657–686.

Axelrod, R. C., *The Evolution of Cooperation*, New York: Basic Books, 1984.

Baicker, K., and Finkelstein, A., "Effects of Medicaid on Clinical Outcomes," *New England Journal of Medicine* 2013; 369:581–583.

Baicker, K., Taubman, S., Allen, H., Bernstein, M., Gruber, J., Newhouse, J. P., Schneider, E., Wright, B., Zaslavsky, A., Finkelstein, A., and the Oregon Health Study Group, "The Oregon Experiment: Effects of Medicaid on Clinical Outcomes," *New England Journal of Medicine* 2013; 368(18):1713–1722.

Baker, L.C., "Acquisition of MRI Equipment by Doctors Drives Up Imaging Use and Spending," *Health Affairs* 2010; 29(12):2252–2259.

Ballard, C. L., and Goddeeris, J. H., "Financing Universal Health Care in the United States: A General Equilibrium Analysis of Efficiency and Distributional Effects," *National Tax Journal* 1999; 52(3):31–51.

Bator, F., "The Simple Analytics of Welfare Maximization," *American Economic Review* 1957; 47:22–59.

Becker, E. C., Dunn, D., and Hsiao, W. C., "Relative Cost Differences Among Physicians' Specialty Practices," *Journal of the American Medical Association* 1988; 260(16):2397–2402.

Becker, E. R., and Sloan, F. A., "Hospital Ownership and Performance," *Economic Inquiry* 1985; 23(1): 21–36.

Becker, G. S., "Theory of the Allocation of Time," *Economic Journal* 1965; 75:493–517.

Becker, G. S., Grossman, M., and Murphy, K. M., "Rational Addiction and the Effect of Price on Consumption," *American Economic Review* 1991; 81(2):237–224.

Benham, L., "The Effect of Advertising on the Price of Eyeglasses," *Journal of Law and Economics* 1972; 15(2):337–352.

Benham, L., and Benham, A., "Regulating Through the Professions: A Perspective on Information Control," *Journal of Law and Economics* 1975; 18:421–447.

Benham, L., Maurizi, A., and Reder, M., "Migration, Location and Remuneration of Medical Personnel: Physicians and Dentists," *Review of Economics and Statistics* 1968; 50(3):332–347.

Boardman, A. E., Dowd, B., Eisenberg, J. M., and Williams, S., "A Model of Physicians' Practice Attributes Determination," *Journal of Health Economics* 1983; 2(3):259–268.

Booton, L. A., and Lane, J. I., "Hospital Market Structure and the Return to Nursing Education," *Journal of Human Resources* 1985; 20(2):184–196.

Bovjberg, R. R., *Medical Malpractice: Problems and Reforms*, Washington, DC: The Urban Institute, 1995.

Braithwaite, R. S., Meltzer, D., King, J. T., Leslie, D., and Roberts, M. S., "What Does the Value of Modern Medicine Say About the $50,000 per Quality-Adjusted Life-Year Decision Rule?" *Medical Care* 2008; 46(4):349–356.

Brennan, T. A., Leape, L. L., Laird, N. M., et al., "Incidence of Adverse Events and Negligence in Hospitalized Patients," *New England Journal of Medicine* 1991; 324(6):370–376.

Brook, R. H., Ware, J. E., Rogers, W. H., et al., "Does Free Care Improve Adults' Health? Results from a Randomized Controlled Trial," *New England Journal of Medicine* 1983; 309(24):1426–1434.

Buchanan, J., and Hosek, S., "Costs, Productivity, and the Utilization of Physician Extenders in Air Force Primary Medicine Clinics," Santa Monica, CA: The RAND Corporation Report R-2896-AF, June 1983.

Bunker, J. P., and Brown, B. W., "The Physician-Patient as Informed Consumer of Surgical Services," *New England Journal of Medicine* 1974; 290(19):1051–1055.

Bureau of Health Professions, *Physician Supply and Demand: Projections to 2020*, US Department of Health and Human Services, HRSA, October 2006.

Burstein, P. L., and Cromwell, J., "Relative Incomes and Rates of Return for U.S. Physicians," *Journal of Health Economics* 1985; 4:63–78.

Cady, J. F., "An Estimate of the Price Effects of Restrictions on Drug Price Advertising," *Economic Inquiry* 1976; 14:493–510.

Calle, E. E., Thun, M. J., Petrelli, J. M., et al., "Body-Mass Index and Mortality in a Prospective Cohort of US Adults," *New England Journal of Medicine* 1999; 341:1097–1105.

Carey, K., and Stephos, T., "Measuring the Cost of Hospital Adverse Patient Safety Events," *Health Economics* December 2010; 20:1417–1430.

Carter, G. M., Newhouse, J. P., and Relles, D. A., "How Much Change in the Case Mix Index is DRG Creep?" *Journal of Health Economics* 1990; 9(4):411–428.

Carter, G. M., Newhouse, J. P., and Relles, D. A., "Has DRG Creep Crept Up? Decomposing the Case Mix Index Change Between 1987 and 1988," RAND Report R-4098, Santa Monica, CA: The RAND Corporation, 1991.

CBO (Congressional Budget Office), "How Increased Competition from Generic Drugs has Affected Prices and Returns in the Pharmaceutical Industry," July 1998, at www.cbo.gov/doc.cfm?index=655&type=0&sequence=1, accessed November 21, 2011.

CBO, "Revenue and Tax Policy Brief: The Alternative Minimum Tax" April 15, 2004.

CBO, "Effective Marginal Tax Rates on Labor Income," Washington, DC: Government Printing Office, 2005.

CBO, "The State Children's Health Insurance Program," May 2007, at www.cbo.gov/ftpdocs/80xx/doc8092/05-10-SCHIP.pdf, accessed November 23, 2011.

Chamberlin, E. H., *The Theory of Monopolistic Competition*, 8th ed., Cambridge, MA: Harvard University Press, 1962.

Chassin, M. R., Brook, R. H., Park, R. E., et al., "Variations in Use of Medical and Surgical Services by the Medicare Population," *New England Journal of Medicine* 1986; 314(5):285–290.

Chawla, M., "Estimating the Extent of Patient Ignorance of the Health Care Market," *World Bank Economists' Forum* 2002; 2:3–24.

Chou, S. Y., Grossman, M., and Saffer, H., "An Economic Analysis of Adult Obesity: Results from the

Behavioral Risk Factor Surveillance System," *Journal of Health Economics* 2002; 23(3):565–587.
Clay, S. W., and Conaster, R. R., "Characteristics of Physicians Disciplined by the State Medical Board of Ohio," *Journal of the American Osteopathic Association* 2003; 108(2):81–88.
Coase, R., "The Nature of the Firm," *Economica* 1937, New Series; 4:386–405.
Coase, R., "The Problem of Social Cost," *Journal of Law and Economics* 1960; 3:1–45.
Coffey, R. M., "The Effect of Time Prices on the Demand for Medical Services," *Journal of Human Resources* 1983; 18:407–444.
Coggon, D., Reading, I., Croft, P., et al., "Knee Osteoarthritis and Obesity," *International Journal of Obesity* 2001; 25(5):622–627.
Cohen, J. W., "Medicaid Physician Fees and Use of Physician and Hospital Services," *Inquiry* 1993; 30(3):281–292.
Connor, R. A., Feldman, R. D., and Dowd, B. E., "The Effects of Market Concentration and Horizontal Mergers on Hospital Costs and Prices," *International Journal of the Economics of Business* 1998; 5(2):159–180.
Cook, P. J., and Graham, D. A., "The Demand for Insurance and Protection: The Case of Irreplaceable Commodities," *Quarterly Journal of Economics* 1977; 91(1):143–156.
Cook, P., and Moore, M. J., "Alcohol" in A. J. Culyer and J. P. Newhouse, eds., *Handbook of Health Economics*, Amsterdam: Elsevier Science, 2000, pp. 1629–1673.
Cook, P. J., and Tauchen G., "The Effect of Liquor Taxes on Heavy Drinking," *Bell Journal of Economics* 1982; 13(Autumn):379–390.
Corder, R., *The Red Wine Diet*, New York: The Penguin Group, 2007.
Cordingly, D., *Under the Black Flag*, New York: Harcourt Brace, 1997.
Courtemanche, C., "A Silver Lining? The Connection Between Gasoline Prices and Obesity," *Economic Inquiry* July 2011; 49(3):935–957.
Cowing, T. G., Holtman, A. G., and Powers, S., "Hospital Cost Analysis: A Survey and Evaluation of Recent Studies," *Advances in Health Economics and Health Services Research* 1983; 4.
Cromwell, J., and Mitchell, J. B., "Physician-Induced Demand for Surgery," *Journal of Health Economics* 1986; 5:293–313.
CRS, "CRS Report to the Congress: U.S. Health Care Spending—Comparison with Other OECD Countries," Congressional Research Service of the United States Congress, September 17, 2007.
Cullen, T. J., Hart, L. G., Whitcomb, M. E., Lishner, D. M., and Rosenblatt, R. A., *The National Health Service Corps: Rural Physician Service and Retention*, Seattle: WAMI Rural Health Research Center, 1994, pp. 1–21.
Cullis, J. G., Jones P. R., and Propper, C., "Waiting Lists and Medical Treatment," in A. J. Culyer and J. P. Newhouse, eds., *Handbook of Health Economics*, Amsterdam: Elsevier Science, 2000.
Culyer, A. J., "Cost Containment in Europe," *Health Care Financing Review* 1989; Annual Supplement: 21–32.
Culyer, A.J., and Newhouse J.P., eds. *Handbook of Health Economics, Volume 1*, Amsterdam: Elsevier B.V., 2000.
Cutler, D. M., and McClellan, M., "Is Technological Change in Medicine Worth It?" *Health Affairs* 2001; 20(5):11–29.
Cutler, D. M., and Meara, E., "The Technology of Birth: Is It Worth It?" in A. M. Garber, ed., *Frontiers in Health Policy Research*, Cambridge, MA: MIT Press, 2000.
Cutler, D. M., McClellan, M. B., Newhouse, J. P., and Remler, D., "Are Medical Prices Declining? Evidence from Heart Attack Treatments," *Quarterly Journal of Economics* 1998; 113(4):991–1024.
Cutler, D. M., McClellan, M., and Newhouse, J. P., "How Does Managed Care Do It?" *RAND Journal of Economics* 2000; 31(3):526–548.
Daffney, L.S., Ody, C.J., and Schmitt, M.A., "Undermining Value-Based Purchasing – Lessons from the Pharmaceutical Industry," *New England Journal of Medicine* November 24, 2016; 375(21): 2013–2015.
Daniel, M.G., Pawlik, T.M., Fader, A.N., Esnaola, N.F., and Makary, M.A., "The Orphan Drug Act: Restoring the Mission to Rare Diseases," *American Journal of Clinical Oncology* 2016, 39(2):210–213.
Danzon, P. M., "An Economic Analysis of the Medical Malpractice System," *Behavioral Sciences and the Law* 1983; 1(1):39–54.
Danzon, P. M., "Liability and Liability Insurance for Medical Malpractice," *Journal of Health Economics* 1985a; 4:309–331.

Danzon, P. M., *Medical Malpractice: Theory, Evidence and Public Policy*, Cambridge, MA: Harvard University Press, 1985b.

Danzon, P. M., "Liability for Medical Malpractice: Incidence and Incentive Effects," University of Pennsylvania, Working Paper, 1990.

Danzon, P. M., "Tort Liability: A Minefield for Managed Care," *Journal of Legal Studies* 1997; 26(2):491–519.

Danzon, P., and Pereira, N. S., "Why Sole-Supplier Vaccine Markets May Be Here to Stay," *Health Affairs* 2005; 24(3):694–696.

Danzon, P. M., and Lillard, L. A., "Settlement Out of Court: The Disposition of Medical Malpractice Claims," *Journal of Legal Studies* 1982; 12(2):345–377.

Darby, M. R., and Karni, E., "Free Competition and the Optimal Amount of Fraud," *Journal of Law and Economics* 1973; 16(1):67–88.

Davidson, S. M., Singer, J. D., Davidson, H. S., Fairchild, P., and Graham, S., "Physician Retention in Community Health Centers," Report to the Agency for Health Care Policy and Research, Report Number HS07053, Boston, MA: John Snow Inc., 1996.

Davis, K., "Comment on 'What Can Americans Learn from Europeans?'" *Health Care Financing Review* 1989; Annual Supplement:104–107.

Davis, K., and Russell, L. B., "The Substitution of Hospital Outpatient Care for Inpatient Care," *Review of Economics and Statistics* 1972; 54(1):109–120.

Decker, S. L., "Medicaid Physician Fees and the Quality of Medical Care of Medicaid Patients in the USA," *Review of Economics of the Household* 2007; 5(1):95–112.

DeNavas-Walt, C., Proctor, B. D., and Lee, C. H., "Income, Poverty and Health Insurance Coverage in the United States, 2005," U.S. Census Bureau Current Population Reports P60–231, Washington, DC: US Government Printing Office, 2006.

Department of Health and Human Services, "Confronting the New Health Care Crisis: Improving Health Care Quality and Lowering Costs by Fixing Our Medical Liability System," Washington, DC: DHHS, July 24, 2002.

Detsky, A. S., "Are Clinical Trials a Cost-Effective Investment?" *JAMA* 1989; 262:1795–1800.

Detsky, A. S., "Using Cost-Effectiveness Analysis to Improve the Efficiency of Allocating Funds to Clinical Trials," *Statistics in Medicine* 1990; 9:173–183.

DeVany, A. S., House, D. R., and Saving, T. R., "The Role of Patient Time in the Pricing of Dental Services: The Fee-Provider Density Relation Explained," *Southern Economic Journal* 1983; 49(3):669–680.

Diehr, P., Cain, K. C., Kreuter, W., and Rosenkranz, S., "Can Small Area Analysis Detect Variation in Surgery Rates? The Power of Small Area Variations Analysis," *Medical Care* 1992; 30(6):484–502.

Dionne, G., "Search and Insurance," *International Economic Review* 1984; 25(2):357–367.

Division of Vaccine Injury Compensation, "National Vaccine Compensation Program Strategic Plan," Department of Health and Human Services, Health Services and Resource Administration, 2006.

Donohue, J. M., Cevasco, M., and Rosenthal, M. B., "A Decade of Direct-to-Consumer Advertising of Prescription Drugs," *New England Journal of Medicine* 2007; 357(7):673–681.

Dranove, D., "Demand Inducement and the Physician/Patient Relationship," *Economic Inquiry* 1988a; 26(2):281–298.

Dranove, D., "Pricing by Non-Profit Institutions," *Journal of Health Economics* 1988b; 7(1):47–57.

Dranove, D., and Satterthwaite, M. A., "The Industrial Organization of Health Care Markets," in A. J. Culyer and J. P. Newhouse, eds., *Handbook of Health Economics*, Amsterdam: Elsevier, 2000.

Dranove, D., and Wehner, P., "Physician-Induced Demand for Childbirths," *Journal of Health Economics* 1994; 13:61–73.

Dranove, D., and White, W. D., "Agency and the Organization of Health Care Delivery," *Inquiry* 1987; 24:405–415.

Dranove, D., Shanley, M., and White, W., "Price and Concentration in Hospital Markets: The Switch from Patient-Driven to Payer-Driven Competition," *Journal of Law and Economics* 1993; 34:179–204.

Dube, S. R., McClave, A., James, C., et al., "Vital Signs: Current Cigarette Smoking among Adults ≥18 Years—United States, 2009," *CDC Morbidity and Mortality Weekly Report* 2010; 59(35):1135–1140.

Ebell, M. H., "Future Salary and US Residency Fill Rate Revisited," *JAMA* 2008; 300(10):1132–1134.

Eckert, R. D., and Wallace, E. L., *Securing a Safer Blood Supply*, Washington, DC: American Enterprise Institute, 1985.

Economic Research Service, *Tobacco Outlook Report*, US Dept. of Agriculture, Washington, DC: US Government Printing Office, 2007.

Ehrlich, I., and Becker, G., "Market Insurance, Self Insurance and Self-Protection," *Journal of Political Economy* 1973; 80(4):623–648.

Ellis, R. P., and McGuire, T. G., "Cost Sharing and the Use of Ambulatory Mental Health Services," *American Psychologist* 1984; 39:1195–1199.

Emanuel, E. J., and Emanuel, L. L., "Four Models of the Physician–Patient Relationship," *JAMA* 1992; 267:2221–2226.

Employee Benefits Research Institute, *EBRI Databook on Employee Benefits*, Washington, DC: Employee Benefits Research Institute, 1992.

Epstein, A. A., Stern, R. S., and Weissman, J. S., "Do the Poor Cost More? A Multi-hospital Study of Patients' Socioeconomic Status and Use of Hospital Resources," *New England Journal of Medicine* 1990; 322(16):1122–1128.

Epstein, R. M., Shields, C. G., Franks, P., et al. "Exploring and Validating Patient Concerns: Relation to Prescribing for Depression," *Annals of Family Medicine* 2007; 5(1):21–28.

Escarce, J. J., Polsky, D., Wozniak, G. D., Pauly, M., and Kletke, P. R., "Health Maintenance Organization Penetration and the Practice Location Choices of New Physicians," *Medical Care* 1998; 36:1555–1566.

Evans, R. G., "Supplier-Induced Demand," in M. Perlman, ed., *The Economics of Health and Medical Care*, London: Macmillan, 1974, pp. 162–173.

Evans, R. G., Parish, E. M. A., and Scully, F., "Medical Productivity, Scale Effects, and Demand Generation," *Canadian Journal of Economics* 1973; 6:376–393.

Evans, R. G., Lomas, J., Barer, M. L., et al., "Controlling Health Expenditures: The Canadian Reality," *New England Journal of Medicine* 1989; 320(9):571–577.

Fairlie, R. W., Kapur, K., and Gates, S., "Is Employer-Based Health Insurance a Barrier to Entrepreneurship?" *Journal of Health Economics* 2011; 30(1):146–162.

Farber, H. S., and White, M. J., "Medical Malpractice: An Empirical Examination of the Litigation Process," *RAND Journal of Economics* 1991; 22(2):199–217.

Farley, P. J., "Theories of the Price and Quantity of Physician Services: A Synthesis and Critique," *Journal of Health Economics* 1986; 5:315–333.

Feldman, R., "Price and Quality Differences in the Physicians' Services Market," *Southern Economic Journal* 1979; 45:885–891.

Feldman, R., and Begun, J. W., "The Effect of Advertising: Lessons from Optometry," *Journal of Human Resources* 1978; 13(Supplement):253–262.

Feldman, R., and Dowd, B., "Is There a Competitive Market for Hospital Services?" *Journal of Health Economics* 1986; 5:277–292.

Feldstein, M. S., "Hospital Cost Inflation: A Study of Nonprofit Price Dynamics," *American Economic Review* 1971; 61:853–872.

Feldstein, M. S., "Tax Incidence in a Growing Economy with Variable Factor Supply," *Quarterly Journal of Economics* 1974; 88:551–573.

Finkelstein, A., Taubman, S., Wright, B., et al., "The Oregon Health Insurance Experiment: Evidence from the First Year," *Quarterly Journal of Economics* 2012; 127(3):1057–1106.

Finkelstein, E. A., Trogdon, J. G., Cohen, J. W., and Dietz, W., "Annual Medical Spending Attributable to Obesity: Payer- and Service-Specific Estimates," *Health Affairs* 2009; 28(5).

Fisher, E. S., Wennberg, J. E., Stukel, T. A., et al., "Associations Among Hospital Capacity, Utilization, and Mortality of US Medicare Beneficiaries, Controlling for Sociodemographic Factors," *Health Services Research* 2000; 34(6):1351–1362.

Fox v. Health Net of California. California Superior Court, Riverside County, No. 219692.

Frank, R. G., Berndt, E. R., Busch, S. H., and Triplett, J. E., "Measuring the Prices of Medical Treatments," Washington, DC: Brookings Institution, 1999.

Frayling, T. M., Timpson, N. J., Weedon, N., et al., "A Common Variant in the FTO Gene is Associated with Body Mass Index and Predisposes to Childhood and Adult Obesity," *Science* 2007; 316: 889–894.

Friedman, B., and Pauly, M. V., "Cost Functions for a Service Firm with Variable Quality and Stochastic Demand," *Review of Economics and Statistics* 1981; 63(4):620–624.

Friedman, M., *Capitalism and Freedom*, Chicago, IL: University of Chicago Press, 1962.

Friedman, M., *Essays in Positive Economics*, Chicago, IL: University of Chicago Press, 1966.

Friedman, M., and Kuznets, S., "Income from Independent Professional Practice," New York: National Bureau of Economic Research General Series No. 45, 1945.

Fuchs, V. R., "Time Preference and Health: An Exploratory Study," in V. Fuchs, ed., *Economic Aspects of Health*, Chicago, IL: University of Chicago Press for NBER, 1982.

Fuchs, V. R., "The Supply of Surgeons and the Demand for Operations," *Journal of Human Resources* 1978; 13(Supplement):35–56.

Fuchs, V. R., "Comment," *Journal of Health Economics* 1986; 5(3):367.

Fuchs, V. R., and Hahn, J. S., "How Does Canada Do It? A Comparison of Expenditure for Physicians' Services in the United States and Canada," *New England Journal of Medicine* 1990; 323(13):884–890.

Fuchs, V. R., and Kramer, M., *Determinants of Expenditures for Physicians' Services*, Washington, DC: US Department of Health, Education and Welfare, 1972.

Gagnon, M. A., and Lexchin, J., "The Cost of Pushing Pills: A New Estimate of Pharmaceutical Promotion Expenditures in the United States," *PLoS Medicine* 2008; 5(1).

Garber, A. M., and McClellan, M. B. "Satisfaction Guaranteed: 'Payment by Results' for Biologic Agents," *New England Journal of Medicine* 2007; 357(16):1575–1577.

Garber, A. M., and Phelps, C. E., "Economic Foundations of Cost-Effectiveness Analysis," *Journal of Health Economics* 1997; 16(1):1–31.

Garber, A. M., Jones, C. I., and Romer, P. M., "Insurance and Incentives for Medical Innovation," *Forum for Health Economics and Policy* 2006; 9(2).

Gatwood, J., Gibson, T. B., Chernew, M. E., Farr, A.M., Vogtmann, E., and Fendrick, A. M., "Price Elasticity and Medication Use: Cost Sharing Across Multiple Clinical Conditions," *Journal of Managed Care and Specialty Pharmacy* 2014; 20(11):1102–1107.

Gaynor, M., and Gertler, P., "Moral Hazard and Risk Spreading in Partnerships," *RAND Journal of Economics* 1995; 26(4):591–613.

Gaynor, M., and Polachek, S., "Measuring Information in the Market: An Application to Physician Services," *Southern Economic Journal* 1994: 60(4):815–831.

Gaynor, M., Li, J., and Vogt, W. B., "Substitution, Spending Offsets, and Prescription Drug Benefit Design," *Forum for Health Economics & Policy* 2007; 10(2):1–31.

General Accountability Office, "Medicare: Higher Use of Advanced Imaging Service by Providers Who Self-Refer Costing Medicare Millions," GAO 12–966, Washington, DC, September 2012.

General Accountability Office, "Medicare: Action needed to Address Higher Use of Anatomic Pathology Services by Providers Who Self-Refer," GAO 13–445, Washington, DC, June, 2013a.

General Accountability Office, "Medicare: Higher Use of Costly Prostate Cancer Treatment by Providers Who Self-Refer Warrants Scrutiny," GAO 13–515, Washington, DC, July 2013b.

General Accountability Office, "Medicare Physical Therapy: Self-Referring Providers Generally Referred More Beneficiaries but Fewer Services per Beneficiary," GAO 14–270, Washington, DC, April, 2014.

Gerdtham, U., Anderson, F., Sogaard, J., and Jonsson, B., *Economic Analysis of Health Care Expenditures: A Cross-Sectional Study of the OECD Countries*, Linkoping, Sweden: Centre for Medical Technology Assessment, 1988.

Ginsberg, P., "Altering the Tax Treatment of Employment-Based Health Plans," *Milbank Memorial Fund Quarterly* 1981; 59(2):224–255.

Glied, S., "Managed Care," in A. J. Culyer and J. P. Newhouse, eds., *Handbook of Health Economics*, Amsterdam: Elsevier Science, 2000.

Glover, J. A., "The Incidence of Tonsillectomy in School Children," *Proceedings of the Royal Society of Medicine* 1938; 31:1219–1236.

Gold, M., Jacobsen, G., Damico, A., and Neuman, T., "Medicare Advantage Enrollment Market Update," *Kaiser Family Foundation Program on Medicare Policy Data Spotlight* September 2011.

Goldberg, G. A., Maxwell-Jolly, D., Hosek, S., and Chu, D. S. C., "Physician's Extenders' Performance in Air Force Clinics," *Medical Care* 1981; 19:951–965.

Goldman, D. P., Jena, A. B., Lakdawalla, D. N., Malin, J. L., Malkin, J. D., and Sun, E., "The Value of Specialty Oncology Drugs," *Health Services Research* 2010; 45(1):115–132.

Goldstein, G. S., and Pauly, M. V., "Group Health Insurance as a Local Public Good," in R. N. Rosett, ed., *The Role of Health Insurance in the Health Services Sector*, New York: National Bureau for Economic Research, 1976, pp. 73–110.

Goodrich v. Aetna U.S. Healthcare, Inc., No. RCV020499 (Cal. App. Dept. Super. Ct. Jan. 20, 1999).

Gould, J., "The Economics of Legal Conflicts," *Journal of Legal Studies* 1973; 2(2):279–300.

Graber, M. L., Franklin, N., and Gordon, R., "Diagnostic Errors in Internal Medicine," *Archives of Internal Medicine* 2005; 165:1493–1499.

Grabowski, H., "Encouraging the Development of New Vaccines," *Health Affairs* 2005; 24(3):697–700.
Graham, J. D., and Vopel, J. W., "Value of a Life: What Difference Does It Make?" *Risk Analysis* 1981; 1(1):89–95.
Grannemann, T. W., "Reforming National Health Insurance for the Poor," in M. V. Pauly, ed., *National Health Insurance: What Now, What Later, What Never?* Washington, DC: American Enterprise Institute, 1980.
Grannemann, T. W., Brown, R. S., and Pauly, M. V., "Estimating Hospital Costs: A Multiple-Output Analysis," *Journal of Health Economics* 1986; 5(2):107–127.
Green, J., "Physician-Induced Demand for Medical Care," *Journal of Human Resources* 1978; 13(Supplement):21–33.
Greenlick, M. R., and Darsky, B. J., "A Comparison of General Drug Utilization in a Metropolitan Community with Utilization Under a Drug Prepayment Plan," *American Journal of Public Health* 1968; 58(11):2121–2136.
Griliches, Z., and Cockburn, I., "Generics and New Goods in Pharmaceutical Price Indexes," *American Economic Review* 1995; 84(5):1213–1232.
Gronbaek, M., Becker, U., Johanson, D., et al., "Type of Alcohol Consumed and Mortality from All Causes, Coronary Heart Disease, and Cancer," *Annals of Internal Medicine* 2000; 133:411–419.
Groopman, J., *How Doctors Think*, Boston, MA: Houghton Mifflin Harcourt, 2007.
Grossman, M., *The Demand for Health: A Theoretical and Empirical Investigation*, New York: Columbia University Press (for the National Bureau for Economic Research), 1972a.
Grossman, M., "On the Concept of Health Capital and the Demand for Health," *Journal of Political Economy* 1972b; 80(2):223–255.
Grossman, M., "The Human Capital Model," in A. J. Culyer and J. P. Newhouse, eds., *Handbook of Health Economics*, Amsterdam: Elsevier Science, 2000.
Grossman, M., and Chaloupka, F., "The Demand for Cocaine by Young Adults: A Rational Addiction Approach," *Journal of Health Economics* 1998; 17(4):427–474.
Gruber, J., "Health Insurance and the Labor Market," in A. Culyer and J. Newhouse, eds., *The Handbook of Health Economics*, Amsterdam: Elsevier Science, 2000, pp. 645–706.
Gruber, J., and Krueger, A., "The Incidence of Mandated Employer-Provided Insurance: Lessons from Workers' Compensation Insurance," in D. Bradford, ed., *Tax Policy and the Economy*, Cambridge, MA: MIT Press, 1991, pp. 111–143.
Gruber, J., and Owings, M., "Physician Financial Incentives and Cesarean Section Delivery," *RAND Journal of Economics* 1996; 27:99–123.
Gruber, J., and Simon, K., "Crowd-Out Ten Years Later: Have Recent Public Expansions Crowded Out Private Health Insurance?" National Bureau of Economic Research, NBER Working Paper Series, January 2007.
Hadley, J., Holohan, J., and Scanlon, W., "Can Fee for Service Co-Exist with Demand Creation?" *Inquiry* 1979; 16(3):247–258.
Halbrook, H. G., Jay, S. J., Lohrman, R. G., et al., "The Learning Curve and the Cost of Heart Transplantation," *Health Services Research* 1992; 27(2):219–228.
Hall, R. E., and Jones, C. I., "The Value of Life and the Rise in Health Spending," *Quarterly Journal of Economics* 2007; 122(1): 39–72.
Hamilton, V., and Hamilton, B., "Does Universal Health Insurance Equalize Access to Care? A Canadian–U.S. Comparison," McGill University, Working Paper, 1993.
Handy, B. M., Phelps, C. E., Mooney, C., Mushlin, A. I., and Perkins, N. A. K., "A Comparison of Three Methods of Case-Mix Adjustment in Physician Level Analysis of Practice Variations," Working Paper, Department of Community and Preventive Medicine, University of Rochester, July 1994.
Hannan, E. L., Wu, C., Bennett, E. V., Carlson, R. V., et al., "Risk Stratification of In-Hospital Mortality for Coronary Artery Bypass Graft Surgery," *Journal of the American College of Cardiology* 2006; 47(3):661–668.
Harberger, A. C., "Three Basic Postulates for Applied Welfare Economics: An Interpretive Essay," *Journal of Economic Literature* 1971; 9(3):785–797.
Harris, J. E., "The Internal Organization of Hospitals: Some Economic Implications," *Bell Journal of Economics* 1977; 8:467–482.
Harris, J. E., "Regulation and Internal Control in Hospitals," *Bulletin of the New York Academy of Medicine* 1979; 55(1):88–103.

Harvard Medical Malpractice Study, *Patient, Doctors, Lawyers: Medical Injury, Malpractice Litigation and Patient Compensation in New York*, Cambridge, MA: Harvard University, 1990.
Havighurt, C. C., "'Putting Patients First': Promise or Smoke Screen?" *Health Affairs* 1997; 16:123–125.
Hay, J., and Leahy, M., "Physician-Induced Demand: An Empirical Analysis of the Consumer Information Gap," *Journal of Health Economics* 1982; 3:231–244.
Health Insurance Association of America, *Source Book of Health Insurance Data: 1989*, Washington, DC: Health Insurance Association of America, 1989.
Health Insurance Association of America, *Source Book of Health Insurance Data: 1993*, Washington, DC: Health Insurance Association of America, 1993.
Held, P., "Access to Medical Care in Designated Physician Shortage Areas: An Economic Analysis," Princeton, NJ: Mathematica Policy Research, June 1976.
Herfindahl, O. C., "Concentration in the US Steel Industry," unpublished doctoral dissertation, Columbia University, 1950.
Hershey, J., Kunreuther, H., Schwartz, J. S., and Williams, S. V., "Health Insurance Under Competition: Would People Choose What is Expected?" *Inquiry* 1984; 21(4):349–360.
Hickson, G. B., Altmeier, W. A., and Perrin, J. M., "Physician Reimbursement by Salary or Fee-for-Service: Effect on Physician Practice Behavior in a Randomized Prospective Study," *Pediatrics* 1987; 80(3):344–350.
Hillman, B. J., Joseph, C. A., Mabry, M. R., Sunshine, J. H., Kennedy, S. D., and Noether, M., "Frequency and Costs of Diagnostic Imaging in Office Practice: A Comparison of Self-Referring and Radiologist-Referring Physicians," *New England Journal of Medicine* 1990; 323:1604–1608.
Hirshman, A., *National Power and the Structure of Foreign Trade*, Berkeley, CA: University of California Press, 1945.
Hodgkin, D., and McGuire, T. G., "Payment Levels and Hospital Response to Prospective Payment," *Journal of Health Economics* 1994; 13(1):1–29.
Hofer, T. P., and Hayward, R. A., "Identifying Poor-Quality Hospitals: Can Hospital Mortality Rates Detect Quality Problems for Medical Diagnoses?" *Medical Care* 1996; 34(8):737–753.
Hollingsworth, T. D., Ferguson, N. M., and Anderson, R. M., "Will Travel Restrictions Control the International Spread of Pandemic Influenza?" *Nature Medicine* 2006; 12:497–499.
Holmer, M., "Tax Policy and the Demand for Health Insurance," *Journal of Health Economics* 1984; 3:203–221.
Holzman, D., "Malpractice Crisis Therapies Vary," *Insight* December 12, 1988.
Horowitz, J.K., and McConnell, K.E., "A Review of WTA/WTP Studies," *Journal of Environmental Economics and Management* 2002; 44(3):426–444.
Hotelling, H., "Stability in Competition," *Economic Journal* 1929; 39:41–57.
Hsiao, W. C., Braun, P., Kelly, P. L., and Becker, E. C., "Results, Potential Effects and Implementation Issues of the Resource-Based Relative Value System," *Journal of the American Medical Association* 1988; 260(16):2429–2438.
Hsiao, W. C., Braun, P., Yntema, D., and Becker, E., "Estimating Physicians' Work for a Resource-Based Relative Value System," *New England Journal of Medicine* 1988; 319(13):835–841.
Hughes, E. X. F., Fuchs, V. R., Jacoby, J. E., and Lewit, E. M., "Surgical Work Loads in a Community Practice," *Surgery* 1972; 71:315–327.
Hughes, R. G., Hunt, S. S., and Luft, H. S. "Effects of Surgeon Volume and Hospital Volume on Quality of Care in Hospitals," *Medical Care* June 1987; 25(6):489–503.
Iglehart, J. K., "Canada's Health Care System," *New England Journal of Medicine* 1986a; 315:202–208.
Iglehart, J. K., "Canada's Health Care System," *New England Journal of Medicine* 1986b; 315:778–784.
Iglehart, J. K., "Canada's Health Care System: Addressing the Problems of Physician Supply," *New England Journal of Medicine* 1986c; 315:1623–1628.
Iglehart, J. K., "Health Policy Report: Japan's Medical Care System," *New England Journal of Medicine* 1988a; 319(12):807–812.
Iglehart, J. K., "Health Policy Report: Japan's Medical Care System—Part Two," *New England Journal of Medicine* 1988b; 319(17):1166–1171.
Iglehart, J. K., "Health Policy Report: Canada's Health Care System Faces Its Problems," *New England Journal of Medicine* 1990; 322(8):562–568.
Iglehart, J. K., "Health Policy Report: Germany's Health Care System" (first of two parts), *New England Journal of Medicine* 1991a; 324(7):503–508.

Iglehart, J. K., "Health Policy Report: Germany's Health Care System" (second of two parts), *New England Journal of Medicine* 1991b; 324(24):1750–1756.
Iglehart, J. K., "The American Health Care System: Medicare," *New England Journal of Medicine* 1999; 340(4):317–332.
Iglehart, J. K., "Financing Vaccines: In Search of Solutions That Work," *Health Affairs* 2005; 24(3):594–595.
Ikegami, N., and Campbell, J. C., "Medical Care in Japan," *New England Journal of Medicine* 1995; 333(19):1295–1300.
Institute of Medicine (IOM), *To Err is Human: Building a Safer Health System*, Washington, DC: National Research Council, 1999.
Institute of Medicine, *Financing Vaccines in the 21st Century: Assuring Access and Availability*, Washington, DC: National Academy Press, 2003.
Institute of Medicine, *Preventing Medication Errors: Quality Chasm Series*, Washington, DC: National Research Council, 2006.
Janerich, D. T., Thompson, W. D., Varela, L. R., et al., "Lung Cancer and Exposure to Tobacco Smoke in the Household," *New England Journal of Medicine* 1990; 323(10):632–636.
Joskow, P., *Controlling Hospital Costs: The Role of Government Regulation*, Cambridge, MA: MIT Press, 1981.
Joyce, T., Corman, H., and Grossman, M., "A Cost-Effectiveness Analysis of Strategies to Reduce Infant Mortality," *Medical Care* 1988; 26(4):348–360.
Kahn, K. L., Draper, D., Keeler, E. B., et al., "The Effects of the DRG-Based Prospective Payment System on Quality of Care for Hospitalized Medicare Patients," Report Number R-3931-HCFA, Santa Monica, CA: The RAND Corporation, 1992.
Kahneman, D., *Thinking, Fast and Slow*, New York: Farrar, Straus and Giroux, 2011.
Kahneman, D., and Tversky, A., "Prospect Theory: An Analysis of Decision Under Risk," *Econometrica* 1979; 47:263–289.
Kaiser Family Foundation, "Data Source: Kaiser Commission on Medicaid and the Uninsured," statehealthfacts.org, 2008.
Kaiser Family Foundation, "Employer Health Benefits 2011 Annual Survey," Menlo Park, CA, 2011.
Karaca-Mandic, P., Abraham, J., and Phelps, C. E., "How Do Health Insurance Loading Fees Vary by Group Size? Implications for Healthcare Reform," *International Journal of Health Care Finance and Economics* August 20, 2011.
Kassirer, J. P., and Kopelman, R. I., "Cognitive Errors in Diagnosis: Instantiation, Classification and Consequences," *American Journal of Medicine* 1989; 84(4):433–441.
Kastler, J., Kane, R. L., Olsen, D. M., and Thetford, C., "Issues Underlying Prevalence of 'Doctor Shopping' Behavior," *Journal of Health and Social Behavior* 1976; 17:328–339.
Keeler, E. B., Buchanan, J. L., Rolph, J. E., et al., "The Demand for Episodes of Treatment in the Health Insurance Experiment," Report R-3454-HHS, Santa Monica, CA: The RAND Corporation, March 1988.
Keeler, E. B., Newhouse, J. P., and Phelps, C. E., "Deductibles and the Demand for Medical Care Services: The Theory of a Consumer Facing a Variable Price Schedule Under Uncertainty," *Econometrica* 1977; 45(3):641–655.
Keeler, E. B., Wells, K. B., Manning, W. G., Rumpel, J. D., and Hanley, J. M., "The Demand for Episodes of Mental Health Services," Report R-3432-NIMH, Santa Monica, CA: RAND Corporation, October 1986.
Kessel, R. A., "Price Discrimination in Medicine," *Journal of Law and Economics* 1958; 1(2):20–53.
Kessel, R. A., "Transfused Blood, Serum Hepatitis, and the Coase Theorem," *Journal of Law and Economics* 1974; 17:265–290.
Kessler, D., and McClellan, M., "Do Doctors Practice Defensive Medicine?" *Quarterly Journal of Economics* 1996; 111(2):353–390.
Kissick, W. L., Engstrom, P. F., Soper, K. A., and Peterson, O. L., "Comparison of Internist and Oncologist Evaluations of Cancer Patients' Need for Hospitalization," *Medical Care* 1984; 22(5):447–452.
Kitch, E. W., Isaac, M., and Kaspar, K., "The Regulation of Taxicabs in Chicago," *Journal of Law and Economics* 1971; 14(2):285–350.
Klatsky, A. L., Armstrong, M. A., and Kipp, H., "Correlates of Alcoholic Beverage Preference: Traits of Persons Who Choose Wine, Liquor or Beer," *Addiction* 1990; 85(10):1279–1289.
Kleimann, E., "The Determinants of National Outlay on Health," in M. Perlman, ed., *The Economics of Health and Medical Care*, London: Macmillan, 1974.

Kleinman, S. H., Lelie, N., and Busch, M. P., "Infectivity of Human Immunodeficiency Virus-1, Hepatitis C Virus, and Hepatitis B Virus and Risk of Transmission by Transfusion," *Transfusion* 2009; 49:2454.

Kletke, P. R., Polsky, D., Wozniak, G. D., and Escarce, J. J., "The Effect of HMO Penetration on Physician Retirement," *HSR: Health Services Research* 2000; 35(3):17–31.

Kocher, R., and Sahni, N. R., "Hospitals' Race to Employ Physicians: The Logic Behind a Money-Losing Proposition," *New England Journal of Medicine* 2011; 364(15):1790–1792.

Kwoka, J. E., "Advertising and the Price and Quality of Optometric Services," *American Economic Review* 1984; 74(1):211–216.

Lakdawalla, D., and Philipson, T., "The Growth of Obesity and Technological Change: A Theoretical and Empirical Examination," National Bureau of Economic Research, Working Paper 8926, 2002.

Lancaster, K., "A New Approach to Consumer Demand Theory," *Journal of Political Economy* 1966; 74(2):132–157.

Laugesen, M. J., and Glied, S. A., "Higher Fees Paid to US Physicians Drive Higher Spending for Physician Services Compared to Other Countries," *Health Affairs* 2011; 39(9):1647–1656.

Lave, J. R., and Lave, L. B., "Hospital Cost Functions," *American Economic Review* 1970; 58:379–395.

Lee, R. H., "Future Costs in Cost-Effectiveness Analysis," *Journal of Health Economics* 2008; 23(4):809–818.

Leffler, K., "Physician Licensure: Competition and Monopoly in American Medicine," *Journal of Law and Economics* 1978; 21(1):165.

Lerner, A. P., "The Concept of Monopoly and the Measurement of Monopoly Power," *Review of Economic Studies* 1934; 1:157–175.

Levy, M. A., Arnold, R. M., Fine, M. J., and Kapoor, W. N., "Professional Courtesy: Current Practices and Attitudes," *New England Journal of Medicine* 1993; 329(22):1627–1631.

Lewis, C. E., "Variations in the Incidence of Surgery," *New England Journal of Medicine* 1969; 281(16): 880–884.

Liebowitz, A., Manning, W. G., and Newhouse, J. P., "The Demand for Prescription Drugs as a Function of Cost-Sharing," *Social Science and Medicine* 1985; 21:1063–1069.

Liu S., and Chollet D., *Price and Income Elasticity of Demand for Health Insurance and Health Care Services: A Critical Review of the Literature*, Washington, DC: Mathematica Policy Research, March 24, 2006.

Long, J. E., and Scott, F. A., "The Income Tax and Nonwage Compensation," *Review of Economics and Statistics* 1982; 64(2):211–219.

Lu, Z. J., and Comanor, W.S., "Strategic Pricing of New Pharmaceuticals," *Review of Economics and Statistics* 1998; 80(1):108–118.

Luft, H. S., "The Relationship Between Surgical Volume and Mortality: An Exploration of Causal Factors and Alternative Models," *Medical Care* 1980; 18:940–959.

Luft, H. S., *Health Maintenance Organizations: Dimensions of Performance,* New York: Wiley & Sons, 1981.

Luft, H. S., Bunker, J. P., and Enthoven, A. C., "Should Operations be Regionalized? The Empirical Relation Between Surgical Volume and Mortality," *New England Journal of Medicine* 1979; 301:1364–1369.

Ma, C. A., and McGuire, T. G., "Optimal Health Insurance and Provider Payment," *American Economic Review* 1997; 87(4):685–704.

Maciejewski, M. L., Liu, C. F., Kavee, A. L., and Olsen, M. K., "How Price Responsive is the Demand for Specialty Care?" *Health Economics* 2011; 21(8): 902–912.

Madhavan, G., Augustine, N., Phelps, C. E., Amankwah, F., and Nass, F., eds., *Making Medicines Affordable: A National Imperative*, Washington, DC: National Academy Press, 2017.

Madrian, B., "Employment-Based Health Insurance and Job Mobility: Is There Evidence of Job-Lock?" *Quarterly Journal of Economics* 1994; 109(1):27–54.

Magid, D. J., Koepsell, T. D., Every, N. R., et al., "Absence of Association Between Insurance Copayments and Delays on Seeking Emergency Care Among Patients with Myocardial Infarction," *New England Journal of Medicine* 1997; 336(24):1724–1729.

Manning, R. L., "Products Liability and Prescription Drug Prices in Canada and the United States," *Journal of Law and Economics* 1997; 40:203–243.

Manning, W. G., Benjamin, B., Bailit, H. L., and Newhouse, J. P., "The Demand for Dental Care: Evidence from a Randomized Trial in Health Insurance," *Journal of the American Dental Association* 1985; 110(6):895–902.

Manning, W. G., Newhouse, J. P., Duan, N., et al., "Health Insurance and the Demand for Medical Care: Evidence from a Randomized Experiment," *American Economic Review* 1987; 77(3):251–277.

Manning, W. G., Wells, K. B., and Benjamin B., "Cost Sharing and the Use of Ambulatory Mental Health

Services," *American Psychologist* 1984; 39:1077–1089.
Marder, W.D., and Wilke, R.J., "Comparison of the Value of Physician Time by Specialty," in H.E. Frech III, ed., *Regulating Doctors' Fees: Competition, Benefits, and Controls Under Medicare*, Washington, DC: American Enterprise Institute, 1991, pp. 260–281.
Mark, D.B., Naylor, C.D., Hlatky, M.A., et al., "Use of Medical Resources and Quality of Life After Acute Myocardial Infarction in Canada and the United States," *New England Journal of Medicine* 1994; 331(17):1130–1135.
Marquis, M.S., "Cost Sharing and Provider Choice," *Journal of Health Economics* 1985; 4:137–157.
Marquis, M.S., and Holmer, M., "Choice Under Uncertainty and the Demand for Health Insurance," Note N-2516-HHS, Santa Monica, CA: The RAND Corporation, September 1986.
Marquis, M.S., and Phelps, C.E., "Demand for Supplemental Health Insurance," *Economic Inquiry* 1987; 25(2):299–313.
Maxwell, R.J., *Health and Wealth: An International Study of Health-Care Spending*, Lexington, MA: Lexington Books, 1981.
McCarthy, T., "The Competitive Nature of the Primary-Care Physician Services Market," *Journal of Health Economics* 1985; 4(1):93–118.
McClellan, M., and Staiger, D., "Medical Care Quality in For-Profit and Not-for-Profit Organizations," in D.M. Cutler, ed., *The Changing Hospital Industry: Comparing Not-For-Profit and For-Profit Institutions*, Chicago, IL: University of Chicago Press, 2000.
McClellan, M., McKethan, A.N., Lewis, J.L., Roski, J., and Fisher, E.S. "A National Strategy to Put Accountable Care into Practice," *Health Affairs* 2010; 29:982–990.
McCombs, J.S., "Physician Treatment Decisions in a Multiple Treatment Model," *Journal of Health Economics* 1984; 3(2):155–171.
McGinnis, J.M., and Foege, W.H., "Actual Causes of Death in the United States," *JAMA* 1993; 270(18):2207–2212.
McLaughlin, C.G., Chernew, M.E., and Taylor, E.F., "Medigap Premiums and Medicare HMO Enrollment," *Health Services Research* 2002; 37(6):1445–1468.
McGuire, T.G., "Physician Agency," in A.J. Culyer and J.P. Newhouse, eds., *Handbook of Health Economics*, Amsterdam: Elsevier Science, 2000.
McGuire, T.G., and Pauly, M.V., "Physician Response to Fee Changes with Multiple Payers," *Journal of Health Economics* 1991; 10(3):385–410.
McKenzie, G., and Pearce, I., "Exact Measures of Welfare and the Cost of Living," *Review of Economic Studies* 1976; 43:465–468.
McKenzie, G.W., *Measuring Economic Welfare: New Methods*, Cambridge: Cambridge University Press, 1983.
McPherson, K., Strong, P.M., Epstein, A., and Jones, L., "Regional Variations in the Use of Common Surgical Procedures: Within and Between England and Wales, Canada, and the United States of America," *Social Science in Medicine* 1981; 15A:273–288.
McPherson, K., Wennberg, J.E., Hovind, O.B., and Clifford, P., "Small-Area Variations in the Use of Common Surgical Procedures: An International Comparison of New England, England, and Norway," *New England Journal of Medicine* 1982; 307(21):1310–1314.
Medical Economics, "Medical Economics' 2009 Exclusive Survey," 2009, at www.modernmedicine.com/modernmedicine/article/articleDetail.jsp?id=643717, accessed September 30, 2011.
Melnick, G.A., and Zwanziger, J., "Hospital Behavior Under Competition and Cost-Containment Policies," *Journal of the American Medical Association* 1988; 260(18):2669–2675.
Meltzer, D., "Accounting for Future Costs in Medical Cost-Effectiveness Analysis," *Journal of Health Economics* 1997; 16(1):33–64.
Mills, D.H., Boyden, J.S., Rubsamen, D.S., and Engle, H.L., *Report on Medical Insurance Feasibility Study*, San Francisco, CA: California Medical Association, 1977.
Mitchell, B.M., and Phelps, C.E., "National Health Insurance: Some Costs and Effects of Mandated Employee Coverage," *Journal of Political Economy* 1976; 84(3):553–571.
Mitchell, J.M., and Scott, E., "New Evidence on the Prevalence and Scope of Physician Joint Ventures," *JAMA* 1992a; 268(1):80–84.
Mitchell, J.M., and Scott, E., "Physician Ownership of Physical Therapy Services: Effects on Charges, Utilization, Profits, and Service Characteristics," *JAMA* 1992b; 268(15):2055–2059.
Mitchell, J.M., and Sunshine, J.H., "Consequences of Physicians' Ownership of Health Care Facilities: Joint

Ventures in Radiation Therapy," *New England Journal of Medicine* 1992; 327:1497–1501.
Mobellia, P., "An Economic Analysis of Addictive Behavior: The Case of Gambling," unpublished doctoral dissertation, City University of New York, 1991.
Mokdad, A. H., Marks, J. S., Stroup D. F., and Gerberding, J. L., "Actual Causes of Death in the United States, 2000," *JAMA* 2004; 291(10):1238–1245.
Moore, M. J., and Viscusi, W. K., "Doubling the Estimated Value of Life: Results Using New Occupational Fatality Data," *Journal of Policy Analysis and Management* 1988a; 7(3):476–490.
Moore, M. J., and Viscusi, W. K., "The Quantity-Adjusted Value of Life," *Economic Inquiry* 1988b; 31: 369–388.
Moore, S. H., Martin, D. P., and Richardson, W. C., "Does the Primary-Care Gatekeeper Control the Costs of Health Care? Lessons from the SAFECO Experience," *New England Journal of Medicine* 1983, 309(22):1400–1404.
Morrison, J., and Wickersham, P., "Physicians Disciplined by a State Medical Board," *JAMA* 1998; 279:1889–1893.
Mukamel, D. B., and Mushlin, A. I., "Quality of Care Information Makes a Difference: An Analysis of Market Shares and Price Changes Following Publication of the New York State Cardiac Surgery Reports," *Medical Care* 1998; 36(7):945–954.
Mullahy, J., and Sindelar, J. L., "Alcoholism, Work, and Income," *Journal of Labor Economics* 1993; 11(3):494–520.
Murray, C. J. L., and Lopez, A.D., eds., *The Global Burden of Disease: A Comprehensive Assessment of Mortality and Disability from Diseases, Injuries, and Risk Factors in 1990 and Projected to 2020*, Cambridge, MA: Harvard School of Public Health on behalf of the World Health Organization and the World Bank, 1996.
National Vital Statistics System, *Deaths, Percent of Total Deaths, and Death Rates for the 15 Leading Causes of Death in 10-Year Age Groups, by Race and Sex, United States, 1999–2007*, Centers for Disease Control and Prevention, March 6, 2011.
Nelson, D. E., Giovino, G. A., Emont, S. L., et al., "Trends in Cigarette Smoking Among US Physicians and Nurses," *JAMA* 1994; 271(16):1273–1275.
Newhouse, J. P., "A Model of Physician Pricing," *Southern Economic Journal* 1970a; 37(2):174–183.
Newhouse, J. P., "Toward a Theory of Nonprofit Institutions: An Economic Model of a Hospital," *American Economic Review* 1970b; 60(1):64–74.
Newhouse, J. P., "The Economics of Group Practice," *Journal of Human Resources* 1973; 8(1):37–56.
Newhouse, J. P., "A Design for a Health Insurance Experiment," *Inquiry* 1974; 11(3):5–27.
Newhouse, J. P., "Medical Care Expenditure: A Cross-National Survey," *Journal of Human Resources* 1977; 12:115–125.
Newhouse, J. P., Phelps, C. E., and Marquis, M. S., "On Having Your Cake and Eating It Too: Econometric Problems in Estimating the Demand for Health Services," *Journal of Econometrics* 1980; 13(3):365–390.
Newhouse, J. P., Williams, A. P., Bennett, B. W., and Schwartz, W. B., "Does the Geographical Distribution of Physicians Reflect Market Failure?" *Bell Journal of Economics* 1982a; 13:493–505.
Newhouse, J. P., Williams, A. P., Bennett, B. W., and Schwartz, W. B., "Where Have All the Doctors Gone?" *Journal of the American Medical Association* 1982b; 247(17):2392–2396.
Nguyen, N. X., and Derrick, F. W., "Physician Behavioral Response to a Medicare Price Reduction," *Health Services Research* 1997; 32(3):283–298.
Noether, M., "The Effect of Government Policy Changes on the Supply of Physicians: Expansion of a Competitive Fringe," *Journal of Law and Economics* 1986; 29(2):231–262.
OECD, "OECD Health Data 2008: Statistics and Indicators for 30 Countries," Paris: Organization of Economic Cooperation and Development, 2008.
OECD, "OECD Health Data," 2010, OECD Health Statistics (database), Paris: Organization for Economic Cooperation and Development, doi: 10.1787/data-00350-en, accessed November 21, 2011.
Office of Technology Assessment (OTA), US Congress, *Defensive Medicine and Medical Malpractice*, Washington, DC: US Government Printing Office, July 1994.
Ogden, C. L., and Carroll, M. D., "Prevalence of Overweight, Obesity, and Extreme Obesity Among Adults: United States, Trends 1960–1962," *Health EStats*, June 2010.
Ohnuki-Tierney, E., *Illness and Culture in Contemporary Japan: An Anthropological View*, Cambridge: Cambridge University Press, 1984.
Olsen, D. M., Kane, R. L., and Kastler, J., "Medical Care as a Commodity: An Exploration of the Shopping

Behavior of Patients," *Journal of Community Health* 1976; 2(2):85–91.

Parente, S. T., Phelps, C. E., and O'Connor, R. A., "Economic Analysis of Medical Practice Variation between 1991 and 2000: Gauging the Impact of Ten Years of Patient Outcomes Research," *International Journal of Technology Assessment in Health Care* 2008; 24(3):282–293.

Park, R. E., Brook, R. H., Kosecoff, J., Keesey, J., et al., "Explaining Variations in Hospital Death Rates: Randomness, Severity of Illness, Quality of Care," *JAMA* 1990; 264(4):484–490.

Parkin, D., McGuire, A., and Yule, B., "Aggregate Health Care Expenditures and National Income: Is Health Care a Luxury Good?" *Journal of Health Economics* 1987; 6(2):109–128.

Pathman, D. E., Konrad, T. R., and Ricketts, T. C., "The Comparative Retention of National Health Service Corps and Other Rural Physicians: Results of a Nine-Year Follow-up Study," *JAMA* 1992; 268(12):1552–1558.

Pathman, D. E., Konrad, T. R., and King, T. S., et al., "Outcomes of States' Scholarship, Loan Repayment and Related Programs for Physicians," *Medical Care* 2004; 42:560–568.

Pauker, S. G., and Kassirer, J. P., "The Threshold Approach to Clinical Decision Making," *New England Journal of Medicine* 1980; 302:1109–1117.

Pauly, M. V., "The Economics of Moral Hazard," *American Economic Review* 1968; 58(3):531–537.

Pauly, M. V., "Medical Staff Characteristics and Hospital Costs," *Journal of Human Resources* 1978; 13(Supplement):77–111.

Pauly, M. V., "The Ethics and Economics of Kickbacks and Fee Splitting," *Bell Journal of Economics* 1979; 10(1):344–352.

Pauly, M. V., *Doctors and Their Workshops*, Chicago, IL: University of Chicago Press, 1980.

Pauly, M. V., "Taxation, Health Insurance, and Market Failure," *Journal of Economic Literature* 1986; 24(6):629–675.

Pauly, M. V., and Redisch, M., "The Not-For-Profit Hospital as a Physicians' Cooperative," *American Economic Review* 1973; 63(1):87–99.

Pauly, M. V., and Satterthwaite, M. A., "The Pricing of Primary Care Physicians' Services: A Test of the Role of Consumer Information," *Bell Journal of Economics* 1981; 12:488–506.

Pauly, M. V., Danzon, P., Feldstein, P., and Hoff, J., "A Plan for 'Responsible' National Health Insurance," *Health Affairs* 1991; 10(1):5–25.

Pauly, M.V., McGuire, T.G., and Barros, P.P., eds, *Handbook of Health Economics, Volume 2*, Amsterdam, Elsevier B.V., 2012.

Paxton, H. T., "Malpractice Premiums Have Leveled Off—For Now," *Medical Economics* 1989; 52:56, 58–59.

Perkins, N. K., Phelps, C. E., and Parente, S. T., "Age Discrimination in Resource Allocation Decisions: Evidence from Wrongful Death Awards," University of Rochester, Public Policy Analysis Program Working Paper, 1990.

Phelps, C. E., "The Demand for Health Insurance: A Theoretical and Empirical Investigation," Report R-1054-OEO, Santa Monica, CA: RAND Corporation, July 1973.

Phelps, C. E., "The Demand for Reimbursement Insurance," in R. N. Rosett, ed., *The Role of Health Insurance in the Health Services Sector*, New York: National Bureau for Economic Research, 1976.

Phelps, C. E., "Induced Demand: Can We Ever Know Its Extent?" *Journal of Health Economics* 1986a; 5:355–365.

Phelps, C. E., "Large-Scale Tax Reform: The Example of Employer-Paid Health Insurance Premiums," University of Rochester Working Paper No. 35, March 1986b.

Phelps, C. E., "Bug-Drug Resistance: Sometimes Less is More," *Medical Care* 1989; 29(2):194–203.

Phelps, C. E., "Diffusion of Information in Medical Care," *Journal of Economic Perspectives* 1992; 6(3):23–42.

Phelps, C. E., "Good Technologies Gone Bad: Why and How the Cost Effectiveness of Various Medical Interventions Changes for Different Populations," *Medical Decision Making* 1997; 17(1):107–112.

Phelps, C. E., "Information Diffusion and Best Practice Adoption," in A. J. Culyer and J. P. Newhouse, eds., *Handbook of Health Economics*, Amsterdam: Elsevier Science, 2000.

Phelps, C. E., "Not for Profit Firms: Purposes, Governance, and Market Behavior," Working Manuscript, Department of Community and Preventive Medicine, University of Rochester, Rochester, 2010.

Phelps, C. E., "Medical Insurance: Risk Spreading vs. Moral Hazard Revisited," Working Paper, Department of Community and Preventive Medicine, University of Rochester, 2011.

Phelps, C. E., "Medical Insurance: Risk Spreading vs. Moral Hazard Revisited", Working Paper, November 2014.

Phelps, C.E., "Remembering a Giant in Economics: Kenneth J. Arrow (1922–2017)," *Value in Health* 2017; 20(7):999.

Phelps, C. E., and Newhouse, J. P., "Effects of Coinsurance: A Multivariate Analysis," *Social Security Bulletin* 1972; 35(6):20–29.

Phelps, C. E., and Newhouse, J. P., "Coinsurance, the Price of Time, and the Demand for Medical Services," *Review of Economics and Statistics* 1974; 56(3):334–342.

Phelps, C. E., and Parente, S. T., "Priority Setting for Medical Technology and Medical Practice Assessment," *Medical Care* 1990; 28(8):703–723.

Phelps, C.E., and Parente, S.T., *The Economics of US Health Policy*, New York: Routledge Press, 2017.

Phelps, C. E., and Sened, I., "Market Equilibrium with Not-for-Profit Firms," University of Rochester, Working Paper, 1990.

Phelps, C. E., Hosek, S., Buchanan, J., et al., "Health Care in the Military: Feasibility and Desirability of a Closed Enrollment System," Report R-3145-HA, Santa Monica, CA: RAND Corporation, April 1984.

Phelps, C. E., Mooney, C., Mushlin, A. I., et al., "Doctors Have Styles—And They Matter!" University of Rochester, Working Paper, 1994.

Phelps, R., Robbins, K., and Liberti, T., et al. "Window-Period Human Immunodeficiency Virus Transmission to Two Recipients by an Adolescent Blood Donor," *Transfusion* 2004; 44:929.

Phelps C. E., Buysman, E., Gomez Rey, G., et al., "Impact of Ranolazine on Revascularization and Healthcare Costs among Angina Patients," Poster number 1213–30, American College of Cardiology, March, 2010.

Polsky, D., Kletke, P., Wozniak, G., and Escarce, J., "HMO Penetration and the Geographic Mobility of Practicing Physicians," *Journal of Health Economics* 2000; 19(5):793–805.

Pope, G. C., Kautter, J., Ellis, R. P., et al., "Risk Adjustment of Medicare Capitation Payments Using the CMS-HCC Model," *Health Care Financing Review*, 2004.

Porter, M. E., and Teisberg, E. O., *Redefining Health Care*, Boston, MA: Harvard Business School Press, 2006.

Poullier, J. P., "Health Data File: Overview and Methodology," *Health Care Financing Review* 1989; Annual Supplement:111–118.

Pratt, J. W., "Risk Aversion in the Large and in the Small," *Econometrica* 1964; 32(1–2):122–136.

Pratt, J. W., Wise, D. A., and Zeckhauser, R., "Price Differences in Almost Competitive Markets," *Quarterly Journal of Economics* 1979; 93:189–211.

ProPAC (Prospective Payment Assessment Commission), *Medicare Prospective Payment and the American Health Care System: Report to the Congress*, Washington, DC: 1989.

Prospective Studies Collaboration, "Body-Mass Index and Cause-Specific Mortality in 900,000 Adults: Collaborative Analyses of 57 Prospective Studies," *Lancet* 2009; 373:1083–1096.

Ramagopalan, S. V., Maugeri, N. J., Handunnetthi, L., Lincoln, M. R., Orton, S.-M., et al., "Expression of the Multiple Sclerosis-Associated MHC Class II Allele HLA-DRB1*1501 is Regulated by Vitamin D," *Public Library of Science Genetics* 2009; 5(2):e1000369.

Rawls, J., *A Theory of Justice*, Cambridge, MA: Harvard University Press, 1971.

Reinhardt, U., "A Production Function for Physician Services," *Review of Economics and Statistics* 1972; 54(1):55–66.

Reinhardt, U., "The Theory of Physician-Induced Demand: Reflections After a Decade," *Journal of Health Economics* 1985; 4(2):187–193.

Reinhardt, U. E., "Manpower Substitution and Productivity in Medical Practices: Review of Research," *Health Services Research* 1973; 8(3):200–227.

Reinhardt, U. E., *Physician Productivity and Demand for Health Manpower*, Cambridge, MA: Ballinger Publishing Company, 1975.

Rice, T. H., "Induced Demand: Can We Ever Know Its Extent?" *Journal of Health Economics* 1987; 6:375–376.

Rice, T. H., and Labelle, R. J., "Do Physicians Induce Demand for Medical Services?" *Journal of Health Politics, Policy and Law* 1989; 14(3):587–600.

Rodgers, J. F., and Muscaccio, R. A., "Physician Acceptance of Medicare Patients on Assignment," *Journal of Health Economics* 1983; 2(1):55–73.

Roebuck, M.C., Liberman, J.N., Gemmil-Toyama, M., and Brennan, T.A., "Medication Adherence Leads to Lower Health Care Use and Costs Despite Increased Drug Spending," *Health Affairs* 2011; 30(1):91–99.

Roemer, M. I., "Bed Supply and Hospital Utilization: A Natural Experiment," *Hospitals* 1961; 35:36–42.

Rogerson, W. P., "Choice of Treatment Intensities by a Nonprofit Hospital Under Prospective Pricing," *Journal of Economics and Management Strategy* 1994; 3(1):7–51.

Rolph, J. E., "Some Statistical Evidence on Merit Rating in Medical Malpractice Insurance," *Journal of Risk and Insurance* 1981; 48:247–260.

Rooks, J. P., Weatherby, N. L., Ernst, E. K. M., et al., "Outcomes of Care in Birth Centers: The National Birth Center Study," *New England Journal of Medicine* 1989; 321:1804–1811.

Roos, N. P., Flowerdew, G., Wajda, A., and Tate, R. B., "Variations in Physician Hospital Practices: A Population-Based Study in Manitoba, Canada," *American Journal of Public Health* 1986; 76(1):45–51.

Rosa, J. J., ed., *Advances in Health Economics and Health Services Research: Comparative Health Systems—The Future of National Health Care Systems and Economic Analysis*, Greenwich, CT: JAI Press, 1990 (Supplement).

Rosenthal, G., "Price Elasticity of Demand for General Hospital Services," in H. E. Klarman, ed., *Empirical Studies in Health Economics*, Baltimore, MD: Johns Hopkins University Press, 1970.

Rosett, R. N., and Huang, L. F., "The Effect of Health Insurance on the Demand for Medical Care," *Journal of Political Economy* 1973; 81:281–305.

Rossiter, L. F., and Wilensky, G. R., "A Reexamination of the Use of Physician Services: The Role of Physician-Initiated Demand," *Inquiry* 1983; 20:231–244.

Roter, D. L., and Hall, J. A., *Doctors Talking to Patients/Patients Talking to Doctors: Improving Communication in Medical Visits*, Westport, CT: Auburn House, 1992.

Rothschild, M., and Stiglitz, J., "Equilibrium in Competitive Insurance Markets: An Essay on the Economics of Imperfect Information," *Quarterly Journal of Economics* 1976; 80:629–649.

Roueche, B., *Eleven Blue Men and Other Narratives of Medical Detection*, New York: Berkley Medallion Books, New Berkley Medallion Edition, 1965.

Russell, L., *Medicare's New Hospital Payment System*, Washington, DC: Brookings Institution, 1989.

Russell, L. B., "The Cost Effectiveness of Preventive Services: Some Examples," in R. B. Goldbloom and R. S. Lawrence, eds., *Preventing Disease: Beyond the Rhetoric*, New York: Springer-Verlag, 1990.

Ruther, M., and Helbing, C., "Medicare Liability of Persons Using Reimbursed Physician Services: 1980," *Health Care Financing Notes*, December 1985.

Sadanand, A., and Wilde, L. L., "A Generalized Model of Pricing for Homogeneous Goods Under Imperfect Information," *Review of Economic Studies* 1982; 49:229–240.

Salkever, D.C.and Bice, T.W., "The Impact of Certificate of Need Controls on Hospital Investment," *Milbank Memorial Fund Quarterly* 1976; 54:185–214.

Sandier, S., "Health Services Utilization and Income Trends," *Health Care Financing Review* December 1989; Annual Supplement:33–48.

Sandler, D. P., Comstock, G. W., Helsing, K. J., and Shore, D. L., "Deaths from All Causes in Non-Smokers Who Lived with Smokers," *American Journal of Public Health* 1989; 79(2):163–167.

Satterthwaite, M. A., "Consumer Information, Equilibrium, Industry Price, and the Number of Sellers," *Bell Journal of Economics* 1979; 10(2):483–502.

Satterthwaite, M. A., "Competition and Equilibrium as a Driving Force in the Health Services Sector," in R. P. Inman, ed., *Managing the Service Economy*, Cambridge: Cambridge University Press, 1985.

Scherer, F. C., "The Pharmaceutical Industry," in J. P. Newhouse and A. Culyer, eds., *Handbook of Health Economics*, Amsterdam: Elsevier, 2000.

Schieber, G. J., "Health Care Expenditures in Major Industrialized Countries, 1960–87," *Health Care Financing Review* 1990; 11(4):159–167.

Schieber, G. J. and Poullier. J.-P., "International Comparison of Health Care Financing and Delivery: Data and Perspectives," *Health Care Financing Review* 1989; 7 (Annual Supplement).

Schieber, G. J., Poullier, J. P., and Greenwald, L. M., "US Health Expenditure Performance: An International Comparison and Data Update," *Health Care Financing Review* 1992; 13(4):1–87.

Schwartz, A., and Wilde, L. L., "Intervening in Markets on the Basis of Imperfect Information," *Pennsylvania Law Review* 1979; 127:630–682.

Schwartz, A., and Wilde, L. L., "Competitive Equilibria in Markets for Heterogeneous Goods Under Imperfect Information: A Theoretical Analysis with Policy Implications," *Bell Journal of Economics* 1982a; 13(1):181–193.

Schwartz, A., and Wilde, L. L., "Imperfect Information, Monopolistic Competition, and Public Policy," *American Economic Review* 1982b; 72(2):18–23.

Schwartz, W. B., Newhouse, J. P., Bennett, B. W., and Williams, A. P., "The Changing Geographic Distribution of Board-Certified Specialists," *New England Journal of Medicine* 1980; 303:1032–1038.

Scitovsky, A. A., "Changes in the Costs of Treatment of Selected Illnesses, 1951–1965," *American Economic Review* 1967; 57:1182–1195.

Scitovsky, A. A., and McCall, N. M., "Coinsurance and the Demand for Physician Services: Four Years Later," *Social Security Bulletin* 1977; 40:19–27.

Scitovsky, A. A., and Snyder, N. M., "Effect of Coinsurance on the Demand for Physician Services," *Social Security Bulletin* June 1972; 35(6):3–19.

Seale, M. T., McGuire, T. G., and Zhang, W. "Time Allocation in Primary Care Office Visits," *Health Services Research* 2007; 20(9):1871–1894.

Sempowski, I. P., "Effectiveness of Financial Incentives in Exchange for Rural and Under-Serviced Area Return-of-Service Commitments: Systematic Review of the Literature," *Canadian Journal of Rural Medicine* 2004; 9:82–88.

Shavell, S., "Strict Liability vs. Negligence," *Journal of Legal Studies* 1980; 9:1–25.

Shone, L. P., Lantz, P.M., Dick, A. W., et al., "Crowd-out in the State Children's Health Insurance Program (SCHIP): Incidence, Enrollee Characteristics and Experiences, and Potential Impact on New York's SCHIP," *Health Services Research* 2008; 43(1), Part II:419–434.

Showalter, M. H., "Physicians' Cost Shifting Behavior: Medicaid versus Other Patients," *Contemporary Economic Policy* 1997; 15(2):74–84.

Simon, C. J., Dranove, D., and White, W. D., "The Effect of Managed Care on the Incomes of Primary and Specialty Physicians," *Health Services Research* 1998; 33(3):549–569.

Simon, J. L., and Smith, D. B., "Change in Location of a Student Health Service: A Quasi-Experimental Evaluation of the Effects of Distance on Utilization," *Medical Care* 1973; 11(1):59–67.

Sloan, F. A., "Lifetime Earnings and Physicians' Choice of Specialty," *Industrial and Labor Relations Review* 1970; 24:47–56.

Sloan, F. A., "Physician Supply Behavior on the Short Run," *Industrial and Labor Relations Review* 1975; 28(4):549–569.

Sloan, F. A., and Feldman, R., "Competition Among Physicians," in W. Greenberg, ed., *Competition in the Health Care Sector: Past, Present, and Future*, Washington, DC: Federal Trade Commission, 1978.

Sloan. F. A. and Steinwald, B., "Effects of Regulation on Hospital Costs and Input Use," *Journal of Law and Economics* 1980; 23(1):81–110.

Sloan, F. A., and Vraciu, R. A., "Investor-Owned and Not-For-Profit Hospitals: Addressing Some Issues," *Health Affairs* 1983; 2(1):25–34.

Sloan, F. A., Mitchell, J., and Cromwell, J., "Physician Participation in State Medicaid Programs," *Journal of Human Resources* 1978; 13(Supplement):211–245.

Sloan, F. A., Blumstein, J. F., and Perrin, J. M., eds., *Uncompensated Hospital Care: Rights and Responsibilities*, Baltimore, MD: Johns Hopkins Press, 1986.

Sloan, F. A., Valvona, J., and Mullner, R., "Identifying the Issues: A Statistical Profile," in F. A. Sloan, J. F. Blumstein, and J. M. Perrin, eds., *Uncompensated Hospital Care: Rights and Responsibilities*, Baltimore, MA: Johns Hopkins University Press, 1986, pp. 16–53.

Sloan, F. A., Mergenhagen, P. M., Burfield, W. B., et al., "Medical Malpractice Experience of Physicians: Predictable or Haphazard?" *Journal of the American Medical Association* 1989; 262:3291–3297.

Sloan, F. A., Githens, P. B., Clayton, E. W., Hickson, G. B., Gentile, D. A., and Partlett, D. F., *Suing for Medical Malpractice*, Chicago, IL: University of Chicago Press, 1993.

Sloss, E. M., Keeler, E. B., Brook, R. H., et al., "Effect of a Health Maintenance Organization on Physiologic Health: Results from a Randomized Trial," *Annals of Internal Medicine* 1987; 106(1):130–138.

Smith, M. C., and Garner, D. D., "Effects of a Medicaid Program on Prescription Drug Availability and Acquisition," *Medical Care* 1974; 12(7):571–581.

Solow, R., "Blood and Thunder," *Yale Law Journal* 1971; 80:1711.

Sommers, B. D., Long, S. K., and Baicker, K., "Changes in Mortality after Massachusetts Health Care Reform: A Quasi-experimental Study," *Annals of Internal Medicine* 2014; 160(9):585–593.

Staiger, D., Spetz, J., and Phibbs, C., "Is there Monopsony in the Labor Market? Evidence from a Natural Experiment," *Journal of Labor Economics* 2010; 28:211–236.

Stano, M., "An Analysis of the Evidence on Competition in the Physicians' Services Market," *Journal of Health Economics* 1985; 4:197–211.

Stano, M., "A Clarification of Theories and Evidence on Supplier-Induced Demand for Physicians' Services," *Journal of Human Resources* 1987a; 22:611–620.

Stano, M., "A Further Analysis of the Physician Inducement Controversy," *Journal of Health Economics* 1987b; 6:227–238.

Stano, M., and Folland, S., "Variations in the Use of Physician Services by Medicare Beneficiaries," *Health Care Financing Review* 1988; 9(3):51–57.

Stein, A.D., Shea, S., Basch, C. E., et al., "Independent Associations of Educational Attainment and Ethnicity with Behavioral Risk Factors for Cardiovascular Disease," *American Journal of Epidemiology* 1991; 134(12):1427–1437.

Steinwald, B., and Dummit, L. A., "Hospital Case Mix Change: Sicker Patients or DRG Creep?" *Health Affairs* 1988; 8(2):35–47.

Steinwald, B., and Neuhauser, D., "The Role of the Proprietary Hospital," *Law and Contemporary Problems* 1970; 35:818.

Steinwald, B., and Sloan, F. A., "Determinants of Physicians' Fees," *Journal of Business* 1974; 47(4):493–511.

Stewart, S. T., Cutler, D. M., and Rosen, A. B., "Forecasting the Effects of Obesity and Smoking on U.S. Life Expectancy," *New England Journal of Medicine* 2009, 361(23):2252–2260.

Stigler, G. J., "The Theory of Economic Regulation," *Bell Journal of Economics and Management Science* 1971; 3:3–18.

Stigler, G. J., and Becker, G. S., "De Gustibus Non Est Disputandum," *American Economic Review* 1977; 67(92):76–90.

Stroupe, K. T., Kinney, E. D., and Kniesner, T. J., "Does Chronic Illness Affect the Adequacy of Health Insurance Coverage?" *Journal of Health, Politics, Policy and Law* 2000; 25(2):309–341.

Studdert, D. M., Spittal, M. J., Mello, M. M., et al., "Relationship between Quality of Care and Negligence Litigation in Nursing Homes," *New England Journal of Medicine*, 2011; 364:1243–1250.

Sullivan, D. "Monopsony Power in the Market for Nurses," *Journal of Law and Economics* 1989; 32(2):S135–178.

Surgeon General's Advisory Committee on Smoking and Health, *Smoking and Health*, Washington, DC: US Public Health Service, Office of the Surgeon General, 1964.

Taylor, A. K., and Wilensky, G. R., "The Effect of Tax Policies on Expenditures for Private Health Insurance," in J. Meyer, ed., *Market Reforms in Health Care*, Washington, DC: American Enterprise Institute, 1983.

Testa-Wojtekczka, M., "Explaining Physician Responses to Patient Requests: A Mechanistic Approach with Application to Direct-to-Consumer Pharmaceuticals Advertising," Department of Community and Preventive Medicine, University of Rochester School of Medicine and Dentistry, 2008.

Thomas, E. J., Studdert, D. M., Burstein, H. R., et al., "Incidence and Types of Adverse Events and Negligent Care in Utah and Colorado," *Medical Care* 2000; 38(3):261–271.

Thorpe, K. E., and Phelps, C. E., "Regulatory Intensity and Hospital Cost Growth," *Journal of Health Economics* 1990; 9:143–166.

Thun, M. J., Carter, B. G. D., Feskanich, D., et al, "50-Year Trends in Smoking-Related Mortality in the United States," *New England Journal of Medicine* 2013; 368(4):351–364.

Titmuss, R. M., *The Gift Relationship: From Human Blood to Social Policy*, New York: Vintage Books, 1972.

Torrance, G. W., "Measurement of Health State Utilities for Economic Appraisal," *Journal of Health Economics* 1986; 5(1):1–30.

Torrance, G. W., "Utility Approach to Measuring Health-Related Quality of Life," *Journal of Chronic Diseases* 1987; 40(6):593–600.

Triplett, J. E., ed., *Measuring the Prices of Medical Treatments*, Washington, DC: The Brookings Institute, 1999.

Tuncel, T., and Hammitt, J.K., "A New Meta-Analysis on the WTP/WTA Disparity," *Journal of Environmental Economics and Management* 2014; 68:175–187.

Tversky, A., and Kahneman, D., "The Framing of Decisions and the Psychology of Choice," *Science* 1981; 211(30):453–458.

US Department of Health and Human Services, *International Classification of Diseases, Ninth Revision (ICD9CM)*, at www.cdc.gov/nchs/icd/icd9.htm, accessed January 5, 2012.

Varmvakas, E. C., and Taswell, H. F., "Long Term Survival After Blood Transfusion," *WHO, Global Database on Blood Safety 2004–2005*, Geneva: WHO, 2008.

Viscusi, W. K., "Labor Market Valuations of Life and Limb: Empirical Evidence and Policy Implications," *Public Policy* 1978; 26(3):359–386.

Visante, "How Copay Coupons Could Raise Prescription Drug Costs by $32 Billion Over the Next Decade," 2011, at www.pcmanet.org/wp-content/uploads/2016/08/pr-dated-11-03-11-visante-copay-coupon-study-3.pdf.

Vogel, R., "The Tax Treatment of Health Insurance Premiums as a Cause of Overinsurance," in M. V. Pauly, ed., *National Health Insurance: What Now, What Later, What Never?* Washington, DC: American

Enterprise Institute, 1980.

Wall Street Journal, "New Hampshire Top Court Strikes Down Limits on Pain-and-Suffering Awards," March 14, 1991, p. B7.

Walsh, T., McClellan, J. M., McCarthy, S. E., et al., "Rare Structural Variants Disrupt Multiple Genes in Neurodevelopmental Pathways in Schizophrenia," *Science* 2008; 320(5875):539–543.

Ward, B. W., Clarke, T. C., Nugent, C. N., and Schiller, J. S. "Early Release of Selected Estimates Based on Data from the 2015 National Health Interview Survey." National Center for Health Statistics, May 2016, at www.cdc.gov/nchs/nhis.htm.

Warner, K. E., "Effects of the Antismoking Campaign: An Update," *American Journal of Public Health* 1989; 79(2):144–151.

Watt, J. M., Deizon, R. A., Renn, S. C., et al., "The Comparative Economic Performance of Investor-Owned Chain and Not-For-Profit Hospitals," *New England Journal of Medicine* 1986; 314(2):89–96.

Wedig, G. J., "Health Status and the Demand for Health," *Journal of Health Economics* 1988; 7:151–163.

Weeks, W. B., and Wallace, A. E., "Financial Returns on Specialty Training for Surgeons," *Surgery* 2002; 132(5):795–802.

Weeks, W. B., Wallace, A. E., Wallace, M. M., and Welch, H. G., "A Comparison of the Educational Costs and Incomes of Physicians and Other Professionals," *New England Journal of Medicine* 1994; 330(18):1280–1286.

Weiner, J. P., "Forecasting the Effects of Health Reform on U.S. Physician Workplace Requirement: Evidence from HMO Staffing Patterns," *JAMA* 1994; 272(3):222–230.

Weinstein, M. C., Torrance, G., and McGuire, A., "QALYs: The Basics," *Value in Health* 2009; 12(Supplement 1).

Welch, H. G., Miller, M. E., and Welch, W. P., "Physician Profiling: An Analysis of Inpatient Practice Patterns in Florida and Oregon," *New England Journal of Medicine* 1994; 330(9):607–612.

Wennberg, J. E., "Small Area Analysis and the Medical Care Outcome Problem," in L. Sechrest, E. Perrin, and J. Bunker, eds., *Research Methodology: Strengthening Causal Interpretation of NonExperimental Data*, PHS90–3454, Rockville, MD: Department of Health and Human Services, 1990, pp. 177–213.

Wennberg, J. E., and Gittelsohn, A., "Health Care Delivery in Maine I: Patterns of Use of Common Surgical Procedures," *Journal of the Maine Medical Association* 1975; 66:123–130, 149.

Wennberg, J. E., McPherson, K., and Caper, P., "Will Payment Based on Diagnosis-Related Groups Control Hospital Costs?" *New England Journal of Medicine* 1984; 311(5):295–330.

Whelan, G. P., Gary, N. E., Kostis, J., Boulet, J. R., and Hallock, J. A., "The Changing Pool of International Medical Graduates Seeking Certification Training in US Graduate Medical Education Programs," *JAMA* 2002; 288(9):1079–1084.

White, M. J., "The Value of Liability in Medical Malpractice," *Health Affairs* 1994; 13(4):75–87.

Winfree, P. L., and DeAngelo, G., "SCHIP and 'Crowd-Out': The High Cost of Expanding Eligibility," Web Memo No. 1627, Washington, DC: The Heritage Foundation, September 20, 2007.

Wolinsky, F. D., and Corry, B. A., "Organizational Structure and Medical Practice in Health Maintenance Organizations," in *Profile of Medical Practice 1981*, Chicago, IL: American Medical Association, 1981.

Woodbury, S., "Substitution Between Wage and Nonwage Benefits," *American Economic Review* 1983; 73(1):166–182.

Woodcock, J., "Innovations for the Drug Development Pathway: What is Needed Now," in C. G. Smith, ed., *The Process of New Drug Discovery and Development*, New York: Informa Health Care, 2006.

Woodward, R. S., and Warren-Boulton, F., "Considering the Effect of Financial Incentives and Professional Ethics on 'Appropriate' Medical Care," *Journal of Health Economics* 1984; 3(3):223–237.

Woolhandler, S., Campbell, T., and Himmelstein, D. U., "Costs of Health Care Administration in the United States and Canada," *New England Journal of Medicine* 2003; 349(8):768–775.

World Health Organization, *Global Burden of Disease 2004 Update: Disability Weights for Diseases and Conditions*, Geneva: WHO, 2004.

World Health Organization, "Global Database on Blood Safety 2004–2005," Geneva: World Health Organization, 2008.

Yip, W., "Physician Responses to Medical Fee Reductions: Changes in the Volume and Intensity of Supply of Coronary Artery Bypass Graft (CABG) Surgeries in Medicare and the Private Sector," *Journal of Health Economics* 1998; 17:675–700.

Young, L. R., and Nestle, M., "The Contribution of Expanding Portion Sizes to the U.S. Obesity Epidemic," *American Journal of Public Health* 2002; 92(2):246–249.

Zaccagnino, M. J., "International Health Care and Physician Remuneration," Senior honors thesis, University of Rochester, 1994.

Zeckhauser, R. J., "Medical Insurance: A Case Study of the Trade-Off Between Risk Spreading and Appropriate Incentives," *Journal of Economic Theory* 1970; 2(1):10–26.

Zou, S., Dorsey, K. A., Notari, E. P., et al., "Prevalence, Incidence, and Residual Risk of Human Immunodeficiency Virus and Hepatitis C Virus Infections among United States Blood Donors Since the Introduction of Nucleic Acid Testing," *Transfusion* 2010; 50:1495.

Zuckerman, S., Bovbjerg, R. R., and Sloan, F. A., "Effects of Tort Reforms and Other Factors on Medical Malpractice Insurance Premiums," *Inquiry* 1990; 27:167–182.

Zwanziger, J., Melnick, G. A., and Bamezai, A., "The Effect of Selective Contracting on Hospital Costs and Revenues," *Health Services Research* 2000; 35(4):849–868.